文都教育

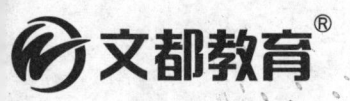

2018

国家执业药师资格考试
要点轻松练

药学专业知识（一）

段洪云 编著

中国原子能出版社

前言

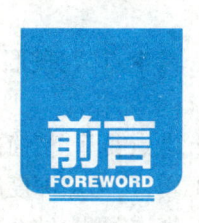

2017年国务院发布了"十三五"国家药品安全规划,该规划为准备参加2018年国家执业药师资格考试的学员指明了方向,具有非常重要的意义。为了进一步提高执业药师服务水平,规划规定每万人口执业药师数量应超过4人,并且所有零售药店主要管理者(如店长)应具备执业药师资格,营业时必须有执业药师指导合理用药。但数据显示这个缺口还很大,估计2018年至2020年将会有更多人员参加该考试。另外,规划还强调应进一步加强执业药师能力建设,估计从2018年开始,执业药师考试难度将会逐年加大,因此,建议大家尽量早考早通过。

但众所周知,国家执业药师资格考试科目多、内容杂,过关率很低,很多学员往往是考了好多年,却依旧没通过,步入了"过了这科,挂那科"的怪圈。为此,文都教育科技集团为了帮助更多的学员通过考试,特约文都著名辅导教师段洪云老师编著了《国家执业药师资格考试要点轻松练》(西药师)系列丛书,为奔波在执业药师考试道路上的小伙伴们助一臂之力。

段洪云老师从事执业药师资格考试培训工作多年,应邀在全国各地讲授相关考试课程,深知学员所需所想,"接地气式"的授课风格深受广大学员喜爱,培养出一批又一批的优秀学员,很多学员还实现了"一年四科全通过"的梦想,为国家执业药师队伍建设作出了重要贡献。

本套图书之所以命名为"要点轻松练",正是融入了段老师多年来对执业药师资格考试潜心研究的大量心得体会。该书不同于一般辅导教材,以"去其糟粕,取其精华"为理念,以"历年考点"为中心,将枯燥的专业知识分为掌握、熟悉、了解三部分,使考生复习相关课程时有的放矢,达到事半功倍的效果。另外,该书还附带了大量的经典例题,大家可以一边看书一边做题,达到融会贯通的目的,可谓"一书两用"。

《国家执业药师资格考试要点轻松练》(西药师)系列丛书共4册,包括药学专业知识(一)、药学专业知识(二)、药学综合知识与技能、药事管理与法规。

本套图书的结构框架分为5部分,包括考纲点睛、考点荟萃、雷区、考点预测、靶场,并标注了各章分值比例。主要以考试重点为主线,帮助大家更好地掌握核心考点,用最少的时间掌握最精准的知识点,具体框架介绍如下:

1.考纲点睛:按照最新考试大纲要求,将考试内容分为掌握、熟悉、了解三部分;

2.考点荟萃:精简内容,突显重点,核心考点专门标注下画线;

3.雷区:考点深度解析,犹如画龙点睛;

4.考点预测:结合考试形势,预测命题规律;

5.靶场:实战演练,高度模拟,迅速提分。

另外,为了帮助大家更好地巩固知识点,文都教育科技集团还特别出版了执业药师考试配套试卷《国家执业药师资格考试最后密押5套卷》系列丛书,该模拟试卷紧扣最新考试大纲,所选例题均具有典型的代表性,具有很高的实战价值,欢迎大家订购。

本套图书若有疏漏或不当之处,敬请广大学员予以斧正。若预咨询相关考试事宜,大家可关注段老师的微信公众号(zpfdhy),与段老师进行在线交流。

最后,祝愿广大考生顺利通过执业药师资格考试!

编　者

2018年2月

目录 CONTENTS

第一章　药物与药学专业知识 1
　第一节　药物与药物命名 2
　第二节　药物剂型与制剂 9
　第三节　药学专业知识 24
第二章　药物的结构与药物作用 43
　第一节　药物理化性质与药物活性 44
　第二节　药物结构与药物活性 46
　第三节　药物化学结构与药物代谢 57
第三章　常用药物的结构特征与作用 81
　第一节　精神与中枢神经系统疾病用药 84
　第二节　解热、镇痛、抗炎药及抗痛风药 101
　第三节　呼吸系统疾病用药 108
　第四节　消化系统疾病用药 115
　第五节　循环系统疾病用药 121
　第六节　内分泌系统疾病用药 136
　第七节　抗菌药物 148
　第八节　抗病毒药 168
　第九节　抗肿瘤药 171
第四章　药物固体制剂和液体制剂与临床应用 238
　第一节　固体制剂 240
　第二节　液体制剂 252
第五章　药物灭菌制剂和其他制剂与临床应用 291
　第一节　灭菌制剂 293
　第二节　其他制剂 306
第六章　药物递送系统与临床应用 330
　第一节　快速释放制剂 332
　第二节　缓释、控释制剂 336
　第三节　靶向制剂 342

第七章　药品质量与药品标准 ··· 368
第一节　药品标准与药典 ··· 370
第二节　药品质量检验 ··· 375
第三节　体内药物检测 ··· 389

第八章　生物药剂学 ··· 406
第一节　药物的体内过程基础知识 ······································· 408
第二节　药物的胃肠道吸收 ·· 410
第三节　药物的非胃肠道吸收 ·· 412
第四节　药物的分布、代谢和排泄 ·· 416

第九章　药物动力学 ··· 428
第一节　药动学概述 ··· 430
第二节　单室模型静脉注射给药 ·· 432
第三节　单室模型静脉滴注给药 ·· 434
第四节　单室模型血管外给药 ·· 436
第五节　双室模型给药 ··· 437
第六节　多剂量给药 ··· 439
第七节　非线性药动学 ··· 440
第八节　统计矩分析在药动学中的应用 ··································· 441
第九节　给药方案设计与个体化给药 ····································· 442
第十节　生物利用度与生物等效性 ·· 446

第十章　药品不良反应与药物滥用监控 ······································ 458
第一节　药品不良反应 ··· 460
第二节　药物警戒 ··· 468
第三节　药源性疾病 ··· 470
第四节　药物流行病学 ··· 473
第五节　药物滥用与药物依赖性 ·· 474

第十一章　药物效应动力学 ··· 490
第一节　药效学基础知识 ··· 492
第二节　影响药物作用的因素 ·· 501
第三节　药物相互作用 ··· 505

第一章

本章分值 7分左右

药物与药学专业知识

考纲点睛

单元	要点	考试要求
（一）药物与药物命名	1.药物的来源与分类	熟悉
	2.药物的结构与命名	掌握
（二）药物剂型与制剂	1.药物制剂与剂型	熟悉
	2.药用辅料	了解
	3.药物稳定性及有效期	掌握
	4.药物制剂配伍变化和相互作用	掌握
	5.药品包装与贮存	了解
（三）药学专业知识	1.执业药师与药学专业知识	了解
	2.药物化学专业知识	熟悉
	3.药剂学专业知识	熟悉
	4.药理学专业知识	掌握
	5.药物分析学专业知识	了解

第一节 药物与药物命名

考点荟萃

要点 1 药物的来源、分类

（一）药物和药品的定义

1.药物的定义

是指能影响机体生理、生化和病理过程，用于预防、诊断和治疗疾病的物质。

2. 药品的定义

是指用于预防、治疗、诊断人的疾病，有目的地调节人的生理功能并规定有适应证或者功能主治、用法和用量的物质，包括中药材、中药饮片、中成药、化学原料及其制剂、抗生素、生化药品、放射性药品、血清、疫苗、血液制品和诊断药品等。

(二) 药物的分类

1. 化学合成药物

是指通过化学合成方法得到的小分子的有机药物或无机药物，如抗菌药诺氟沙星、镇静催眠药地西泮。

2. 来源于天然产物的药物

是指从天然产物中提取得到的有效单体、通过发酵方法得到的抗生素以及半合成得到的天然药物和半合成抗生素，如镇痛药吗啡、抗菌药物青霉素、抗肿瘤药物多西他赛。

3. 生物技术药物

是指所有以生物物质为原料的各种生物活性物质及其人工合成类似物，以及通过现代生物技术制得的药物，如细胞因子、重组蛋白质药物、抗体、疫苗和寡核苷酸药物等，在临床上可用于防治肿瘤、心血管疾病、糖尿病等多种疾病。

要点 2 药物的结构与命名

(一) 药物常见的化学结构及名称

详见表1-1。

表1-1 药物结构中常见的化学骨架及名称

环数	名称	结构信息	结构式
五元杂环	含一个杂原子 呋喃	含氧杂原子	(呋喃结构式)
	吡咯	含氮杂原子	(吡咯结构式)
	噻吩	含硫杂原子	(噻吩结构式)

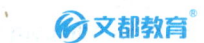

续表

环数		名称	结构信息	结构式
五元杂环	含两个杂原子	咪唑	1,3-二氮唑	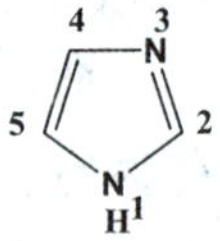
		吡唑	1,2-二氮唑	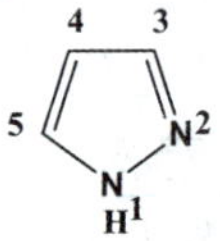
		噻唑	硫和氮占 1、3 位	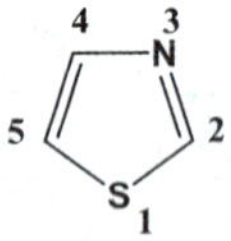
六元杂环	含一个杂原子	吡啶	是含有一个氮杂原子的六元杂环化合物	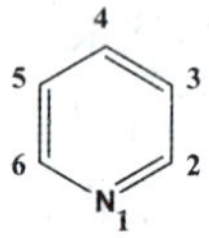
		吡喃	是含有一个氧杂原子的六元杂环化合物	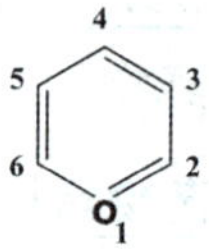
	含两个杂原子	哒嗪	1、2 位含两个氮原子	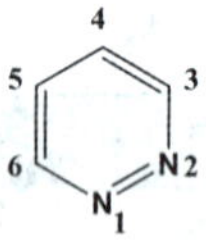
		嘧啶	1、3 位含两个氮原子	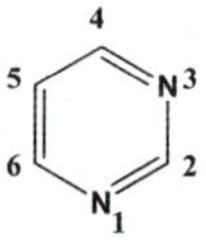
		吡嗪	1、4 位含两个氮原子	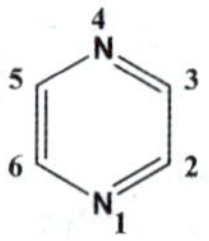
		哌嗪	对二氮己环	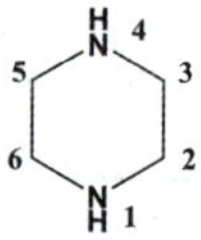

续表

环数	名称	结构信息	结构式
五元及六元稠杂环	吲哚	苯并吡咯	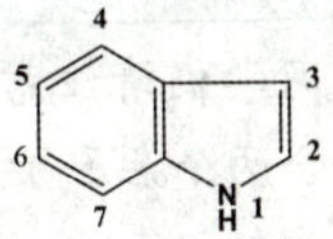
	咔唑	二苯并吡咯	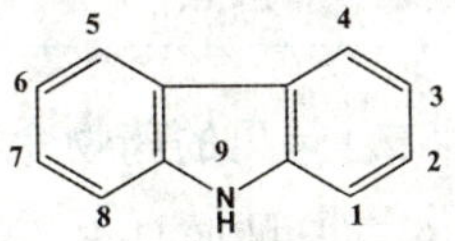
	喹啉	苯并吡啶	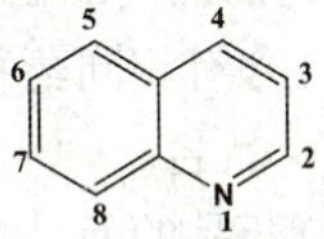
	蝶啶	吡嗪和嘧啶并联而成	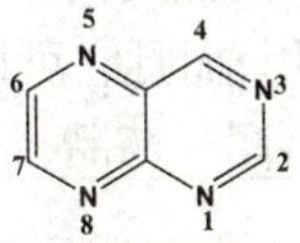
	嘌呤	嘧啶和咪唑并联而成	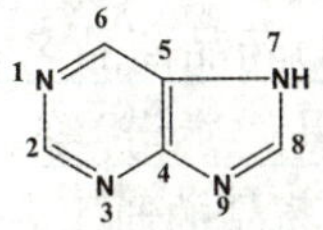
	吩嗪	二苯并吡嗪	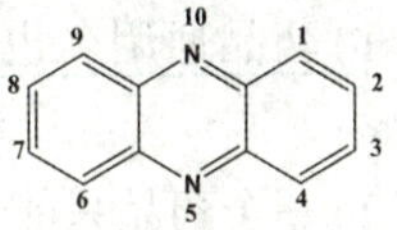
	吩噻嗪	硫氮(杂)蒽	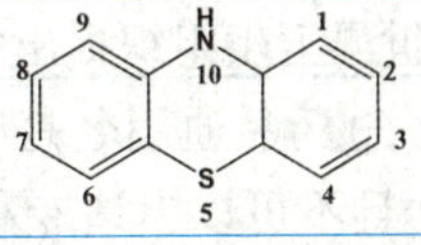
非杂环	苯	分子式 C_6H_6	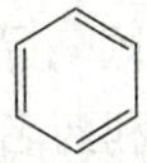
	萘	分子式 $C_{10}H_8$	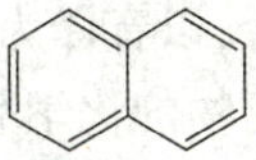
	蒽	一种含三个环的稠环芳烃	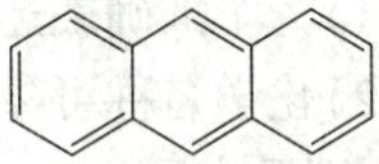
	甾体		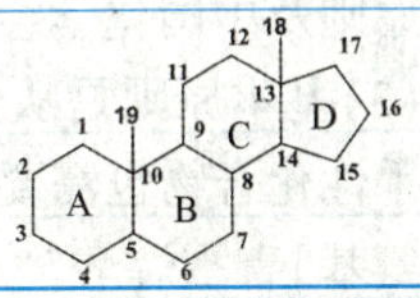

雷 区

同学们请注意：药物结构中常见的化学骨架及名称属于高频考点，尤其是含两个杂原子的五元杂环和六元杂环在考试中多次出现，大家一定要掌握此知识点。

(二) 常见的药物命名

1. 药品的商品名

(1) 含有相同药物活性成分的药品，在不同的国家、不同的生产企业可以有不同的商品名。

(2) 药品的商品名是由制药企业自己选择的，只能由该药品的拥有者和制造者使用，而且它可以注册和申请专利保护。

(3) 同一药品，每个企业应有自己的商品名，不得冒用、顶替别人的药品商品名称。

(4) 药品商品名在选用时不能暗示药物的疗效和用途，且应简易顺口，如"白加黑""泰诺"等。

2. 药品的通用名

(1) 药品通用名也称为国际非专利药品名称，是世界卫生组织推荐使用的名称。

(2) 一个药品只能有一个通用名，药品通用名是新药开发者在新药申请过程中向世界卫生组织提出的名称，药品的通用名也是列入国家药品标准的名称。

(3) 药品通用名是所有文献、资料、教材以及药品说明书中标明有效成分的名称，且不可以申请专利保护。

(4) 我国药品的中文名的命名依据是《中国药品通用名称》，英文名称来自《国际非专利药名》，中文名尽量和英文名相对应，可采取音译、意译或音译和意译相结合，以音译为主，如"阿司匹林""对乙酰氨基酚"等。

3. 药物的化学名

(1) 为了准确表述药物的化学结构，通常使用其化学命名。

(2) 化学名称可参考国际纯化学和应用化学会(IUPAC)公布的有机化合物命名原则及中国化学会公布的"有机化学物质系统命名原则"进行命名。

(3) 基本原则是从化学结构选取母核，将母核以外的其他部分作为取代基，注意手性化合物也需要规定其立体构型或几何构型，如"6-[D-(-)2-氨基-苯乙酰氨基]青霉烷酸""11β,17α,21-三羟基孕甾-4-烯-3,20-二酮"。

雷区

同学们请注意：药物的命名属于高频考点的内容，尤其是列入国家药品标准的名称是药品的通用名，这个知识点多次考到，大家一定要牢牢记住。

(三) 部分药物的化学结构和母核名称

详见表1-2。

表1-2　药物的化学结构和母核名称

通用名	化学名	化学结构	母核名称
氨苄西林	6-[D-(-)2-氨基-苯乙酰氨基]青霉烷酸	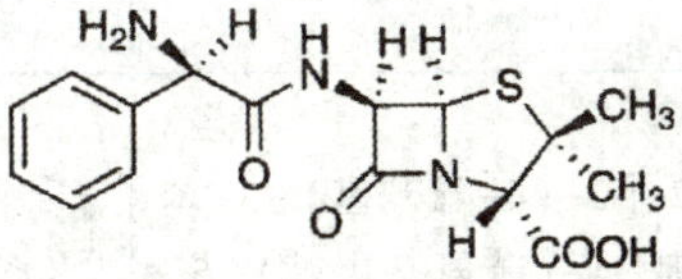	β-内酰胺环
环丙沙星	1-环丙基-6-氟-1,4二氢-4-氧代-7-(1-哌嗪基)-3-喹啉羧酸	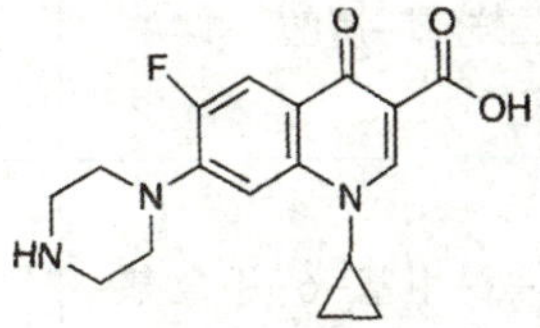	喹啉酮环
地西泮	1-甲基-5-苯基-7-氯-1,3-二氢-2H-1,4-苯并二氮杂䓬-2-酮	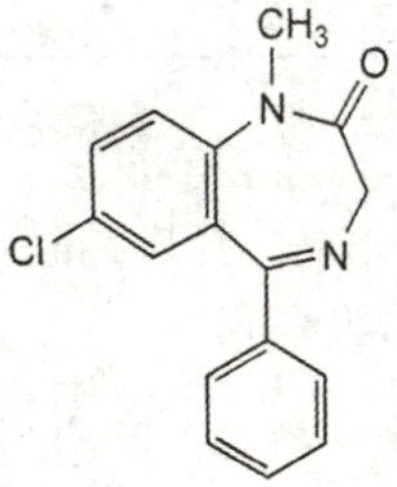	苯二氮䓬环
阿昔洛韦	9-(2-羟乙氧甲基)鸟嘌呤	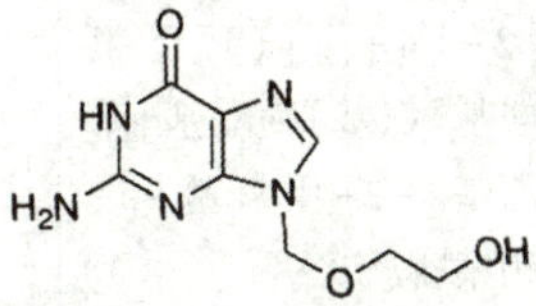	鸟嘌呤环

7

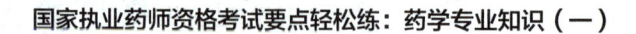

续表

通用名	化学名	化学结构	母核名称
氯丙嗪	N,N-二甲基-2-氯-10H-吩噻嗪-10-丙胺		吩噻嗪环
尼群地平	2,6-二甲基-4-(3-硝基苯基)-1,4-二氢-3,5-吡啶二甲酸甲乙酯		1,4-二氢吡啶环
阿托伐他汀	7-[2-(4-氟苯基)-3-苯基-4-(苯氨基羰基)-5-(2-异丙基)-1-吡咯基]-3,5 二羟基-庚酸		吡咯环
萘普生	(+)-α-甲基-6-甲氧基-2-萘乙酸		萘环
氢化可的松	11β,17α,21-三羟基孕甾-4-烯-3,20-二酮		甾体
格列本脲	N-[2-[4-[[[(环己氨基)羰基]氨基]磺酰基]苯基]乙基]-2-甲氧基-5-氯苯甲酰胺		苯环

第二节 药物剂型与制剂

考点荟萃

要点 1 药物制剂和剂型

(一) 剂型、制剂的概念

1. 剂型的概念
（1）为适应疾病的诊断、治疗或预防的需要而制备的不同给药形式，称为药物剂型，简称剂型，如片剂、胶囊剂、注射剂等。
（2）同一种药物可以有不同的剂型，如维生素C泡腾片、维生素C注射剂。

2. 制剂的概念
（1）根据药典或药政管理部门批准的标准，为适应治疗或预防的需要而制成的药物应用形式的具体品种，称为药物制剂，简称制剂。
（2）根据制剂命名原则，制剂名＝药物通用名＋剂型名，如维生素C片、阿莫西林胶囊、鱼肝油胶丸等。
（3）凡按医师处方，专为某一病人调制的并确切指明具体用法、用量的药剂称为方剂。
（4）研究方剂的调制理论、技术和应用的科学称为调剂学。

(二) 剂型的分类

1. 按形态学分类
（1）固体剂型：常用剂型有散剂、丸剂、颗粒剂、胶囊剂、片剂。
（2）半固体剂型：常用剂型有软膏剂、糊剂。
（3）液体剂型：常用剂型有溶液剂、芳香水剂、注射剂。
（4）气体剂型：常用剂型有气雾剂、喷雾剂。

2. 按给药途径分类
（1）经胃肠道给药剂型：常用剂型有溶液剂、糖浆剂、颗粒剂、胶囊剂、散剂、丸剂、片剂。口服给药易受胃酸破坏或被肝脏代谢，故具有胃肠道刺激性和肝脏"首过效应"。
（2）非经胃肠道给药剂型：常用剂型有注射给药的注射剂；皮肤给药的外用溶液剂、洗剂、软膏剂、贴剂、凝胶剂；口腔给药的漱口剂、含片、舌下片剂、膜剂；

鼻腔给药的滴鼻剂、喷雾剂、粉雾剂；肺部给药的气雾剂、吸入剂、粉雾剂；眼部给药的滴眼剂、眼膏剂、眼用凝胶、植入剂；直肠、阴道和尿道给药的灌肠剂、栓剂。

3. 按分散体系分类

(1)真溶液类：常用剂型有溶液剂、糖浆剂、甘油剂、溶液型注射剂。

(2)胶体溶液类：常用剂型有溶胶剂、胶浆剂。

(3)乳剂类：常用剂型有口服乳剂、静脉乳剂、乳膏剂。

(4)混悬液类：常用剂型有混悬型洗剂、口服混悬剂、部分软膏剂。

(5)气体分散类：常用剂型有气雾剂、喷雾剂。

(6)固体分散类：常用剂型有散剂、丸剂、胶囊剂、片剂。

(7)微粒类：常用剂型有微囊、微球、脂质体、纳米囊、纳米粒、纳米脂质体。

4. 按制法分类

这种分类法不能包含全部剂型，故不常用。例如，浸出制剂是用浸出方法制成的剂型(如流浸膏剂、酊剂等)；无菌制剂是用灭菌方法或无菌技术制成的剂型(如注射剂等)。

5. 按作用时间分类

主要分为速释、普通和缓控释制剂。这种分类方法能直接反映用药后药物起效的快慢和作用持续时间的长短，有利于合理用药，但无法区分剂型之间的固有属性。

(三)药物剂型的重要性

1. 不同剂型可改变药物的作用性质

(1)硫酸镁口服剂型用作泻下药，但5%注射液静脉滴注，能抑制大脑中枢神经，具有镇静、解痉作用。

(2)依沙吖啶1%注射液用于中期引产，但0.1%~0.2%溶液局部涂敷有杀菌作用。

2. 不同剂型可调节药物的作用速度

(1)注射剂、吸入气雾剂等，发挥药效很快，常用于急救。

(2)丸剂、缓控释制剂、植入剂等属长效制剂，主要用于慢性病。

3. 不同剂型可降低药物的不良反应

(1)氨茶碱治疗哮喘病效果很好，但有引起心跳加快的毒副作用，若改成栓剂则可消除这种不良反应。

(2)缓释与控释制剂能保持血药浓度平稳，避免血药浓度的峰谷现象，从而降低药物的不良反应。

4.有些剂型可产生靶向作用:含微粒结构的静脉注射剂,如脂质体、微球、微囊等进入血液循环后,被单核巨噬细胞所吞噬,从而使药物浓集于肝、脾等器官,起到肝、脾的被动靶向作用。

5.有些剂型影响疗效:固体剂型如片剂、颗粒剂、丸剂的制备工艺不同会对药效产生显著的影响,特别是药物的晶型、粒子的大小发生变化时直接影响药物的释放,从而影响药物的治疗效果。

要点 2 药用辅料

药用辅料是指在制剂处方设计时,为解决制剂成型性、有效性、稳定性及安全性而加入处方中的除主药以外的一切药用物料的统称。

(一)药用辅料的作用

1.有利于制剂形态的形成(赋型剂):如液体制剂中加入的溶剂,片剂中加入的稀释剂、黏合剂等。

2.使制备过程顺利进行:如片剂中加入润滑剂。

3.提高药物稳定性:如抗氧剂可提高易氧化药物的稳定性。

4.提高药物疗效:如将胰酶制成肠溶衣片,不仅可使其免受胃酸破坏,还可保证其在肠中充分发挥作用。

5.降低药物毒副作用:如以硬脂酸钠和虫蜡为基质制成的芸香草油肠溶滴丸,既可掩盖药物的不良臭味,也可避免对胃的刺激。

6.调节药物作用:如胰蛋白酶在胰酶肠溶衣片中具有助脂肪消化功效,而其注射液则可用于治疗胸腔积液、血栓性静脉炎和毒蛇咬伤。

7.增加病人用药的顺应性:如口服液体制剂中加入矫味剂。

(二)药用辅料的一般质量要求

1.药用辅料必须符合药用要求,供注射剂用的应符合注射用质量要求。

2.药用辅料应通过安全性评估,对人体无毒害作用,化学性质稳定,不与主药及其他辅料发生作用,不影响制剂的质量检验。

3.药用辅料的残留溶剂、微生物限度或无菌应符合要求,注射用药用辅料的热原或细菌内毒素、无菌等应符合要求。

要点 3 药物稳定性及有效期

(一)药物稳定性的基本概念

1.研究药物稳定性的目的

药物稳定性是指原料药及制剂保持其物理、化学、生物学和微生物学性质的能力。通过稳定性试验,考察药物在不同环境条件(如温度、湿度、光线等)下制剂特性随时间变化的规律,以认识和预测制剂的稳定趋势,为制剂生产、包装、贮存、运输条件的确定和有效期的建立提供科学依据。

2. 药物制剂稳定性变化的分类

(1) 化学不稳定性是指药物由于水解、氧化、还原、光解、异构化、聚合、脱羧,以及药物相互作用产生的化学反应,使药物含量(或效价)、色泽产生变化。

(2) 物理不稳定性是指制剂的物理性能发生变化,如混悬剂中药物颗粒结块、结晶生长、乳剂的分层、破裂、胶体制剂的老化、片剂崩解度、溶出速度的改变等。

(3) 生物不稳定性是指由于微生物污染滋长,引起药物的酶败分解变质。

雷 区

> 同学们请注意:药物制剂稳定性变化的分类是考试重点,尤其是物理不稳定性的类型在考试中多次出题,大家一定要小心。

(二) 药物的化学降解途径

药物的化学降解途径包括水解、氧化、异构化、聚合、脱羧等反应,其中水解和氧化是药物降解的两个主要途径。

1. 水解

(1) 酯类药物

①含有酯键的药物在水溶液中或吸收水分后很易水解,生成相应的酸和醇。在 H^+、OH^- 或广义酸碱的催化下,水解反应速度加快,属于这类的药物有盐酸普鲁卡因、盐酸丁卡因、盐酸可卡因、溴丙胺太林、硫酸阿托品、氢溴酸后马托品、硝酸毛果芸香碱、华法林钠等。

②盐酸普鲁卡因的水解可作为这类药物的代表。水解时,盐酸普鲁卡因在酯键处断开,分解成对氨基苯甲酸与二乙氨基乙醇,此分解产物没有麻醉作用,对氨基苯甲酸在一定条件下又能发生脱羧反应,生成有毒的苯胺,苯胺又可继续被氧化,生成有色物质,这是盐酸普鲁卡因注射液变黄的主要原因。

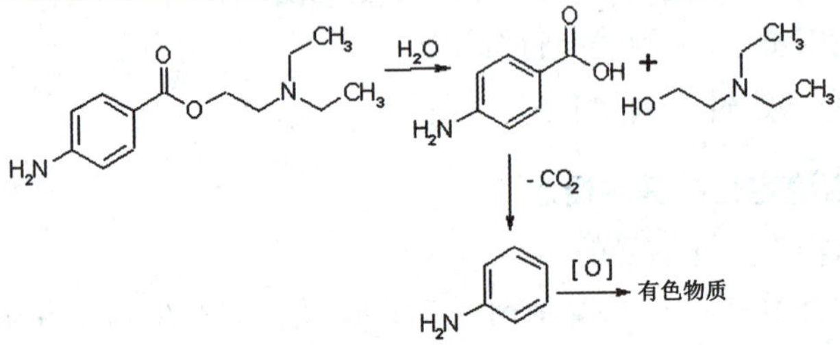

盐酸普鲁卡因的水解过程

(2)酰胺类药物

①酰胺类药物水解后生成酸与胺。属于这类的药物有青霉素类、头孢菌素类、氯霉素、巴比妥类、利多卡因、对乙酰氨基酚等。

②氨苄西林分子中存在有β-内酰胺的四元环,在 H^+ 或 OH^- 影响下,易裂环失效,本品在水溶液中最稳定的 pH 为 5.8,pH 6.6 时,$t_{1/2}$ 为 39 天,故本品只宜制成固体剂型(注射用无菌粉末),注射用氨苄西林在临用前可用 0.9%氯化钠注射液溶解。

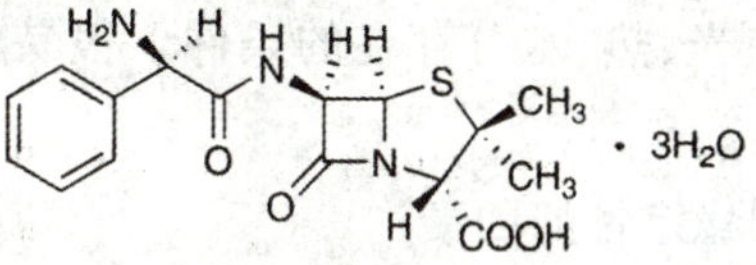

氨苄西林的化学结构

③氯霉素比青霉素类抗生素稳定,但其水溶液仍易分解,主要是酰胺水解,生成氨基物与二氯乙酸,在 120℃加热,氨基物可进一步发生分解生成对硝基苯甲醇。在 pH 2~7 范围内,pH 对水解速度影响不大。在 pH 6 时最稳定,在 pH 2 以下或 pH 8 以上水解作用加速,而且在 pH 8 以上还有脱氯的水解作用。

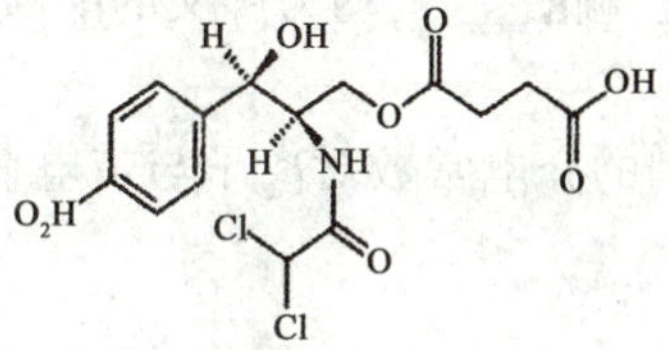

氯霉素的化学结构

(3)其他药物

阿糖胞苷在酸性溶液中,脱氨水解为阿糖尿苷。在碱性溶液中,嘧啶环破裂,水解速度加快,故本品常制成注射粉针剂使用。另外,维生素 B、地西泮、碘苷等药物的降解途径也属于水解反应。

2. 氧化

(1)酚类药物:属于这类的药物有肾上腺素、左旋多巴、吗啡、水杨酸钠等。

(2)烯醇类:属于这类的药物有维生素 C 等。

(3)其他类药物:芳胺类如磺胺嘧啶钠;吡唑酮类如氨基比林、安乃近;噻嗪类如盐酸氯丙嗪、盐酸异丙嗪;含有碳碳双键的药物如维生素 A 和维生素 D 等。

3. 其他反应

(1)异构化

①左旋肾上腺素具有生理活性,外消旋化以后,生理活性降低 50%。

②毛果芸香碱在碱性条件下,发生差向异构化,生成异毛果芸香碱。

(2)聚合

①氨苄西林钠的水溶液在贮存过程中能发生聚合反应,形成二聚物,此过程可继续下去形成高聚物,这种高聚物可诱发过敏反应。

②塞替派在水溶液中易聚合失效,以聚乙二醇 400 为溶剂制成注射液,可避免聚合。

(3)脱羧

对氨基水杨酸钠在光、热、水分存在的条件下很易脱羧,生成间氨基酚,后者还可进一步氧化变色。

(三)影响药物制剂稳定性的因素

1. 处方因素对药物制剂稳定性的影响

(1)pH 的影响:许多酯类、酰胺类药物常受 H^+ 或 OH^- 催化水解,这种催化作用也叫专属酸碱催化或特殊酸碱催化,此类药物的水解速度,主要由 pH 决定。

(2)广义酸碱催化的影响:按照 Brönsted-Lowry 酸碱理论,给出质子的物质叫广义的酸,接受质子的物质叫广义的碱。在药物的处方中,常用的缓冲剂如醋酸盐、磷酸盐、枸橼酸盐、硼酸盐等,均为广义的酸碱,对某些药物的水解有催化作用。

(3)溶剂的影响:溶剂的介电常数对离子与带电荷的药物间反应的影响可用下式表示:

$$\lg K = \lg K_\infty - \frac{K' Z_A Z_B}{\varepsilon}$$

式中,K' 为速率常数;ε 为介电常数;K_∞ 为溶剂 ε 趋向 ∞ 时的速率常数;$Z_A Z_B$ 为离子或药物所带的电荷。

(4)离子强度的影响:溶液的离子强度对降解速率的影响可用下式表示:

$$\lg K = \lg K_0 + 1.02 Z_A Z_B \sqrt{\mu}$$

式中,K 为降解速率常数;K_0 为溶液无限稀($\mu=0$)时的速率常数;μ 为离子强度;$Z_A Z_B$ 为溶液中药物所带的电荷。

(5)表面活性剂的影响。

(6)处方中基质或赋形剂的影响。

2. 外界因素(环境因素)对药物制剂稳定性的影响

(1)温度的影响:根据 Van't Hoff 规则,温度每升高 10℃,反应速率约增加 2~4 倍。上述规则是一经验规则,只是粗略估计温度对反应速率的影响。关于温度对反应速率的影响,Arrhenius 提出了如下方程:

$$K = Ae^{-E/RT}$$

式中,K 是速率常数;A 为频率因子;E 为活化能;R 是气体常数;T 是绝对温度。Arrhenius 公式定量地描述温度与反应速率之间的指数关系,是药物制剂稳定性预测的主要理论依据。

(2)光线的影响:常见的对光敏感的药物有硝普钠、氯丙嗪、异丙嗪、核黄素、氢化可的松、泼尼松、叶酸、维生素 A、维生素 B、辅酶 Q_{10}、硝苯地平等。

(3)空气(氧)的影响。

(4)金属离子的影响。

(5)湿度和水分的影响。

(6)包装材料的影响。

(四)药物制剂稳定化方法

1. 控制温度。

2. 调节 pH。

3. 改变溶剂。

4. 控制水分及湿度。

5. 遮光。

6. 驱逐氧气

将蒸馏水煮沸 5 分钟,可完全除去溶解的氧,也可在溶液中和容器空间通入惰性气体,如二氧化碳或氮气,置换其中的氧。

7. 加入抗氧剂

(1)水溶性抗氧剂:常用的有亚硫酸钠、亚硫酸氢钠、焦亚硫酸钠、硫代硫酸钠、硫脲、维生素 C、半胱氨酸等。

(2)油溶性抗氧剂:常用的有叔丁基对羟基茴香醚(BHA)、2,6-二叔丁基对甲酚(BHT)、维生素 E 等。

(3)硫代硫酸钠在酸性药物溶液中可析出硫细颗粒沉淀,故只能用于碱性药物溶液;焦亚硫酸钠和亚硫酸氢钠适用于弱酸性溶液;亚硫酸钠常用于偏碱性药物溶液。

🔵 雷 区

同学们请注意:抗氧剂的分类属于高频考点的内容,尤其是常用的水溶性抗氧剂在考试中多次出题,大家一定要牢牢记住。

8.加入金属离子络合剂

常用的金属离子络合剂有依地酸二钠（EDTA-2Na），其浓度一般为0.005%~0.05%。

9.稳定化的其他方法

（1）改进剂型或生产工艺

①制成固体制剂。

②制成微囊或包合物。

③采用直接压片或包衣工艺。

（2）制备稳定的衍生物

（3）加入干燥剂及改善包装

(五) 药物稳定性试验方法

1.影响因素试验

（1）高温试验

供试品开口置适宜的洁净容器中，60℃温度下放置10天，于第5天和第10天取样，按稳定性重点考察项目检测。若供试品含量低于规定限度，则在40℃条件下同法进行试验。若60℃无明显变化，不再进行40℃试验。

（2）高湿度试验

供试品开口置于恒湿密闭容器中，在25℃分别于相对湿度(90±5)%条件下放置10天，于第5天和第10天取样，按稳定性重点考察项目要求检测，同时准确称量试验前后供试品的重量，以考察供试品的吸湿潮解性能。若吸湿增重5%以上，则在相对湿度(75±5)%条件下，同法进行试验。

（3）强光照射试验

供试品开口放在装有日光灯的光照箱或其他适宜的光照装置内，于照度为(4500±500)Lx的条件下放置10天，于第5天和第10天取样，按稳定性重点考察项目进行检测。

2.加速试验

供试品要求3批，按市售包装，在温度(40±2)℃、相对湿度(75±5)%的条件下放置6个月。试验期间第1、2、3、6个月末分别取样一次，按稳定性重点考察项目检测。

3.长期试验(留样观察法)

（1）长期试验是在接近药品的实际贮存条件下进行，其目的是为制定药物的有效期提供依据。

（2）取供试品3批，按市售包装，在温度(25±2)℃、相对湿度(60±10)%的条件下放置 12 个月,分别于 0、3、6、9、12 个月取样,按稳定性重点考察项目进行检测。12 个月以后,仍需继续考察,分别于 18、24、36 个月取样进行检测。

(六)药品有效期

1. 定义

(1)药品有效期是指该药品被批准使用的期限,表示该药品在规定的贮存条件下能够保证质量的期限,它是控制药品质量的指标之一。

(2)有效期常用降解 10% 所需的时间,记作 $t_{0.9}$。

2. 计算

$$t_{0.9} = \frac{0.1054}{k}。$$

3. 有效期的表示方法

(1)有效期至××××年××月。

(2)有效期至××××年××月××日。

(3)有效期至××××.××.。

(4)有效期至××××/××/××。

4. 表示方法

为了保证患者使用药品的安全性,有效期若标注到日,应当为起算日期对应年月日的前一天,若标注到月,应当为起算月份对应年月的前一月。例如,药品生产日期为 2004 年 10 月 20 日,有效期 2 年,则有效期标注为"有效期至 2006 年 10 月 19 日"。

雷区

> 同学们请注意:药品的有效期属于高频考点的内容,尤其是有效期的表示方法在药学综合知识与技能和药事管理与法规中也多次考过,大家一定要掌握。

要点 4 药物制剂配伍变化和相互作用

(一)概述

1. 药物配伍使用的目的

(1)增加疗效,产生协同作用:如复方阿司匹林片、复方降压片。

(2)减少药物的不良反应:如阿托品与吗啡合用,可消除后者所引起的平滑肌痉挛而加强镇痛作用。

(3)延缓或减少耐药性:如阿莫西林与克拉维酸配伍、磺胺药与甲氧苄啶联用。

（4）预防或治疗合并症。

2.药物配伍变化和配伍禁忌

（1）药物的配伍变化

①定义：指在药物生产或临床用药过程中，将两种或两种以上药物混合在一起或联合使用出现的物理、化学和药理学方面各种各样的变化。

②药剂学的配伍变化：指药物在制备、贮藏和使用过程中发生的物理或化学方面的配伍变化。

③药理学的配伍变化：指药物合并使用后，发生协同作用、拮抗作用或毒副作用等方面的变化。

（2）药物的配伍禁忌

药物在配伍使用时，若发生不利于质量或治疗的变化，称为配伍禁忌。一般分为物理性、化学性和药理性三类。

①物理性配伍禁忌：指药物配伍时发生了物理性状变化，如某些药物研合时可形成低共熔混合物，破坏外观性状，造成使用困难。

②化学性配伍禁忌：指配伍过程中发生了化学变化，如发生沉淀、氧化还原反应、变色反应，使药物分解失效。

③药理学配伍禁忌：指配伍后发生的药效变化，增加毒性等。

（二）药物配伍变化的类型

1.物理学的配伍变化

药物配伍时发生了分散状态或其他物理性质的改变，如发生沉淀、潮解、液化、结块和粒径变化等而造成药物制剂不符合质量和医疗要求，称为物理学的配伍变化。

（1）溶解度改变

如氯霉素注射液（含乙醇、甘油或丙二醇等）加入5%葡萄糖注射液中时往往析出氯霉素。

（2）吸湿、潮解、液化与结块

①吸湿性很强的药物如中药的干浸膏、颗粒以及某些酶、无机盐类等含结晶水的药物相互配伍时，药物易发生吸湿潮解。

②能形成低共熔混合物的药物配伍时，可发生液化而影响制剂的配制。

③散剂、颗粒剂由于药物吸湿后而又逐渐干燥而结块。

（3）粒径或分散状态的改变

如乳剂、混悬剂中分散相的粒径变粗，或聚结或凝聚而分层或析出。

> 雷区
>
> 同学们请注意:物理学的配伍变化属于考试的重点内容,尤其是氯霉素注射液属于溶解度改变在考试中多次出题,大家一定要牢牢记住。

2. 化学的配伍变化

药物之间发生了化学反应(氧化、还原、分解、水解、取代、聚合等)而导致药物成分的改变,产生沉淀、变色、产气、发生爆炸等现象,以致影响到药物制剂的外观、质量和疗效,或产生毒副作用,称为化学的配伍变化。

(1)浑浊或沉淀

①pH 改变产生沉淀

如20%磺胺嘧啶钠注射液(pH 为 9.5～11)与 10%葡萄糖注射液(pH 为 3.5～5.5)混合后,可使磺胺嘧啶析出结晶。又如酸性药物盐酸氯丙嗪注射液同碱性药物异戊巴比妥钠注射液混合,能发生沉淀反应。

②水解产生沉淀

如苯巴比妥钠水溶液、硫酸锌滴眼液。

③生物碱盐溶液的沉淀

大多数生物碱盐的溶液,当与鞣酸、碘、碘化钾、乌洛托品等相遇时能产生沉淀。

④复分解产生沉淀

如硫酸镁遇可溶性的钙盐、碳酸氢钠或某些碱性较强的溶液时均产生沉淀。

(2)变色

①含有酚羟基的药物与铁盐相遇,可使颜色变深。

②维生素 C 与烟酰胺,即使干燥粉末混合也会变色。

③氨茶碱或异烟肼与乳糖混合变成黄色。

(3)产气

①溴化铵、氯化铵或乌洛托品与强碱性药物配伍,溴化铵和利尿药配伍,产生氨气。

②乌洛托品与酸类或酸性药物配伍,产生甲醛。

(4)发生爆炸

如氯化钾与硫,高锰酸钾与甘油,强氧化剂与蔗糖或葡萄糖。

(5)产生有毒物质

如含朱砂的中药制剂不宜与还原性药物如溴化钾、溴化钠、碘化钾、碘化钠、硫酸亚铁等配伍。

(6)分解破坏、疗效下降
①如维生素 B_{12} 和维生素 C 合用,维生素 B_{12} 的效价显著降低。
②乳酸环丙沙星与甲硝唑混合,甲硝唑的浓度下降。

雷 区

> 同学们请注意:药物的化学配伍变化属于高频考点的内容,尤其是各个类型的具体例子在考试中多次出题,大家一定要掌握。

3.药理学的配伍变化

药物配伍使用后,它们在体内过程相互影响,造成药理作用的性质和强度、副作用、毒性等的变化,称为药理学的配伍变化,又称为药物的相互作用。药物的这些相互作用,有些有利于治疗,有些则不利于治疗,药物配伍后在体内相互作用产生不利于治疗者,属于疗效的配伍禁忌。

(1)有利于治疗举例

磺胺类药物与甲氧苄啶合并使用,疗效显著加强。

(2)不利于治疗举例

①异烟肼与麻黄碱或阿托品合并应用,使副作用加强。

②在葡萄糖溶液中不能加入下列药物:氨茶碱、氢化可的松、卡那霉素、新生霉素、可溶性磺胺药、华法林等。

③生理盐水中不能加入两性霉素 B。

④林格注射液中不能加入促皮质素、两性霉素 B、间羟胺、去甲肾上腺素、四环素类抗生素等。

(3)特殊注意的情况

①只有在滴注不超过规定时间可加入,氨苄西林滴注在 4 小时以内。

②甲氨西林滴注不超过 8 小时。

(三)注射液的配伍变化

1.概述

由于心血管、抗生素、激素、抗肿瘤药物的发展,治疗和抢救工作的需要,注射药物联合应用的机会越来越多,品种也越来越广,情况极为复杂。多种注射液联合应用时,既要保持各种药物的有效稳定,又要防止因配伍发生理化和药理的配伍禁忌,给患者带来痛苦与危害。

2.注射剂配伍变化的主要原因

(1)溶剂组成改变

地西泮注射液(含丙二醇、乙醇、注射用水)与5%葡萄糖、0.9%氯化钠配伍时,易析出沉淀。

(2)pH改变

①新生霉素与5%葡萄糖,诺氟沙星与氨苄西林配伍会发生沉淀。

②磺胺嘧啶钠、谷氨酸钠(钾)、氨茶碱等碱性药物可使肾上腺素变色。

(3)缓冲容量

5%硫喷妥钠10ml加入生理盐水或林格液500ml中不发生变化,但加入含乳酸盐的葡萄糖注射液会析出沉淀。

(4)离子作用

氨苄西林在含乳酸钠的复方氯化钠输液中4小时后损失20%。

(5)直接反应

四环素与含钙盐、铁盐、铝盐的输液在中性或碱性下,会产生不溶性螯合物。

(6)盐析作用

两性霉素B注射液只能加入5%葡萄糖注射液中静脉滴注。

(7)配合量的多少

重酒石酸间羟胺注射液与氢化可的松琥珀酸钠注射液,在等渗氯化钠或5%葡萄糖注射液中各为100mg/L时,观察不到变化。但浓度为300mg/L氢化可的松琥珀酸钠与200mg/L重酒石酸间羟胺混合时则出现沉淀。

(8)混合的顺序

1g氨茶碱与300mg烟酸配伍,先将氨茶碱用输液稀释至100ml,再慢慢加入烟酸可得澄明溶液,若两种药物先混合再稀释则会析出沉淀。

(9)反应时间

磺胺嘧啶钠注射液与葡萄糖输液混合后,约在2小时左右出现沉淀。

(10)氧与二氧化碳

①药物制成注射液时,需在安瓿内充入惰性气体(二氧化碳),防止药物氧化。

②也有些药物受二氧化碳的影响,如苯妥英钠、硫喷妥钠注射剂因吸收二氧化碳而析出沉淀。

(11)光敏感性

两性霉素B、磺胺嘧啶钠、维生素B_2、四环素、雌性激素等对光敏感药物应避光。

🔵 雷区

同学们请注意:注射剂配伍变化的主要原因是考试重点,尤其是各个类型的具体例子在历年试卷中多次考到,大家一定要掌握此知识点。

(四)配伍禁忌的预防与配伍变化的处理方法

1. 配伍禁忌预防的具体方法

(1)可见的配伍变化的实验方法

用肉眼观察有无混浊、沉淀、结晶、变色、产气等现象。

(2)测定变化点的 pH

用注射液变化点 pH 作为预测配伍变化的参考。

(3)稳定性实验

若在规定的时间内(如 6h 或 24h)药物效价和含量降低不超过 10%,一般认为是可允许的。

(4)紫外光谱、薄层层析、GC、HPLC 等方法的应用

分析是否产生物理化学变化,如可以鉴定产生的沉淀是哪种成分,是否有降解产物的形成。

(5)药理学和药效学实验及药物动力学参数的测定

分析是否产生药理学和疗效上的变化,如果药物配伍应用后药物动力学参数发生变化,则说明存在着药理学或药效学上的相互作用或配伍变化。

2. 配伍变化的处理方法

(1)改变贮存条件。

(2)改变调配次序。

(3)改变溶剂或添加助溶剂。

(4)调整溶液 pH。

(5)改变有效成分或改变剂型。

要点 5　药品的包装与贮存

(一)药品包装的含义和作用

1. 概述

药品的包装系指选用适当的材料或容器、利用包装技术对药物制剂的半成品或成品进行分(灌)、封、装、贴签等操作,为药品提供质量保护、签定商标与说明的一种加工过程的总称。药品包装分为内包装和外包装。

(1)内包装系指直接与药品接触的包装(如安瓿、注射剂瓶、铝箔等)。

(2)外包装系指内包装以外的包装,按由里向外分为中包装和大包装。

2. 药品包装的作用

(1)保护功能

①阻隔作用。

②缓冲作用。

（2）方便应用

①标签、说明书与包装标志。

②便于取用和分剂量。

（3）商品宣传

（二）药品的包装材料的分类

1. 按使用方式，药品的包装材料（药包材）可分为Ⅰ、Ⅱ、Ⅲ三类。

（1）Ⅰ类药包材指直接接触药品且直接使用的药品包装用材料、容器（如塑料输液瓶或袋、固体或液体药用塑料瓶等）。

（2）Ⅱ类药包材指直接接触药品，但便于清洗，在实际使用过程中，经清洗后需要并可以消毒灭菌的药品包装用材料、容器（如输液瓶胶塞、玻璃口服液瓶等）。

（3）Ⅲ类药包材指Ⅰ、Ⅱ类以外其他可能直接影响药品质量的药品包装用材料、容器（如输液瓶铝盖、铝塑组合盖等）。

2. 按形状，药包材可分为容器（如塑料滴眼剂瓶）、片材（如药用聚氯乙烯硬片）、袋（如药用复合膜袋）、塞（如丁基橡胶输液瓶塞等）、盖（如口服液瓶撕拉铝盖）等。

3. 按材料组成，药包材可分为金属、玻璃、塑料（热塑性、热固性高分子化合物）、橡胶（热固性高分子化合物）及上述成分的组合（如铝塑组合盖、药品包装用复合膜）等。

（三）药品储存和养护

1. 药品储存

根据《药品经营质量管理规范》，企业应当根据药品的质量特性对药品进行合理储存，具体应符合以下要求：

（1）按包装标示的温度要求储存药品，包装上没有标示具体温度的，按照《中华人民共和国药典》规定的贮藏要求进行储存，具体内容详见本书"第七章—第一节 药品标准与药典"。

（2）贮存药品相对湿度为35%~75%。

（3）按质量状态实行色标管理：合格药品为绿色，不合格药品为红色，待确定药品为黄色。

（4）药品按批号堆码，垛间距不小于5厘米，与库房内墙、顶、温度调控设备及管道等设施间距不小于30厘米，与地面间距不小于10厘米。

（5）药品与非药品、外用药与其他药品分开存放，中药材和中药饮片分库存放。

（6）特殊管理的药品应当按照国家有关规定储存。

雷 区

> 同学们请注意：药品的包装与贮存是考试重点，尤其药品的储存在药学专业知识一、药学综合知识与技能、药事管理与法规的历年试卷中多次考到，大家一定要掌握此知识点。

2. 药品养护

药品养护系指运用现代科学技术与方法，研究药品储存与养护技术和储存药品质量变化规律，防止药品变质，保证药品质量，确保用药安全、有效的一门实用性技术科学。

第三节 药学专业知识

考点荟萃

要点 1 执业药师与药学专业知识

执业药师必须具备基本的药学专业知识，才能更好地发挥作用，主要包括药物化学、药理学、药剂学、药物动力学、药物分析学、临床药理学、药物治疗学、药物毒理学、临床医学等。

要点 2 药物化学专业知识

（一）药物化学的概念

药物化学是一门发现与发明新药、合成化学药物、阐明药物化学性质、研究药物分子与机体细胞（生物大分子）之间相互作用规律的综合性学科，是药学领域中重要的带头学科。

（二）药物化学研究的主要内容

药物化学既要研究化学药物的化学结构特征、理化性质及稳定性，同时又要研究药物进入体内后的生物效应、毒副作用及药物进入体内的生物转化等内容。

要点 3 药剂学专业知识

（一）药剂学的概念

药剂学系指研究药物剂型和制剂的配制理论、生产技术、质量控制与合理应用等内容的一门综合性技术科学。

(二)药剂学的主要研究内容

1. 基本理论的研究。
2. 新剂型和新制剂的研究与开发。
3. 新辅料的研究与开发。
4. 制剂新机械和新设备的研究与开发。
5. 新技术的研究与开发。

(三)生物药剂学

1. 定义

研究药物及其剂型在体内的吸收、分布、代谢与排泄的动力学过程,阐明机体生物因素、药物的剂型因素与药物效应之间关系的学科,称为生物药剂学。

2. 生物因素

(1)种族差异。
(2)性别差异。
(3)年龄差异。
(4)遗传因素。
(5)生理和病理条件的差异。

3. 剂型因素

(1)药物的理化性质。
(2)药物的剂型及用药方法。
(3)制剂处方组成。
(4)制剂的工艺过程及操作条件。
(5)制剂的贮存条件。

雷 区

同学们请注意:生物药剂学是考试重点,尤其是剂型因素在考试中多次出题,大家一定要小心。

要点 4 药理学专业知识

(一)药理学的概念

药理学是研究药物的学科之一,主要研究药物与机体(包括病原体)的相互作用及作用规律。药理学一方面研究药物对机体的作用及其机制,即在药物的作用下,机体生理功能及细胞代谢活动的变化规律;另一方面研究机体对药物的作用,即药物在体内的吸收、分布、代谢、排泄及其血浆药物浓度动态变化的规律。前者称为药物效应动力学,简称药效学;后者称为药物代谢动力学,简称药动学。

(二)药理学与新药的研究开发

1. 临床前药理毒理学研究

(1)主要药效学研究

(2)一般药理学研究

(3)药动学研究

(4)毒理学研究

①急性毒性试验。

②长期毒性试验。

③特殊毒性试验。

④生殖毒性试验。

⑤致突变试验。

⑥致癌试验。

⑦药物依赖性试验。

2. 临床药理学研究

根据《药品临床试验质量管理规范(GCP)》的有关规定,新药临床评价的分期,见表1-3。

表1-3 新药临床评价的分期及内容

分期	病例数	内容	目的
Ⅰ期临床试验	20~30例	初步的临床药理学及人体安全性评价	观察人体对于新药的耐受程度和药代动力学,为制定给药方案提供依据
Ⅱ期临床试验	100例	治疗作用初步评价	采用随机、双盲、对照试验,初步评价药物对目标适应证患者的治疗作用和安全性,也包括为Ⅲ期临床试验研究设计和给药剂量方案的确定提供依据
Ⅲ期临床试验	300例	扩大的多中心临床试验,治疗作用确证	遵循随机、对照的原则,其目的是进一步验证药物对目标适应证患者的治疗作用和安全性,评价利益与风险关系,最终为药物注册申请的审查提供充分依据

续表

分期	病例数	内容	目的
Ⅳ期临床试验	2000例	新药上市后的应用研究阶段	考察在广泛使用条件下的药物的疗效和不良反应,评价在普通或者特殊人群中使用的利益与风险关系以及改进给药剂量等

雷区

同学们请注意:新药临床评价的分期属于高频考点,每期的病例数、内容及目的在药学专业知识一、药学综合知识与技能和药事管理与法规的历年试卷中多次出现,大家一定要掌握这个知识点。

要点 5 药物分析学专业知识

(一)药物分析学的概念

药物分析学是建立在药物结构与性质以及现代分析技术的基础上,研究和发展药物质量控制规律的应用学科,其基本内涵是药品质量研究与评价。体内药物分析学是药物分析学在临床药学领域的应用,涉及药物的体内浓度监测与药物动力学特性的阐述与评价。

(二)药物分析学研究的主要内容

1.药品质量评价

(1)药物结构确证。

(2)药品质量研究。

(3)药品稳定性研究。

2.药品质量保障与监督

(1)药品生产质量保障。

(2)药品上市质量监督。

3.体内药物浓度检测

(1)生物样品及其处理

常用的生物样品包括血样(血浆或血清)、尿样、脏器组织,其中血浆或血清最为常用。

(2)分析方法及其验证

①常用的方法:免疫分析法、高效液相色谱法、液-质联用技术(LC-MS)。

②验证的内容:专属性、线性范围与定量下限、准确度与精密度、回收率等。

27

(3)药物浓度的测试与数据处理

常用的药物动力学参数：达峰时间(t_{max})、达峰浓度(C_{max})、消除半衰期($t_{1/2}$)及曲线下面积(AUC)等。

雷 区

> 同学们请注意：体内药物浓度检测是考试重点，尤其常用的生物样品在试卷中多次考到，大家一定要小心。

2018年考点预测

1. 药物结构中常见的化学骨架及名称
2. 部分药物的化学结构、化学名、母核名称
3. 药物制剂稳定性的分类
4. 药物制剂稳定化方法
5. 药物配伍变化的类型举例
6. 注射剂配伍变化的主要原因
7. 生物药剂学的主要研究内容
8. 药理学与新药的研究开发

靶 场

一、最佳选择题(每题1分,每题备选项中只有1个最符合题意)

1. 关于药品命名的说法,正确的是
   A. 药品不能申请商品名
   B. 药品通用名可以申请专利和行政保护
   C. 药品化学名是国际非专利药品名称
   D. 制剂一般采用商品名加剂型名
   E. 药典中使用的名称是通用名

2. 如下药物化学结构骨架的名称为

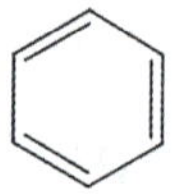

   A. 吡啶　　　　　　B. 苯　　　　　　C. 咪唑

D. 吡咯   E. 呋喃

3. 抗精神病药物氯丙嗪化学结构( )的化学命名,正确的是

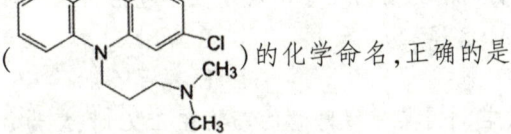

　　A. N,N-二甲基-2-氯-10H-苯并吡唑-10-丙胺
　　B. N,N-二甲基-2-氯-10H-苯并噻唑-10-丙胺
　　C. N,N-二甲基-2-氯-10H-吩噻嗪-10-丙胺
　　D. N,N-二甲基-2-氯-10H-噻嗪-10-丙胺
　　E. N,N-二甲基-2-氯-10H-哌嗪-10-丙胺

4. 下列关于剂型的表达,不正确的是
　　A. 为适应治疗或预防的需要而制备的不同给药形式
　　B. 同一种剂型也可以有不同的药物
　　C. 同一种药物也可以有不同的剂型
　　D. 剂型是指某一种药物的具体品种
　　E. 阿司匹林片、对乙酰氨基酚片、尼莫地平片等均为片剂剂型

5. 关于剂型的分类,下列叙述错误的是
　　A. 芳香水剂为液体剂型
　　B. 颗粒剂为固体剂型
　　C. 溶胶剂为半固体剂型
　　D. 气雾剂为气体分散型
　　E. 气雾剂为经呼吸道给药剂型

6. 按照形态学分类,栓剂属于
　　A. 固体剂型   B. 半固体剂型   C. 液体剂型
　　D. 气体剂型   E. 混悬型

7. 下列表述药物剂型的重要性错误的是
　　A. 剂型可改变药物的作用性质
　　B. 剂型能改变药物的作用速率
　　C. 改变剂型可降低(或消除)药物的毒副作用
　　D. 剂型决定药物的治疗作用
　　E. 剂型可影响疗效

8. 有关药用辅料的功能不包括
　　A. 提高药物稳定性   B. 赋予药物形态   C. 提高药物疗效

D. 改变药物作用性质　　　E. 增加患者用药的顺应性
9. 制剂中药物的化学降解途径不包括
　　A. 水解　　　　　　　B. 氧化　　　　　　　C. 异构化
　　D. 脱羧　　　　　　　E. 结晶
10. 若测得某一级降解的药物在25℃时，K 为 0.02108/h，则其有效期为
　　A. 50h　　　　　　　B. 20h　　　　　　　C. 5h
　　D. 2h　　　　　　　　E. 0.5h
11. 下列说法中错误的是
　　A. 加速试验可以预测药物的有效期
　　B. 留样观察试验可用于确定药物的有效期
　　C. 影响因素试验包括高温试验、高湿度试验和强光照射试验
　　D. 留样观察试验的条件应与商品包装、密封、贮存条件一致
　　E. 留样观察在取得12个月的数据后可不必继续进行
12. 影响药物制剂稳定性的外界因素是
　　A. 温度　　　　　　　B. 溶剂　　　　　　　C. 离子强度
　　D. 表面活性剂　　　　E. 填充剂和水分、包装材料
13. 影响因素试验包括
　　A. 高温试验、高湿度试验、强光照射试验
　　B. 高温试验、高压试验、高湿度试验
　　C. 高湿度试验、高酸度试验、强光照射试验
　　D. 高温试验、高湿度试验、加速试验
　　E. 高湿度试验、高酸度试验、长期试验
14. 常用的水溶性抗氧剂是
　　A. 叔丁基对羟基茴香醚　B. 二丁甲苯酚　　　　　C. 生育酚
　　D. 焦亚硫酸钠　　　　　E. BHT
15. 下列哪种抗氧剂不应在偏酸性的注射剂中使用
　　A. 维生素C　　　　　　B. 亚硫酸氢钠　　　　　C. 硫代硫酸钠
　　D. 半胱氨酸B　　　　　E. 焦亚硫酸钠
16. 下列配伍变化，属于物理配伍变化的是
　　A. 水杨酸遇铁盐颜色变深
　　B. 硫酸镁溶液与碳酸氢钠溶液混合产生沉淀
　　C. 芳香水中加入一定量的盐可使挥发油分离出来
　　D. 维生素B_{12}与维生素C混合制成溶液时，维生素B_{12}效价显著降低
　　E. 乌洛托品与酸性药物配伍产生甲醛

17. 下列药物配伍使用的目的不包括
    A. 增强疗效　　　　　B. 预防或治疗合并症　　C. 提高生物利用度
    D. 延缓或减少耐药性　E. 减少药物不良反应

18. 下列属于物理配伍变化的是
    A. 变色　　　　　　　B. 分散状态或粒径变化　C. 发生爆炸
    D. 产气　　　　　　　E. 分解破坏、疗效下降

19. 盐酸普鲁卡因降解的主要途径是
    A. 水解　　　　　　　B. 氧化　　　　　　　　C. 光学异构化
    D. 脱羧　　　　　　　E. 聚合

20. 不属于药物制剂化学性配伍变化的是
    A. 维生素C泡腾片放入水中产生大量气泡
    B. 头孢菌素遇氯化钙溶液产生头孢烯4-羧酸钙沉淀
    C. 两性霉素B加入复方氯化钠输液中，药物发生凝聚
    D. 多巴胺注射液与碳酸氢钠注射液配伍后会变成粉红至紫色
    E. 维生素C与烟酰胺混合变成橙红色

21. 安定注射液与5%葡萄糖输液配伍时，析出沉淀的原因是
    A. 直接反应　　　　　B. 盐析作用　　　　　　C. 离子作用
    D. pH改变　　　　　　E. 溶剂组成改变

22. 物理化学配伍禁忌的处理方法，不包括
    A. 改变贮存条件
    B. 改变调配次序
    C. 调整溶液的pH
    D. 改变溶剂或添加助溶剂
    E. 测定药物动力学参数

23. 影响药物稳定性的环境因素不包括
    A. 温度　　　　　　　B. pH　　　　　　　　　C. 光线
    D. 空气中的氧　　　　E. 包装材料

24. 红霉素乳糖酸盐与葡萄糖氯化钠注射液配合(pH为4.5)会
    A. 变色　　　　　　　B. 分散状态或粒径变化　C. 发生爆炸
    D. 产气　　　　　　　E. 分解破坏、疗效下降

25. 药物化学研究的内容不包括
    A. 化学结构　　　　　B. 理化性质　　　　　　C. 制剂工艺
    D. 构效关系　　　　　E. 体内代谢

26. 临床药理研究不包括

A. Ⅰ期临床试验　　　　B. Ⅱ期临床试验　　　　C. Ⅲ期临床试验
D. Ⅳ期临床试验　　　　E. 动物实验

27. 药动学是研究
    A. 药物对机体的影响　　B. 机体对药物的处置过程　C. 药物与机体间相互作用
    D. 药物的调配　　　　　E. 药物的加工处理

28. 药物分析学研究内容不包括
    A. 药物的化学结构特征
    B. 药物的结构鉴定、质量研究
    C. 药物的稳定性研究
    D. 药物的在线监测与分析技术的研究
    E. 药物在动物或人体内浓度分析方法的研究

29. 生物药剂学中影响药物体内过程的生物因素不包括
    A. 种族差异　　　　　B. 性别差异　　　　　C. 年龄差异
    D. 用药方法　　　　　E. 遗传因素

30. 新药Ⅳ期临床试验的目的是
    A. 在健康志愿者中检验受试药的安全性
    B. 在患者中检验受试药的不良反应发生情况
    C. 在患者中进行受试药的初步药效学评价
    D. 扩大试验，在300例患者中评价受试药的有效性、安全性、利益与风险
    E. 受试新药上市后在社会人群中继续进行安全性和有效性评价

31. 分子中含有酚羟基，遇光易氧化变质，需避光保存的药物是
    A. 肾上腺素　　　　　B. 维生素 A　　　　　C. 苯巴比妥
    D. 维生素 B_2　　　E. 叶酸

二、配伍选择题(每题1分,题目分为若干题。每组题均对应同一组备选项,备选项可重复选用,也可不选用。每题只有1个备选项最符合题意)

[1-3]
    A. 变色　　　　　　　B. 沉淀　　　　　　　C. 产气
    D. 结块　　　　　　　E. 爆炸

1. 高锰酸钾与甘油混合研磨时,易发生
2. 生物碱与鞣酸溶液配伍,易发生
3. 水杨酸与铁盐配伍,易发生

[4-6]
    A. 药品通用名　　　　B. 化学名　　　　　　C. 拉丁名
    D. 商品名　　　　　　E. 俗名

4. 对乙酰氨基酚属于
5. 白加黑属于
6. N-(4-羟基苯基)乙酰胺

[7-8]
　　A. 药物剂型　　　　　B. 药物制剂　　　　　C. 药剂学
　　D. 调剂学　　　　　　E. 方剂
7. 根据药典标准,为适应治疗或预防的需要而制备的不同给药形式的具体品种称为
8. 为适应治疗或预防的需要而制备的药物应用形式

[9-11]
　　A. 混悬剂　　　　　　B. 散剂　　　　　　　C. 气雾剂
　　D. 软膏剂　　　　　　E. 洗剂
9. 固体剂型是
10. 气体剂型是
11. 半固体剂型是

[12-14]
　　A. 红色　　　　　　　B. 白色　　　　　　　C. 绿色
　　D. 黄色　　　　　　　E. 黑色
药品储存按质量状态实行色标管理
12. 合格药品为
13. 不合格药品为
14. 待确定药品为

[15-17]
　　A. 10 例　　　　　　 B. 30 例　　　　　　 C. 100 例
　　D. 300 例　　　　　　E. 500 例
15. Ⅰ期临床试验受试者数
16. Ⅱ期临床试验受试者数
17. Ⅲ期临床试验受试者数

[18-20]
　　A. Ⅰ期临床试验　　　B. Ⅱ期临床试验　　　C. Ⅲ期临床试验
　　D. Ⅳ期临床试验　　　E. 0 期临床试验
18. 可采用随机、对照、双盲试验,对受试药的有效性和安全性做出初步药效学评价,推荐给药剂量的新药研究阶段是
19. 新药上市后在社会人群大范围内继续评价,在广泛、长期使用的条件下观察

疗效和不良反应的新药研究阶段是

20. 一般选 20~30 例健康成年志愿者,观察人体对于受试药的耐受程度和人体药动学特征,为制定临床研究的给药方案提供依据的新药研究阶段是

[21-23]

A. pH 值改变　　　　B. 离子作用　　　　C. 溶剂组成改变
D. 盐析作用　　　　E. 直接反应

21. 诺氟沙星注射液与氨苄西林注射液混合析出沉淀,其原因是

22. 安定注射液(含 40%丙二醇和 10%乙醇)与 5%葡萄糖注射液配伍析出沉淀,其原因是

23. 两性霉素 B 注射液遇氯化钠输液析出沉淀,其原因是

[24-25]

A. 乳剂分层、混悬剂结晶生长、片剂溶出速度改变
B. 药物水解、结晶生长、颗粒结块
C. 药物氧化、颗粒结块、溶出速度改变
D. 药物降解、乳液分层、片剂崩解度改变
E. 药物水解、药物氧化、药物异构化

24. 三种现象均属于药物制剂化学稳定性变化的是

25. 三种现象均属于药物制剂物理稳定性变化的是

[26-27]

A. 甾体　　　　　　B. 吩噻嗪环　　　　C. 二氢吡啶环
D. 鸟嘌呤环　　　　E. 喹啉酮环

26. 阿昔洛韦的母核结构是

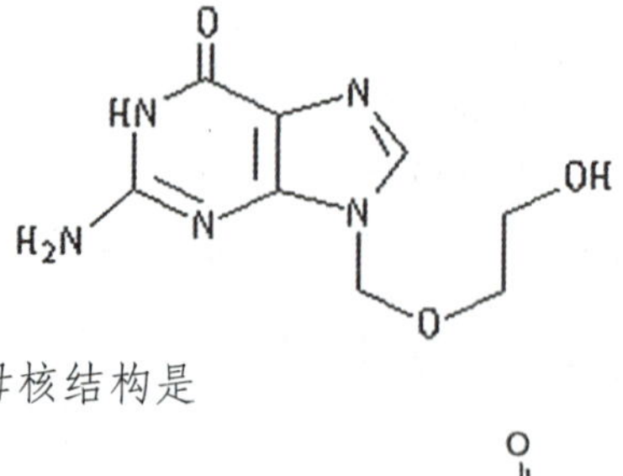

27. 醋酸氢化可的松的母核结构是

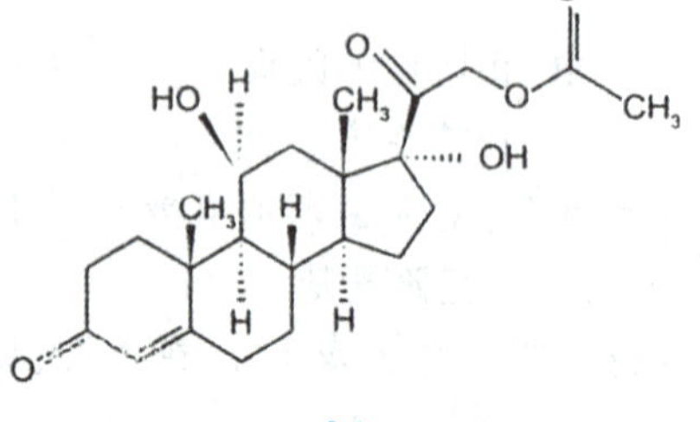

[28-29]
　A. 镇静、抗惊厥　　　B. 预防心绞痛　　　C. 抗心律失常
　D. 阻滞麻醉　　　　　E. 导泻
28. 静脉滴注硫酸镁可用于
29. 口服硫酸镁可用于

[30-31]
　A. 商品名　　　　　　B. 通用名　　　　　C. 化学名
　D. 别名　　　　　　　E. 药品代码
30. 在药品命名中,国际非专利的药品名称是
31. 只能由该药品的拥有者和制造者使用的药品名称是

三、多项选择题(每题1分,每题的备选项中,至少有2个或2个以上正确答案,错选或少选均不得分)

1. 生物技术药物包括
　A. 细胞因子　　　　　B. 抗生素　　　　　C. 疫苗
　D. 重组蛋白质药物　　E. 寡核苷酸药物

2. 非经胃肠道给药的剂型有
　A. 注射给药剂型　　　B. 呼吸道给药剂型　C. 皮肤给药剂型
　D. 黏膜给药剂型　　　E. 阴道给药剂型

3. 药物辅料的作用有
　A. 赋型剂　　　　　　B. 提高药物稳定性　C. 降低不良反应
　D. 提高药物疗效　　　E. 增加病人用药的顺应性

4. 属于固体剂型的有
　A. 散剂　　　　　　　B. 膜剂　　　　　　C. 合剂
　D. 栓剂　　　　　　　E. 醑剂

5. 化学药物的名称包括
　A. 通用名　　　　　　B. 化学名　　　　　C. 专利名
　D. 商品名　　　　　　E. 拉丁名

6. 药物稳定性试验中,影响因素试验包括
　A. 高温试验　　　　　B. 高湿度试验　　　C. 强光照射试验
　D. 加速试验　　　　　E. 长期试验

7. 影响药物稳定性的处方因素有
　A. pH　　　　　　　　B. 温度　　　　　　C. 溶剂
　D. 离子强度　　　　　E. 表面活性剂

8. 下列辅料中,属于油溶性抗氧剂的有

35

A. 焦亚硫酸钠 B. 生育酚(维生素E) C. 叔丁基对羟基茴香醚
D. 2,6-二叔丁基对甲酚 E. 硫代硫酸钠

9. 下列辅料中,属于抗氧剂的有
A. 焦亚硫酸钠 B. 硫代硫酸钠 C. 依地酸二钠
D. 氯化钠 E. 亚硫酸氢钠

10. 制剂中药物的降解易氧化的为
A. 酯类 B. 酚类 C. 烯醇类
D. 酰胺类 E. 巴比妥类

11. 生物药剂学中研究的生物因素有
A. 种族差异 B. 性别差异 C. 年龄差异
D. 制剂的制备工艺 E. 生理与病理条件的差异

12. 临床前药理毒理学研究包括
A. 主要药效学研究 B. 一般药理学研究 C. 药代动力学研究
D. 毒理学研究 E. Ⅰ期临床试验

答案与解析

一、最佳选择题(每题1分,每题备选项中只有1个最符合题意)

1. 【答案】E
【解析】一个药品只能有一个通用名,药品通用名是新药开发者在新药申请过程中向世界卫生组织提出的名称,药品的通用名也是列入国家药品标准的名称,故药典中使用的名称是通用名。

2. 【答案】B
【解析】略。

3. 【答案】C
【解析】氯丙嗪的化学名称为:N,N-二甲基-2-氯-10H-吩噻嗪-10-丙胺。

4. 【答案】D
【解析】某一种药物的具体品种是制剂,而不是剂型。

5. 【答案】C
【解析】按形态学分类,溶胶剂属于液体剂型。

6. 【答案】A
【解析】按形态学分类:①固体剂型:常用剂型有散剂、丸剂、颗粒剂、胶囊剂、片剂、栓剂;②半固体剂型:常用剂型有软膏剂、糊剂;③液体剂型:常用剂型有溶液剂、芳香水剂、注射剂;④气体剂型:常用剂型有气雾剂、喷雾剂。

7. 【答案】D
【解析】药物剂型的重要性包括：①不同剂型可改变药物的作用性质；②不同剂型可调节药物的作用速度；③不同剂型可降低药物的不良反应；④有些剂型可产生靶向作用；⑤有些剂型影响疗效。

8. 【答案】D
【解析】药用辅料的功能包括：①有利于制剂形态的形成（赋型剂）；②使制备过程顺利进行；③提高药物稳定性；④提高药物疗效；⑤降低药物毒副作用；⑥调节药物作用；⑦增加患者用药的顺应性。

9. 【答案】E
【解析】制剂中药物的化学降解途径包括氧化、水解、异构化、脱羧和聚合。

10. 【答案】C
【解析】有效期 $t_{0.9} = \dfrac{0.1054}{K} = 0.1054/0.02108 = 5h$。

11. 【答案】E
【解析】长期试验（留样观察法）：取供试品3批，按市售包装，在温度(25±2)℃、相对湿度(60±10)%的条件下放置12个月，分别于0、3、6、9、12个月取样，按稳定性重点考察项目进行检测，12个月以后，仍需继续考察，分别于18、24、36个月取样进行检测。

12. 【答案】A
【解析】影响药物制剂稳定性的外界因素主要包括温度、光线、空气（氧）、金属离子、湿度。

13. 【答案】A
【解析】影响因素试验包括高温试验、高湿度试验、强光照射试验。

14. 【答案】D
【解析】水溶性抗氧剂：常用的有亚硫酸钠、亚硫酸氢钠、焦亚硫酸钠、硫代硫酸钠、硫脲、维生素C、半胱氨酸等。

15. 【答案】C
【解析】硫代硫酸钠在酸性药物溶液中可析出硫细颗粒沉淀，故只能用于碱性药物溶液。

16. 【答案】C
【解析】芳香水中加入一定量的盐可使挥发油分离出来属于物理配伍变化。

17. 【答案】C
【解析】药物配伍使用的目的：①增加疗效，产生协同作用；②减少药物的不良反应；③延缓或减少耐药性；④预防或治疗合并症。

18. 【答案】B

【解析】分散状态或粒径变化属于物理配伍变化。

19. 【答案】A

【解析】盐酸普鲁卡因主要的降解途径是水解。

20. 【答案】C

【解析】两性霉素B加入复方氯化钠输液中发生凝聚属于物理配伍变化。

21. 【答案】E

【解析】安定注射液与5%葡萄糖输液配伍时,析出沉淀属于溶剂组成改变。

22. 【答案】E

【解析】配伍变化的处理方法有:①改变贮存条件;②改变调配次序;③改变溶剂或添加助溶剂;④调整溶液pH;⑤改变有效成分或改变剂型。

23. 【答案】B

【解析】影响药物稳定性的环境因素包括温度、光线、空气中的氧、包装材料。

24. 【答案】E

【解析】红霉素乳糖酸盐与葡萄糖氯化钠注射液配合(pH为4.5)会分解破坏、疗效下降。

25. 【答案】C

【解析】药物化学既要研究化学药物的化学结构特征、理化性质及稳定性,同时又要研究药物进入体内后的生物效应、毒副作用及药物进入体内的生物转化等内容。

26. 【答案】E

【解析】临床药理研究包括四期临床试验,即Ⅰ、Ⅱ、Ⅲ和Ⅳ期临床试验。

27. 【答案】B

【解析】另一方面研究机体对药物的作用,即药物在体内的吸收、分布、代谢、排泄及其血浆药物浓度动态变化的规律,称为药物代谢动力学,简称药动学。

28. 【答案】A

【解析】药物分析学研究的主要内容:①药品质量评价:药物结构确证、药品质量研究和药品稳定性研究;②药品质量保障与监督:药品生产质量保障和药品上市质量监督;③体内药物浓度检测。药物的化学结构特征为药物化学的研究内容。

29. 【答案】D

【解析】用药方法属于生物药剂学中影响药物体内过程的剂型因素。

30.【答案】E

【解析】Ⅳ期临床试验指新药上市后的应用研究阶段,考察在广泛使用条件下的药物的疗效和不良反应,评价在普通或者特殊人群中使用的利益与风险关系以及改进给药剂量等。

31.【答案】A

【解析】肾上腺素分子中含有酚羟基,遇光易氧化变质,需避光保存。

二、配伍选择题(每题1分,题目分为若干题。每组题均对应同一组备选项,备选项可重复选用,也可不选用。每题只有1个备选项最符合题意)

[1-3]

【答案】1. E、2. B、3. A

【解析】①氯化钾与硫、高锰酸钾与甘油易发生爆炸;②大多数生物碱盐的溶液,当与鞣酸、碘、碘化钾、乌洛托品等相遇时能产生沉淀;③含有酚羟基的药物与铁盐相遇,可使颜色变深。

[4-6]

【答案】4. A、5. D、6. B

【解析】略。

[7-8]

【答案】7. B、8. A

【解析】略。

[9-11]

【答案】9. B、10. C、11. D

【解析】按形态学分类:①固体剂型:常用剂型有散剂、丸剂、颗粒剂、胶囊剂、片剂;②半固体剂型:常用剂型有软膏剂、糊剂;③液体剂型:常用剂型有溶液剂、芳香水剂、注射剂;④气体剂型:常用剂型有气雾剂、喷雾剂。

[12-14]

【答案】12. C、13. A、14. D

【解析】药品储存实行色标管理:合格药品为绿色,不合格药品为红色,待确定药品为黄色。

[15-17]

【答案】15. B、16. C、17. D

【解析】临床试验的分期及病例数,见下表。

分期	病例数
Ⅰ期临床试验	20~30例
Ⅱ期临床试验	100例
Ⅲ期临床试验	300例
Ⅳ期临床试验	2000例

[18-20]

【答案】18. B、19. D、20. A

【解析】新药临床评价的分期及内容,见下表。

分期	病例数	内容	目的
Ⅰ期临床试验	20~30例	初步的临床药理学及人体安全性评价	观察人体对于新药的耐受程度和药代动力学,为制定给药方案提供依据
Ⅱ期临床试验	100例	治疗作用初步评价	采用随机、双盲、对照试验,初步评价药物对目标适应证患者的治疗作用和安全性,也包括为Ⅲ期临床试验研究设计和给药剂量方案的确定提供依据
Ⅲ期临床试验	300例	扩大的多中心临床试验,治疗作用确证	遵循随机、对照的原则,其目的是进一步验证药物对目标适应证患者的治疗作用和安全性,评价利益与风险关系,最终为药物注册申请的审查提供充分依据
Ⅳ期临床试验	2000例	新药上市后的应用研究阶段	考察在广泛使用条件下的药物的疗效和不良反应,评价在普通或者特殊人群中使用的利益与风险关系以及改进给药剂量等

[21-23]

【答案】21. A、22. C、23. D

【解析】注射剂配伍变化的主要原因:①溶剂组成改变:地西泮注射液(含丙二醇、乙醇、注射用水)与5%葡萄糖、0.9%氯化钠配伍时,易析出沉淀;②pH改变:新生霉素与5%葡萄糖、诺氟沙星与氨苄西林配伍会发生沉淀,磺胺嘧啶钠、谷氨酸钠(钾)、氨茶碱等碱性药物可使肾上腺素变色;③离子作用:氨苄青霉素在含乳酸钠的复方氯化钠输液中4小时后损失20%;④直接反应:四

40

环素与含钙盐、铁盐、铝盐的输液在中性或碱性下,会产生不溶性螯合物;⑤盐析作用:两性霉素B注射液只能加入5%葡萄糖注射液中静脉滴注。

[24—25]

【答案】24. E、25. A

【解析】①化学稳定性是指药物由于水解、氧化、还原、光解、异构化、聚合、脱羧,以及药物相互作用产生的化学反应,使药物含量(或效价)、色泽产生变化;②物理稳定性是指制剂的物理性能发生变化,如混悬剂中药物颗粒结块、结晶生长,乳剂的分层、破裂,胶体制剂的老化,片剂崩解度、溶出速度的改变等。

[26—27]

【答案】26. D、27. A

【解析】详见本章第7页—(三)部分药物的化学结构和母核名称。

[28—29]

【答案】28. A、29. E

【解析】硫酸镁口服剂型用作泻下药,但5%注射液静脉滴注,能抑制大脑中枢神经,具有镇静、解痉作用。

[30—31]

【答案】30. B、31. A

【解析】①通用名是国际非专利的药品名称;②商品名只能由该药品的拥有者和制造者使用。

三、多项选择题(每题1分,每题的备选项中,至少有2个或2个以上正确答案,错选或少选均不得分)

1. 【答案】ACDE

   【解析】生物技术药物是指所有以生物物质为原料的各种生物活性物质及其人工合成类似物,以及通过现代生物技术制得的药物,如细胞因子、重组蛋白质药物、抗体、疫苗和寡核苷酸药物等。

2. 【答案】ABCDE

   【解析】非经胃肠道给药:常用剂型有注射给药的注射剂;皮肤给药的外用溶液剂、洗剂、软膏剂、贴剂、凝胶剂;口腔给药的漱口剂、含片、舌下片剂、膜剂;鼻腔给药的滴鼻剂、喷雾剂、粉雾剂;肺部给药的气雾剂、吸入剂、粉雾剂;眼部给药的滴眼剂、眼膏剂、眼用凝胶、植入剂;直肠、阴道和尿道给药的灌肠剂、栓剂。

3. 【答案】ABCDE

   【解析】略。

4. 【答案】ABD

【解析】固体剂型：常用剂型有散剂、丸剂、颗粒剂、胶囊剂、片剂、膜剂、栓剂。

5. 【答案】ABD

【解析】化学药物的名称包括通用名、化学名和商品名。

6. 【答案】ABC

【解析】药物稳定性试验中，影响因素试验包括高温试验、高湿度试验和强光照射试验。

7. 【答案】ACDE

【解析】影响药物稳定性的处方因素有pH、溶剂、离子强度和表面活性剂。

8. 【答案】BCD

【解析】油溶性抗氧剂：常用的有叔丁基对羟基茴香醚(BHA)、2,6-二叔丁基对甲酚(BHT)、维生素E等。

9. 【答案】ABE

【解析】①水溶性抗氧剂：常用的有亚硫酸钠、亚硫酸氢钠、焦亚硫酸钠、硫代硫酸钠、硫脲、维生素C、半胱氨酸等；②油溶性抗氧剂：常用的有叔丁基对羟基茴香醚(BHA)、2,6-二叔丁基对甲酚(BHT)、维生素E等。

10. 【答案】BC

【解析】发生氧化反应的药物：①酚类药物：属于这类的药物有肾上腺素、左旋多巴、吗啡、水杨酸钠等；②烯醇类：属于这类的药物有维生素C；③其他类药物：芳胺类如磺胺嘧啶钠，吡唑酮类如氨基比林、安乃近，噻嗪类如盐酸氯丙嗪、盐酸异丙嗪，含有碳碳双键的药物如维生素A和维生素D。

11. 【答案】ABCE

【解析】生物药剂学中研究的生物因素：①种族差异；②性别差异；③年龄差异；④遗传因素；⑤生理和病理条件的差异。

12. 【答案】ABCD

【解析】临床前药理毒理学研究：①主要药效学研究；②一般药理学研究；③药动学研究；④毒理学研究。

第二章

本章分值 9分左右

药物的结构与药物作用

考纲点睛

单元	要点	考试要求
(一)药物理化性质与药物活性	1.药物的溶解度、分配系数和渗透性对药效的影响	掌握
	2.药物的酸碱性、解离度、pK_a对药效的影响	熟悉
(二)药物结构与药物活性	1.药物结构与官能团	掌握
	2.药物化学结构与生物活性	掌握
(三)药物结构与药物代谢	1.药物结构与第Ⅰ相生物转化的规律	掌握
	2.药物结构与第Ⅱ相生物转化的规律	掌握

第一节 药物理化性质与药物活性

考点荟萃

要点 1 药物的溶解度、分配系数和渗透性对药效的影响

(一)脂水分配系数的定义

药物在生物非水相中物质的量浓度与在水相中物质的量浓度之比,称为脂水分配系数,它是评价药物亲水性或亲脂性的大小。

(二)根据药物溶解性和渗透性的不同,将药物分为四类

详见表2-1。

表2-1 药物分类特点及代表药物

类型	特点	代表药物
第Ⅰ类	高水溶解性、高渗透性的两亲性分子药物,其体内吸收取决于胃排空速率	普萘洛尔、依那普利、地尔硫草
第Ⅱ类	低水溶解性、高渗透性的亲脂性分子药物,其体内吸收取决于溶解速率	双氯芬酸、卡马西平、匹罗昔康

44

类型	特点	代表药物
第Ⅲ类	高水溶解性、低渗透性的水溶性分子药物，其体内吸收取决于渗透效率	雷尼替丁、纳多洛尔、阿替洛尔
第Ⅳ类	低水溶解性、低渗透性的疏水性分子药物，其体内吸收比较困难	特非那定、酮洛芬、呋塞米

> **雷 区**
>
> 同学们请注意：根据溶解性和渗透性的不同的药物分类属于考试的重点内容，大家一定要掌握此知识点。

要点 2 药物的酸碱性、解离度和 pK_a 对药效的影响

(一) 药物的酸碱性、解离度对药效的影响

有机药物多数为弱酸或弱碱，在体液中只能部分解离，以解离的形式（离子型）或非解离的形式（分子型）同时存在于体液中。通常药物以非解离的形式被吸收，通过生物膜，进入细胞后，在膜内的水介质中解离成解离形式而起作用。

(二) 药物的 pK_a 对药效的影响

1. 根据 pK_a 计算出药物的存在形式

由于体内不同部位的 pH 不同，影响药物的解离程度，使解离形式和非解离形式药物的比例发生变化，这种比例的变化与药物的解离常数（pK_a）和体液介质的 pH 有关，可通过下式进行计算：

酸性药物：$\lg \dfrac{[HA]}{[A^-]} = pK_a - pH$

碱性药物：$\lg \dfrac{[B]}{[HB^+]} = pH - pK_a$

上式中，[HA] 和 [B] 分别表示非解离型酸性药物和碱性药物的浓度；[A$^-$] 和 [HB$^+$] 分别表示解离型酸性药物和碱性药物的浓度。

由上式可知，酸性药物当 pK_a > pH 时，分子型药物所占比例高；当 pK_a = pH 时，非解离型和解离型药物各占一半。

雷 区

> 同学们请注意：药物的 pK_a 对药效的影响在考试中多次出题,大家一定要小心。

2. pK_a 决定药物的吸收情况

（1）弱酸性药物如水杨酸和巴比妥类药物在酸性的胃液中几乎不解离,呈分子型,易在胃中吸收。

（2）弱碱性药物如奎宁、麻黄碱、氨苯砜、地西泮在胃中几乎全部呈解离形式,很难被吸收;而在肠道中,由于 pH 比较高,容易被吸收。

（3）碱性极弱的咖啡因和茶碱,在酸性介质中解离也很少,在胃中易被吸收。

（4）强碱性药物如胍乙啶在整个胃肠道中多是离子化的,以及完全离子化的季铵盐类和磺酸类药物,消化道吸收很差。

雷 区

> 同学们请注意：药物的 pK_a 对药效的影响属于高频考点的内容,大家一定要掌握。

（三）化学结构对生物活性的影响

改变药物的化学结构,有时会对弱酸或弱碱性药物的解离常数产生较大的影响,从而影响生物活性。

巴比妥酸在其 5 位没有取代基,pK_a 值约 4.12,在生理 pH 7.4 时,有 99%以上呈离子型,不能通过血-脑屏障进入中枢神经系统而起作用。而当将其 5 位双取代以后,pK_a 值达到 7.0~8.5 之间,在生理 pH 下,苯巴比妥约有 50%左右以分子形式存在,可进入中枢神经系统而起作用。

第二节
药物结构与药物活性

考点荟萃

要点 1 药物结构与官能团

（一）药物的主要结构骨架与药效团

1. 化学药物的母核

化学药物都是由一个核心的主要骨架结构(又称母核)和与之相连接的基团（又称为药效团)组成。药物的母核主要有脂环(含萜类和甾体)、芳环和芳杂环等。

(1)脂环:指碳原子和碳原子连接成环状的碳架。

(2)芳环:含有六个碳原子和六个氢原子所形成的苯环,或苯环稠合而成的体系。

(3)杂环:分子中的环不是完全由碳原子所组成的,还有其他杂原子如O、N、S等,故称为杂环。

2.他汀类药物的母核和药效团

(1)母核

他汀类属于羟甲戊二酰辅酶A还原酶抑制剂类降血脂药物,洛伐他汀和辛伐他汀的母核均是六氢萘、氟伐他汀的母核是吲哚环、阿托伐他汀的母核是吡咯环、瑞舒伐他汀的母核是嘧啶环。

(2)在这类药物的结构中,3,5-二羟基羧酸是产生酶抑制活性的必需结构（药效团),氟伐他汀、阿托伐他汀、瑞舒伐他汀结构中均含有3,5-二羟基羧酸的结构片段,洛伐他汀和辛伐他汀的结构中含有的是3-羟基-δ-内酯环的结构片段,该结构片段在体内会快速水解为3,5-二羟基羧酸的药效团,故洛伐他汀和辛伐他汀是前药。

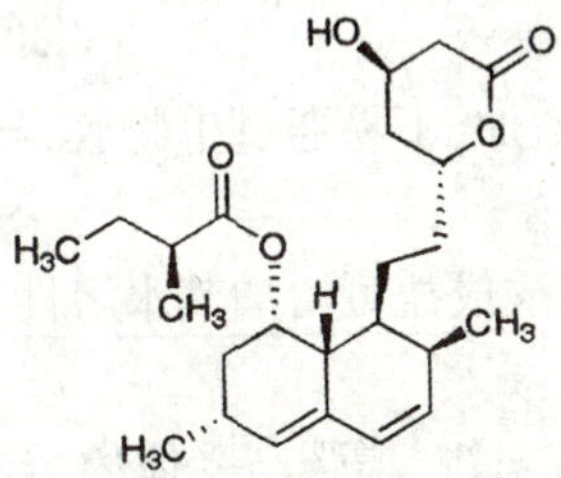

洛伐他汀

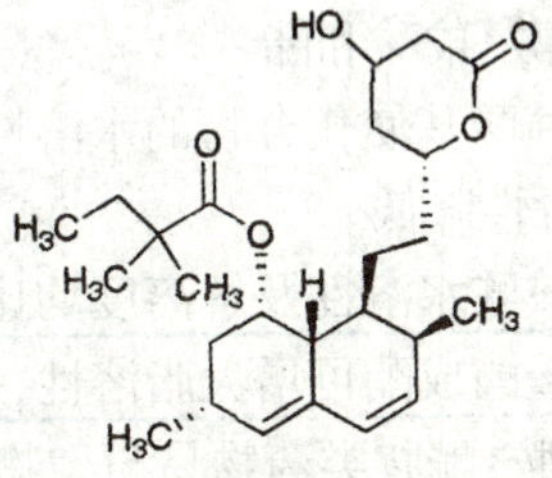

辛伐他汀

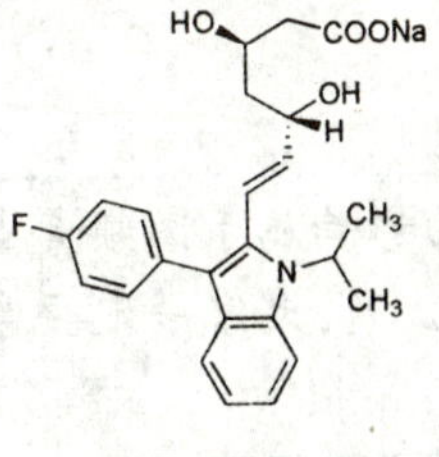

氟伐他汀钠

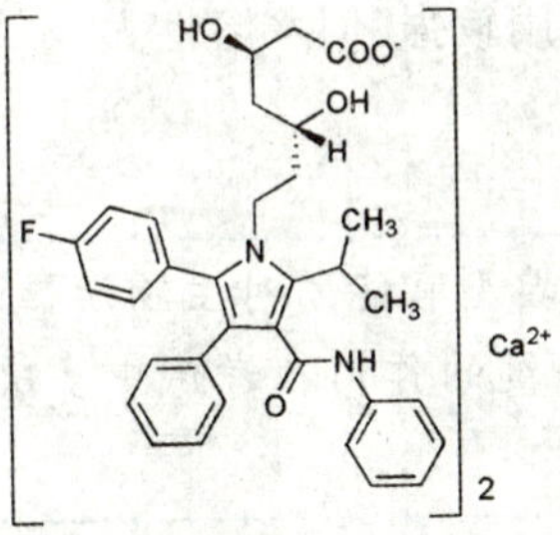

阿托伐他汀钙

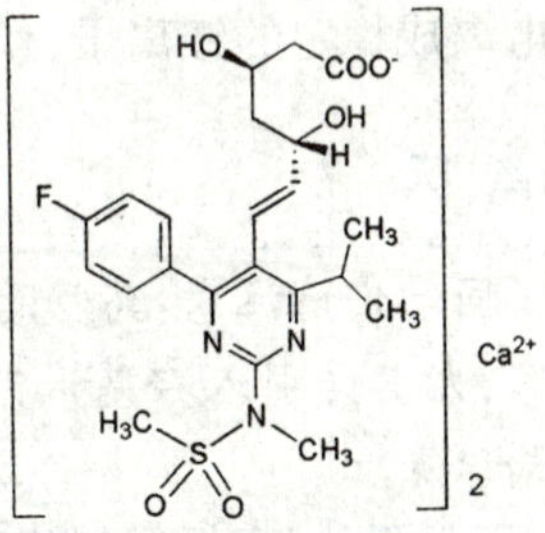

瑞舒伐他汀钙

47

> 🔵 **雷区**
>
> 　　同学们请注意：他汀类药物的母核和药效团属于考试的重点内容，大家一定要牢牢记住。

(二) 药物的典型官能团对生物活性的影响

1. 烃基：药物分子中引入烃基，可改变溶解度、解离度、分配系数，还可增加位阻，从而增加稳定性。

2. 卤素：卤素是很强的吸电子基，可影响药物分子间的电荷分布和药物作用时间。

3. 羟基和巯基

(1) 引入羟基可增强与受体的结合力，增加水溶性，改变生物活性。

(2) 引入巯基时，脂溶性比相应的醇高，更易于吸收。

4. 醚和硫醚

(1) 醚类化合物具有亲水性和亲脂性，故醚类化合物在脂-水交界处定向排布，易于通过生物膜。

(2) 硫醚可氧化成亚砜或砜，它们的极性强于硫醚。

5. 磺酸、羧酸和酯

(1) 磺酸基使化合物的水溶性和解离度增加，不易通过生物膜，导致生物活性减弱，毒性降低。

(2) 羧酸水溶性及解离度均比磺酸小，羧酸成盐可增加其水溶性。

(3) 羧酸成酯可增大脂溶性，易被吸收。

6. 酰胺：酰胺类药物易与生物大分子形成氢键，增强与受体的结合能力。

7. 胺类：显碱性，能与多种受体结合，表现出多样的生物活性。但是注意季铵易电离成稳定的铵离子，作用较强，但水溶性大，不易透过血-脑屏障。

> 🔵 **雷区**
>
> 　　同学们请注意：药物的典型官能团对生物活性的影响属于高频考点的内容，尤其是引入羟基和酯键的作用在考试中多次出题，大家一定要掌握此知识点。

要点 2 药物化学结构与生物活性

(一) 药物化学结构对药物转运、转运体的影响

1. 转运体的定义

药物的跨膜转运方式大致可分为三种：被动转运、载体媒介转运和膜动转运。其中，载体媒介转运需要借助生物膜上的转运蛋白的作用，使药物透过生物膜而被吸收。许多组织的生物膜存在特殊的转运蛋白，系统介导药物跨膜转运，称为转运体。

2. 转运体的底物或抑制剂的药物

许多药物已被证明是转运体的底物或抑制剂，如多种抗肿瘤药、抗生素类、强心苷类、钙拮抗剂、HIV 蛋白酶抑制剂、免疫抑制剂等药物的体内转运均涉及特异的或非特异的转运体。

3. 寡肽药物转运体(PEPT1)的药物底物

寡肽药物转运体(PEPT1)是存在于小肠上皮细胞的介导药物吸收的摄取性转运体，如抗肿瘤药乌苯美司、β-内酰胺类抗生素、血管紧张素转化酶抑制剂(ACEI)、伐昔洛韦等都是 PEPT1 的底物。因此，当上述药物中的任意两种类型或一种类型的两种药物合用后，由于二者竞争小肠上的 PEPT1，致使彼此的血药浓度均显著降低，故合用后不仅不能达到疗效，还可能增加因药物-药物相互作用所导致的毒性反应。

(二) 药物化学结构对药物不良反应的影响

1. 对细胞色素 P450 的作用

细胞色素 P450(CYP450)是一组结构和功能相关的超家族基因编码的同工酶。主要分布于肝脏，90% 以上的药物代谢都要通过肝微粒体酶的细胞色素。任何对 P450 具有抑制作用或诱导作用的物质都会影响药物的代谢，增加其他药物的浓度达到产生毒副作用的水平从而产生药物-药物的相互作用。

(1) 对细胞色素 P450 的抑制作用

CYP 抑制剂的分类、结构片段，详见表 2-2。

表 2-2 对 CYP 有抑制作用的类型和结构片段

类型	结构片段	举例药物
可逆性抑制剂	咪唑、吡啶	酮康唑

续表

类型	结构片段	举例药物
不可逆性抑制剂	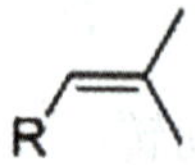 （烯烃） 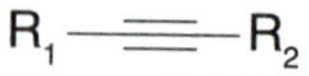 （炔烃） R-NHNH₂ （肼基） （噻吩、呋喃环） 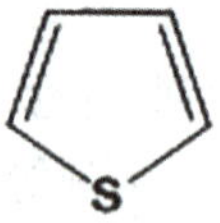 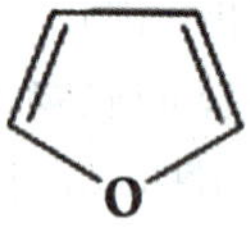	异烟肼
类不可逆性抑制剂	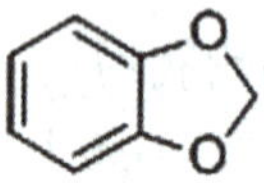 （苯并环二噁烷） 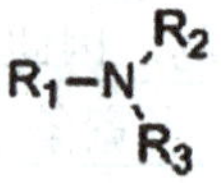 R₁-N(R₂)(R₃) R₂ = H 或烷基 R₃ = H 或烷基 胺类化合物	地尔硫䓬、丙米嗪、尼卡地平

（2）对细胞色素 P450 的诱导作用

对 CYP 诱导作用的机制比较复杂。例如，<u>对乙酰氨基酚在体内经 CYP2E1 代谢产生氢醌，正常情况下与谷胱甘肽作用后排泄。乙醇是 CYP2E1 的诱导剂，可诱导该酶的活性增加。服用对乙酰氨基酚或含有对乙酰氨基酚成分药品的患者，如同时大量饮酒就会诱导 CYP2E1 酶的活性，增加氢醌的量，一方面大量消耗体内的谷胱甘肽，造成谷胱甘肽耗竭，另一方面与体内的蛋白等生物大分子作用产生毒性。</u>

2.对心脏快速延迟整流钾离子通道(hERG)的影响

hERG 基因(human ether-à-go-go-related gene)K⁺通道在心脏中高表达，是心肌动作电位三期快速复极化电流的主要组成部分。近年来，发现许多药理作用各异、化学结构多样的药物对 hERG K⁺通道具有抑制作用，可进一步引起 Q-T 间期延长，诱发尖端扭转型室性心动过速，产生心脏不良反应。<u>典型的具 hERG K⁺通道抑制作用的药物</u>，详见表 2-3。

表 2-3　典型的具 hERG K⁺ 通道抑制作用的药物

药理作用	类别	药物名称
抗心律失常药	ⅠA 类（钠通道阻滞剂）	奎尼丁、丙吡胺、氟卡尼
	ⅠC 类（钠通道阻滞剂）	吡西卡尼、普罗帕酮、伊布利特
	Ⅲ类（钾通道阻滞剂）	阿齐利特、胺碘酮、特立卡兰
	Ⅳ类（芳烷基胺类钙通道阻滞剂）	维拉帕米
抗心绞痛药	非选择性钙通道阻滞剂（二苯基哌嗪类）	普尼拉明、利多氟嗪
强心药	肾上腺素 β/α₁ 受体拮抗剂	卡维地洛
	磷酸二酯酶-3 抑制剂	维司力农
	强心苷（Na⁺,K⁺-ATP 酶抑制剂）	洋地黄毒苷、地高辛
调节血脂药	羟甲基戊二酰辅酶 A 还原酶抑制剂	洛伐他汀
抗高血压药	钙通道阻滞剂（苯硫氮䓬类）	地尔硫䓬
	非选择性钙通道阻滞剂（二苯基哌嗪类）	氟佳利嗪、哌唑嗪
	肾上腺素 α₁ 受体阻断剂	多沙唑嗪、特拉唑嗪
	肾上腺素 β 受体阻断剂	普萘洛尔
利尿药	醛固酮受体拮抗药	螺内酯
抗精神失常药	非典型的抗精神病药（第二代）	利司哌酮
	非典型的抗精神病药（苯基吲哚类）	舍吲哚
	非典型的抗精神病药（第五代）	齐拉西酮
	非典型的抗精神病药（二苯并二氮䓬类）	奥氮平、氯氮平
	典型的抗精神病药（丁酰苯类）	喹硫平、氟哌利多、氟哌啶醇
	典型的抗精神病药（二苯丁基哌啶类）	氟司必林、硫利达嗪、美索达嗪
	典型的抗精神病药（吩噻嗪类）	氯丙嗪、奋乃静、三氟拉嗪
抗抑郁药	去甲肾上腺素重摄取抑制剂（三环类）	阿米替林、多塞平、丙米嗪、地昔帕明
	去甲肾上腺素重摄取抑制剂（四环类）	马普替林
	选择性 5-羟色胺重摄取抑制剂	氟西汀、氟伏沙明、西酞普兰
	去甲肾上腺素/5-羟色胺受体阻断剂（四环类）	米安色林
	5-羟色胺拮抗剂及重摄取抑制剂（苯基哌啶类）	曲唑酮

续表

药理作用	类别	药物名称
抗过敏药	典型的 H_1 受体拮抗剂（乙二胺类）	美吡拉敏、苯海拉明
	典型的 H_1 受体拮抗剂（氨基醚类）	氯苯那敏、西替利嗪
	典型的 H_1 受体拮抗剂（丙胺类）	氯雷他定
	典型的 H_1 受体拮抗剂（二苯基甲烷哌嗪类）	咪唑斯汀
	非镇静 H_1 受体拮抗剂（三环类）	阿司咪唑、诺阿司咪唑
	非镇静 H_1 受体拮抗剂（哌啶类）	特非那定、依巴斯汀
抗菌药	喹诺酮类	格帕沙星、司帕沙星、莫西沙星
	抗菌增效剂	甲氧苄啶
	异喹啉类生物碱	小檗碱
抗生素	大环内酯类	罗红霉素、红霉素
抗真菌药	咪唑类	克霉唑、咪康唑、酮康唑
	三氮唑类	氟康唑
抗疟药	4-氨基喹啉类	氯喹、奎宁
局部麻醉药	哌啶甲酰胺类	布比卡因、罗哌卡因
	苯甲酸酯类	可卡因
麻醉性镇痛药	阿片受体激动剂（吗啡衍生物）	丁丙诺啡
	阿片受体激动剂（哌啶类）	哌替啶、芬太尼、美沙酮
	阿片受体激动剂（氨基酮类）	丙氧芬
抗震颤麻痹药	多巴胺受体激动剂	罗匹尼罗
		培高莱
		阿扑吗啡
		布地品
抗肿瘤药	直接作用于 DNA 的药物	安吖啶
	雌激素受体拮抗剂	他莫昔芬
止吐药	5-HT_3 受体拮抗剂	格拉司琼、多拉司琼、昂丹司琼
止吐药、胃肠动力药	多巴胺受体拮抗剂	甲氧氯普胺、多潘立酮

续表

药理作用	类别	药物名称
胃肠动力药	5-HT$_4$ 受体激动剂	西沙必利
解痉药	M 胆碱受体拮抗剂	托特罗定、奥芬那君、丙哌维林
	钙通道阻滞剂	特罗地林、罂粟碱
血管扩张药	5 型磷酸二酯酶抑制剂	伐地那非、西地那非
其他	选择性雌激素受体调节剂	氯米芬
	戒烟药	尼古丁
	化学防腐剂、弱性局麻药	三氯叔丁醇
	食欲抑制药	西布曲明

(三) 药物与作用靶标结合的化学本质

1. 共价键

(1) 特点:共价键键合是一种不可逆的结合形式,与发生的有机合成反应相类似。

(2) 举例:烷化剂类抗肿瘤药物与 DNA 中鸟嘌呤碱基形成共价结合键,产生细胞毒活性。

2. 非共价键

非共价键键合是可逆的结合形式,其键合的形式有:范德华力、氢键、疏水键、静电引力、电荷转移复合物、偶极相互作用力等。

(1) 氢键

①特点:氢键是最常见的一种非共价作用形式,也是药物和生物大分子作用的最基本化学键合形式。

②举例:磺酰胺类利尿药通过氢键和碳酸酐酶结合,其结合位点与碳酸和碳酸酐酶的结合位点相同。

(2) 离子-偶极和偶极-偶极相互作用

①特点:当碳原子和其他电负性较大的原子,如 N、O、S、卤素等成键时,由于电负性较大原子的诱导作用使得电荷分布不均匀,导致电子的不对称分布,产生电偶极。

②举例:乙酰胆碱和受体的作用。

(3) 电荷转移复合物

①特点:电荷转移复合物发生在缺电子的电子接受体和富电子的电子供给体

53

之间,当这两种分子相结合时,电子将在二者之间转移,形成电荷转移复合物。

②举例:抗疟药氯喹可以插入到疟原虫的 DNA 碱基对之间形成电荷转移复合物。

(4)疏水性相互作用:当药物结构中非极性链部分和生物大分子中非极性链部分相互作用时,由于相互之间亲脂能力比较相近,结合比较紧密,导致二者周围围绕的、能量较高的水分子层破坏,形成无序状态的水分子结构,导致体系的能量降低。

(5)范德华引力:范德华引力是非共价键键合方式中最弱的一种。

但是,药物与生物大分子的相互作用往往不是单一结合模式,如普鲁卡因与受体的作用方式包括范德华力、偶极-偶极作用、静电引力和疏水性作用。

(四)药物的手性特征及其对药物作用的影响

1. 手性药物的定义

连有四个各不相同基团的碳原子称为手性碳原子(或手性中心)。含有手性中心的药物称为手性药物,当药物分子结构中引入手性中心后,得到一对互为实物与镜像的对映异构体。这些对映异构体的理化性质基本相似,仅仅是旋光性有所差别,但在生物活性上有时存在很大的差别,有时还会存在代谢途径的不同和代谢产物毒副作用的不同。

2. 对映异构体产生的药物作用类型

(1)对映异构体之间具有等同的药理活性和强度

如普罗帕酮和氟卡尼。

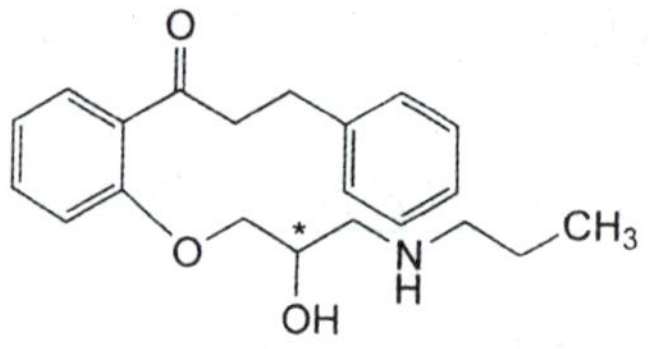

普罗帕酮 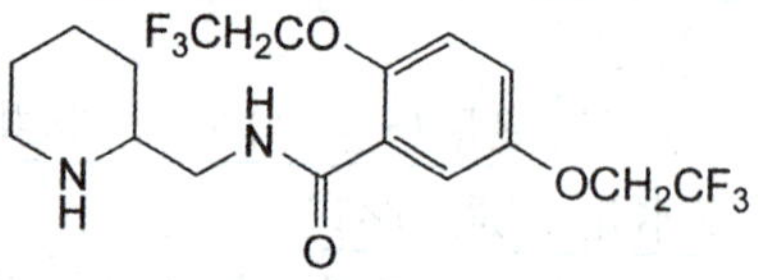　　氟卡尼

(2)对映异构体之间产生相同的药理活性,但强弱不同

①抗过敏药氯苯那敏,右旋体的活性高于左旋体。

②非甾体抗炎药萘普生,$(+)-(S)$-对映体的活性约为$(-)-(R)$-对映体的 10~20 倍。

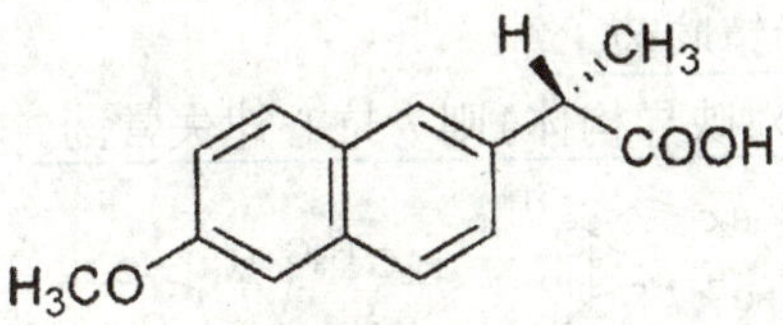

萘普生

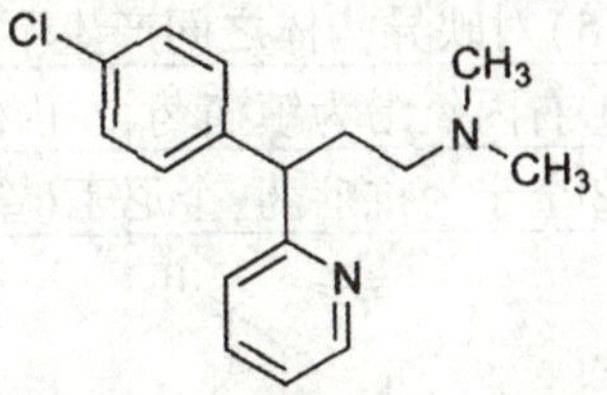

氯苯那敏

(3)对映异构体中一个有活性,一个没有活性
①抗高血压药物 L-甲基多巴,仅 L-构型的化合物有效。
②氨己烯酸只有(S)-对映体是 GABA 转氨酶抑制剂,具有抗癫痫作用。

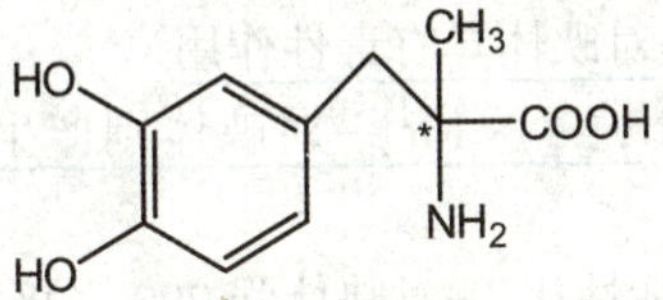

L-甲基多巴

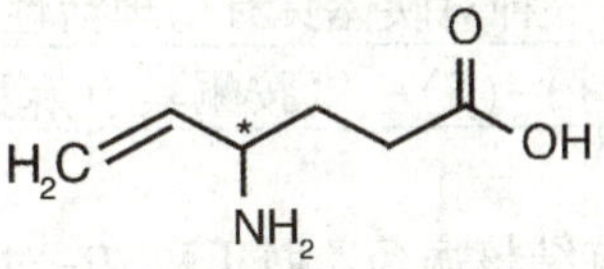

氨己烯酸

(4)对映异构体之间产生相反的活性
①(+)-哌西那朵为阿片受体激动剂,而(-)-哌西那朵为阿片受体拮抗剂。
②(R)-扎考必利为5-HT$_3$受体拮抗剂,(S)-扎考必利为5-HT$_3$受体激动剂。
③依托唑啉的左旋体具有利尿作用,而其右旋体则有抗利尿作用。
④(R)-异丙肾上腺素为β-受体激动剂,而(S)-异丙肾上腺素为β-受体拮抗剂。

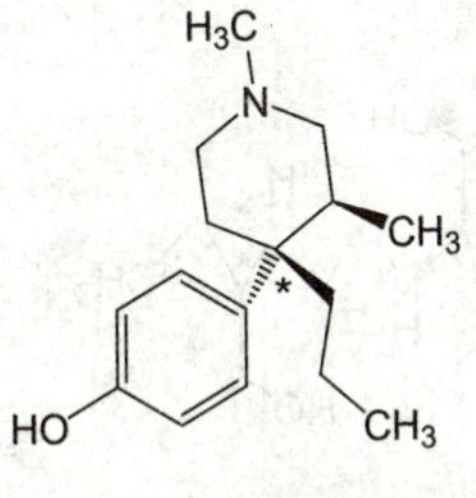

(+)-哌西那朵

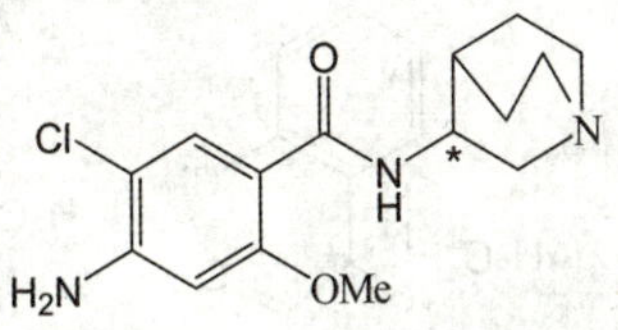

扎考必利

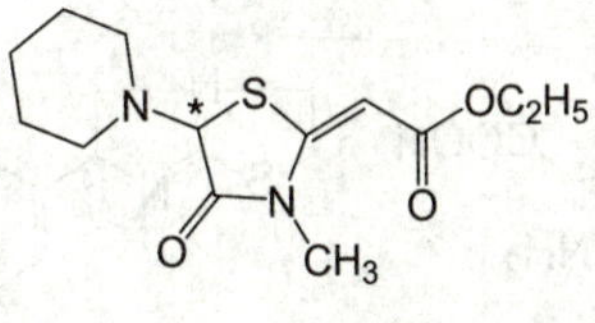

依托唑啉

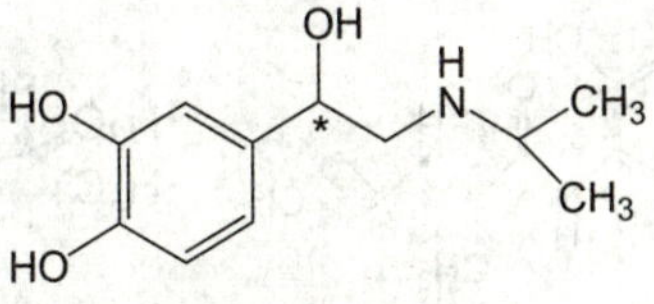

异丙肾上腺素

(5) 对映异构体之间产生不同类型的药理活性
①右丙氧酚为镇痛药,左丙氧酚为镇咳药。
②奎宁为抗疟药,奎尼丁(奎宁的对映异构体)则为抗心律失常药。

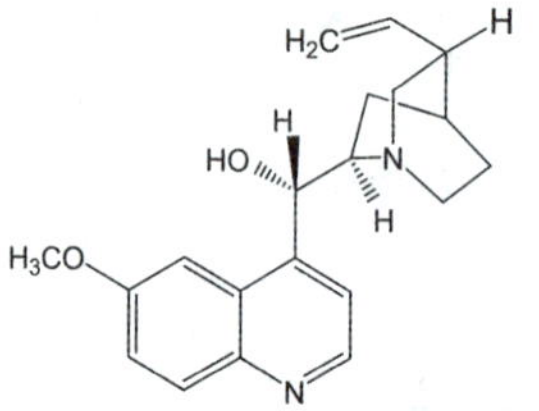

奎尼丁 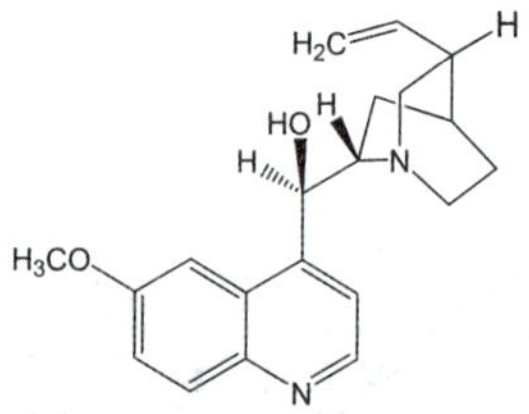　　　　奎宁 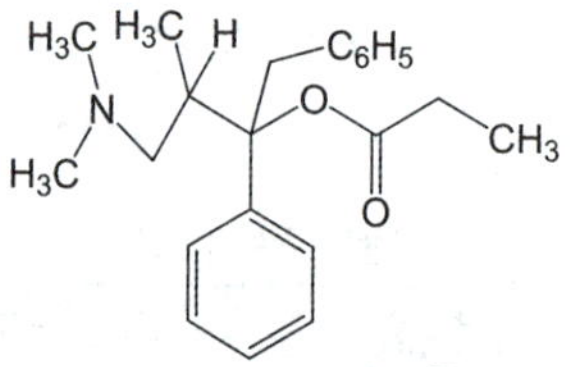　　　　丙氧酚

(6) 一种对映体具有药理活性,另一对映体具有毒性作用
①(+)-(S)-氯胺酮具有麻醉作用,(-)-(R)-对映体则产生中枢兴奋作用。
②抗结核病药乙胺丁醇,D-对映体活性比L-对映体强200多倍,而毒性也较L-型小得多。
③丙胺卡因为局麻药,两种对映体的作用相近,而(-)-(R)对映体具有血液毒性。
④(-)-青霉胺具有免疫抑制、抗风湿作用,而(+)-青霉胺有致癌毒性。
⑤(S)-四咪唑为广谱驱虫药,而(R)-四咪唑容易导致呕吐等胃肠道反应。
⑥(S)-米安色林具有抗抑郁作用,而(R)-米安色林有细胞毒性。
⑦(S)-左旋多巴具有抗震颤麻痹作用,而(R)-左旋多巴产生竞争性拮抗。

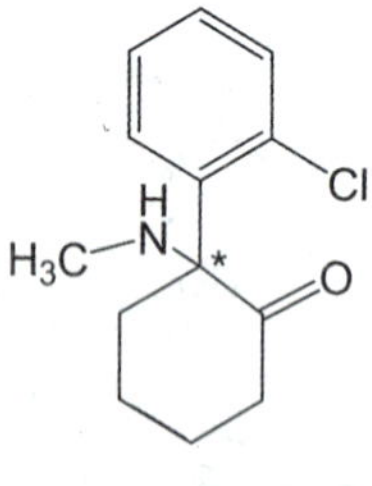

氯胺酮 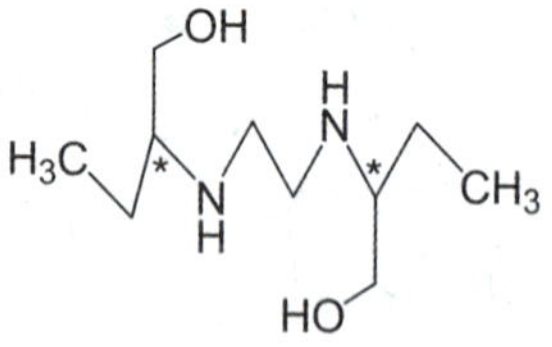　　　　乙胺丁醇

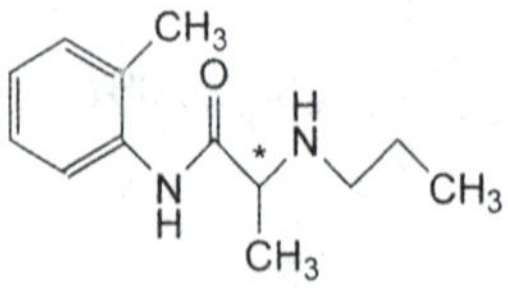

丙胺卡因 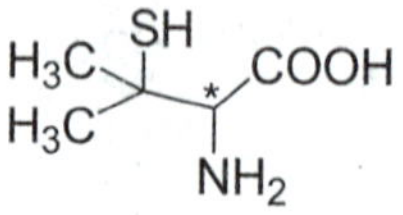　　青霉胺 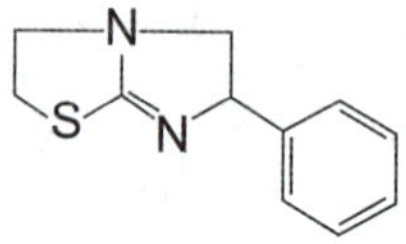　　四咪唑

米安色林　　　　　　左旋多巴

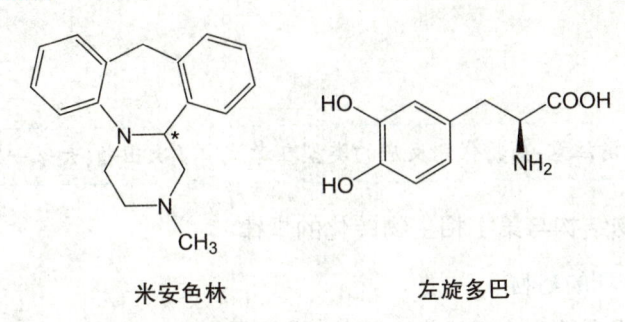

> **雷 区**
>
> 同学们请注意：对映异构体产生的药物作用类型属于高频考点的内容，尤其是各种类型对应的具体例子在考试中多次出题，大家一定要牢牢记住。

第三节 药物化学结构与药物代谢

考点荟萃

要点 1 药物代谢及类型

(一)定义

药物代谢是通过生物转化将药物转变成极性分子，再通过人体的正常系统排泄至体外的过程，生物转化是药物在人体内发生的化学结构的变化。

(二)代谢反应的类型

1. 第Ⅰ相生物转化

也称官能团反应，是体内的酶对药物分子进行的氧化、还原、水解、羟基化等反应，在药物分子中引入或使药物分子暴露出极性基团，如羟基、羧基、巯基、氨基等。

2. 第Ⅱ相生物转化

也称结合反应，在酶的催化下，将第Ⅰ相药物产生的极性基团与体内的内源性成分，如葡萄糖醛酸、硫酸、甘氨酸或谷胱甘肽，经共价键结合，生成极性大、易溶于水的结合物，从而使药物有利于从尿和胆汁中排泄。

57

雷 区

同学们请注意：药物代谢反应的类型在考试中多次出题，大家一定要小心。

要点 2　药物结构与第Ⅰ相生物转化的规律

(一)含芳环的药物

1. 特点：大多数含芳环的药物发生氧化代谢，代谢产物主要生成酚。
2. 举例

(1)苯妥英：在体内代谢后生成羟基苯妥英失去生物活性。

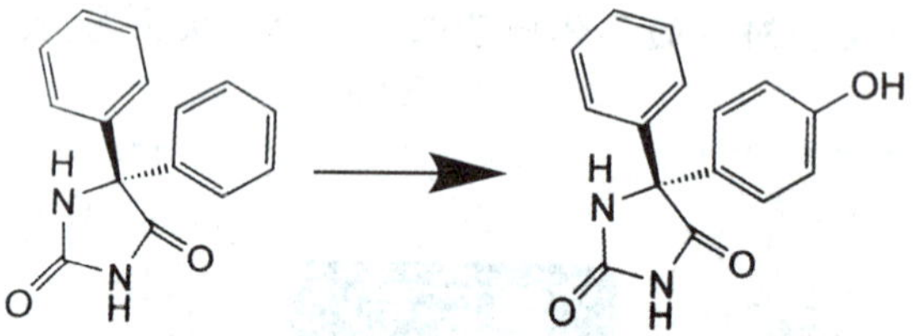

苯妥英 → 羟基苯妥英

(2)保泰松：在体内经代谢后生成羟布宗，抗炎作用比保泰松强而毒副作用比保泰松低。

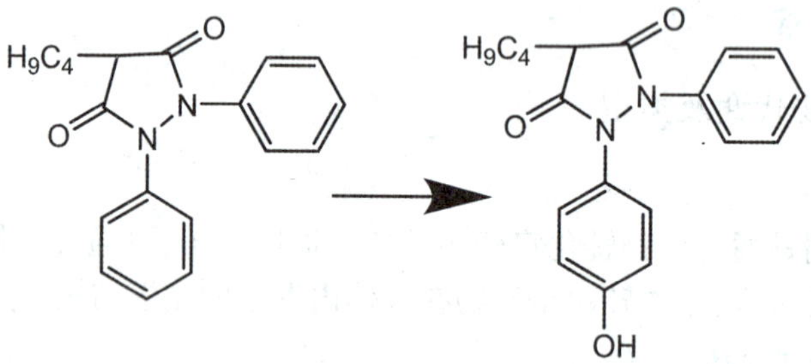

保泰松 → 羟布宗

(3)可乐定和丙磺舒：含强吸电子取代基的芳环药物，不发生芳环的氧化代谢。

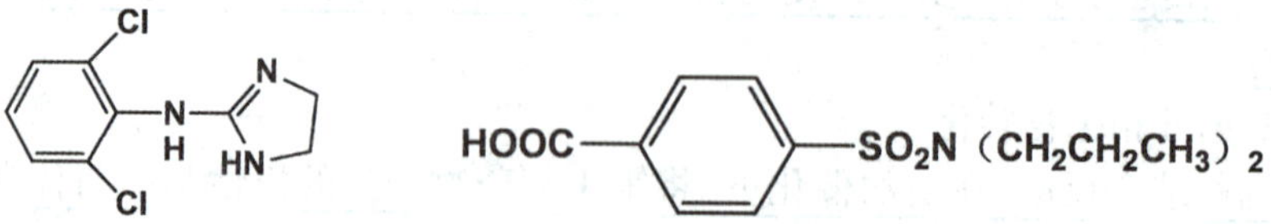

可乐定　　丙磺舒

(4)华法林:由于芳环羟基化反应还受立体异构体的影响,如(-)-(S)-华法林的主要代谢产物是芳环7-羟基化物,而华法林的(+)-(R)-异构体的代谢产物为侧链酮基的还原化合物。

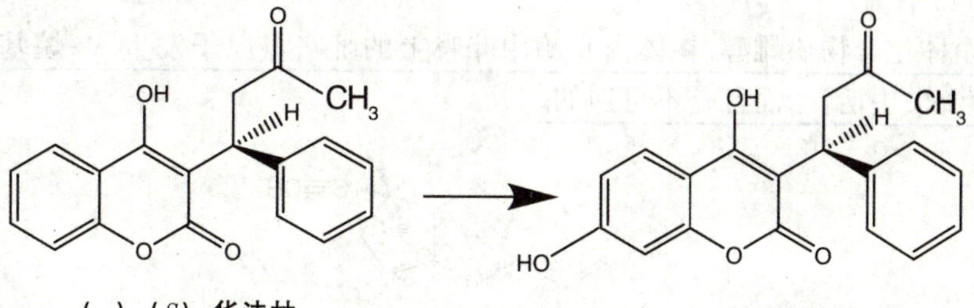

(-)-(S)-华法林

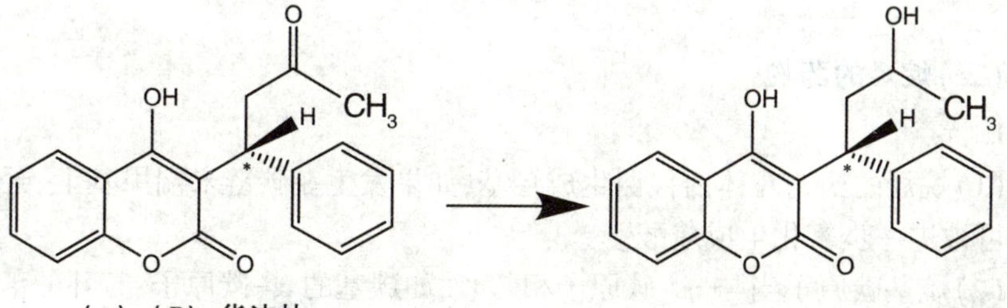

(+)-(R)-华法林

(二)烯烃和炔烃的药物

1. 烯烃的药物

(1)特点

烯烃的药物主要发生环氧化代谢,生成的环氧化合物进一步转化为二羟基化合物,在体内与生物大分子如蛋白质等进行烷基化反应而产生毒性,导致组织坏死和致癌作用。

(2)举例

抗惊厥药物卡马西平,在体内生成活性代谢产物10,11-环氧化物,该环氧化合物经进一步水解生成10S,11S-二羟基化合物,经由尿排出体外。

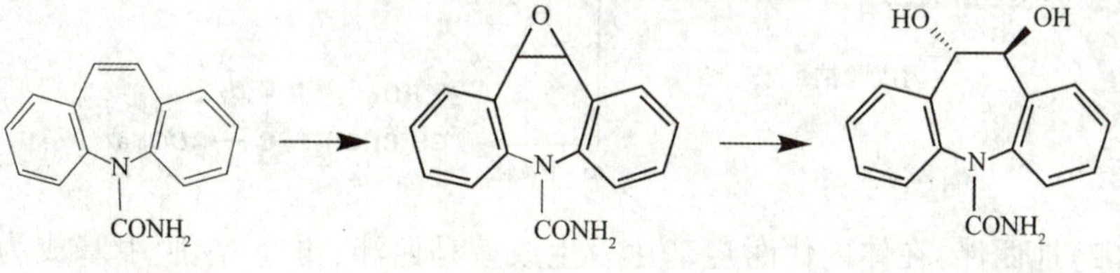

卡马西平

2. 炔烃的药物

(1) 特点

炔烃的药物反应活性比烯烃大,被酶催化氧化速率也比烯烃快。

(2) 举例

甾体化合物炔雌醇,在体内和酶中卟啉上的吡咯氮原子发生 $N-$烷基化反应,使酶失去活性,而且是不可逆的。

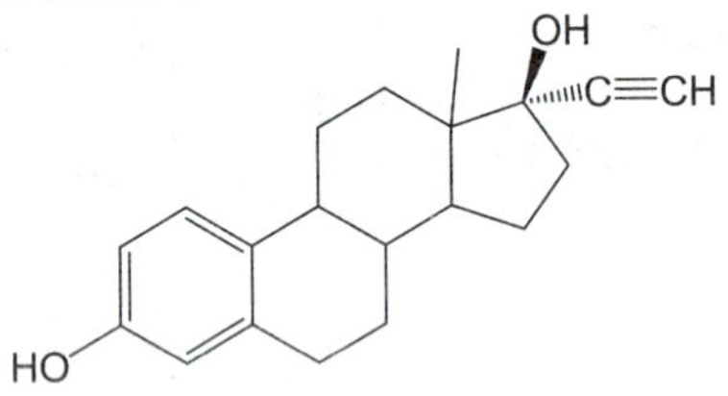

炔雌醇

(三) 烷烃的药物

1. 特点

(1) 烷烃的药物在体内代谢生成羟基,如果发生在碳链末端甲基上,羟基化合物可被进一步氧化生成羧酸。

(2) 烷基碳原子当与 sp^2 碳原子相邻时,如羰基的 $\alpha-$碳原子、芳环的苄位碳原子及双键的 $\alpha-$碳原子,由于受到 sp^2 碳原子的作用,使其活化反应性增强,在酶的催化下,易发生氧化生成羟基化合物,对于伯醇会进一步氧化生成羧酸,仲醇会进一步氧化生成酮。

2. 举例

(1) 丙戊酸钠:在体内代谢经氧化生成羟基丙戊酸钠,进一步氧化生成丙基戊二酸钠,另外,也可被代谢氧化生成 2-丙基-4-羟基戊酸钠。

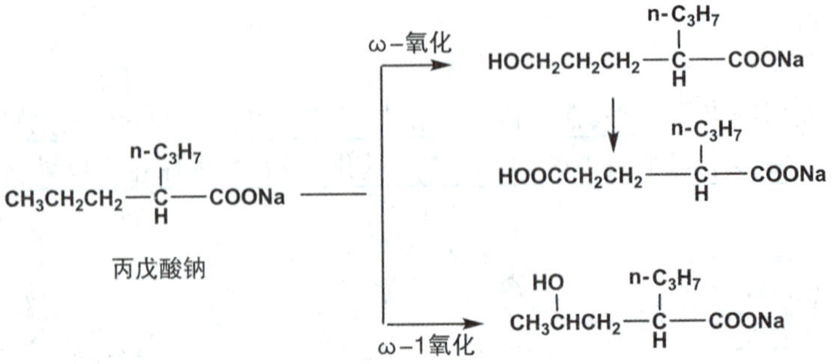

(2) 地西泮:在体内代谢羟基化后生成替马西泮,再经 $N-$脱甲基成为奥沙西泮,二者均为活性代谢产物。

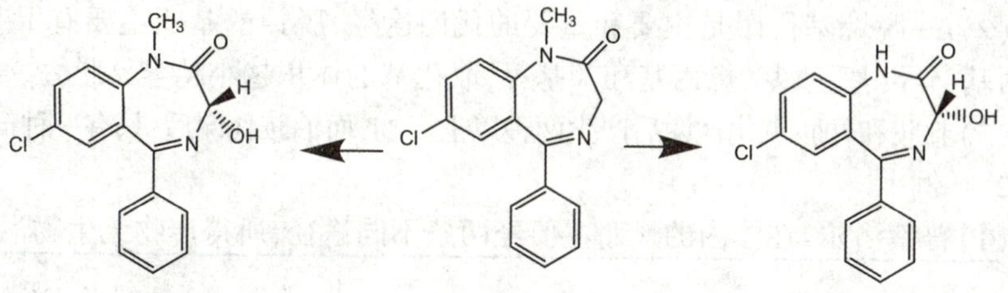

替马西泮　　　　　地西泮　　　　　奥沙西泮

(3) 甲苯磺丁脲:在体内代谢生成苄醇,进一步形成羧酸,从而失去降糖活性。

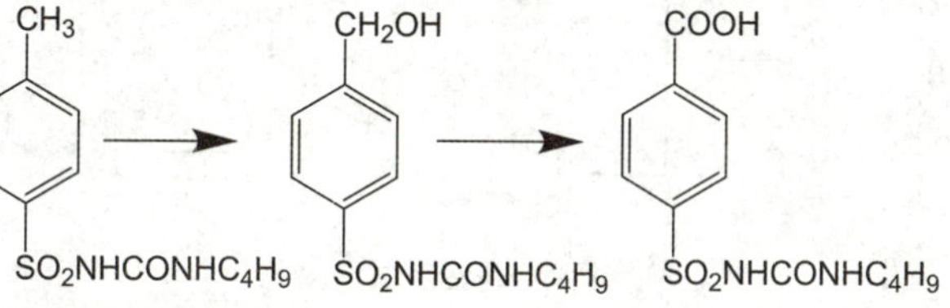

甲苯磺丁脲

(四) 含卤素的药物

1. 特点

氧化脱卤素反应是许多卤代烃常见的代谢途径,CYP450酶系催化氧化卤代烃生成过渡态的偕卤醇,然后再消除得到羰基化合物(醛、酮、酰卤和羰酰卤化物)。

2. 举例

氯霉素中的二氯乙酰基侧链代谢氧化后生成酰氯,能与CYP450酶等中的脱辅基蛋白发生酰化,从而产生毒性。

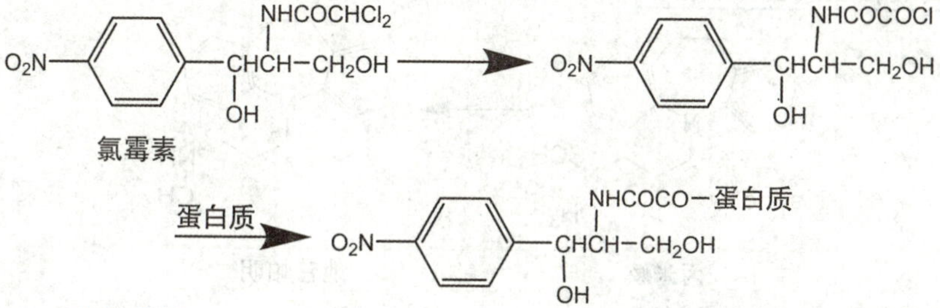

氯霉素

(五) 胺类药物

1. 特点

(1) 该类药物在体内代谢主要发生在两个部位,一是 N-脱烷基化和脱氨反应;另一个是 N-氧化反应。

(2) N-脱烷基代谢是主要和重要的代谢途径,脱掉的基团主要有甲基、乙基、丙基、异丙基、丁基、烯丙基和苄基等,取代基的体积越小越容易脱去。

(3) 叔胺和仲胺氧化代谢后产生两种以上产物,而伯胺代谢后,只有一种产物。

2. 举例

(1) 普萘洛尔:在体内的代谢主要经两条不同途径,所得产物无生物活性。

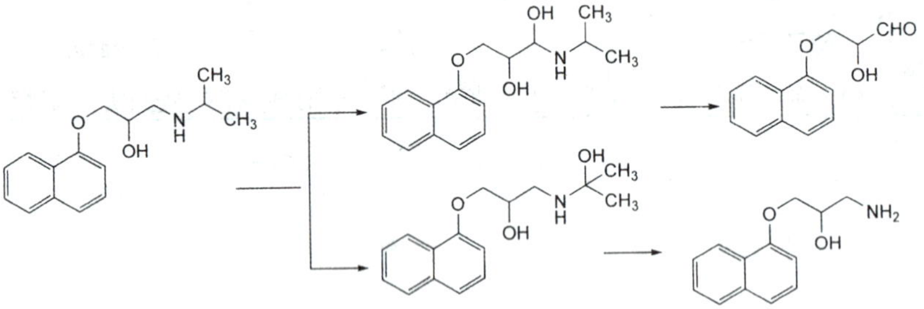

普萘洛尔

(2) 利多卡因:在体内的代谢生成脱乙基化代谢产物,该产物会引起中枢神经系统的副作用。

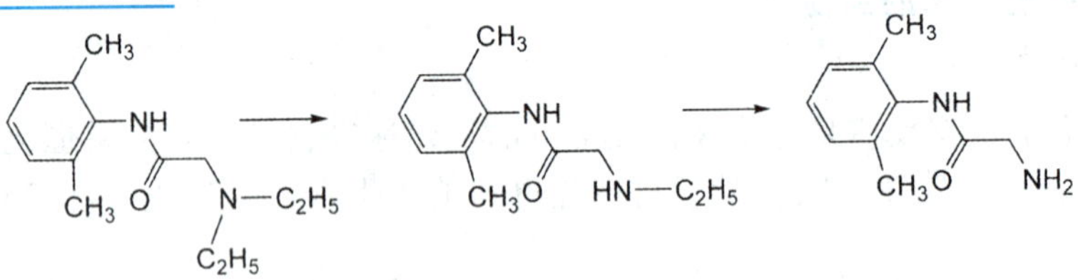

利多卡因

(3) 丙米嗪:丙米嗪是完全由胃肠道吸收的,它的主要代谢是通过 CYP2C19 及 CYP1A2 代谢成 N-去甲基化的地昔帕明,地昔帕明也是去甲肾上腺素重摄取抑制剂,具有抗抑郁作用。

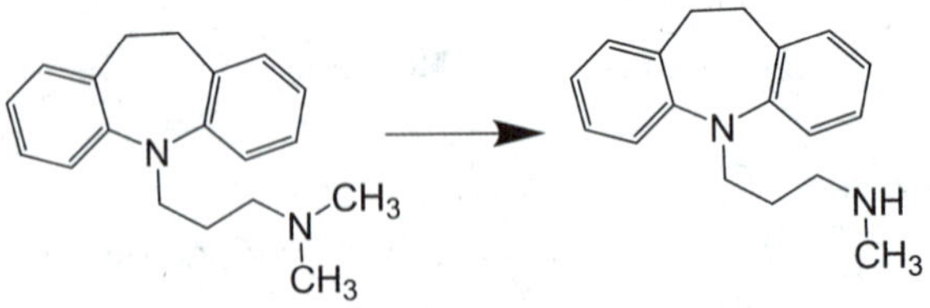

丙米嗪   地昔帕明

(六) 含氧的药物

1. 醚类药物

(1) 特点

醚类药物在肝脏微粒体混合功能酶的催化下,进行氧化 O-脱烷基化反应,生成醇或酚，以及羰基化合物。

药物分子中醚的基团大部分是芳香醚，如可待因、维拉帕米、多巴胺、非那西汀等。

(2) 举例

①可待因：在体内约有10%的药物经 O-脱甲基后生成吗啡，是可待因产生成瘾性的原因。

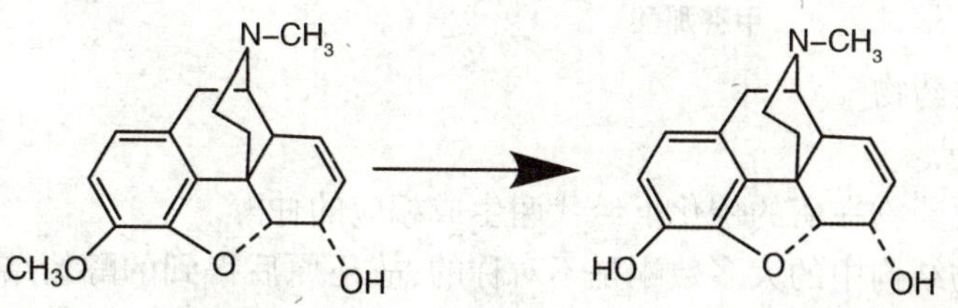

可待因 → 吗啡

②非那西汀：在体内经 O-脱乙基代谢，生成有活性的对乙酰氨基酚。

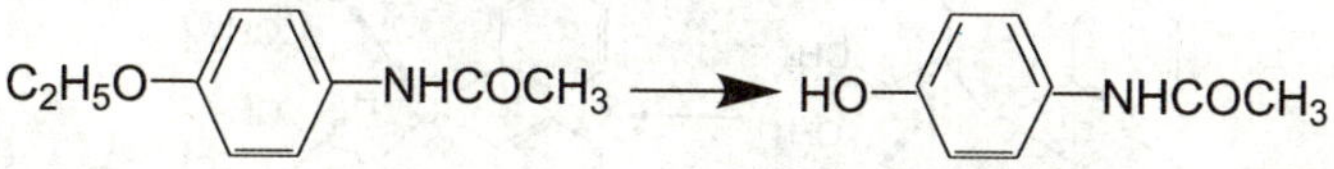

非那西汀 → 对乙酰氨基酚

③吲哚美辛：在体内约有50%经 O-脱甲基代谢，生成无抗炎活性的化合物。

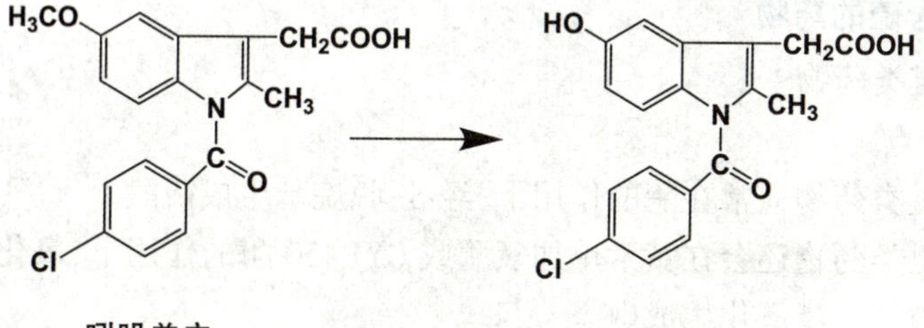

吲哚美辛

2. 醇类药物

(1) 特点

①在体内脱氢酶的催化下，氧化得到相应的羰基化合物（醛、羧酸代谢物）。

②几乎没有含醛基的药物用于临床，只有伯醇和伯胺经代谢后生成醛是这些药物产生毒性的原因。

③处于苄位的甲基也可经氧化生成醇、醛，进一步氧化成羧酸代谢物。

(2)举例

非甾体抗炎药甲芬那酸经代谢生成相应的羧酸代谢物。

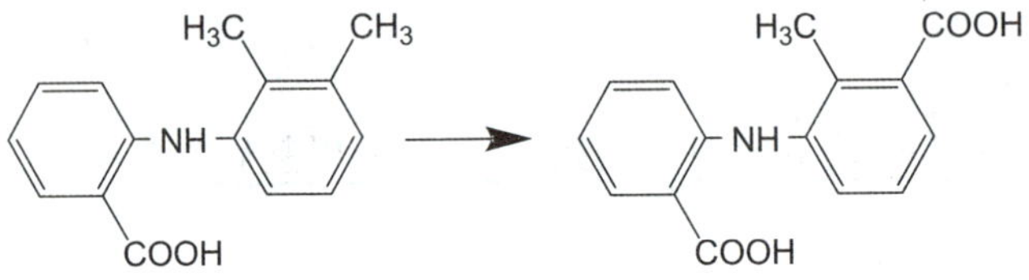

甲芬那酸

3. 酮类药物

(1)特点

①酮类药物在酶的催化下经代谢生成相应的仲醇。

②药物结构中的大多数酮是不对称的,故还原后得到的醇的结构中形成了手性碳原子,从而产生光学异构体。

(2)举例

镇痛药(+)-(S)-美沙酮经代谢后生成 $3S,6S$-α-(−)-美沙醇。

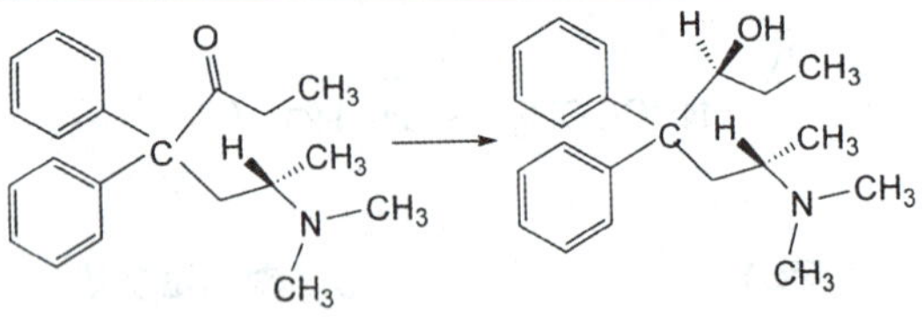

(+)-(S)-美沙酮　　　$3S,6S$-α-(−)-美沙醇

(七)含硫的药物

1. 硫醚类药物

(1)特点

①硫醚类药物通常在酶的作用下,经 S-脱烷基生成硫醚。

②硫醚类药物还会在黄素单加氧酶或 CYP450 酶的作用下,氧化生成亚砜,亚砜还会被进一步氧化生成砜。

(2)举例

①抗肿瘤活性的药物 6-甲基硫嘌呤经氧化代谢,脱 S-甲基得 6-巯基嘌呤。

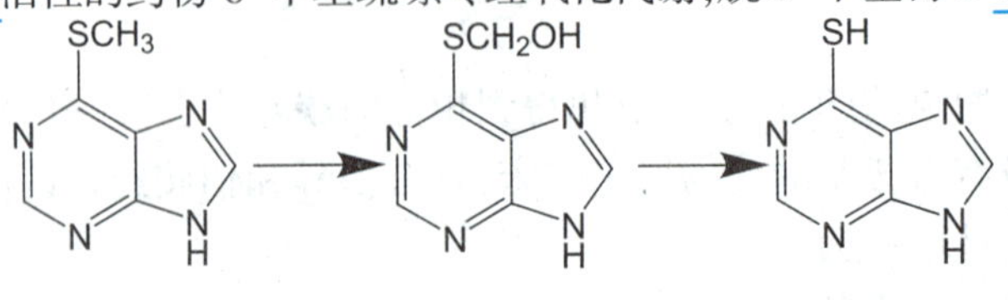

6-甲基硫嘌呤　　　　　　　　6-巯基嘌呤

②驱虫药阿苯达唑经氧化代谢生成亚砜化合物,活性增强,从而发挥驱虫作用。

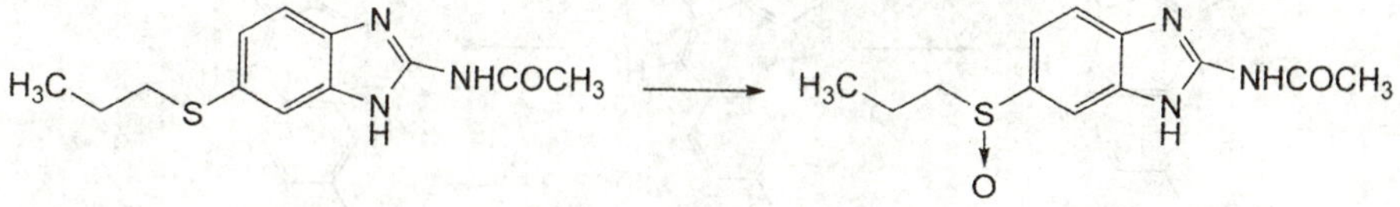

阿苯达唑

2. 含硫羰基的药物

(1) 特点

含硫羰基的药物会发生氧化脱硫代谢,碳-硫双键和磷-硫双键的化合物,经氧化代谢后生成碳-氧双键和磷-氧双键。

(2) 举例

①硫喷妥经氧化脱硫生成戊巴比妥,使脂溶性下降,作用强度有所减弱。

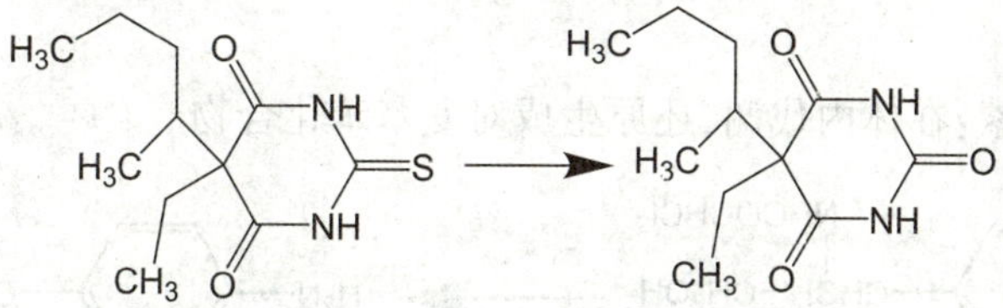

硫喷妥　　　戊巴比妥

②抗肿瘤药物塞替派在体内可被脱硫代谢生成另一个具有活性的药物替哌。

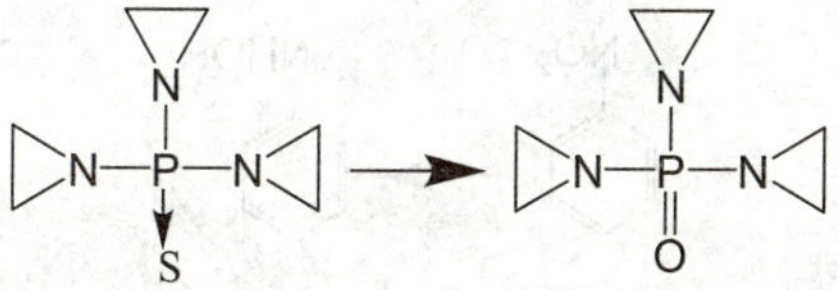

塞替派　　　替哌

3. 亚砜类药物的代谢

(1) 特点

亚砜类药物在体内经过氧化成砜或还原成硫醚。

(2) 举例

非甾体抗炎药舒林酸属前体药物,体外无效,进入体内后经还原代谢,生成硫醚类活性代谢物发挥作用,减少了对胃肠道刺激的副作用。舒林酸也可氧化成砜类无活性的代谢物。

65

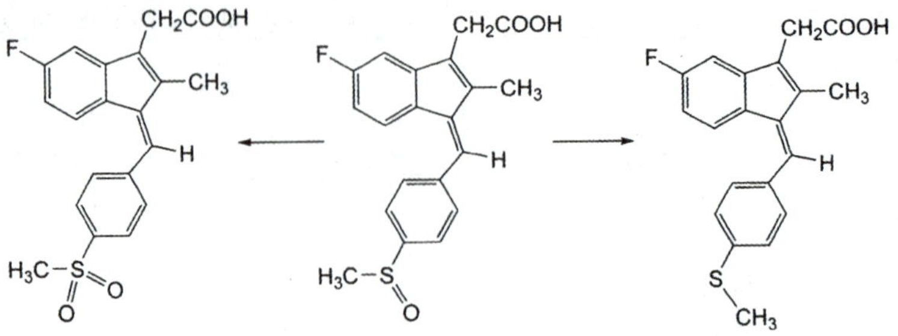

无活性代谢物　　　　舒林酸　　　　活性代谢物

（八）含硝基的药物

1. 特点

芳香族硝基在酶的催化下，还原生成芳香胺基。还原是一个多步骤过程，其间经历亚硝基、羟胺等中间步骤。还原得到的羟胺毒性大，可致癌和产生细胞毒性。

2. 举例

（1）氯霉素：在体内代谢，还原生成对氨基苯化合物。

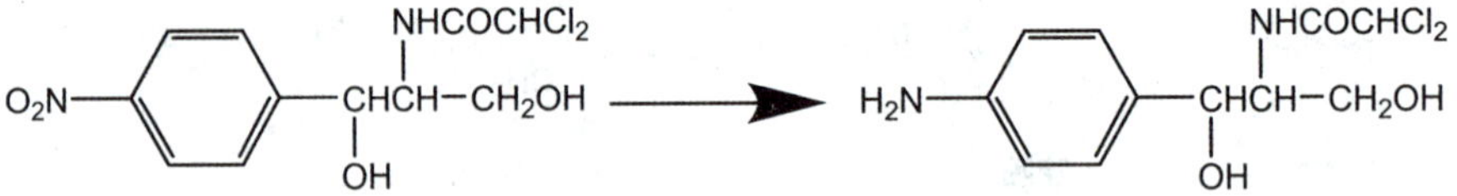

氯霉素

（2）硝基苯还原得到的羟胺，是引起硝基苯高铁血红蛋白症的原因。

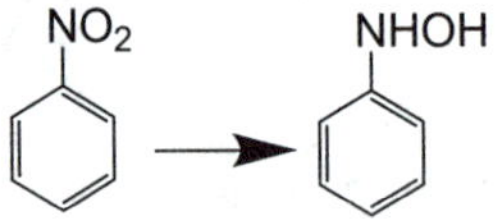

硝基苯

（九）酯和酰胺类药物

1. 特点

酯和酰胺类药物，如羧酸酯、硝酸酯、磺酸酯、酰胺等药物可以在酯酶和酰胺酶的催化下，在体内代谢生成酸、醇或胺。

2. 举例

（1）局部麻醉药普鲁卡因：在体内代谢，绝大部分迅速被水解生成对氨基苯甲酸和二乙氨基乙醇，而很快失去局部麻醉作用。酰胺比酯难水解，与普鲁卡因相比，抗心律失常药普鲁卡因胺在体内水解速度较慢，约有60%的药物以原形从尿中排出。

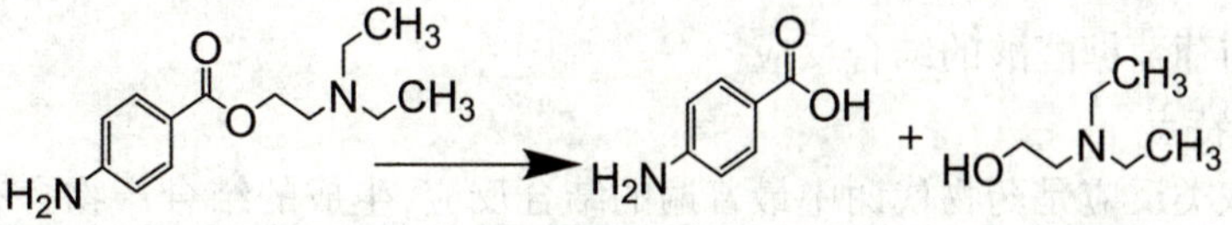

普鲁卡因

(2) 阿司匹林：在体内代谢，迅速被水解生成水杨酸和乙酸。

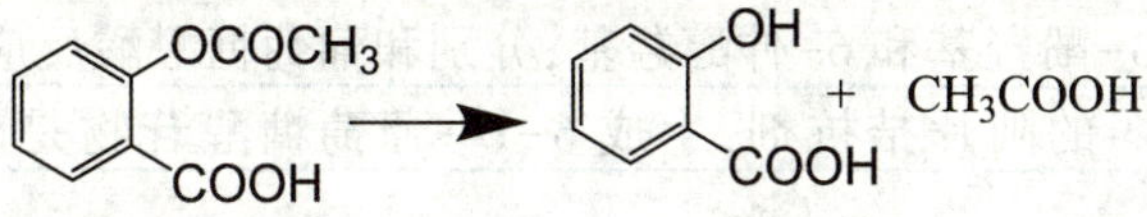

阿司匹林

(3) 局部麻醉药(−)-R-丙胺卡因，在体内被水解，生成邻甲苯胺，邻甲苯胺进一步转变成 N-氧化物，从而引起高铁血红蛋白症。

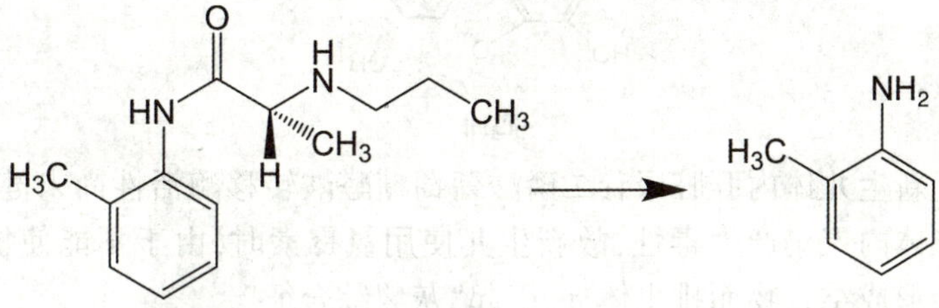

(−)-R-丙胺卡因   邻甲苯胺

雷 区

同学们请注意：药物结构与第Ⅰ相生物转化的规律属于高频考点的内容，尤其苯妥英、卡马西平、地西泮、利多卡因、可待因、美沙酮、舒林酸、普鲁卡因的代谢在考试中多次出题，大家一定要牢牢记住。

要点 3 药物结构与第Ⅱ相生物转化的规律

(一) 发生结合反应的基团

药物或其代谢物中被结合的基团主要有羟基、氨基、羧基、杂环氮原子及巯基。对于有多个可结合基团的药物，可以进行多种不同的结合反应。

(二) 结合反应的类型

1. 与葡萄糖醛酸的结合反应

(1) 特点

①该类反应是药物代谢中最普遍的结合反应,生成的结合产物含有可离解的羧基和多个羟基,无生物活性、易溶于水和排出体外。

②葡萄糖醛酸的结合反应有四种类型:O-、N-、S-和C-的葡萄糖醛苷化。

(2) 举例

①吗啡有3-酚羟基和6-仲醇羟基,分别和葡萄糖醛酸反应生成3-O-葡萄糖醛苷物是弱的阿片拮抗剂,生成6-O-葡萄糖醛苷物是较强的阿片激动剂。

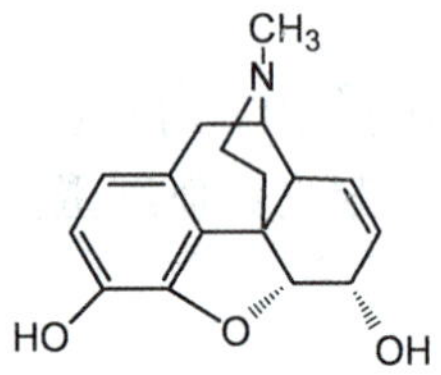

吗啡

②由于新生儿体内肝脏尿苷二磷酸葡萄糖醛酸转移酶活性尚未健全,从而导致药物在体内聚集产生毒性,故新生儿使用氯霉素时,由于不能使氯霉素和葡萄糖醛酸形成结合物而排出体外,引起"灰婴综合征"。

2. 与硫酸的结合反应

(1) 特点

①药物及代谢物形成硫酸酯的结合产物,水溶性增加,毒性降低,易排出体外。

②与硫酸结合的基团主要有羟基、氨基、羟氨基。酚羟基形成硫酸酯的反应较为迅速。

(2) 举例

支气管扩张药沙丁胺醇,结构中的酚羟基形成硫酸酯化结合物。

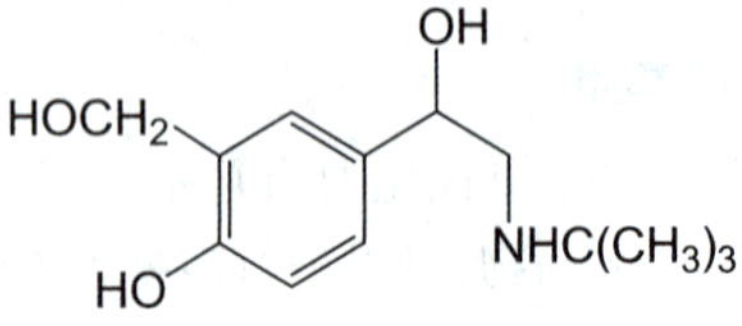

沙丁胺醇

3. 与氨基酸的结合反应

（1）特点

许多羧酸类药物及代谢物主要发生与氨基酸的结合反应。参加反应的氨基酸，以甘氨酸最为常见。

（2）举例

苯甲酸和水杨酸在体内分别与氨基酸结合，生成马尿酸和水杨酰甘氨酸。

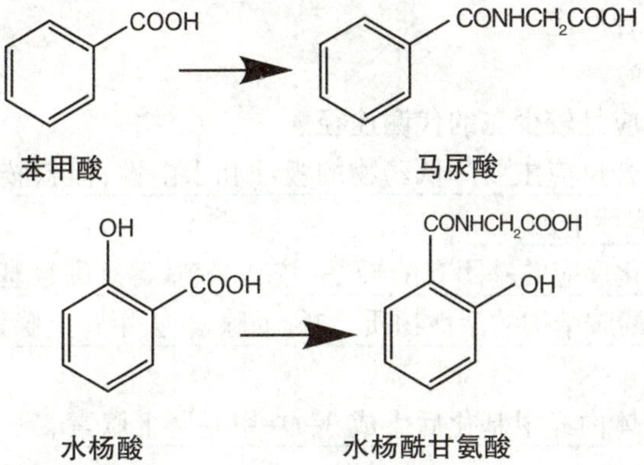

4. 与谷胱甘肽的结合反应

（1）特点

谷胱甘肽是含有巯基的三肽化合物，巯基是很好的亲核基团，在体内清除代谢产生的有害的亲电物质。

（2）举例

抗肿瘤药物白消安与谷胱甘肽的结合，首先与巯基生成硫醚的结合物，硫醚和分子中的另一个甲磺酸酯基团作用环合形成氢化噻吩。

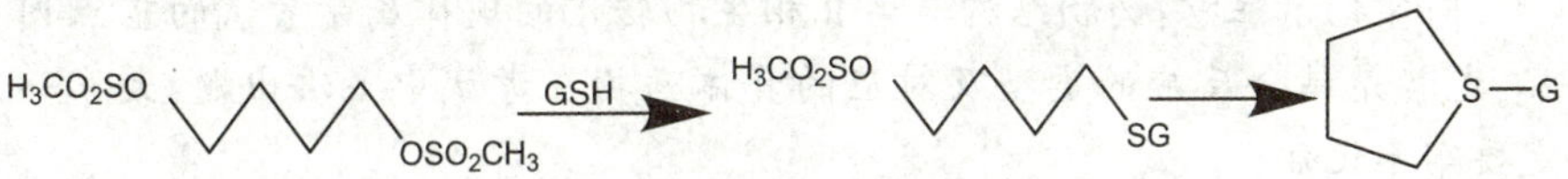

5. 乙酰化结合反应

（1）特点

①不同于前面四类结合反应，乙酰化反应是将体内亲水性的氨基结合形成水溶性小的酰胺。

②参与乙酰化反应的基团是伯氨基、氨基酸、磺酰胺、肼和酰肼。

（2）举例

抗结核药对氨基水杨酸，经乙酰化反应后得到对乙酰氨基水杨酸。

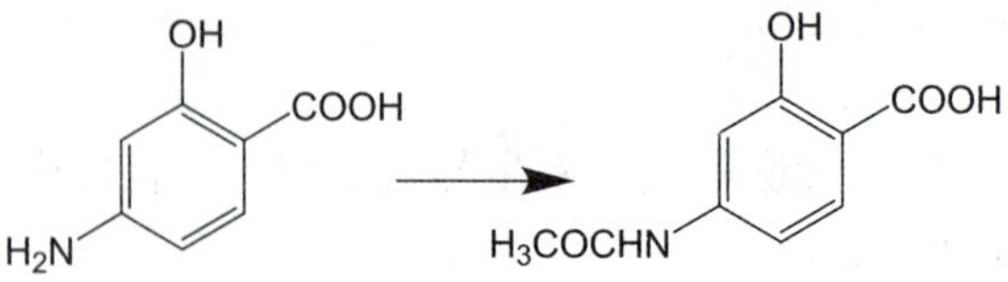

对氨基水杨酸

6. 甲基化结合反应

（1）特点

①甲基化反应是较少见的代谢途径。

②甲基化结合反应主要降低药物的极性和水溶性，但叔胺化合物甲基化后生成季铵盐，水溶性增加。

③参与甲基化反应的基团有酚羟基、胺基、巯基等。酚羟基的甲基化反应主要是针对具儿茶酚胺结构的活性物质，如肾上腺素、去甲肾上腺素、多巴胺等。

（2）举例

肾上腺素在体内经甲基化后生成 3-O-甲基肾上腺素。

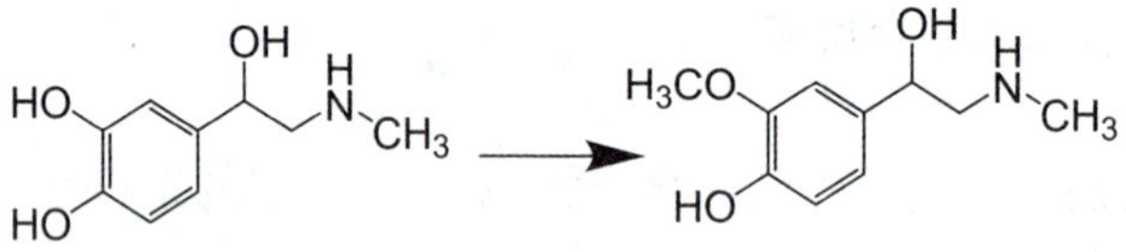

肾上腺素

雷 区

同学们请注意：药物结构与第Ⅱ相生物转化的规律属于考试的重点内容，尤其是结合反应的类型及对应的具体药物在考试中多次出题，大家一定要牢牢记住。

2018年考点预测

1. 根据药物溶解性和渗透性的药物分类
2. 药物的典型官能团对生物活性的影响
3. 药物化学结构对药物不良反应的影响
4. 药物的手性特征及其对药物作用的影响

5.药物代谢及其类型
6.烷烃的药物的代谢
7.烯烃和炔烃的药物的代谢
8.胺类药物的代谢
9.含氧的药物的代谢
10.酯和酰胺类药物的代谢
11.结合反应的类型及举例

靶 场

一、最佳选择题(每题1分,每题备选项中只有1个最符合题意)

1. 酸类药物成酯后,其理化性质变化是
   A. 脂溶性增大,易离子化
   B. 脂溶性增大,不易通过生物膜
   C. 脂溶性增大,刺激性增加
   D. 脂溶性增大,易吸收
   E. 脂溶性增大,与碱性药物作用强

2. 不属于葡萄糖醛酸结合反应的类型是
   A. O-葡糖糖醛苷化
   B. C-葡糖糖醛苷化
   C. N-葡糖糖醛苷化
   D. S-葡萄糖醛苷化
   E. P-葡萄糖醛苷化

3. 药物代谢反应的类型中不正确的是
   A. 氧化反应   B. 水解反应   C. 结合反应
   D. 取代反应   E. 还原反应

4. 可使药物分子酸性显著增加的基团是
   A. 羟基   B. 烃基   C. 氨基
   D. 羧基   E. 卤素

5. 含芳环的药物在体内主要发生
   A. 还原代谢   B. 氧化代谢   C. 甲基化代谢
   D. 开环代谢   E. 水解代谢

6. 下列化学反应发生的是

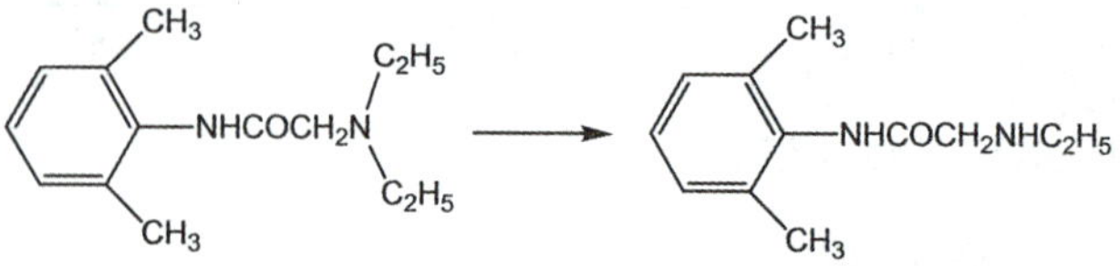

A. O-脱烷基化　　　B. N-脱烷基化　　　C. N-氧化

D. C-环氧化　　　　E. S-氧化

7. 关于药物的解离度对药效的影响,叙述正确的是

A. 解离度愈小,活性愈好

B. 解离度愈大,活性愈好

C. 解离度愈小,活性愈低

D. 解离度愈大,活性愈低

E. 解离度适当,活性愈好

8. 药物的亲脂性与生物活性的关系是

A. 增强亲脂性,有利于吸收,活性增强

B. 降低亲脂性,不利于吸收,活性下降

C. 增强亲脂性,使作用时间缩短

D. 降低亲脂性,使作用时间延长

E. 适度的亲脂性有最佳活性

9. 盐酸普鲁卡因与药物受体的作用方式不包括

A. 静电作用　　　B. 偶极作用　　　C. 共价键

D. 范德华力　　　E. 疏水作用

10. 在药物分子中引入哪种基团可使亲水性增加

A. 苯基　　　B. 卤素　　　C. 烃基

D. 羟基　　　E. 酯基

11. 药物和生物大分子作用时,不可逆的结合形式有

A. 范德华力

B. 共价键

C. 电荷转移复合物

D. 偶极-偶极相互作用

E. 氢键

12. 不属于药物代谢第Ⅰ相生物转化中的化学反应是

A. 氧化　　　B. 还原　　　C. 卤化

D. 水解　　　E. 羟基化

13. 下列化学反应发生的是

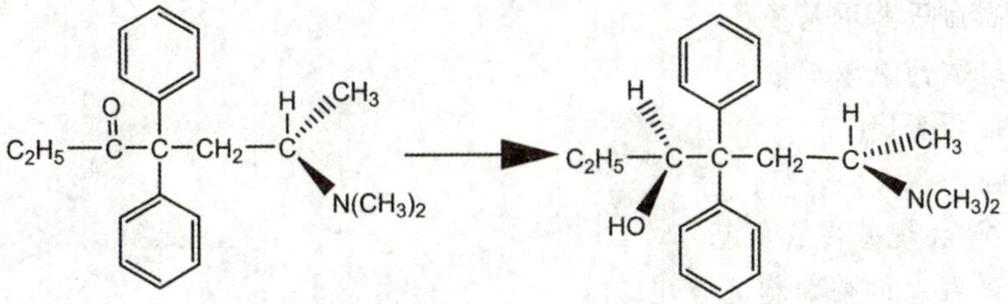

A. 还原代谢　　　　　　B. 氧化代谢　　　　　　C. 甲基化代谢
D. 开环代谢　　　　　　E. 水解代谢

14. 不属于药物的官能团反应的是
   A. 醇类的氧化反应
   B. 芳环的羟基化
   C. 胺类的 N-脱烷基化反应
   D. 氨基的乙酰化反应
   E. 醚类的脱烷基化反应

15. 以共价键方式结合的药物是
   A. 尼群地平　　　　　B. 乙酰胆碱　　　　　C. 氯喹
   D. 环磷酰胺　　　　　E. 普鲁卡因

二、配伍选择题(每题 1 分,题目分为若干题。每组题均对应同一组备选项,备选项可重复选用,也可不选用。每题只有一个符合题意)

[1-2]
   A. 渗透效率　　　　　B. 溶解速率　　　　　C. 胃排空速度
   D. 解离度　　　　　　E. 酸碱度

生物药剂学分类系统根据药物溶解性和肠壁渗透性的不同组合将药物分为四类

1. 阿替洛尔属于第Ⅲ类,是高水溶性、低渗透性的水溶性分子药物,其体内吸收取决于

2. 卡马西平属于第Ⅱ类,是低水溶性、高渗透性的亲脂性分子药物,其体内吸收取决于

[3-5]
   A. 对映异构体之间产生相反的活性
   B. 对映异构体之间产生不同类型的药理活性
   C. 对映异构体中一个有活性,一个没有活性
   D. 对映异构体之间具有等同的药理活性和强度
   E. 对映异构体之间具有相同的药理活性,但强弱不同

下列药物的异构体之间

3. 抗高血压药甲基多巴
4. 抗过敏药氯苯那敏
5. 抗疟药奎宁

[6-9]
   A. N-去烷基再脱氨基
   B. 酚羟基的葡萄糖醛苷化
   C. 亚砜基氧化为砜基或还原为硫醚
   D. 羟基化与 N-去甲基化
   E. 双键的环氧化再选择性水解

6. 吗啡的代谢为
7. 地西泮的代谢为
8. 卡马西平的代谢为
9. 舒林酸的代谢为

[10-13]
   A. 普罗帕酮   B. 盐酸美沙酮   C. 依托唑啉
   D. 右丙氧芬   E. 甲基多巴

10. 对映异构体之间具有同等药理活性和强度的是
11. 对映异构体之间具有相反活性的是
12. 对映异构体之间具有不同类型药理活性的是
13. 对映异构体之间，一个有活性，另一个无活性的是

[14-16]
   A. 烃基   B. 羰基   C. 羟基
   D. 氨基   E. 羧基

14. 使酸性和解离度增加的是
15. 使碱性增加的是
16. 使脂溶性明显增加的是

[17-19]
   A. 羟基化代谢   B. 环氧化代谢   C. N-脱甲基代谢
   D. S-氧化代谢   E. 脱 S 代谢

17. 苯妥英在体内可发生
18. 卡马西平在体内可发生
19. 塞替派在体内可发生

[20-21]
   A. 苯妥英钠   B. 氯霉素   C. 舒林酸

D. 利多卡因　　　　　　E. 阿苯达唑
20. 体内代谢时,由亚砜转化为硫醚而产生活性
21. 体内代谢时,由硫醚转化为亚砜,活性提高
[22-23]
　A. 伐昔洛韦　　　　　B. 阿奇霉素　　　　　C. 特非那定
　D. 酮康唑　　　　　　E. 沙丁胺醇
22. 通过寡肽药物转运体(PEPT1)进行体内转运的药物是
23. 对 hERG K$^+$ 通道具有抑制作用,可诱发药源性心律失常的药物是
[24-26]
　A. 芳环羟基化　　　　B. 硝基还原　　　　　C. 烯烃氧化
　D. N-脱烷基化　　　　E. 乙酰化
24. 保泰松在体内代谢成羟布宗,发生的代谢反应是
25. 卡马西平在体内代谢生成有毒性的环氧化物,发生的代谢反应是
26. 氟西汀在体内生成仍具有活性的代谢物去甲氟西汀,发生的代谢反应是

三、多项选择题(每题1分,每题的备选项中,至少有2个或2个以上选项是符合题意的。错选或少选均不得分)

1. 盐酸普鲁卡因与药物受体的作用方式包括
　A. 静电作用　　　　　B. 偶极作用　　　　　C. 共价键
　D. 范德华力　　　　　E. 疏水作用
2. 第Ⅱ相生物结合代谢中发生的反应有
　A. 甲基化　　　　　　B. 还原　　　　　　　C. 水解
　D. 葡萄糖醛苷化　　　E. 形成硫酸酯
3. 手性药物的对映异构体之间可能
　A. 具有等同的药理活性和强度
　B. 产生相同的药理活性,但强弱不同
　C. 一个有活性,一个没有活性
　D. 产生相反的活性
　E. 产生不同类型的药理活性
4. 药物和生物大分子作用时,可逆的结合形式有
　A. 范德华力　　　　　B. 共价键　　　　　　C. 电荷转移复合物
　D. 偶极-偶极相互作用　E. 氢键
5. 使药物分子水溶性增加的结合反应有
　A. 与氨基酸的结合反应
　B. 乙酰化结合反应

C. 与葡萄糖醛酸的结合反应

D. 与硫酸的结合反应

E. 甲基化结合反应

6. 葡萄糖醛酸结合反应的类型有

　A. O 的葡萄糖醛苷化　　B. C 的葡萄糖醛苷化　　C. N 的葡萄糖醛苷化

　D. S 的葡萄糖醛苷化　　E. Cl 的葡萄糖醛苷化

7. 药物或代谢物可发生结合反应的基团有

　A. 氨基　　　　B. 羟基　　　　C. 羧基

　D. 巯基　　　　E. 杂环氮原子

8. 属于手性药物的是

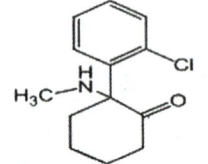

　A. 氯胺酮　　　B. 乙胺丁醇　　C. 阿司匹林

　D. 普鲁卡因　　E. 氨氯地平

答案与解析

一、最佳选择题（每题1分，每题备选项中只有1个最符合题意）

1. 【答案】D

　【解析】羧酸成酯可增大脂溶性，易被吸收。

2. 【答案】E

　【解析】葡萄糖醛酸的结合反应有四种类型：O-、N-、S-和C-的葡萄糖醛苷化。

3. 【答案】D

　【解析】药物代谢反应的类型包括氧化、还原、水解、羟基化、结合反应。

4. 【答案】D

【解析】略。

5.【答案】B

【解析】大多数含芳环的药物发生氧化代谢,代谢产物主要生成酚。

6.【答案】B

【解析】前、后化学结构式相比,后面比前面N上脱掉了一个乙基($-C_2H_5$),乙基属于烷基。

7.【答案】E

【解析】药物的解离度适当,活性愈好。

8.【答案】E

【解析】药物具有适度的亲脂性,才具有最佳活性。

9.【答案】C

【解析】普鲁卡因与受体的作用方式包括范德华力、偶极-偶极作用、静电引力和疏水性作用。

10.【答案】D

【解析】药物分子中引入羟基可增强与受体的结合力,增加水溶性,改变生物活性。

11.【答案】B

【解析】共价键键合是一种不可逆的结合形式,与发生的有机合成反应相类似。

12.【答案】C

【解析】第Ⅰ相生物转化,也称官能团反应,是体内的酶对药物分子进行的氧化、还原、水解、羟基化等反应,在药物分子中引入或使药物分子暴露出极性基团,如羟基、羧基、巯基、氨基等。

13.【答案】A

【解析】前、后化学结构式相比,后面比前面多了一个H,属于还原反应。

14.【答案】D

【解析】氨基的乙酰化反应属于第Ⅱ相生物转化反应,不属于第Ⅰ相生物转化(官能团反应)反应。

15.【答案】D

【解析】烷化剂类抗肿瘤药物,与DNA中鸟嘌呤碱基形成共价结合键,产生细胞毒活性。

二、配伍选择题(每题1分,题目分为若干题。每组题均对应同一组备选项,备选项可重复选用,也可不选用。每题只有一个符合题意)

[1~2]

【答案】1.A、2.B

【解析】根据药物溶解性和肠壁渗透性,双氯芬酸、卡马西平、吡罗昔康属于第

77

Ⅱ类,是低水溶解性、高渗透性的亲脂性分子药物,其体内吸收取决于溶解速率。雷尼替丁、纳多洛尔、阿替洛尔属于第Ⅲ类,是高水溶解性、低渗透性的水溶性分子药物,其体内吸收取决于渗透效率。

[3-5]
【答案】3. C、4. E、5. B
【解析】略。

[6-9]
【答案】6. B、7. D、8. E、9. C
【解析】①吗啡有3-酚羟基和6-仲醇羟基,分别和葡萄糖醛酸反应生成3-O-葡萄糖醛苷物是弱的阿片拮抗剂,生成6-O-葡萄糖醛苷物是较强的阿片激动剂;②地西泮在体内代谢羟基化后生成替马西泮,再经N-脱甲基生成奥沙西泮,二者均为活性代谢产物;③抗惊厥药物卡马西平,在体内生成活性代谢产物10,11-环氧化物,该环氧化合物经进一步水解生成10S,11S-二羟基化合物,经由尿排出体外;④非甾体抗炎药舒林酸进入体内后经还原代谢,生成硫醚类活性代谢物发挥作用,舒林酸也可氧化成砜类无活性的代谢物。

[10-13]
【答案】10. A、11. C、12. D、13. E
【解析】①对映异构体之间具有等同的药理活性和强度,如普罗帕酮和氟卡尼;②对映异构体之间产生相同的药理活性,但强弱不同,如抗过敏药氯苯那敏、非甾体抗炎药物萘普生;③对映异构体中一个有活性,一个没有活性,如抗高血压药物L-甲基多巴、氨己烯酸;④对映异构体之间产生相反的活性,如哌西那朵、扎考必利、依托唑啉和异丙肾上腺素;⑤对映异构体之间产生不同类型的药理活性,如右丙氧酚和奎宁;⑥一种对映体具有药理活性,另一对映体具有毒性作用,如氯胺酮、乙胺丁醇、丙胺卡因、青霉胺、四咪唑、米安色林和左旋多巴。

[14-16]
【答案】14. E、15. D、16. A
【解析】①羧基使酸性和解离度增加;②氨基使碱性增加;③烃基使脂溶性明显增加。

[17-19]
【答案】17. A、18. B、19. E
【解析】①苯妥英在体内可发生羟基化代谢;②卡马西平在体内可发生环氧化代谢;③塞替派在体内可发生脱S代谢。

[20~21]

【答案】20. C、21. E

【解析】①舒林酸体内代谢时,由亚砜转化为硫醚而产生活性;②阿苯达唑体内代谢时,由硫醚转化为亚砜,活性提高。

[22~23]

【答案】22. A、23. C

【解析】①寡肽药物转运体(PEPT1)是存在于小肠上皮细胞的介导药物吸收的摄取性转运体,如抗肿瘤药乌苯美司、β-内酰胺类抗生素、血管紧张素转化酶抑制剂(ACEI)、伐昔洛韦等都是PEPT1的底物;②特非那定对hERG K^+ 通道具有抑制作用,可诱发药源性心律失常。

[24~26]

【答案】24. A、25. C、26. D

【解析】①保泰松在体内代谢成羟布宗,发生芳环羟基化代谢反应;②卡马西平在体内代谢生成有毒性的环氧化物,发生烯烃氧化代谢;③氟西汀在体内生成仍具有活性的代谢物去甲氟西汀,发生N-脱烷基化代谢。

三、多项选择题(每题1分,每题的备选项中,至少有2个或2个以上选项是符合题意的。错选或少选均不得分)

1. 【答案】ABDE

【解析】普鲁卡因与受体的作用方式包括范德华力、偶极-偶极作用、静电引力和疏水性作用。

2. 【答案】ADE

【解析】第Ⅱ相生物代谢的类型有:与葡萄糖醛酸的结合反应、与硫酸的结合反应、与氨基酸的结合反应、与谷胱甘肽的结合反应、乙酰化结合反应、甲基化结合反应。

3. 【答案】ABCDE

【解析】手性药物的对映异构体之间可能:具有等同的药理活性和强度;产生相同的药理活性,但强弱不同;一个有活性,一个没有活性;产生相反的活性;产生不同类型的药理活性;一种对映体具有药理活性,另一对映体具有毒性作用。

4. 【答案】ACDE

【解析】非共价键键合是可逆的结合形式,其结合的形式有:范德华力、氢键、疏水键、静电引力、电荷转移复合物、偶极相互作用力等。

5. 【答案】ACD

【解析】与氨基酸的结合反应、与葡萄糖醛酸的结合反应、与硫酸的结合反应使药物分子水溶性增加;甲基化结合反应和乙酰化结合反应使药物的水溶性降低。

6. 【答案】ABCD

【解析】葡萄糖醛酸的结合反应有四种类型：$O-$、$N-$、$S-$ 和 $C-$ 的葡萄糖醛苷化。

7. 【答案】ABCDE

【解析】药物或其代谢物中被结合的基团主要有羟基、氨基、羧基、杂环氮原子及巯基。对于有多个可结合基团的药物，可以进行多种不同的结合反应。

8. 【答案】ABE

【解析】连有四个各不相同基团的碳原子称为手性碳原子(或手性中心)，含有手性中心的药物称为手性药物，只要在药物的化学结构中找出手性碳就行。

第三章

本章分值 24分左右

常用药物的结构特征与作用

考纲点睛

单元	要点	细目	考试要求
（一）精神与中枢神经系统疾病用药	1. 镇静与催眠药	苯二氮䓬类	掌握
		非苯二氮䓬类	熟悉
	2. 抗癫痫药物	巴比妥类及相关药物	熟悉
		二苯并氮䓬类药物	了解
	3. 抗精神病药物	吩噻嗪类	掌握
		其他三环类药物	了解
	4. 抗抑郁药	去甲肾上腺素重摄取抑制剂	了解
		5-羟色胺重摄取抑制剂	了解
	5. 镇痛药	天然生物碱及其类似物	掌握
		哌啶类	掌握
		氨基酮类	掌握
		其他合成镇痛药	了解
（二）解热、镇痛、抗炎药及抗痛风药	1. 解热、镇痛药	水杨酸类	掌握
		乙酰苯胺类	掌握
	2. 非甾体抗炎药	羧酸类抗炎药	熟悉
		非羧酸类抗炎药	掌握
	3. 抗痛风药		了解
（三）呼吸系统疾病用药	1. 镇咳药	中枢性镇咳药	掌握
		外周性镇咳药	了解
	2. 祛痰药		熟悉
	3. 平喘药	β_2 受体激动剂	熟悉
		影响白三烯的平喘药	掌握
		M 胆碱受体拮抗剂	熟悉
		糖皮质激素	熟悉
		磷酸二酯酶抑制剂平喘药	掌握

续表

单元	要点	细目	考试要求
（四）消化系统疾病用药	1. 抗溃疡药	组胺 H$_2$ 受体拮抗剂	掌握
		质子泵抑制剂	掌握
	2. 解痉药		熟悉
	3. 促胃肠动力药		熟悉
（五）循环系统疾病用药	1. 抗心律失常药	钠通道阻滞剂	掌握
		钾通道阻滞剂	掌握
		β受体拮抗剂	掌握
	2. 抗心绞痛药	硝酸酯类	熟悉
		钙通道阻滞剂	掌握
	3. 抗高血压药	血管紧张素转换酶抑制剂	掌握
		血管紧张素Ⅱ受体拮抗剂	掌握
	4. 调节血脂药	羟甲基戊二酰辅酶A还原酶抑制剂	掌握
		苯氧乙酸类药物	熟悉
（六）内分泌系统疾病用药	1. 甾体激素类	肾上腺糖皮质激素	了解
		雌激素	了解
		孕激素	熟悉
		雄激素及蛋白同化激素	了解
	2. 降血糖药	胰岛素分泌促进剂	掌握
		胰岛素增敏剂	掌握
		α-葡糖糖苷酶抑制剂	掌握
	3. 调节骨代谢与形成药物		了解
（七）抗菌药物	1. 抗生素类抗菌药	β-内酰胺类抗菌药物	掌握
		氨基糖苷类抗菌药物	熟悉
		大环内酯类抗菌药物	掌握
		四环素类抗菌药物	熟悉
	2. 合成抗菌药	喹诺酮类抗菌药物	掌握
		磺胺类抗菌药物	了解
		抗结核药物	熟悉
（八）抗病毒药	1. 核苷类抗病毒药		掌握
	2. 非核苷类抗病毒药		掌握

续表

单元	要点	细目	考试要求
（九）抗肿瘤药	1. 直接影响 DNA 结构和功能的抗肿瘤药	氮芥类	掌握
		乙撑亚胺类	了解
		金属配合物	熟悉
		拓扑异构酶抑制剂	掌握
		蒽醌类抗生素	熟悉
	2. 干扰核酸生物合成的抗肿瘤药	嘧啶类抗代谢药	了解
		嘌呤拮抗剂	了解
		叶酸拮抗剂	掌握
	3. 抑制蛋白质合成与功能的抗肿瘤药	长春碱类	熟悉
		紫杉烷类	熟悉
	4. 调节体内激素平衡的抗肿瘤药	雌激素调节剂	熟悉
		雄激素拮抗剂	了解
	5. 靶向抗肿瘤药		掌握
	6. 放疗与化疗的止吐药		掌握

第一节 精神与中枢神经系统疾病用药

考点荟萃

要点 1 镇静与催眠药

（一）分类

1. 苯二氮䓬类：常用的药物有地西泮、硝西泮、氯硝西泮、奥沙西泮、艾司唑仑、阿普唑仑和三唑仑。

2. 非苯二氮䓬类：常用的药物有唑吡坦、佐匹克隆、扎来普隆。

（二）苯二氮䓬类药物

1. 构效关系　以地西泮的基本结构为例：

（1）3 位引入羟基降低毒性：地西泮在 3 位上引入羟基可增加分子极性，易于与葡萄糖醛酸结合排出体外；3 位羟基衍生物可保持原有药物的活性，但引入了手性碳原子,如奥沙西泮,右旋体的活性比左旋体强。

(2) 7 位引入吸电子基团可增加活性:吸电子越强,作用越强,其次序为 $NO_2>Br>CF_3>Cl$,如硝西泮和氯硝西泮活性均比地西泮强。

(3) 5 位取代基对活性的影响:5 位的苯环取代是产生药效的重要基团之一,无苯基取代的化合物没有镇静催眠活性。5 位苯环的 2′位引入体积小的吸电子基团如 F、Cl 可使活性增强,如氟西泮和氟地西泮。

(4) 1,2 位并上三唑环:可增加稳定性和提高受体的亲和力,活性显著增加,如艾司唑仑、阿普唑仑和三唑仑。

2. 常用药物的化学结构

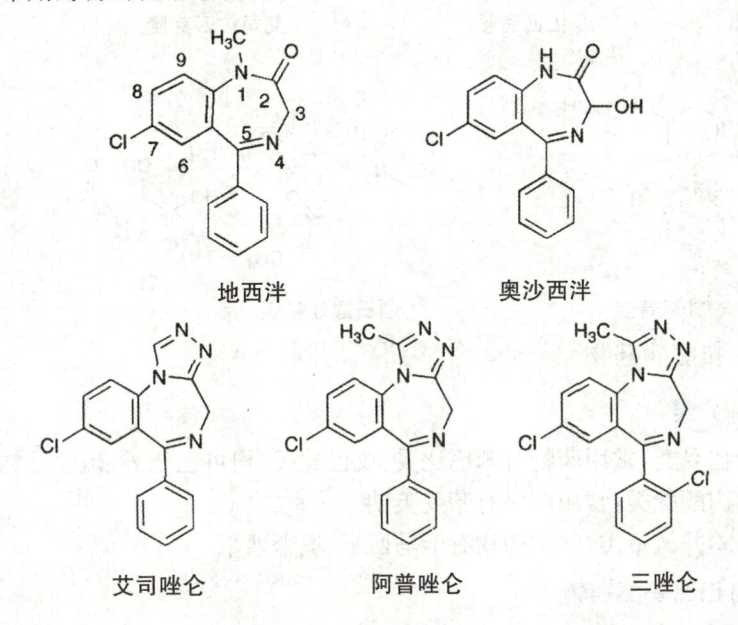

地西泮　　　　奥沙西泮

艾司唑仑　　　阿普唑仑　　　三唑仑

雷 区

同学们请注意:地西泮的构效关系和化学结构属于高频考点的内容,尤其是地西泮的活性代谢物奥沙西泮的性质和结构在试卷中多次考到,大家一定要掌握。

(三) 非苯二氮䓬类药物

1. 结构特点

(1) 咪唑并吡啶类:如唑吡坦。

(2) 吡咯酮类:如佐匹克隆和艾司佐匹克隆,右旋佐匹克隆(艾司佐匹克隆)具有很好的短效催眠作用,而左旋体无活性且易引起毒副作用。

(3)吡唑并嘧啶类:如扎来普隆。

2. 常用药物的化学结构

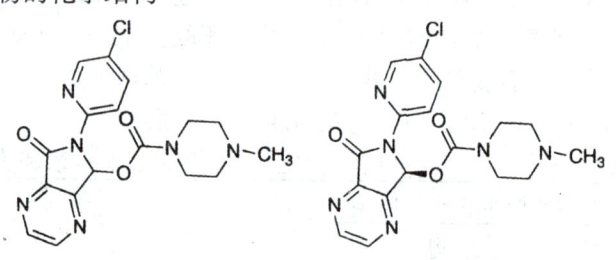

佐匹克隆　　　艾司佐匹克隆

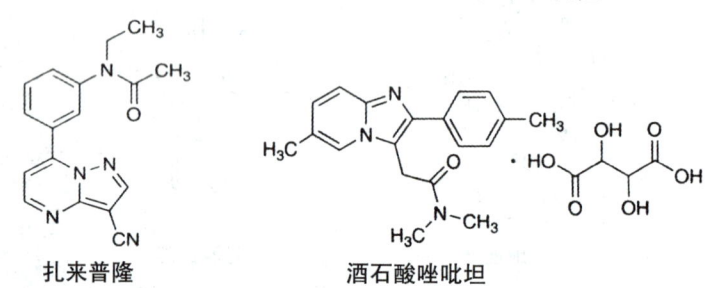

扎来普隆　　　酒石酸唑吡坦

要点 2　抗癫痫药物

(一)分类

1. 巴比妥类:常用药物有苯巴比妥、戊巴比妥、司可巴比妥、硫喷妥钠。
2. 乙内酰脲类:常用药物有苯妥英钠。
3. 二苯并氮䓬类:常用药物有卡马西平、奥卡西平。

(二)巴比妥类药物

1. 构效关系

巴比妥类药物为环丙二酰脲(又称巴比妥酸)的衍生物。

巴比妥酸

(1)巴比妥酸的5位上的两个氢原子均被烃基取代才呈现活性,口服时,可吸收并透过血-脑屏障进入中枢神经,而发挥镇静、催眠作用。

(2)当5位取代基为芳烃或饱和烷烃时,如苯巴比妥,发生氧化代谢成为酚或醇,由于其不易被代谢,故作用时间长;当5位取代基为支链烷烃或不饱和烃时,如戊巴比妥、司可巴比妥,在体内容易发生氧化代谢失活,因而形成了中、短效型催眠药。

(3)2位碳上的氧原子以其电子等排体硫原子取代,如硫喷妥,解离度增大,且脂溶性也增加。易透过血-脑屏障,进入中枢发挥作用,故起效很快。

2. 体内代谢

(1)巴比妥类药物的代谢方式主要是经肝脏的生物转化,结果使药物的脂溶性下降,在脑内的浓度降低,失去镇静催眠活性。

(2)代谢的途径:主要有5位取代基的氧化、N-脱烷基、2位脱硫、水解开环。其中,5位取代基的氧化是代谢的主要途径,也是决定药物作用时间长短的因素。

3. 常用药物的化学结构

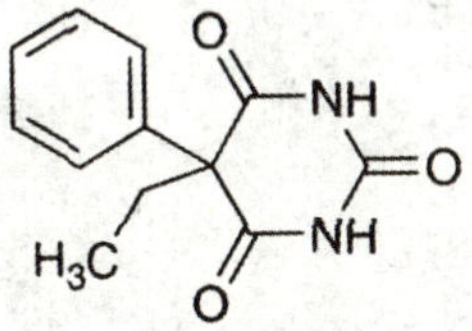

苯巴比妥

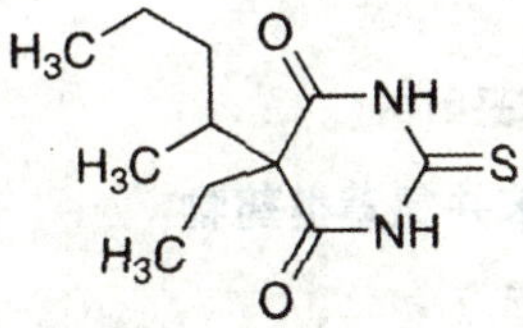

硫喷妥

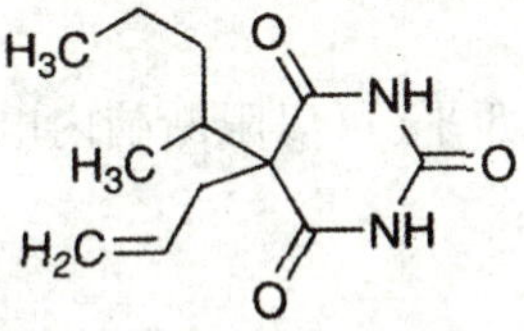

司可巴比妥

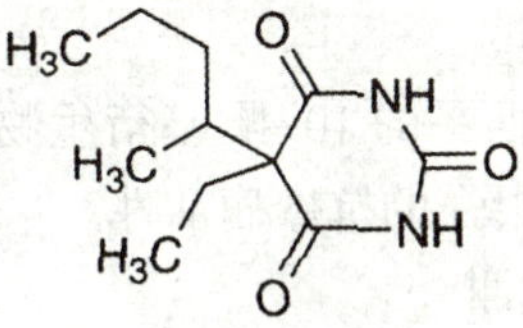

戊巴比妥

(三)乙内酰脲类

1. 结构特点

将巴比妥类药物的一个-CONH-换成-NH-得到乙内酰脲类。乙内酰脲本身无抗癫痫作用,当5位两个氢被苯基取代后得到苯妥英,临床用其钠盐称为苯妥英钠,抗惊厥作用强。

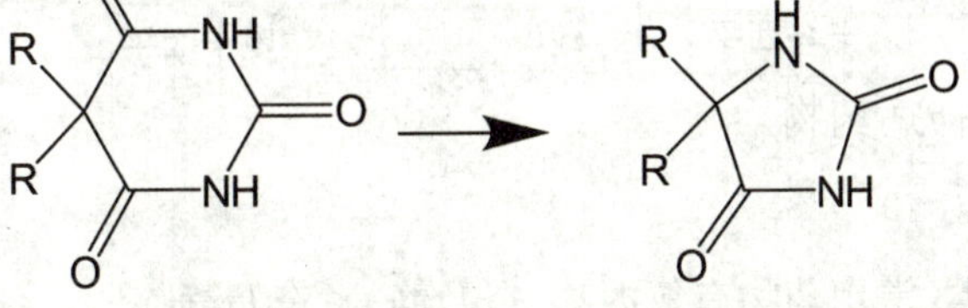

巴比妥类 → 乙内酰脲类

2. 体内代谢

（1）苯妥英钠主要被肝微粒体酶代谢，两个苯环只有一个氧化，代谢产物与葡萄糖醛酸结合排出体外。约20%的药物以原形由尿液排出。

（2）苯妥英钠具有"饱和代谢动力学"的特点，如果用量过大或短时内反复用药，可使代谢酶饱和，代谢将显著减慢，并易产生毒性反应。

（3）磷苯妥英钠是苯妥英的磷酸酯类前药，它比苯妥英钠有更高的水中溶解度和更合适的pH，肌肉注射吸收迅速，并且很快被体内磷酸酯酶代谢为苯妥英而起效。

磷苯妥因钠　　　苯妥英　　　苯妥英钠

（四）二苯并氮䓬类药物

1. 性质特点

（1）卡马西平是该类药物中第一个上市的药物。临床主要用于治疗三叉神经痛和抗癫痫。

（2）卡马西平的10-酮基衍生物是奥卡西平，可以阻断脑内电压依赖性的钠通道，也有很强的抗癫痫活性。

2. 体内代谢

卡马西平的主要代谢酶是CYP3A4，故易于与该酶代谢相关的药物发生药物相互作用。

3. 常用药物的化学结构

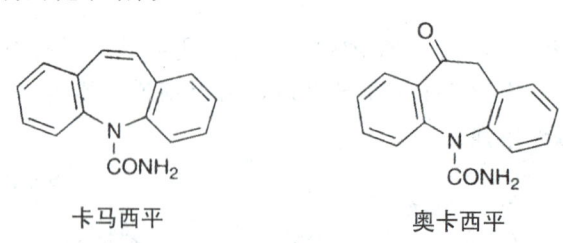

卡马西平　　　奥卡西平

要点 3　抗精神病药物

（一）分类

1. 吩噻嗪类：常用药物有氯丙嗪、奋乃静、氟奋乃静。

2. 硫杂蒽类（噻吨类）：常用药物有氯普噻吨、珠氯噻醇、氟哌噻吨。

3.二苯并二氮䓬类和苯并氧氮䓬类：常用药物有氯氮平、氯噻平、洛沙平、阿莫沙平。

(二) 吩噻嗪类药物

1. 构效关系

(1) 基本结构

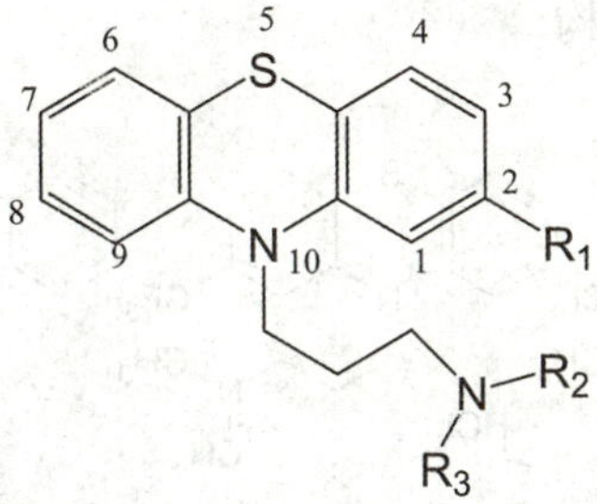

(2) 吩噻嗪类 2 位引入吸电子基团时，抗精神病作用增强。氯丙嗪成为第一个吩噻嗪类的抗精神病药物。

(3) 氯丙嗪 2 位氯被吸电子作用更强的三氟甲基取代时，抗精神病活性增强，如三氟丙嗪的活性为氯丙嗪的 4 倍。

(4) 氯丙嗪 2 位被乙酰基取代可降低药物的毒性和副作用，如乙酰丙嗪作用弱于氯丙嗪，但毒性亦较低。

(5) 吩噻嗪母核上的氮原子 (10 位) 的取代基对活性的影响：10 位 N 原子常为叔胺，也可为氮杂环，以哌嗪取代的侧链作用最强，如奋乃静、氟奋乃静的活性都比氯丙嗪强很多。

(6) 氟奋乃静的作用时间只能维持一天，利用其侧链上的伯醇基，制备其长链脂肪酸酯类的前药，如庚氟奋乃静，可使药物维持作用时间延长。

2. 性质特点

(1) 氯丙嗪临床上用于治疗以兴奋症为主的精神病，主要副作用是锥体外系反应。

(2) 一些患者在服用氯丙嗪等吩噻嗪类药物后，在日光照射下皮肤会产生红疹，称为光毒化过敏反应。主要是因为该类药物遇光会分解，生成自由基并与体内一些蛋白质作用，发生过敏反应，故服用药物后应尽量减少户外活动，避免日光照射。

(3) 由于氯丙嗪的吩噻嗪环的 S 和 N 有丰富的电荷密度，易被氧化，在空气或日光中放置，渐变为红色，故注射液中需加入亚硫酸氢钠或维生素 C 等抗氧剂。

雷区

> 同学们请注意：氯丙嗪属于高频考点的药物，尤其是氯丙嗪的性质特点和化学结构在考试中多次出题，大家一定要小心。

3.常用药物的化学结构

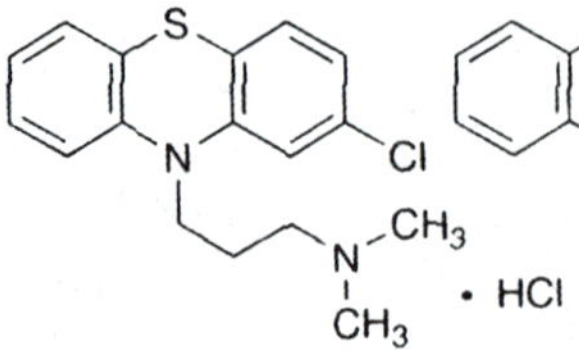

盐酸氯丙嗪 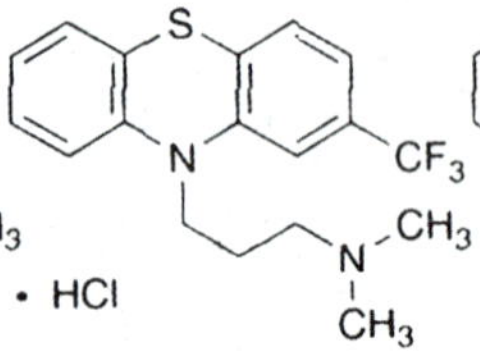　　三氟丙嗪 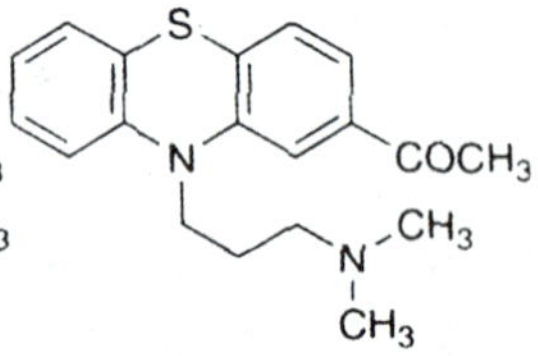　　乙酰丙嗪

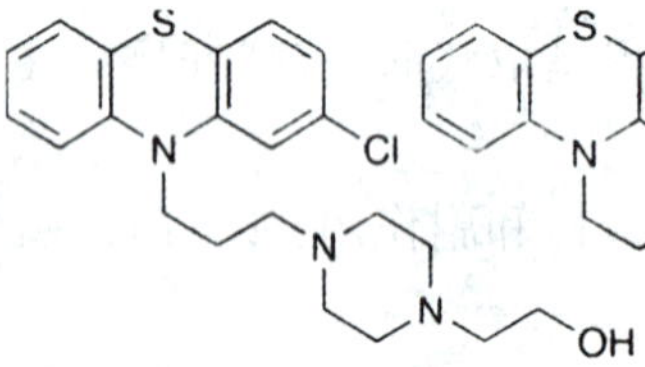

奋乃静 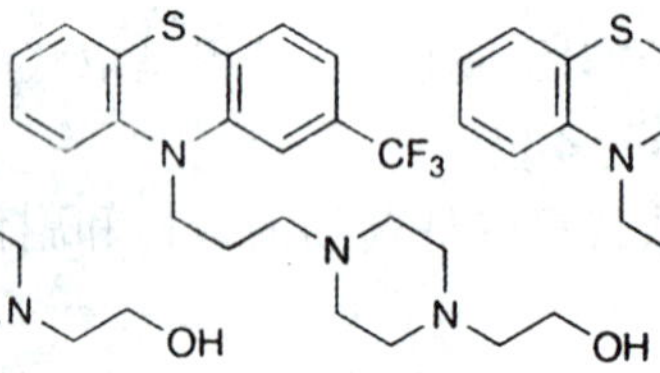　　氟奋乃静 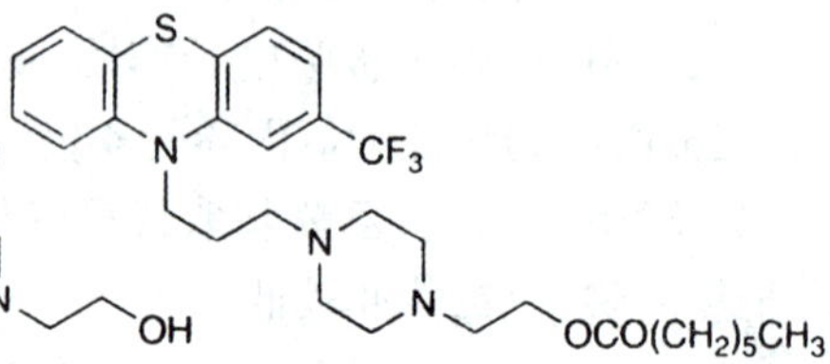　　庚氟奋乃静

(三)其他三环类药物

1.硫杂蒽类(噻吨类)

(1)构效关系

①将吩噻嗪环上10位氮原子用碳原子取代，得到硫杂蒽类药物。由于该类药物的母核一般与侧链以双键相连，故存在几何异构体。此类药物一般是顺式异构体的活性大于反式异构体。

②氯普噻吨是硫杂蒽类的代表药物，对精神分裂症和神经官能症疗效较好，作用比氯丙嗪强，毒性也较小。

③氯普噻吨的侧链以羟乙基哌嗪取代，得到抗精神病活性更强的药物，如珠氯噻醇。

④珠氯噻醇2位被三氟甲基取代，得到活性更强的药物，如氟哌噻吨。

(2)常用药物的化学结构

氯普噻吨　　**珠氯噻醇**　　**氟哌噻吨**

2. 二苯并二氮䓬类和二苯并硫氮䓬类

(1)构效关系

①将吩噻嗪分子的硫原子或氮原子以甲亚胺基取代得到二苯并二氮䓬类和二苯并硫氮䓬类药物,分别得到氯氮平和氯噻平。

②将氯噻平分子中的硫以氧取代得到洛沙平。

③阿莫沙平是洛沙平的脱甲基代谢物,临床上用作抗抑郁药。

(2)体内代谢

氯氮平口服后经历中等程度的首过效应,生物利用度约为50%。氯氮平在体内代谢广泛,代谢酶为CYP3A4,主要代谢产物为去甲基氯氮平和氯氮平-N-氧化物。

(3)常用药物的化学结构

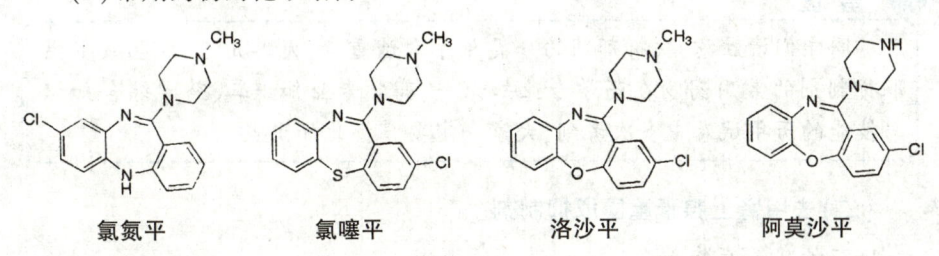

氯氮平　　**氯噻平**　　**洛沙平**　　**阿莫沙平**

3. 其他结构药物

(1)性质特点

①利培酮:是非经典的新一代抗精神病药物。口服吸收完全,在肝脏受CYP2D6酶催化,生成帕利哌酮和N-去烃基衍生物,均具有抗精神病活性。

②帕利哌酮:是利培酮的活性代谢物,半衰期长达24小时,药用为外消旋体。

③齐拉西酮:是分子中氧代吲哚乙基在与3-苯并异噻唑基哌嗪连接后得到,对D_2和5-HT_{1A}受体都具有高亲和力。

(2)常用药物的化学结构

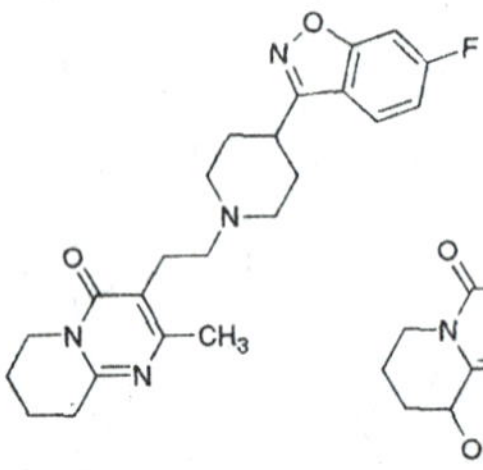

利培酮 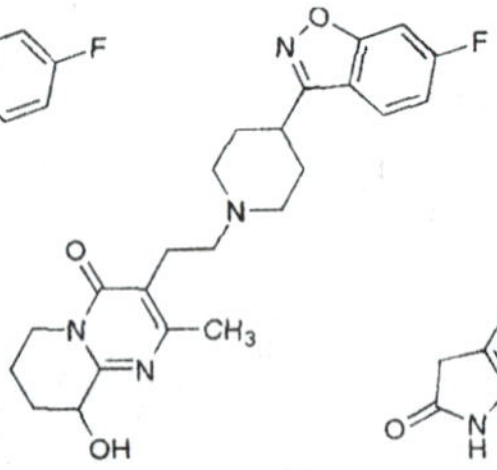　　帕利哌酮 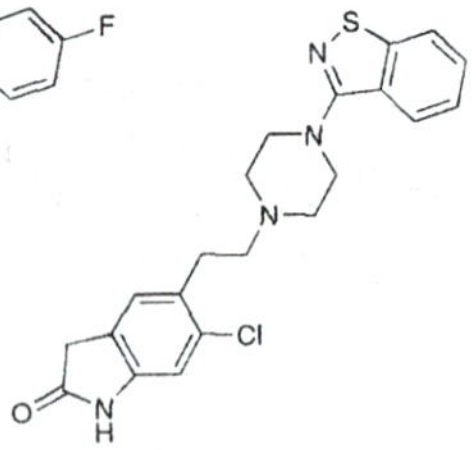　　齐拉西酮

要点 4　抗抑郁药

(一)分类

1. 去甲肾上腺素重摄取抑制剂

(1)二苯并氮䓬类:常用药物有丙米嗪、地昔帕明。

(2)二苯并庚二烯类:常用药物有阿米替林。

(3)二苯并噁嗪类:常用药物有多塞平。

2. 5-羟色胺(5-HT)重摄取抑制剂:常用药物有氟西汀、去甲氟西汀、舍曲林、西酞普兰。

3. 5-羟色胺(5-HT)及去甲肾上腺素重摄取抑制剂:常用药物有文拉法辛、度洛西汀。

雷区

同学们请注意:抗抑郁药的分类属于考试重点,尤其是5-羟色胺重摄取抑制剂的常用药物在药学专业知识一、药学专业知识二、药学综合知识与技能的历年试卷中多次考到,大家一定要掌握此知识点。

(二)去甲肾上腺素重摄取抑制剂

1. 二苯并氮䓬类

(1)构效关系

①采用生物电子等排体原理,将吩噻嗪类分子中的硫原子以亚乙基-CH_2-CH_2-取代后,得到二苯并氮䓬类抗抑郁药丙米嗪。

②在丙米嗪2位引入氯原子得到氯米帕明,抗抑郁起效快,还具有抗焦虑作用。氯米帕明除了作去甲肾上腺素重摄取的抑制剂外,对5-羟色胺的重摄取作用也很强,是广谱的抗抑郁药。

(2)体内代谢

①丙米嗪主要代谢是通过 CYP2D6 代谢成 2-或 10-羟化代谢产物和通过

CYP2C19 和 CYP1A2 代谢成 N-去甲基化的地昔帕明,地昔帕明也具有抑制去甲肾上腺素重摄取的作用。

②氯米帕明代谢生成的活性产物去甲氯米帕明,也是去甲肾上腺素重摄取抑制剂。

(3)常用药物的化学结构

丙米嗪　　地昔帕明　　氯米帕明

2. 二苯并庚二烯类

(1)构效关系

将二苯并氮䓬类药物丙米嗪的氮原子以生物电子等排体碳原子取代,并通过双键与侧链相连,便形成二苯并环庚二烯类抗抑郁药,常用药物是阿米替林。

(2)性质特点

阿米替林对日光较敏感,易被氧化,故需避光保存。

(3)体内代谢

阿米替林的活性代谢产物去甲替林,抗抑郁作用比丙米嗪强。

(4)常用药物的化学结构

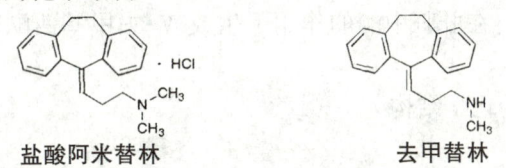

盐酸阿米替林　　去甲替林

3. 二苯并噁䓬类

(1)构效关系

在二苯并环庚二烯环中的碳原子用氧原子取代得到二苯并噁䓬结构,常用药物是多塞平。多塞平临床常用 85∶15 的 E 型和 Z 型异构体的混合物,其中 Z 型异构体抑制 5-羟色胺重摄取的作用较强,而 E 型异构体抑制去甲肾上腺素重摄取的作用较优。

(2)常用药物的化学结构

E-多塞平　　Z-多塞平

(三) 5-羟色胺(5-HT)重摄取抑制剂

1. 性质特点

(1) 氟西汀含有手性碳,临床使用外消旋体。

(2) 帕罗西汀含有两个手性中心,市售帕罗西汀的构型是(-)-(3S,4R)-异构体。帕罗西汀可因为其代谢酶CYP2D6具有饱和性而显示出非线性的药代动力学特征。

(3) 舍曲林含有两个手性中心,目前使用的是(+)-(S,S)-构型异构体,其他对映体对5-羟色胺重摄取的抑制作用较弱。

(4) 氯伏沙明和氟伏沙明是强效选择性5-HT重摄取抑制剂,但对中枢的多巴胺的摄取无影响。

(5) 西酞普兰是分子中含有苯并呋喃结构的5-羟色胺重摄取抑制剂,西酞普兰有一个手性碳,但临床用外消旋体。艾司西酞普兰是西酞普兰的(S)-对映体,抗抑郁活性为西酞普兰的2倍,是R异构体的至少27倍。

2. 体内代谢

(1) 氟西汀:在体内代谢成去甲氟西汀,去甲氟西汀的半衰期很长,故去甲氟西汀会产生药物积蓄及排泄缓慢的现象。因此,肝病和肾病患者需要考虑氟西汀的用药安全问题。

(2) 舍曲林:在体内代谢成N-去甲基化和其他代谢产物。

(3) 西酞普兰:在肝脏中酶的作用下生成N-去甲基西酞普兰,活性约为西酞普兰的50%。

3. 常用药物的化学结构

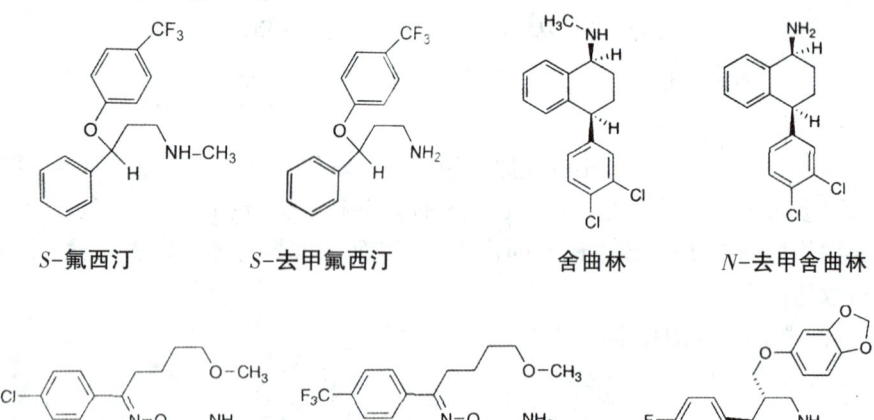

S-氟西汀　　**S-去甲氟西汀**　　**舍曲林**　　**N-去甲舍曲林**

氯伏沙明　　**氟伏沙明**　　**帕罗西汀**

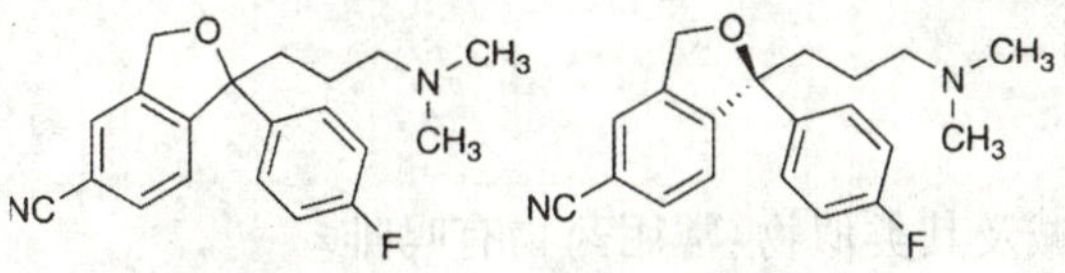

西酞普兰　　　　艾司西酞普兰

(四) 5-羟色胺(5-HT)及去甲肾上腺素重摄取抑制剂

1. 性质特点

(1) 文拉法辛小剂量时主要抑制 5-HT 的重摄取，大剂量时对 5-HT 和 NE 的重摄取均有抑制作用。

(2) 度洛西汀是 5-HT 和 NE 的双重抑制剂，具有较高的有效性与安全性，并且具有起效快和治愈率高的特点，临床用于治疗各种抑郁症。

2. 体内代谢

(1) 文拉法辛在体内代谢成它的初级代谢产物 O-去甲文拉法辛，也具有双重的抑制作用。

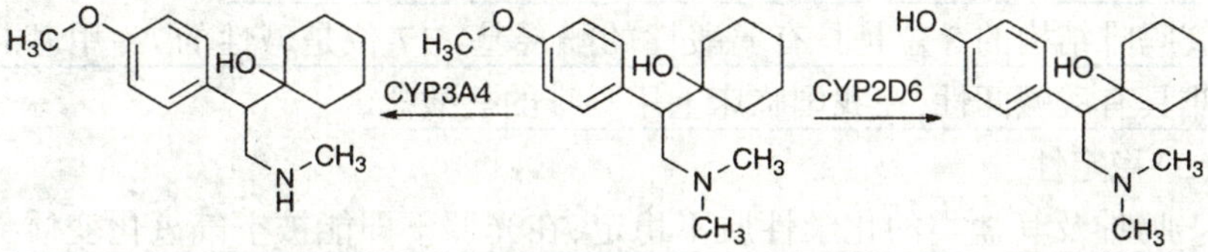

N-去甲文拉法辛　　　　文拉法辛　　　　O-去甲文拉法辛

(2) 度洛西汀在体内被代谢成为 N-去甲基化活性代谢产物和在萘环 4,5 或者是 6 位上的羟基化产物。它的代谢产物形成葡糖苷酸、硫酸、O-甲基共轭产物，主要由尿排出。

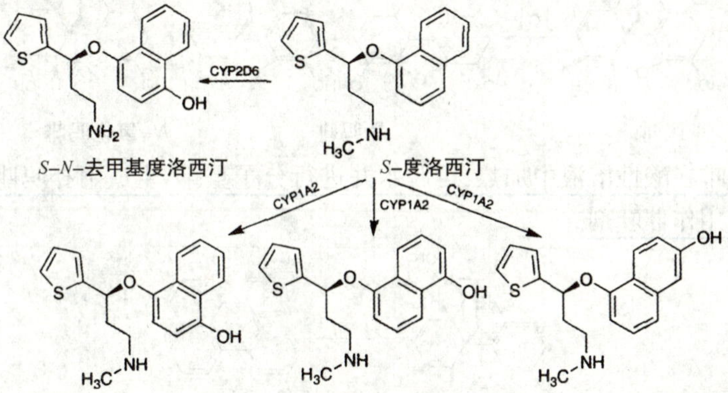

S-N-去甲基度洛西汀　　　　S-度洛西汀

S-度洛西汀的代谢物

要点 5 镇痛药

(一) 分类

1. 天然生物碱及其类似物：常用药物有吗啡。
2. 半合成镇痛药：常用药物有羟考酮。
3. 合成镇痛药
(1) 哌啶类：常用药物有哌替啶、芬太尼、阿芬太尼、瑞芬太尼。
(2) 氨基酮类：常用药物有美沙酮。
(3) 其他合成药：常用药物有布桂嗪、曲马多。

(二) 天然生物碱及其类似物

1. 吗啡的性质特点
(1) 吗啡从植物罂粟的浆果浓缩物即阿片中提取得到。
(2) 结构特点
①吗啡是具有菲环结构的生物碱，是由 5 个环稠合而成的复杂立体结构，含有 5 个手性中心，临床用左旋体，而右旋吗啡没有镇痛活性。
②吗啡结构的 3 位是具有弱酸性的酚羟基，17 位是碱性的 N-甲基叔胺，故吗啡具有酸碱两性，在我国临床上用吗啡的盐酸盐。
(3) 稳定性
①吗啡及其盐类的化学性质不稳定，在光照下即能被空气氧化变质，这与吗啡具有苯酚结构有关。
②氧化可生成伪吗啡和 N-氧化吗啡。伪吗啡是吗啡的二聚物，毒性增大。故本品应避光，密封保存。

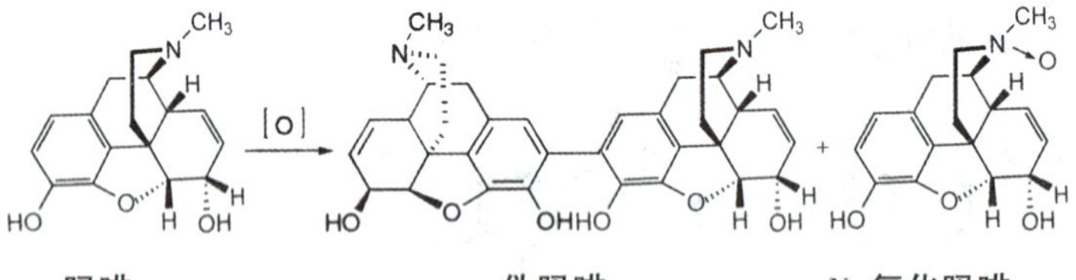

吗啡　　　伪吗啡　　　N-氧化吗啡

③吗啡在酸性溶液中加热，可脱水并进行分子重排，生成阿扑吗啡，阿扑吗啡临床上用作催吐剂。

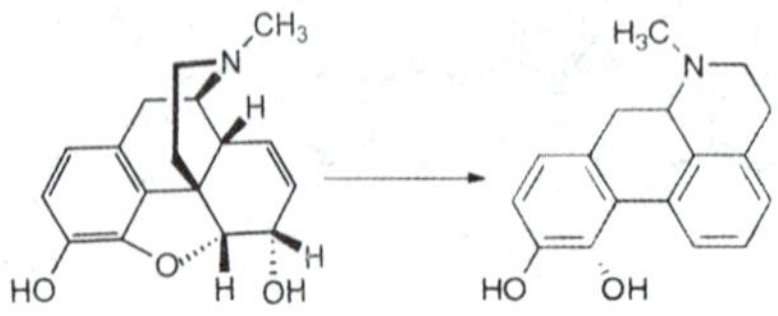

吗啡　　　阿扑吗啡

(4)代谢

①吗啡结构中含有两个羟基,第Ⅱ相生物结合反应是主要的代谢途径。3位酚羟基既可以发生葡萄糖醛酸化结合,也可以发生硫酸化结合。

②吗啡口服生物利用度低,故一般制成注射剂或缓释片。

2. 吗啡的化学结构

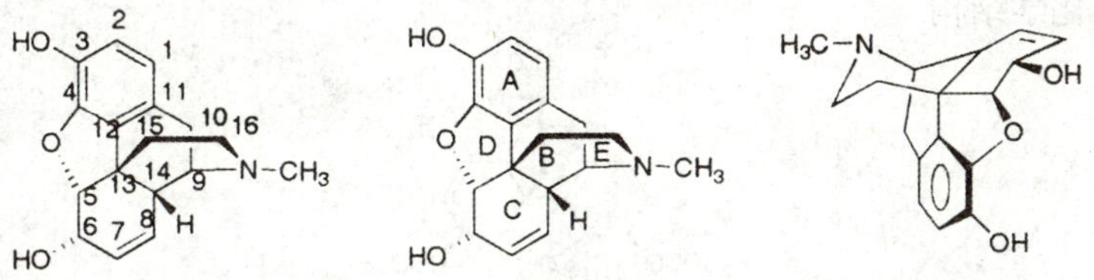

吗啡

雷 区

同学们请注意:吗啡属于高频考点的药物,包括吗啡的结构特点、稳定性、代谢和化学结构在历年试卷中多次考到,大家一定要掌握此知识点。

(三)半合成镇痛药

1. 羟基烷基化

(1)构效关系

①将吗啡3位羟基甲基化,得到可待因。可待因镇痛活性仅是吗啡的1/10,临床作为镇咳药物使用。将可待因的6位羟基氧化成酮,并将7位的双键氢化得到镇痛药羟考酮。

②临床使用羟考酮控释片,这种剂型减少了患者服药次数,提高患者用药的顺应性,从而有利于疼痛的控制。

③羟考酮吸收良好,口服生物利用度为60%~87%。

(2)体内代谢

羟考酮由CYP3A家族代谢成去甲羟考酮和由CYP2D6代谢成羟吗啡酮,代谢物主要经肾脏排泄。

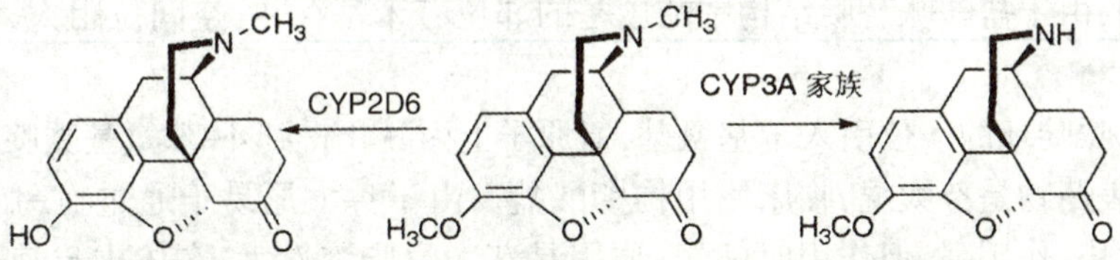

羟吗啡酮 ← CYP2D6 — 羟考酮 — CYP3A家族 → 去甲羟考酮

2. 羟基酯化

(1) 构效关系

将吗啡 3 位、6 位羟基同时酯化，得到二乙酰吗啡(即海洛因)，是世界上第一个合成前药。海洛因亲脂性大于吗啡，更易于通过血-脑屏障，因此具有强的成瘾性，并产生耐受性和身体依赖性，危害极大，被定为毒品。

(2) 化学结构

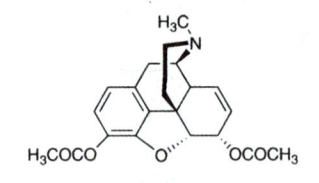

海洛因

3. N-烷基化和 14-羟基化

(1) 性质特点

①将吗啡的 N-甲基用烯丙基、环丙基甲基或环丁基甲基等取代后，得到烯丙吗啡、纳洛酮和纳曲酮。

②纳洛酮和纳曲酮对所有阿片受体均起拮抗作用，主要作为吗啡中毒时的解救药物。

(2) 化学结构

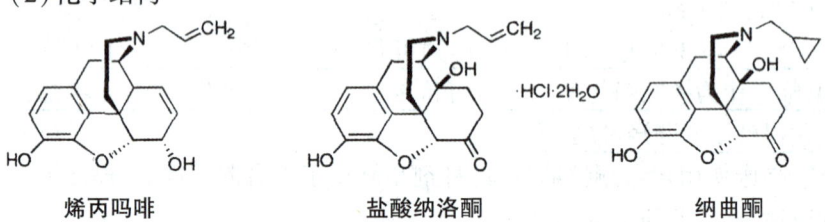

烯丙吗啡　　盐酸纳洛酮　　纳曲酮

(四) 合成镇痛药

1. 哌啶类

(1) 构效关系

①哌替啶属于 4-苯基哌啶类结构的镇痛药，其分子中的酯键与一般酯键药物不同，由于盐酸哌替啶结构中酯羰基的邻位有苯基存在，空间位阻大，不易被水解。

②哌啶环的 4 位引入苯基氨基，氮原子上丙酰化得到 4-苯氨基哌啶类镇痛药，代表药物是芬太尼，临床使用枸橼酸盐。由于芬太尼易于通过血-脑屏障，故起效快，作用强，但作用时间短，原因是芬太尼脂溶性大，在体内迅速再分布造成血药浓度下降。

③将芬太尼分子中的苯基以乙基四氮唑取代得到阿芬太尼,由于其 pK_a(6.5)较低,在生理条件下,更易透过血-脑屏障。

④将芬太尼分子中的苯基以噻吩替代,得到舒芬太尼,镇痛作用强,安全性好,治疗指数高,作用发生快,持续时间短。

⑤将芬太尼分子中的苯基以羧酸酯替代得到属于前药的瑞芬太尼,起效快,维持时间短,在体内迅速被非特异性酯酶生成无活性的羧酸衍生物,无累积性阿片样效应。

(2)体内代谢

①哌替啶给药后被血浆中的酯酶水解生成无活性的哌替啶酸。

②哌替啶也发生脱甲基代谢,生成无活性的去甲基哌替啶,进一步水解生成去甲基哌替啶酸。

③哌替啶酸和去甲基哌替啶酸都能与葡萄糖醛酸结合经肾排出,去甲基哌替啶在体内易蓄积,引发癫痫。

去甲基哌替啶酸　　去甲基哌替啶　　哌替啶　　哌替啶酸

(3)常用药物的化学结构

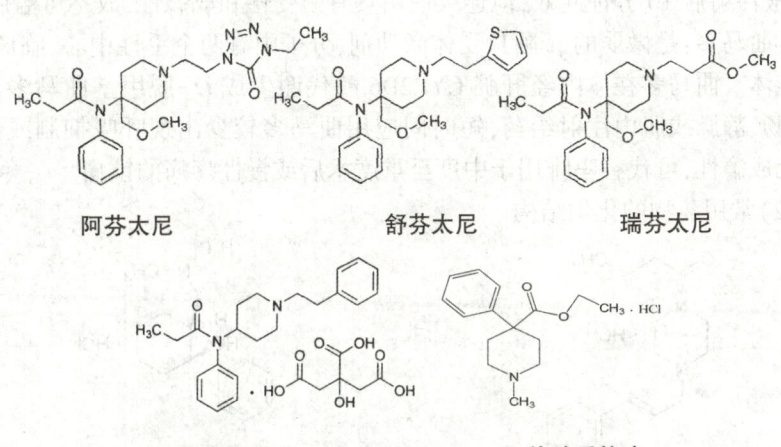

阿芬太尼　　舒芬太尼　　瑞芬太尼

枸橼酸芬太尼　　盐酸哌替啶

2. 氨基酮类

（1）性质特点

①氨基酮类药物也被称为二苯基庚酮类或苯基丙胺类，为开链吗啡类似物，常用药物是美沙酮。

②美沙酮的左旋体镇痛作用强，右旋体作用极弱，临床用其外消旋体。

③美沙酮常用作戒除海洛因成瘾。

（2）化学结构

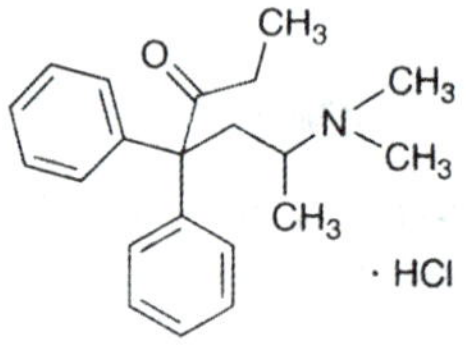

盐酸美沙酮

雷 区

同学们请注意：美沙酮是考试中的重点药物，尤其是美沙酮的化学结构在考试中多次出题，大家一定要牢牢记住。

3. 其他合成镇痛药

（1）性质特点

①布桂嗪：又名强痛定，是阿片受体的激动－拮抗剂。临床上用于各种疼痛，一般注射后10分钟起效，但连续使用具有耐受性和成瘾性，故不可滥用。

②曲马多：是微弱的μ阿片受体激动剂，分子中有两个手性中心，临床用其外消旋体。曲马多在体内经肝脏 CYP2D6 酶代谢生成 O-脱甲基曲马多，经口服、直肠、静脉或肌内注射给药，短时间应用曲马多较少出现呼吸抑制或便秘，几乎无成瘾性，可代替吗啡用于中度至重度术后或慢性疼痛的镇痛。

（2）常用药物的化学结构

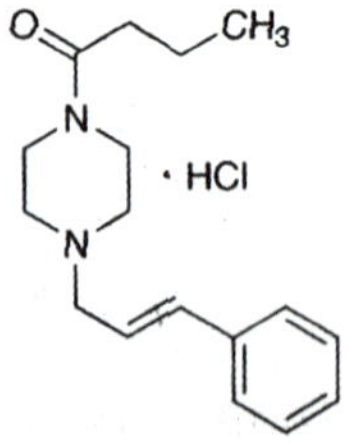

盐酸布桂嗪

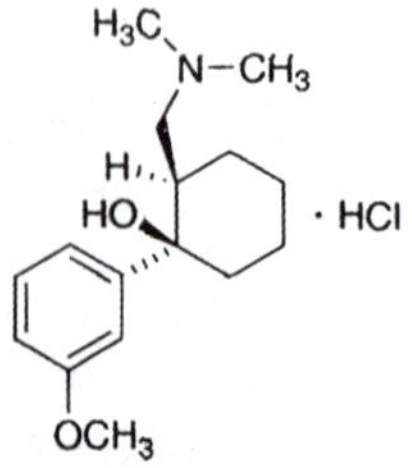

盐酸曲马多

第二节

解热、镇痛、抗炎药及抗痛风药

考点荟萃

要点 1 解热、镇痛药

（一）分类

1. 水杨酸类：常用药物有阿司匹林、贝诺酯。
2. 乙酰苯胺类：常用药物有对乙酰氨基酚。

（二）水杨酸类

1. 构效关系

阿司匹林分子中的羧酸基团是产生活性的必要结构药效团，而且要求羧基和羟基必须是邻位关系，否则活性将消失。

2. 性质特点

（1）阿司匹林分子中含有羧基而呈弱酸性，故可在 NaOH 或 Na_2CO_3 溶液中溶解。

（2）阿司匹林分子结构中具有酯键，可水解产生水杨酸，暴露出酚羟基，在空气中久置，易被氧化成一系列淡黄、红棕甚至深棕色的醌型有色物质，从而使阿司匹林变色。

（3）阿司匹林为环氧化酶的不可逆抑制剂，通过阻断前列腺素等内源性致热致炎物质的生成，起到解热、镇痛、抗炎的作用。本品也可使血小板的环氧酶乙酰化，减少血小板血栓素 A_2 的生成，起到抑制血小板凝聚和防止血栓形成的作用。

（4）阿司匹林长期大量用药易出现不良反应，常见有胃肠道出血或溃疡、可逆性耳聋、过敏反应和肝肾功能损害等，若制成酯或盐，则胃肠道的不良反应减小。

（5）贝诺酯是对乙酰氨基酚与阿司匹林形成的酯的前药，相对的胃肠道反应小，在体内水解成原药，具有解热、镇痛及抗炎作用。

3. 常用药物的化学结构

阿司匹林　　　　　贝诺酯

(三) 乙酰苯胺类

1. 性质特点

(1) 对乙酰氨基酚又名为扑热息痛。分子中具有酰胺键,正常储存条件下相对稳定。

(2) 对乙酰氨基酚发生水解或合成过程中可能产生对氨基酚,对氨基酚毒性较大,还可进一步被氧化成有色物质。

(3) 对乙酰氨基酚与抗凝血药合用,可增强抗凝血作用,故应注意调整抗凝血药的剂量。

(4) 大量服用本品后,乙酰亚胺醌可耗竭肝内储存的谷胱甘肽,进而与某些肝脏蛋白的巯基结合形成共价加成物,引起肝坏死。

(5) 大剂量服用对乙酰氨基酚引起中毒时,可用谷胱甘肽或乙酰半胱氨酸解毒。

2. 体内代谢

(1) 对乙酰氨基酚主要与体内葡萄糖醛酸结合或形成硫酸酯直接从肾脏排出。

(2) 极少部分在体内代谢可产生乙酰亚胺醌,引起肾毒性和肝毒性。

3. 常用药物的化学结构

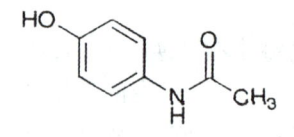

对乙酰氨基酚

雷 区

同学们请注意:对乙酰氨基酚属于高频考点的药物,其性质特点、体内代谢和化学结构在考试中多次出题,有时以 A 型题考结构,有时以 B 型题考解毒剂,历年考试均考过对乙酰氨基酚,而且 2015 年考试的题干竟然是"关于对乙酰氨基酚的说法,错误的是",这道题的选项包括了所有对乙酰氨基酚的考点。因此,段老师建议大家一定要牢牢记住这个知识点。

要点 2　非甾体抗炎药

(一) 分类

1. 羧酸类药物

(1) 芳基乙酸类：常用药物有吲哚美辛、双氯芬酸、舒林酸。

(2) 芳基丙酸类：常用药物有布洛芬、萘普生、萘丁美酮。

2. 非羧酸类药物

(1) 昔康类：常用药物有吡罗昔康、舒多昔康。

(2) 昔布类：常用药物有塞来昔布、罗非昔布。

(二) 羧酸类抗炎药

1. 芳基乙酸类药物

(1) 性质特点

①吲哚美辛含有吲哚乙酸的结构，分子中5位取代基(如甲氧基)的存在可以有效防止该药在体内的代谢，且5位取代基的性质对活性亦有影响。吲哚美辛2位的甲基取代基会产生立体排斥作用，可使N-芳酰基与甲氧基苯环处于同侧的优势构象，加强了与受体的作用。吲哚美辛在室温下空气中稳定，但对光敏感。水溶液可被强酸或强碱水解，生成对氯苯甲酸和5-甲氧基-2-甲基吲哚-3-乙酸，后者脱羧生成5-甲氧基-2,3-二甲基吲哚，这些产物都可以被氧化成有色物质。

②将吲哚环上的-N-换成电子等排体-CH-得到舒林酸，本品临床用顺式体。

③双氯芬酸含有二氯苯胺基结构，抗炎、镇痛和解热作用很强，在非甾体药物中剂量最小，不良反应少。

(2) 体内代谢

①由于吲哚美辛为酸性物质，它与血浆蛋白结合率高达97%。吲哚美辛口服吸收迅速，经代谢失活，大约50%被代谢为5位O-去甲基化的代谢物，有10%代谢物与葡萄糖醛酸结合，排出体外。

②舒林酸是前药，在体外无效，在体内代谢被还原为甲硫基化合物而显活性。舒林酸具有副作用较轻、耐受性好、长期服用不易引起肾坏死等特点。

③萘丁美酮为非酸性的前药，其本身无环氧酶抑制活性。经肝脏首过效应代谢为活性代谢物，即原药6-甲氧基-2-萘乙酸起作用。

(3)常用药物的化学结构

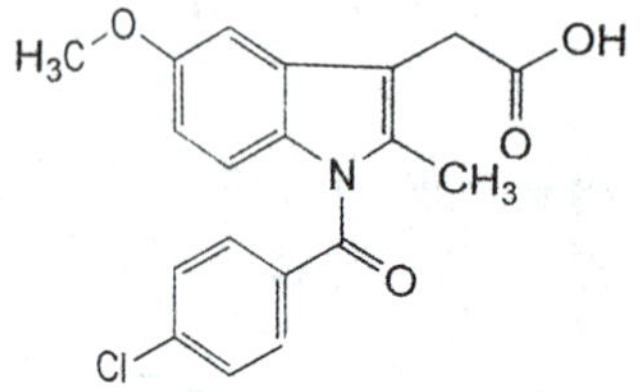

吲哚美辛

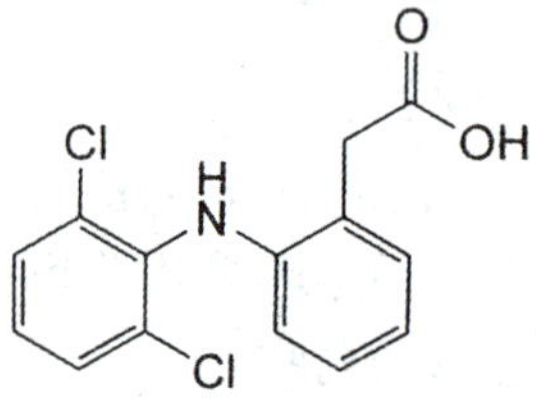

双氯芬酸

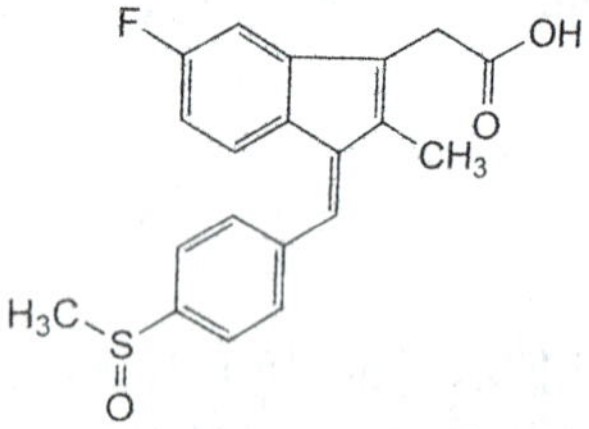

舒林酸

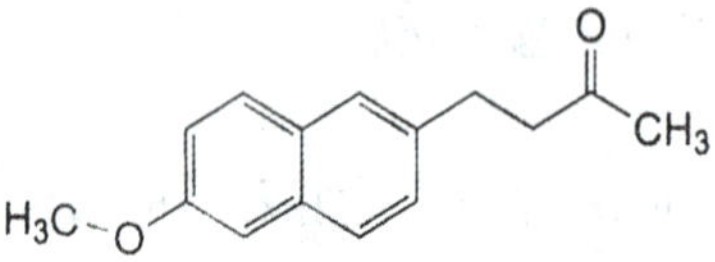

萘丁美酮

2.芳基丙酸类药物

(1)性质特点

①芳基丙酸类药物是在芳基乙酸的 α-碳原子上引入甲基得到的,甲基的引入能够提高抗炎作用,降低毒性。该类药物具有手性碳原子,一般(S)-异构体的活性强于(R)-异构体。

②萘普生(S)-异构体的活性是(R)-异构体的35倍,芳基丙酸类药物一般上市的是(S)-异构体。

③但注意,尽管布洛芬的(S)-异构体的活性比(R)-异构体强28倍,但临床用外消旋体,因为布洛芬在体内会发生手性异构体间转化,无效的(R)-异构体可转化为有效的(S)-异构体,而且布洛芬在消化道滞留的时间越长,其$S:R$就越大。

(2)常用药物的化学结构

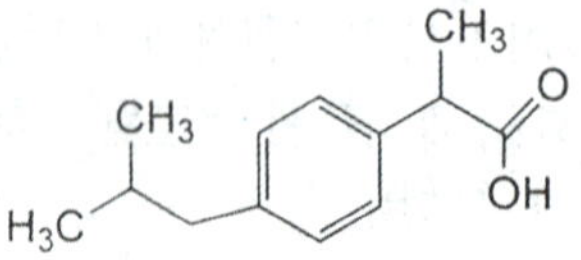

布洛芬

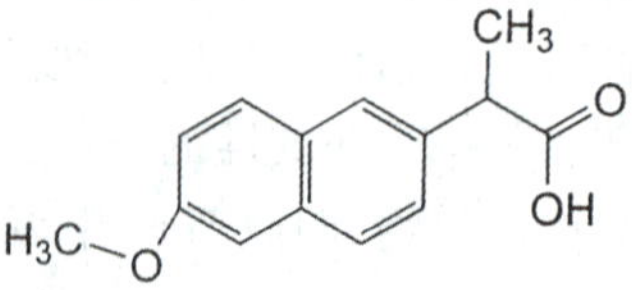

萘普生

(三) 非羧酸类抗炎药

1. 昔康类

(1) 基本结构

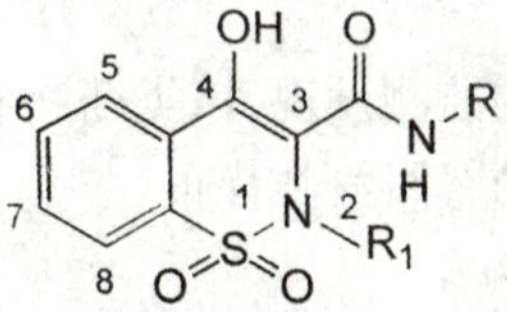

昔康类药物通式

(2) 性质特点

①昔康类是一类含有1,2-苯并噻嗪结构的抗炎药，其分子含有烯醇结构药效团。该类药物大多显酸性，其 pK_a 值在 4~6 之间，酸性来自于烯醇结构。

②代表药物有吡罗昔康，口服给药后的 $t_{1/2}$ 平均为 50 小时，由于半衰期较长，一次给药即可维持 24 小时的血药浓度相对稳定，多次给药易致蓄积。

③将吡罗昔康分子中的芳杂环 N-(2-吡啶基)用 N-(2-噻唑基)代替，得到舒多昔康，抗炎作用较吡罗昔康强，而且胃肠道的耐受性好。

④在舒多昔康 N-(2-噻唑基)的 5 位引入甲基，则得到美洛昔康，作用于环氧酶-2，抗炎作用较吡罗昔康强，几乎无胃肠副作用。

(3) 常用药物的化学结构

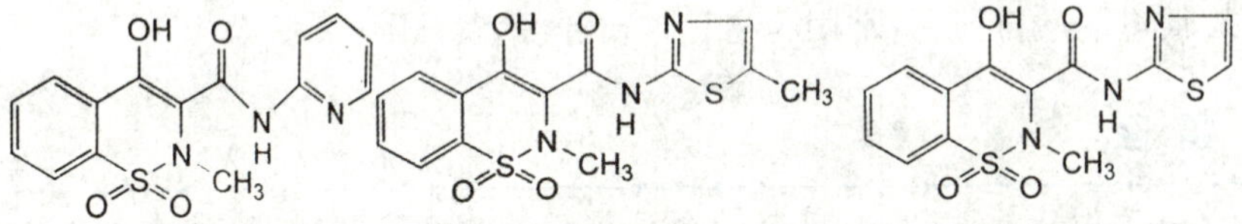

吡罗昔康　　　美洛昔康　　　舒多昔康

雷 区

同学们请注意：昔康类药物属于考试的重点，尤其要注意，它是非羧酸类抗炎药，但是因为含有烯醇式，故也显酸性，这也是该类药物化学结构的特点，因此段老师建议大家一定要小心这个知识点。

2. 昔布类

(1) 性质特点

①该类药物是一类选择性的 COX-2 抑制剂。

②人体内的环氧化酶有两种类型：COX-1 和 COX-2，而 COX-2 是诱导酶，其主

要在炎症部位由炎症介质诱导产生活性,通过对PG合成的促进作用,介导疼痛、发热和炎症等反应。故选择性COX-2抑制剂能避免药物对胃肠道的副作用。

③塞来昔布和罗非昔布都有三环结构,与相应的COX-2结合点结合,使酶抑制,而呈现选择性。

④该类药物上市后,药物监测发现,该类药物有增加心血管事件的风险,如在2004年美国默沙东已主动召回罗非昔布。

(2)常用药物的化学结构

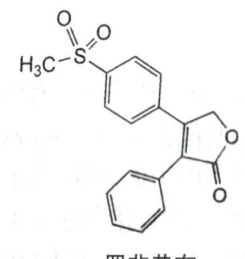

罗非昔布 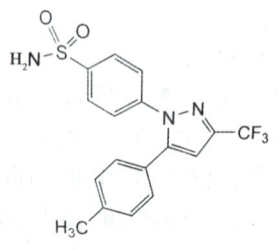　　　　塞来昔布

要点 3　抗痛风药

(一)分类

1. 抑制粒细胞浸润药:常用药物有秋水仙碱。
2. 抑制尿酸生成药:常用药物有别嘌醇、非索布坦。
3. 促进尿酸排泄药:常用药物有丙磺舒、苯溴马隆。

雷区

同学们请注意:抗痛风药的分类属于高频考点的内容,这个知识点在药学专业知识一、药学专业知识二和药学综合知识与技能的历年试卷中多次考到,因此,段老师建议大家一定要牢牢记住。

(二)性质特点

1. 秋水仙碱

(1)为一种天然产物,为百合科植物丽江山慈菇的球茎中得到的一种生物碱,略有引湿性。

(2)遇光颜色变深,需避光密闭保存。

(3)还具有一定的抗肿瘤作用,长期用药可产生骨髓抑制,胃肠道反应是严重中毒的前兆,症状出现应立即停药。

2.丙磺舒

（1）丙磺舒增加尿酸的排泄而降低血尿酸盐的浓度,可缓解或防止尿酸盐结晶的生成,减少关节的损伤,亦可促进已形成的尿酸盐的溶解,临床用于慢性痛风的治疗。

（2）丙磺舒在肝内代谢成羧基及羟基化合物,这些代谢物均具有促尿酸排泄的活性。代谢物主要经肾排出,约有 5%~10% 的药量以原形排出。

（3）丙磺舒可与多种药物发生相互作用。

①与水杨酸盐和阿司匹林合用,可抑制本品的排酸作用。

②与利福平、甲氨蝶呤合用,使利福平、甲氨蝶呤毒性加大。

③与别嘌醇合用,可加速别嘌醇的排出,而别嘌醇可延长本品的半衰期。

④与磺胺类药物合用,使磺胺的排出减慢,血药浓度升高。

3.别嘌醇

（1）别嘌醇是通过抑制黄嘌呤氧化酶来抑制尿酸生成的药物,口服后在胃肠道内吸收完全。

（2）别嘌醇经肝脏代谢,约有 70% 的量代谢为有活性的别黄嘌呤,半衰期比别嘌醇更长。

（3）别嘌醇临床上用于原发性和继发性高尿酸血症、反复发作或慢性痛风者。

4.非布索坦

（1）非布索坦为新型的黄嘌呤氧化酶抑制剂,对黄嘌呤氧化酶具有高度的选择性,并对氧化型和还原型均有显著的抑制作用。

（2）非布索坦与别嘌醇相比,不仅具有很高的选择性而且具有更强的活性。

（3）本品口服吸收完全,大部分药物以游离态存在于体内,药物主要经肝脏代谢,给药剂量的 30% 以原药形式经肾脏排出。

5.苯溴马隆

（1）本品属苯并呋喃衍生物。

（2）本品的作用机制主要是通过抑制肾小管对尿酸的重吸收,从而降低血中尿酸浓度。

(三)常用药物的化学结构

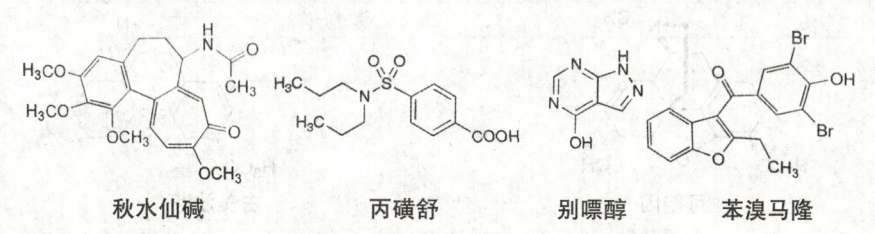

秋水仙碱　　　丙磺舒　　　别嘌醇　　　苯溴马隆

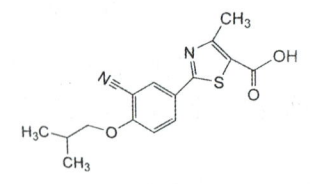

非布索坦

第三节 呼吸系统疾病用药

要点 1　镇咳药

(一) 性质特点

1. 可待因

(1) 将吗啡 3 位羟基甲基化得到可待因,对延髓咳嗽中枢有直接抑制作用,其镇咳作用强而迅速,类似吗啡,镇痛作用弱于吗啡。

(2) 口服后迅速吸收,在体内约有 8% 的可待因代谢后生成吗啡,可产生成瘾性,故属特殊管理药品。

(3) 可待因的其他代谢物有 N-去甲可待因、去甲吗啡和氢化可待因。可待因及代谢产物以葡萄糖醛酸结合物的形式从尿中排出。

2. 右美沙芬

(1) 本品具有吗啡喃的基本结构,通过抑制延髓咳嗽中枢而发挥中枢性镇咳作用。主要用于治疗干咳,本药无镇痛作用。

(2) 右美沙芬在胃肠道迅速吸收,在肝脏代谢,主要为 3-甲氧吗啡烷、3-羟基-17-甲吗啡烷及 3-羟吗啡烷三种代谢产物。其对映体左旋美沙芬无镇咳作用,却有镇痛作用。

(二) 常用药物的化学结构

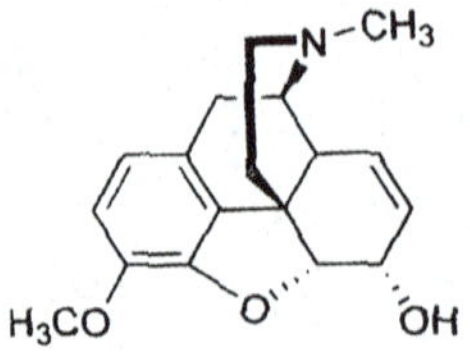

可待因 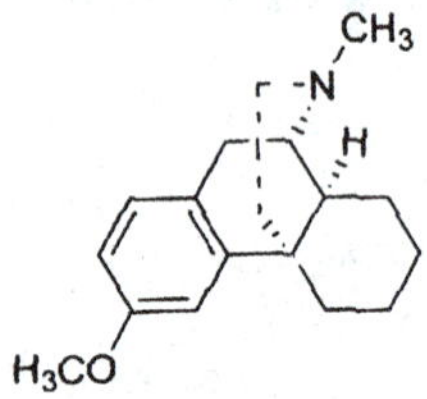　　　　　　　　右美沙芬

要点 2 祛痰药

(一) 性质特点

1. 溴己新

(1) 本品可降低痰液的黏稠性,用于支气管炎和呼吸道疾病。

(2) 溴己新口服易吸收,在体内可发生环己烷羟基化、N-去甲基的代谢得到活性代谢物氨溴索。

2. 氨溴索

(1) 氨溴索是溴己新的活性代谢产物。

(2) 本品口服吸收迅速,生物利用度约为 70%~80%。

(3) 氨溴索为黏痰溶解剂,作用比溴己新强。能使痰液黏度降低,痰液变薄,易于咳出。

(4) 本品还有一定的镇咳作用,作用为可待因的 1/2。

3. 乙酰半胱氨酸

(1) 本品为巯基化合物,易被氧化,应密闭、避光保存,其水溶液在空气中易氧化变质,应临用前配制。不应接触某些金属、橡胶、空气和氧化剂。

(2) 乙酰半胱氨酸具有较强的黏液溶解作用。该作用在 pH 7 时最大,在酸性环境下作用弱,故可用碳酸氢钠或氢氧化钠调节 pH。

(3) 乙酰半胱氨酸尚可作为谷胱甘肽的类似物,用于对乙酰氨基酚中毒的解毒。其作用机制是可以通过巯基与对乙酰氨基酚在肝内的毒性代谢物 N-乙酰亚胺醌结合,使之失活;结合物易溶于水,通过肾脏排出。

4. 羧甲司坦

(1) 本品为半胱氨酸的类似物,可使痰液的黏滞性降低,易于咳出,临床用作黏痰调节剂。

(2) 本品的巯基不是游离的,其作用机制与乙酰半胱氨酸也不同。

(二) 常用药物的化学结构

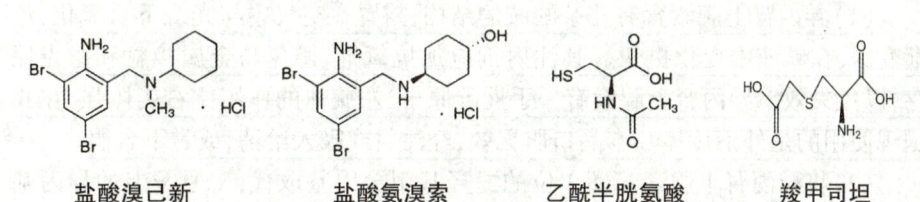

盐酸溴己新　　　盐酸氨溴索　　　乙酰半胱氨酸　　　羧甲司坦

要点 3　平喘药

(一) 分类

1. β₂ 受体激动剂：常用药物有沙丁胺醇、特布他林、沙美特罗、班布特罗、丙卡特罗和福莫特罗。

2. 白三烯受体阻断剂：常用药物有孟鲁司特、扎鲁司特、曲尼司特、普仑司特、齐留通、色甘酸钠。

3. M 胆碱受体阻断剂：常用药物有异丙托溴铵、噻托溴铵。

4. 磷酸二酯酶抑制剂：常用药物有茶碱、氨茶碱、二羟丙茶碱、多索茶碱。

5. 吸入性糖皮质激素：常用药物有倍氯米松、氟替卡松和布地奈德。

雷　区

同学们请注意：平喘药的分类属于高频考点的内容，这个知识点在药学专业知识一、药学专业知识二和药学综合知识与技能的历年试卷中多次考到，因此，段老师建议大家一定要掌握这个内容。

(二) β₂ 受体激动剂

1. 基本结构

(1) 大多数都具有 β-苯乙胺的基本结构，即苯基与氨基以二碳链相连。

(2) 氨基 N 上大多带有一个烷基，β-碳原子上带有一个羟基。

(3) 苯环带有各种取代基。

2. 构效关系和性质特点

(1) 异丙肾上腺素含有儿茶酚胺的结构，露置在空气中与光线下易氧化，色渐变深，在碱液中变化更快。其注射剂应加抗氧剂，避免与金属接触和避光保存，以免失效。异丙肾上腺素有一手性碳原子，左旋体的作用比右旋体强，在我国现使用的是外消旋体。本品口服无效，经注射或吸入给药，或舌下含服。

(2) 将异丙肾上腺素苯环 3 位的酚羟基用羟甲基取代，N 原子上的异丙基用叔丁基取代，得到沙丁胺醇，增加稳定性和活性，市售的沙丁胺醇是外消旋体，常用其硫酸盐。

(3) 在沙丁胺醇的侧链氮原子上的叔丁基用一长链的亲脂性取代基取代得

到沙美特罗,是长效 $β_2$ 受体激动剂,作用时间长达 12 小时。

(4)将异丙肾上腺素的分子中的邻二羟基改为间二羟基得到特布他林,对受体选择性较高,且不易被 COMT、MAO 或硫酸酯酶代谢,化学稳定性提高,可口服,作用持久。

(5)将特布他林苯环上两个酚羟基酯化制成的双二甲氨基甲酸酯前药为班布特罗,吸收后在体内经肝脏代谢成为有活性的特布他林而发挥作用。

(6)福莫特罗含有 3′-甲酰氨基-4′-羟基苯环以及烷氧苯乙基的脂溶性结构,属于长效的 $β_2$ 受体激动剂。

(7)丙卡特罗对支气管的 $β_2$ 受体具有高度选择性,扩张支气管作用为沙丁胺醇的 3~10 倍,用药量小而作用持久。口服 10~30 分钟即起平喘作用,可维持 10~12 小时,同时还有祛痰和镇咳作用。

3. 常用药物的化学结构

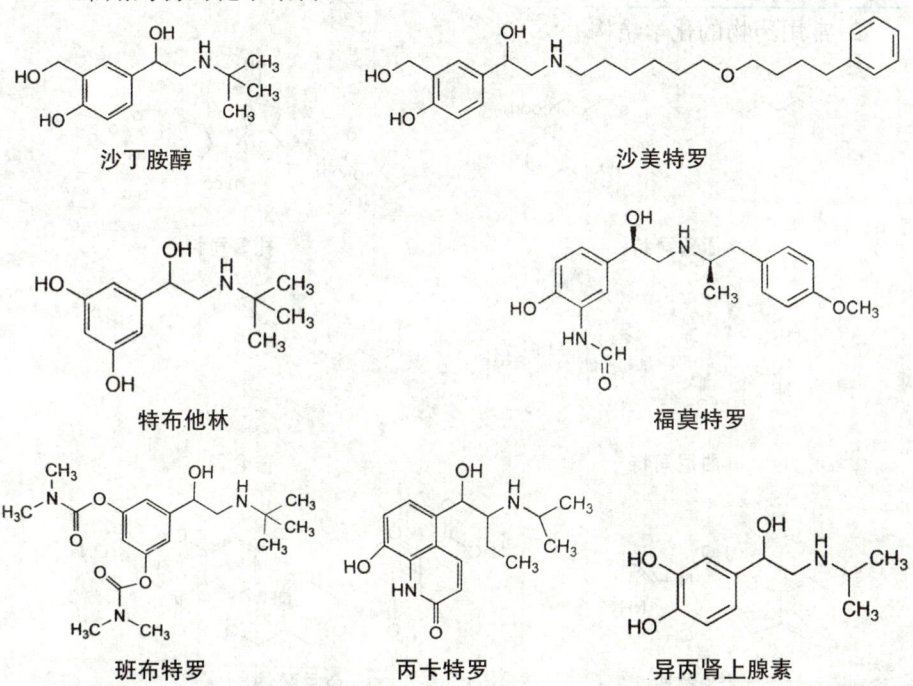

沙丁胺醇　　　　　　　　　沙美特罗

特布他林　　　　　　　　　福莫特罗

班布特罗　　　丙卡特罗　　　异丙肾上腺素

(三)白三烯受体阻断剂

1. 性质特点和体内代谢

(1)孟鲁司特口服吸收迅速而完全,极少透过血-脑屏障,几乎完全被代谢,并全部从胆汁排泄。

(2)扎鲁司特与食物同服,大部分患者的生物利用度下降 40%。扎鲁司特在体内主要经 CYP3A4 和 CYP2C9 酶代谢,代谢物活性很差。

(3)曲尼司特是一种过敏介质阻滞剂,主要从尿中排出,体内代谢产物主要是曲尼司特的 4 位脱甲基与硫酸及葡萄糖醛酸的结合物。

(4)普仑司特为新型白三烯受体拮抗药,本品主要通过阻断炎症介质白三烯与其受体结合而抑制支气管收缩、血管高渗透性和肺功能。本品能改善轻、中度患者的肺功能,显著降低日间及夜间哮喘症状评分,减少夜间憋醒次数。

(5)齐留通是 N-羟基脲类 5-脂氧酶抑制剂,N-羟基脲是活性基团,而苯并噻吩部分则是提供亲脂性。齐留通口服吸收迅速,血浆蛋白结合率高达 93%,其代谢主要在肝脏,主要产物为无活性的葡萄糖醛酸苷化物。

(6)色甘酸钠含有苯并吡喃的双色酮结构,是肥大细胞的稳定剂,两个色酮是必需基团。以原形排出,通过肾脏和胆汁排泄,体内无蓄积,本品临床上采用气雾剂预防支气管哮喘。

2.常用药物的化学结构

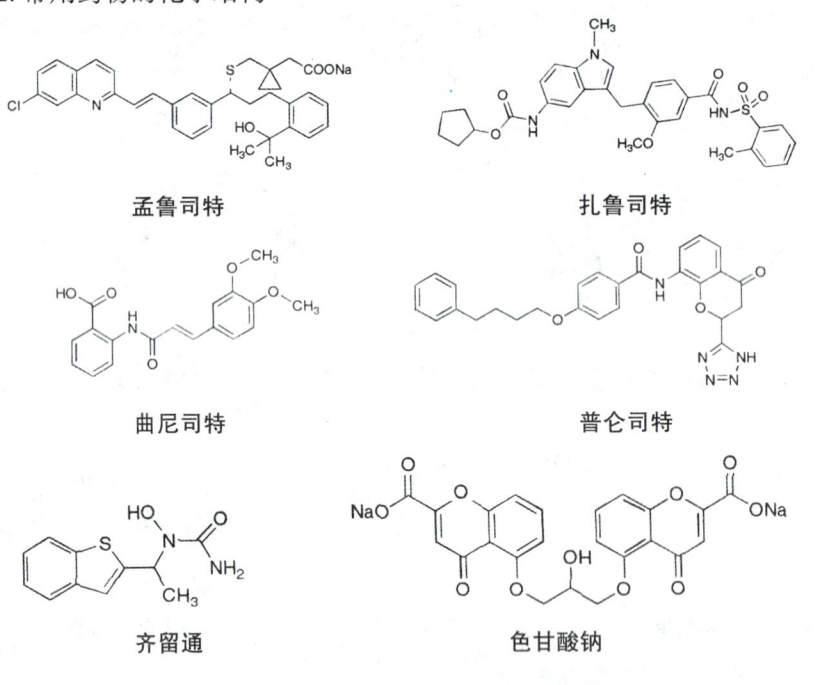

孟鲁司特

扎鲁司特

曲尼司特

普仑司特

齐留通

色甘酸钠

雷 区

同学们请注意:白三烯受体阻断剂属于考试的重点,尤其是常用具体药物的化学结构的区别在考试中多以 B 型题考到,大家一定要掌握。

(四) M 胆碱受体拮抗剂

1. 性质特点

(1) M 胆碱受体阻断剂分子中含有季铵结构,可有效防止该类药物进入中枢神经系统,减少对中枢的作用。

(2) 噻托溴铵为将东莨菪碱季铵化,并将其托品酸改造为二噻酚羟基乙酸而衍生出的药物。

(3) 异丙托溴铵是阿托品季铵化得到的盐,不易透过血-脑屏障,中枢副作用低。

2. 常用药物的化学结构

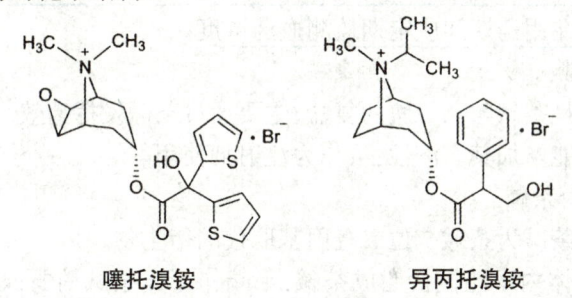

噻托溴铵　　　　　　异丙托溴铵

(五) 糖皮质激素

1. 性质特点

(1) 用于控制哮喘症状的糖皮质激素药物,在分子中都存在在体内易代谢失活的药效团,减少糖皮质激素的副作用。

(2) 丙酸倍氯米松吸入后迅速自肺部吸收,本品主要在肝脏代谢,通过酶水解代谢成没有活性的倍氯米松,大部分以代谢物的方式从粪便排出。

(3) 丙酸氟替卡松的分子结构中存在 17-β 羧酸的衍生物,是药效基团。本品可将有活性的 17 位 β 羧酸酯衍生物水解成无活性的 17-β 羧酸衍生物,能避免糖皮质激素的全身作用。

(4) 布地奈德经吸收进入肝脏后,由 CYP3A4 酶很迅速地代谢成 16α-羟基氢化泼尼松和 6β-羟基-布地奈德,代谢产物的活性为原药的 1%。

2. 常用药物的化学结构

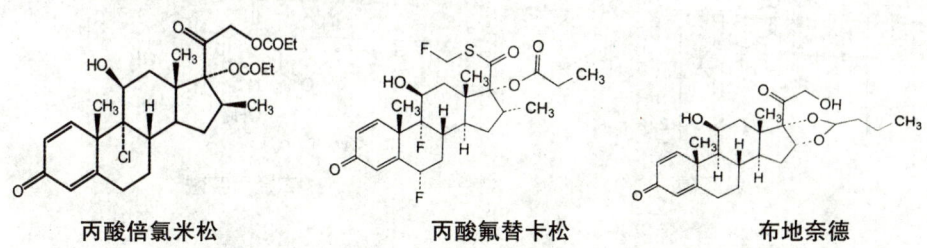

丙酸倍氯米松　　　　丙酸氟替卡松　　　　布地奈德

113

（六）磷酸二酯酶抑制剂平喘药

1. 性质特点

（1）茶碱

①茶碱为黄嘌呤衍生物，本品口服易吸收，吸收程度视剂型而异。吸收后，在肝中被 P450 酶系统代谢，8 位氧化成羟基化物从尿中排泄。

②由于肝脏 P450 酶的代谢功能有较大的个体差异，而且茶碱在肝脏代谢可受其他药物如地尔硫䓬、西咪替丁、红霉素、环丙沙星以及食物饮料的影响。

③茶碱的有效血药浓度（5~10μg/ml）与中毒时的血药浓度（20μg/ml）比较接近，因此，在用药期间应定期监测血药浓度。

（2）氨茶碱

①氨茶碱是茶碱与乙二胺的复盐，主要通过茶碱发挥药效。

②乙二胺能增加其水溶性，可作为注射剂使用。

（3）二羟丙茶碱

①二羟丙茶碱为茶碱 7 位二羟丙基取代的衍生物。

②本品在体内不能被代谢成茶碱，平喘作用比茶碱稍弱，心脏兴奋作用仅为氨茶碱的 0.05~0.10 倍，尤适用于伴心动过速的哮喘患者。

（4）多索茶碱

①多索茶碱是甲基黄嘌呤的衍生物。

②本品临床上用于支气管哮喘、喘息性慢性支气管炎及其他支气管痉挛引起的呼吸困难。

2. 常用药物的化学结构

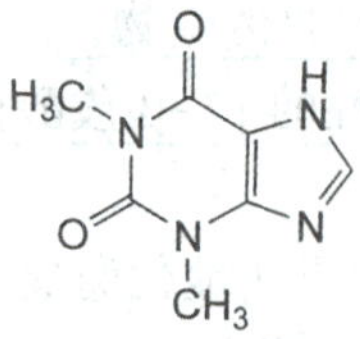

茶碱

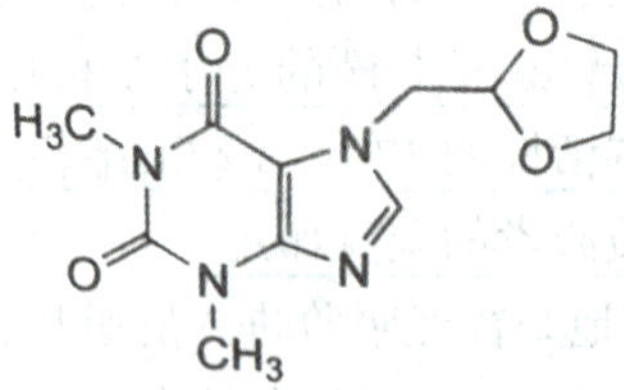

多索茶碱

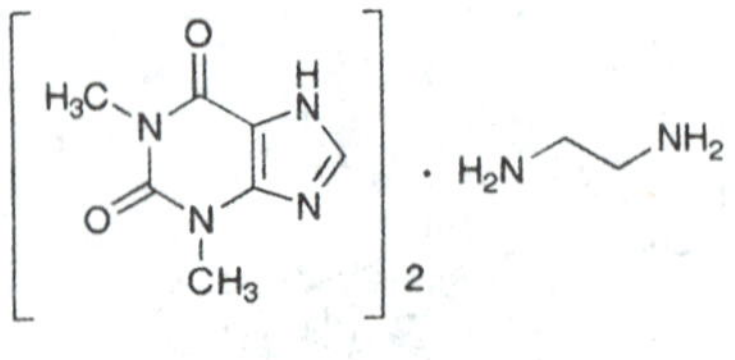

氨茶碱

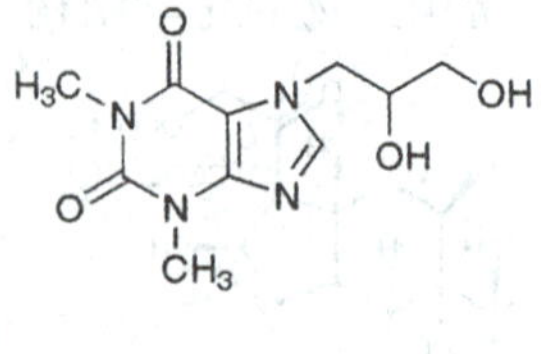

二羟丙茶碱

第四节

消化系统疾病用药

要点 1 抗溃疡药

(一) 分类

1. 组胺 H_2 受体拮抗剂：常用药物有西咪替丁、雷尼替丁、法莫替丁、尼扎替丁和罗沙替丁。

2. 质子泵抑制剂：常用药物有奥美拉唑、兰索拉唑、泮托拉唑和雷贝拉唑钠。

(二) 组胺 H_2 受体阻断剂

1. 基本结构

具有两个药效团：具碱性的芳环结构和平面的极性基团。

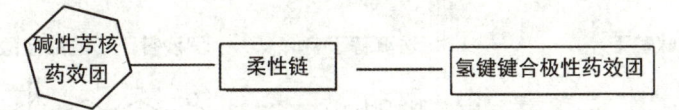

碱性芳核药效团 —— 柔性链 —— 氢键键合极性药效团

2. 性质特点和体内代谢

(1) 西咪替丁

①本品的化学结构由咪唑五元环、含硫醚的四原子链和末端取代胍构成。

②西咪替丁的饱和水溶液呈弱碱性，有多种晶型，具有较大的极性，脂水分配系数小，pK_a 值 6.8，在酸性条件下，主要以质子化形式存在。

③口服吸收良好，具有肝脏首过效应，生物利用度为静脉注射量的 50%。

④主要代谢产物为硫氧化物，也有少量咪唑环上甲基被氧化为羟甲基化合物，服用药物的大部分以原形随尿排出。

硫氧化物　　　　　　　　　　　　羟甲基化合物

(2) 雷尼替丁

①本品含有呋喃环，氢键键合的极性药效团是二氨基硝基乙烯，为反式体，

顺式体无活性。

②雷尼替丁在胃肠道里迅速被吸收,约50%发生首过效应,代谢物为 N-氧化、S-氧化和去甲基雷尼替丁。

(3)法莫替丁为用胍基取代的噻唑环取代了西咪替丁的咪唑环,氢键键合的极性药效团是 N-氨基磺酰基脒。

(4)尼扎替丁与雷尼替丁相比,仅仅是把雷尼替丁的呋喃环换成了噻唑环,其侧链完全相同。

(5)罗沙替丁是用哌啶甲苯环代替了五元碱性芳杂环。以含氧四原子链替代含硫四原子链、将其原脒(或胍)的结构改为酰胺。将罗沙替丁分子中的羟基进行乙酰化,得到前药罗沙替丁乙酸酯。罗沙替丁乙酸酯在小肠、血浆和肝脏内经酶化作用后,迅速转变成有活性的代谢物——罗沙替丁。

3. 常用药物的化学结构

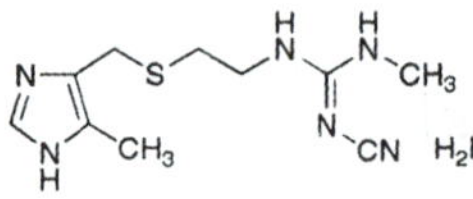

西咪替丁 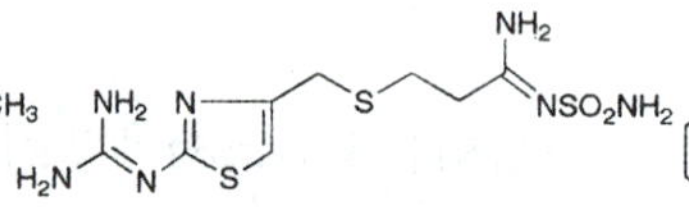　　　　　法莫替丁 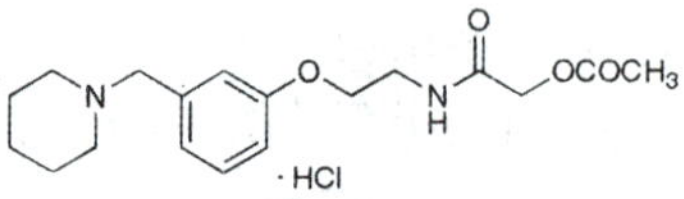　　　　　罗沙替丁乙酸酯盐酸盐

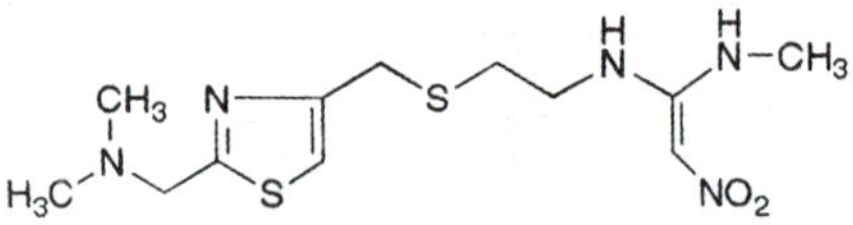

尼扎替丁 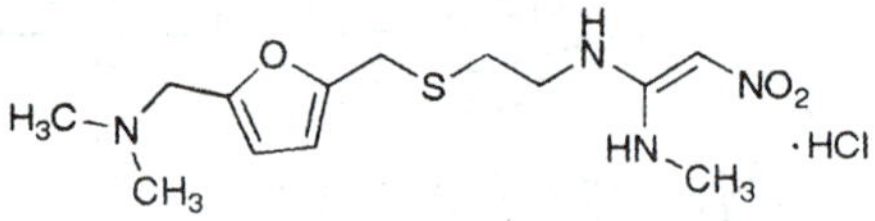　　　　　　　盐酸雷尼替丁

雷区

同学们请注意:组胺 H_2 受体阻断剂属于高频考点的内容,尤其具体药物的化学结构以 A、B、C 型题形式都考过,因此,段老师建议大家一定要牢牢记住这个知识点。

(三)质子泵抑制剂

1. 基本结构

药物分子由吡啶环、亚磺酰基和苯并咪唑环组成。

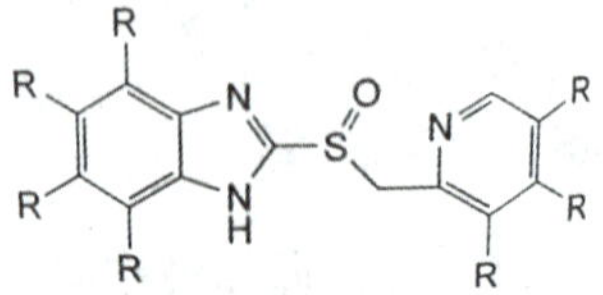

2. 性质特点和体内代谢

(1) 奥美拉唑

①本品显弱碱性和弱酸性,在水溶液中不稳定,对强酸也不稳定,应低温、避光保存,故临床可制备成肠溶胶囊。

②奥美拉唑分子具较弱的碱性,可集中于强酸性的壁细胞泌酸小管口,酸质子在苯并咪唑环上N原子的催化下,通过发生重排、共价结合和解除结合等一系列的反应,称为奥美拉唑循环或前药循环,发挥作用。

③奥美拉唑进入体内在肝脏代谢,有在苯并咪唑环6位上羟基化后,进一步葡萄糖醛酸结合的产物;两个甲氧基经氧化脱甲基的代谢产物;吡啶环上甲基经羟基化的代谢产物,及进一步氧化生成二羧酸的代谢产物;还有少数成砜或硫醚的产物。在肝脏代谢后,很快通过肾脏排出。

④奥美拉唑有 R 和 S 两种光学异构体,它们疗效一样,但代谢的选择性不同。$(+)-(R)-$奥美拉唑的5位甲基被药物代谢酶CYP2C19羟基化而失活;$(-)-(S)-$异构体则主要被同工酶CYP3A4作用,它的体内清除率大大低于$(+)-(R)-$异构体。

(2) 埃索美拉唑是奥美拉唑$(-)-(S)-$异构体,现已用于临床。埃索美拉唑盐也可供药用,且稳定性有较大提高。埃索美拉唑在体内的代谢更慢,导致血药浓度更高,维持时间更长,其疗效和作用时间都优于奥美拉唑。

(3) 兰索拉唑的结构与奥美拉唑相比,苯并咪唑环上的苯环上无取代,而吡啶环上的4位上引入了三氟乙氧基。

(4) 泮托拉唑结构为苯并咪唑的5位上有二氟甲氧基,本品具有两个手性异构体,在体内可发生右旋体向左旋体的单方向构型转化,而且两对映体在药代动力学上存在立体选择性不同。

(5) 雷贝拉唑钠与兰索拉唑相比,只是在吡啶环上的4位延长了侧链。

3. 常用药物的化学结构

雷贝拉唑钠

奥美拉唑

兰索拉唑　　　　　　　　　泮托拉唑

S-埃索美拉唑　　　　　　　R-埃索美拉唑

要点 2　解痉药

(一) 概述

1. 临床上使用的莨菪生物碱类解痉药物,大多是从茄科植物中分离得到的。

2. 该类药物分子中含有(S)-莨菪酸[又名(S)-托品酸]与莨菪醇(亦称托品醇)所成的酯。托品醇部分有3个手性碳原子C1、C3和C5,由于分子结构的对称性而无旋光性,为内消旋物。托品醇有两种稳定构象,分别为椅式和船式,二者互为平衡。由于船式能量稍高于椅式,故通常写成椅式。

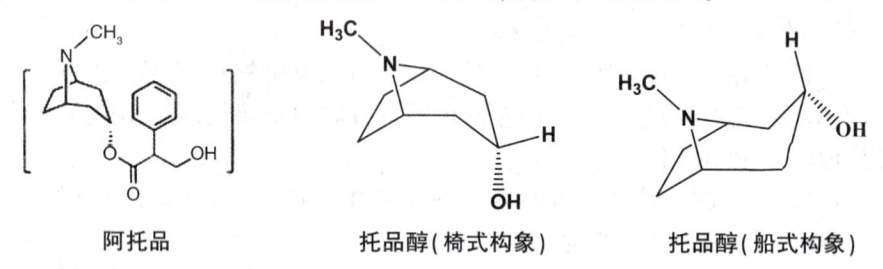

阿托品　　　　托品醇(椅式构象)　　　托品醇(船式构象)

3. 莨菪生物碱类解痉药的常用药物有阿托品、东莨菪碱、山莨菪碱和丁溴东莨菪碱及后马托品。

(二) 性质特点

1. 阿托品

(1)本品临床用的是外消旋的(−)-莨菪碱。

(2)天然的(−)-(S)-托品酸与托品醇形成的酯,称为(−)-莨菪碱。

(3)阿托品结构中的酯键在弱酸性、近中性条件下较稳定,pH 3.5~4.0最稳定,碱性溶液易水解。水解产物为莨菪醇和消旋莨菪酸。

2. 东莨菪碱

（1）与阿托品相比，醇部分（亦称东莨菪醇）在6，7位间多了一个β-取向的氧桥基团。

（2）东莨菪碱的脂溶性增强，易进入中枢神经系统，是莨菪生物碱中中枢作用最强的药物。

（3）本品其酸结构部分为左旋托品酸，因此东莨菪碱具左旋性，遇稀碱液时易发生消旋化。

3. 山莨菪碱

（1）本品是山莨菪醇与托品酸结合的酯，天然品具左旋性称654-1，合成品为外消旋体称654-2，合成品的副作用略大于天然品。

（2）与托品醇相比，在6位多了一个β-取向的羟基。

（3）本品分子的极性增强，难以透过血-脑屏障，中枢作用很弱。

4. 丁溴东莨菪碱

本品为东莨菪碱季铵化得到的药物，由于季铵离子难以进入中枢，降低了对中枢神经系统的作用，成为外周抗胆碱药。

5. 后马托品

（1）本品由托品醇与羟基苯乙酸成酯。

（2）本品比阿托品作用快而弱，持续时间短。

（三）常用药物的化学结构

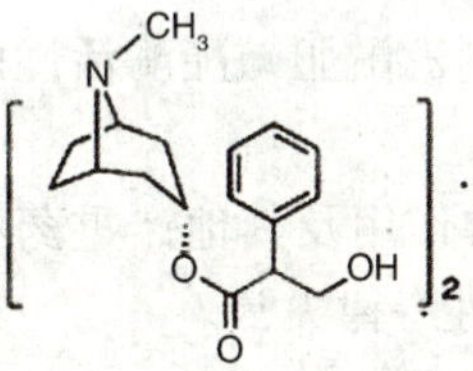

硫酸阿托品 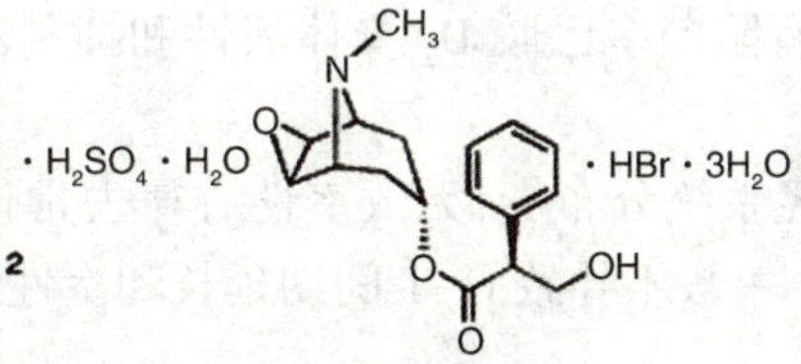　　　　氢溴酸东莨菪碱 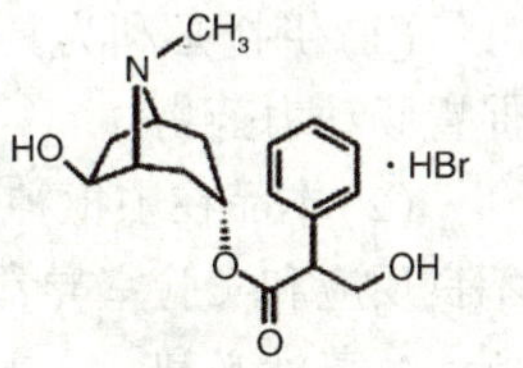　　　　氢溴酸山莨菪碱

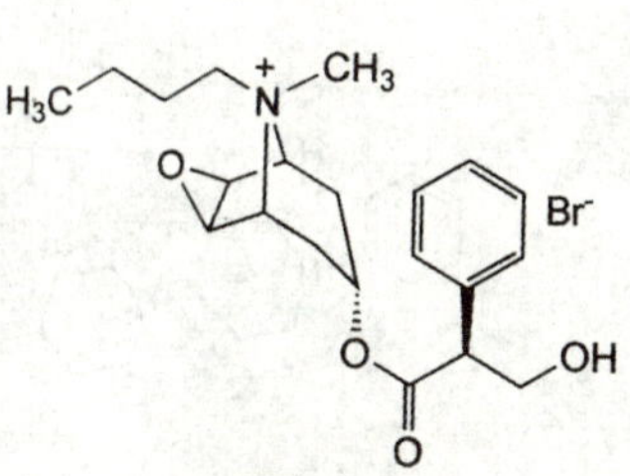

丁溴东莨菪碱 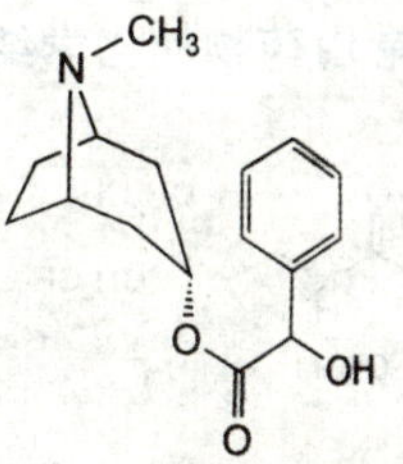　　　　后马托品

雷 区

同学们请注意：莨菪生物碱类解痉药物的性质特点和化学结构属于高频考点的内容，尤其是"临床用的阿托品是外消旋体"在试卷中多次考到，大家一定要掌握这个知识点。

要点 3 促胃肠动力药

(一) 性质特点

1. 甲氧氯普胺

(1) 甲氧氯普胺是第一个用于临床的促胃动力药，兼有止吐作用。

(2) 本品具有苯甲酰胺的结构，为中枢性和外周性多巴胺 D_2 受体拮抗剂。

(3) 由于甲氧氯普胺易透过血-脑屏障，故引起锥体外系反应，常见嗜睡和倦怠。

2. 多潘立酮

(1) 多潘立酮为较强的外周性多巴胺 D_2 受体拮抗剂，极性较大，不能透过血-脑屏障，故正常剂量下不易出现锥体外系症状。

(2) 多潘立酮几乎全部在肝内代谢，代谢成无活性的 N-去烃基化物和羟基化物。

3. 伊托必利

(1) 伊托必利为具有阻断多巴胺 D_2 受体活性和抑制乙酰胆碱酯酶活性的促胃肠动力药物。

(2) 本品在中枢神经系统分布少，无致室性心律失常作用及其他严重药物不良反应和实验室异常，一般不导致 Q-T 间期延长和室性心律失常。

4. 莫沙必利

(1) 莫沙必利是强效、选择性 $5-HT_4$ 受体激动剂。

(2) 由于本品进行了结构修饰，无导致 Q-T 间期延长和室性心律失常作用。

(二) 临床常用药物的化学结构

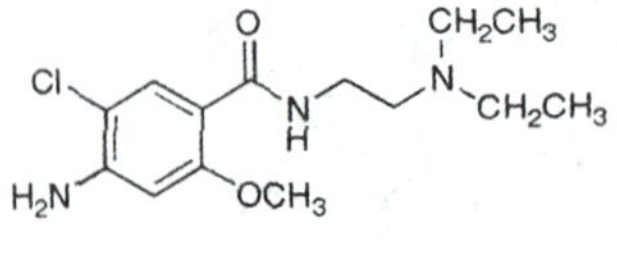

甲氧氯普胺 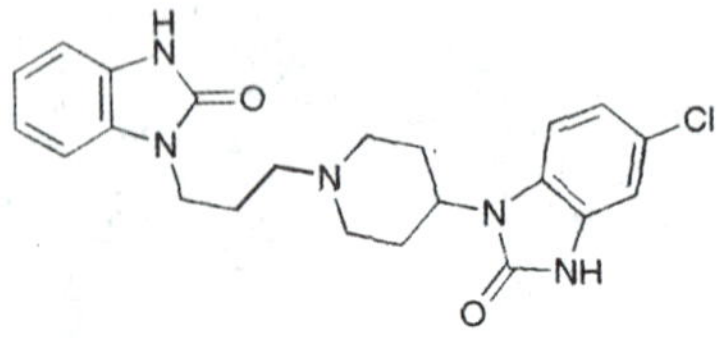　　　　　　　　　多潘立酮

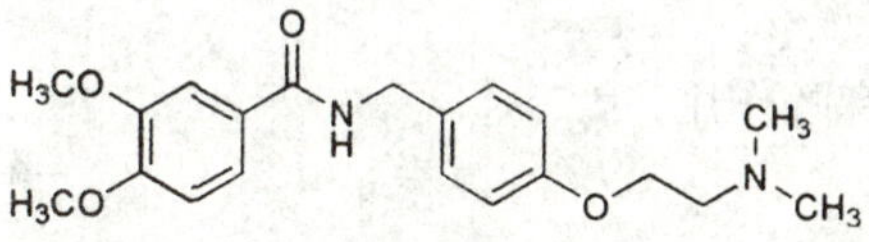

伊托必利

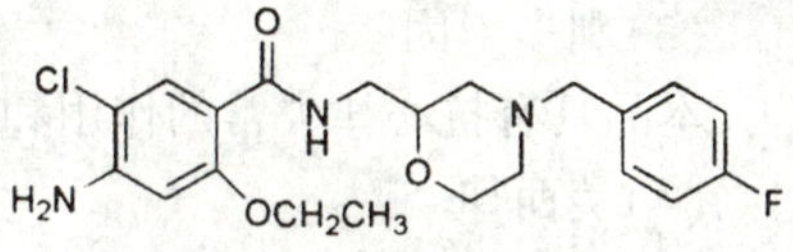

莫沙必利

第五节

循环系统疾病用药

要点 1 抗心律失常药

（一）分类

1. 钠通道阻滞剂
（1）ⅠA类：常用药物有奎尼丁、普鲁卡因胺。
（2）ⅠB类：常用药物有利多卡因、苯妥英钠、美西律。
（3）ⅠC类：常用药物有普罗帕酮和氟卡尼。
2. 钾通道阻滞剂：常用药物有胺碘酮。
3. β受体阻断剂：常用药物有普萘洛尔、美托洛尔、倍他洛尔、比索洛尔。

雷 区

同学们请注意：抗心律失常药的分类属于高频考点的内容，这个知识点在药学专业知识一、药学专业知识二和药学综合知识与技能的历年试卷中多次考到，因此，段老师建议大家一定要牢牢记住。

（二）钠通道阻滞剂

1. 性质特点
（1）奎尼丁
①奎尼丁是从金鸡纳树皮中提炼出来的生物碱，是抗疟药物奎宁的立体异构体。
②本品的结构中，喹啉环上氮原子碱性强，可制成硫酸盐、葡萄糖酸盐、聚半乳糖醛酸盐等，口服用药易吸收。
（2）普鲁卡因胺
本品是局麻药普鲁卡因经结构修饰得到的。

(3) 利多卡因

本品具有抗心律失常的作用和局部麻醉作用。

(4) 美西律

①本品临床应用与利多卡因相同,在结构上,美西律以醚键代替了利多卡因的酰胺键,稳定性更好。

②临床主要用于急、慢性心律失常。

③正常尿的 pH 由 5 增至 8 时,其血药浓度可显著升高,因此,用药时需经常测定尿 pH,并注意与影响尿的 pH 的药物合用时的相互作用。

④本品的中毒血药浓度与有效血药浓度相近,需要进行血药浓度监测。

(5) 普罗帕酮

①本品具有 R、S 两个旋光异构体,它们在药效和药动学方面存在着显著的差异。二者均有钠通道阻滞作用,但在阻断 β 受体方面,(S)-型异构体活性是 (R)-型的 100 倍。

②普罗帕酮的代谢物主要为 5-羟基普罗帕酮和 N-去丙基普罗帕酮,均具有生理活性。

2. 常用药物的化学结构

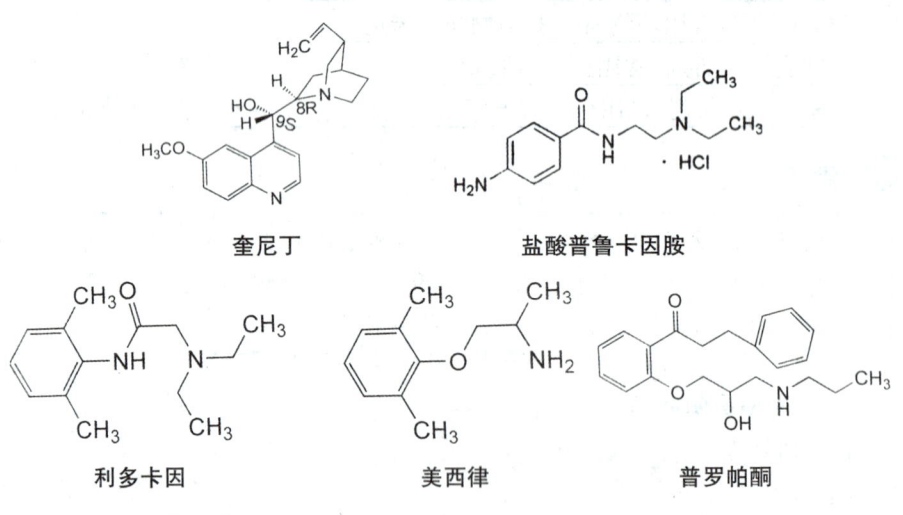

奎尼丁　　　　　盐酸普鲁卡因胺

利多卡因　　　美西律　　　普罗帕酮

(三) 钾通道阻滞剂

1. 性质特点

(1) 胺碘酮为钾通道阻滞剂,临床用于阵发性心房扑动或心房颤动,室上性心动过速及室性心律失常。

(2) 本品主要活性代谢物为 N-脱乙基胺碘酮。

（3）胺碘酮及其代谢物结构中含有碘原子，易于在体内产生积蓄，长期用药导致心律失常。

（4）胺碘酮结构与甲状腺素类似，含有碘原子，可影响甲状腺素代谢。

2.常用药物的化学结构

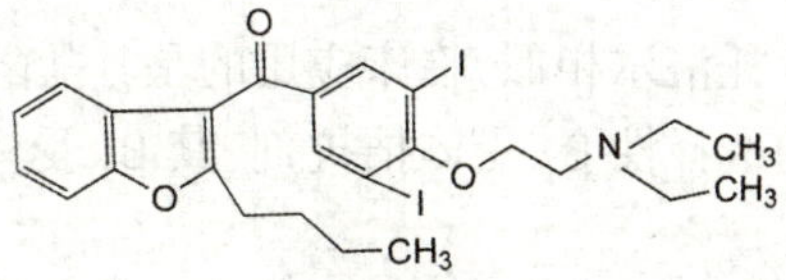

胺碘酮

（四）β 受体拮抗剂

1.概述

（1）基本结构

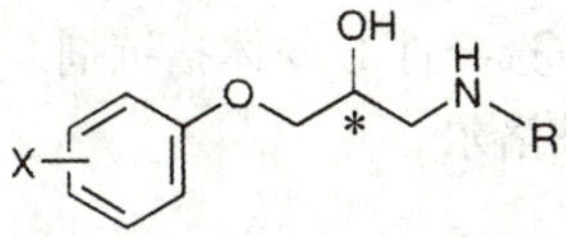

芳氧丙醇胺类 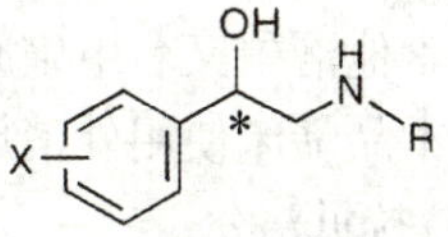　　　　苯乙醇胺类

①β 受体阻断剂药物分为两类基本结构，即芳氧丙醇胺类和苯乙醇胺类。侧链上均含有带羟基的手性中心，该羟基是关键的药效团。

②芳环部分可以是苯环、萘环、芳杂环或稠环等。

③苯环或其他芳环上不同位置带有不同取代基，氨基 N 上大多带有一个取代基。

（2）临床应用

β 受体阻断剂临床上主要用于治疗心律失常、心绞痛、高血压、心肌梗死等心血管疾病。

2.性质特点

（1）普萘洛尔

①本品属于芳氧丙醇胺类结构类型的药物，芳环为萘核。

②虽然普萘洛尔的(S)-异构体具有强效的 β 受体阻断作用，而(R)-异构体的阻断作用很弱，临床上仍应用其外消旋体。

③普萘洛尔游离碱的亲脂性较大，主要在肝脏代谢，故肝损害患者慎用。

④由于游离碱的高度脂溶性，易产生中枢效应，具有较强的抑制心肌收缩力和引起支气管痉挛及哮喘的副作用。

(2) 美托洛尔

①本品具有 4-甲氧乙基取代芳氧丙醇胺结构,为选择性的 $β_1$ 受体拮抗剂,但阻断 $β_2$ 受体的作用比普萘洛尔弱。

②美托洛尔又名倍他乐克,临床应用其酒石酸盐。

(3) 倍他洛尔

①本品的结构与美托洛尔相似,临床应用的是其盐酸盐。

②倍他洛尔为新的选择性 $β_1$ 受体拮抗剂,其 $β_1$ 受体阻断作用为普萘洛尔的 4 倍。

③该药脂溶性较大,口服后在胃肠道易于吸收,生物利用度较高,无首过效应,半衰期长达 14~22 小时。每天给药一次,可控制血压与心率达 24 小时。

(4) 比索洛尔

本品是一种高选择性的 $β_1$ 受体拮抗剂,对 $β_2$ 受体仅有很弱的亲和力。

(5) 索他洛尔

①索他洛尔又名甲磺胺心定,是一种强效非选择性 β 受体拮抗剂。

②本品临床使用外消旋体,但作用低于普萘洛尔。

(6) 拉贝洛尔

①拉贝洛尔又名柳安苄心定,具有 $α_1$、$β_1$ 和 $β_2$ 拮抗活性。

②本品分子结构中含有两个手性碳原子,4 个立体异构体,临床上使用的是外消旋体。

③其中,R,R 构型为地来洛尔,它的优点是不产生体位性高血压,曾单独开发为药物上市,但不久发现它有肝脏毒性而迅速从市场撤除。

3. 常用药物的化学结构

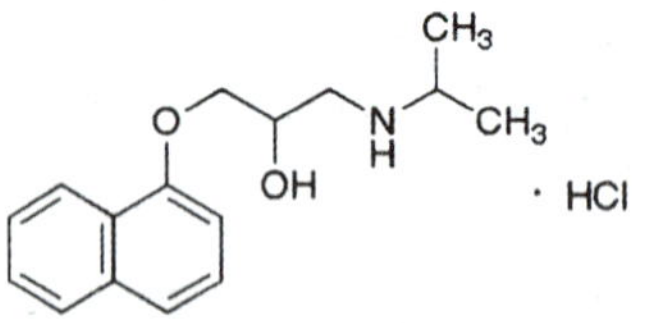

盐酸普萘洛尔

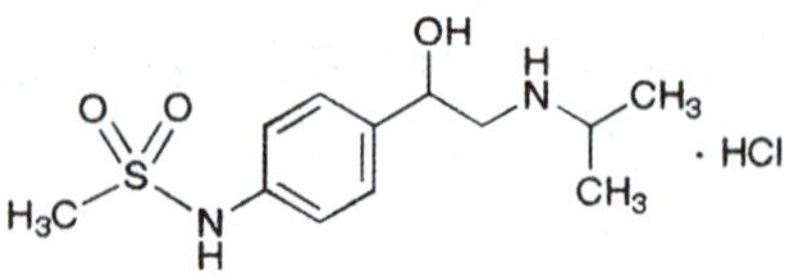

盐酸索他洛尔

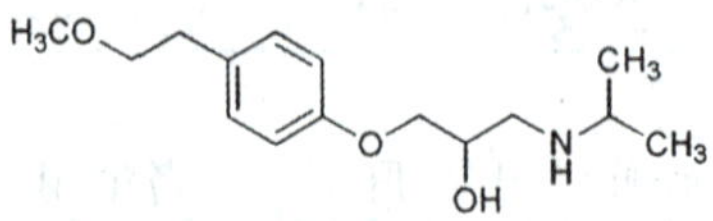

美托洛尔

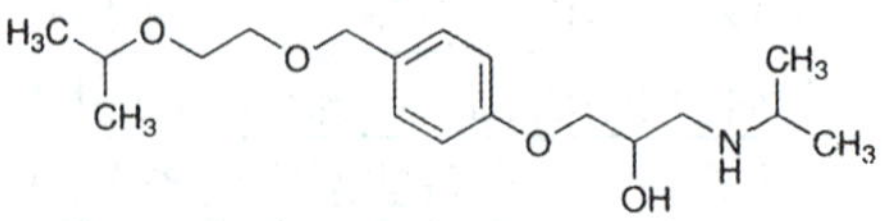

比索洛尔

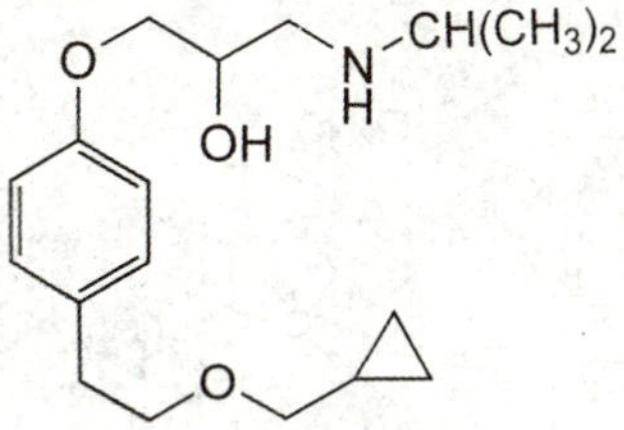

常用药物的结构特征与作用　第三章

倍他洛尔 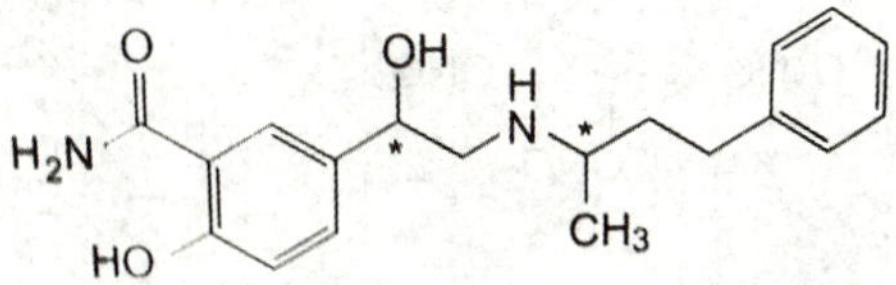　　　　　　　　　　拉贝洛尔

雷区

同学们请注意：β受体阻断剂属于高频考点的内容，尤其是普萘洛尔的性质特点和化学结构在试卷中多次考到，大家一定要小心。

要点 2　抗心绞痛药

(一)硝酸酯类

1. 概述

(1)临床上使用的药物主要有硝酸甘油、硝酸异山梨酯及其代谢产物单硝酸异山梨酯。

(2)硝酸酯类药物具有爆炸性，不宜以纯品形式放置和运输。

(3)硝酸酯类药物长期连续服用，具有耐受性。

2. 性质特点

(1)硝酸甘油

①硝酸甘油具有挥发性，导致损失，也能吸收水分子成塑胶状。

②本品舌下含服能通过口腔黏膜吸收，血药浓度很快达峰，1～2分钟起效，直接进入人体循环可避免首过效应。

③在肝脏代谢，硝酸甘油经谷胱甘肽还原酶还原为水溶性较高的1,2-二硝酸甘油酯、1,3-二硝酸甘油酯，均可经尿和胆汁排出体外，也有部分甘油进一步转化成糖原、蛋白质、脂质和核苷参与生理过程，还有部分甘油氧化为二氧化碳排出。

(2)硝酸异山梨酯

①硝酸异山梨酯有稳定型和不稳定型两种，药用为稳定型。

②硝酸异山梨酯被代谢为2-单硝酸异山梨酯和5-硝酸异山梨酯，由于硝酸异山梨酯为二硝酸酯，脂溶性大，易透过血-脑屏障，有头痛的不良作用。现将5-单硝酸异山梨酯开发为半衰期长、水溶性增大、副作用降低的抗心绞痛药。

3. 常用药物的化学结构

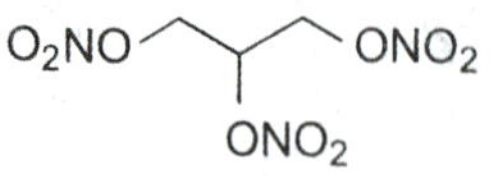

硝酸甘油 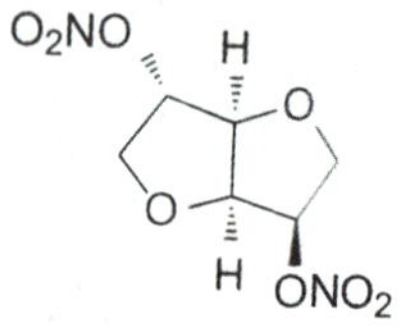　　　硝酸异山梨酯 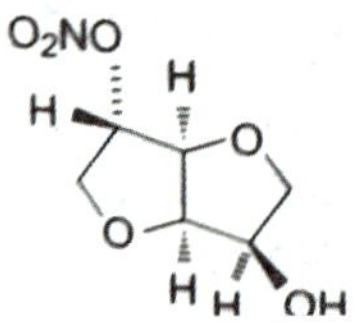　　　单硝酸异山梨酯

(二)钙通道阻滞剂

1. 分类

(1)二氢吡啶类:常用药物有硝苯地平、尼群地平、非洛地平和氨氯地平。

(2)芳烷基胺类:常用药物有维拉帕米。

(3)苯硫氮䓬类:常用药物有地尔硫䓬。

(4)三苯哌嗪类:常用药物有桂利嗪。

2. 1,4-二氢吡啶类

(1)概述

①基本结构

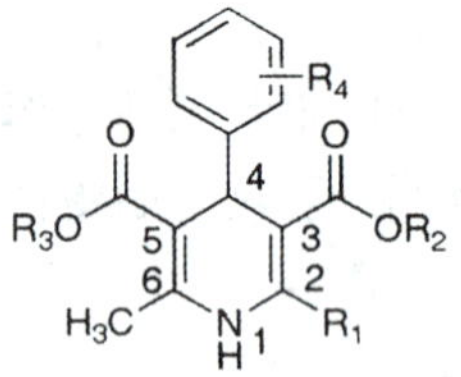

1,4-二氢吡啶环是该类药物的必需药效团,且 N1 上不宜带有取代基,6 位为甲基取代,C4 位常为苯环,3,5 位存在羧酸酯的药效团,不同的羧酸酯结构在体内的代谢速度和部位都有较大的区别。

②稳定性

该类药物遇光极不稳定,分子内部发生光催化的歧化反应,降解产生硝基苯吡啶衍生物和亚硝基苯吡啶衍生物。亚硝基苯吡啶衍生物对人体极为有害,故在生产、贮存过程中均应注意避光。

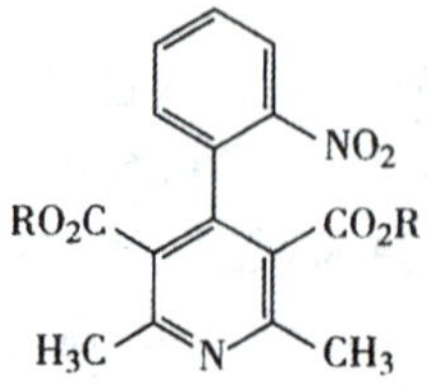

硝基苯吡啶衍生物 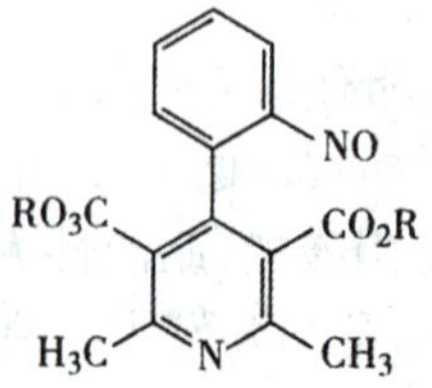　　　亚硝基苯吡啶衍生物

③葡萄柚汁的影响

该类药物与葡萄柚汁一起服用时,会产生药物-食物相互作用,导致其体内浓度增加,这种相互作用的机制可能是由于存在于柚汁中的黄酮类和香豆素类化合物抑制了肠内的 CYP450 酶,减慢了该类药物的代谢速度。

④临床应用

1,4-二氢吡啶类临床主要用于治疗冠心病、高血压、心绞痛。

(2)性质特点

①硝苯地平为对称结构的二氢吡啶类药物,无手性碳原子。硝苯地平在体内的代谢物均无活性,80%由肾脏排泄。

②尼群地平为 1,4-二氢吡啶环上所连接的两个羧酸酯的结构不同,使其 4 位碳原子具手性。目前临床用外消旋体。

③非洛地平为选择性钙离子拮抗药,主要抑制小动脉平滑肌细胞外钙的内流,选择性扩张小动脉,对静脉无此作用,不引起体位性低血压;对心肌亦无明显抑制作用。

④氨氯地平与其他二氢吡啶类钙通道阻滞剂不同,氨氯地平分子中的 1,4-二氢吡啶环的 2 位甲基被 2-氨基乙氧基甲基取代,3,5 位羧酸酯的结构不同,因而 4 位碳原子具手性,可产生两个光学异构体,临床用外消旋体和左旋体。本品的吸收不受食物影响,血药浓度稳定。

⑤尼莫地平容易通过血-脑屏障而作用于脑血管及神经细胞,选择性扩张脑血管,在增加脑血流量的同时不影响脑代谢。临床用于预防和治疗蛛网膜下出血后脑血管痉挛所致的缺血性神经障碍、高血压和偏头痛等。

(3)常用药物的化学结构

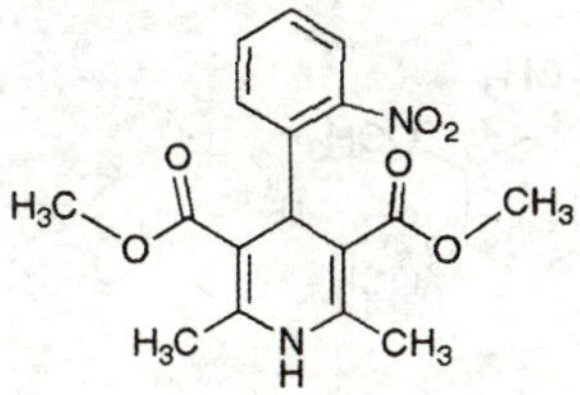

硝苯地平

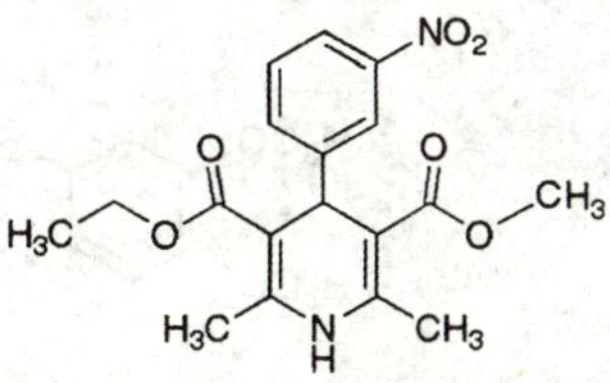

尼群地平

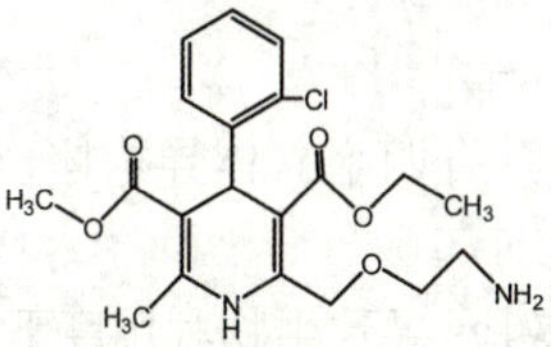

氨氯地平

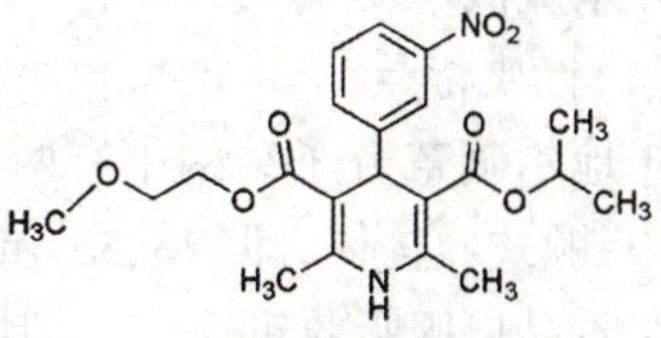

尼莫地平

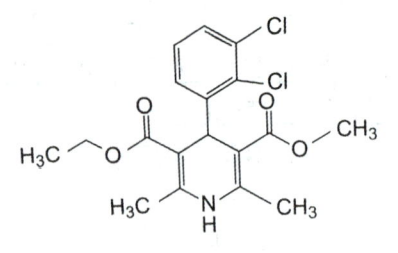

非洛地平

雷 区

同学们请注意:1,4-二氢吡啶类钙通道阻滞剂属于高频考点的内容,尤其是该类药物的基本结构、稳定性在试卷中多次出题,在考试中,竟然给出化学结构,让找出哪一个是手性碳,这个知识点在文都"零基础班—有机化学部分"已经详细给大家讲解。因此,段老师建议大家一定要掌握1,4-二氢吡啶类钙通道阻滞剂的相关考点。

3.芳烷基胺类
(1)性质特点
①维拉帕米分子中含有手性碳原子,临床用外消旋体。
②本品呈弱酸性,化学稳定性良好,不管在加热、光化学降解条件,还是酸、碱水溶液,稳定性好。
③维拉帕米口服吸收后,因含有甲胺结构,经肝脏代谢为 N-脱甲基化合物。
(2)常用药物的化学结构

维拉帕米

4.苯硫氮䓬类
(1)性质特点
①地尔硫䓬分子结构中有两个手性碳原子,具有四个立体异构体,临床仅用其 D-顺式异构体,即($2S$、$3S$)异构体。
②本品口服吸收迅速完全,但有较高的首过效应,导致生物利用度下降。
③地尔硫䓬是一高选择性的钙通道阻滞剂,临床用于治疗冠心病中各型心

绞痛,也有减缓心率的作用。长期服用,无耐药性或明显副作用。

(2) 体内代谢

地尔硫䓬的主要代谢途径为去乙酰基、N-脱甲基和 O-脱甲基化。

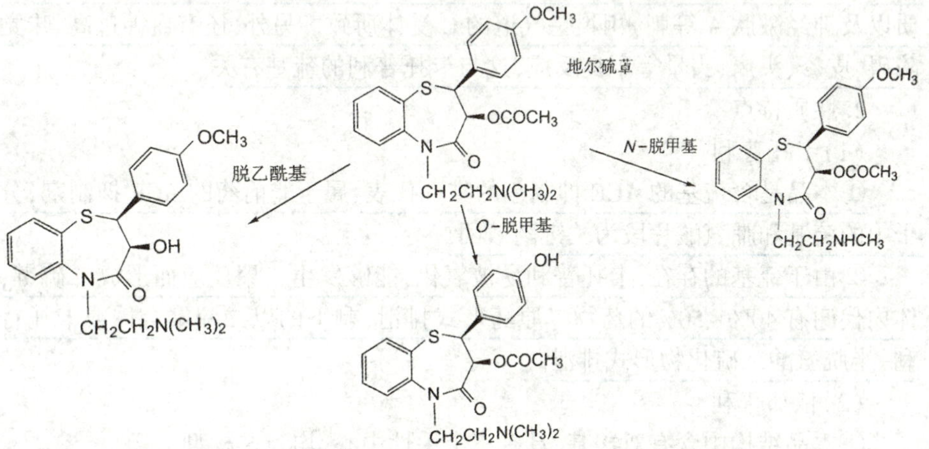

地尔硫䓬体内代谢途径

5. 三苯哌嗪类

(1) 桂利嗪属于三苯哌嗪类钙通道阻滞剂,临床用于脑血管障碍、脑栓塞、脑动脉硬化症。

(2) 常用药物的化学结构

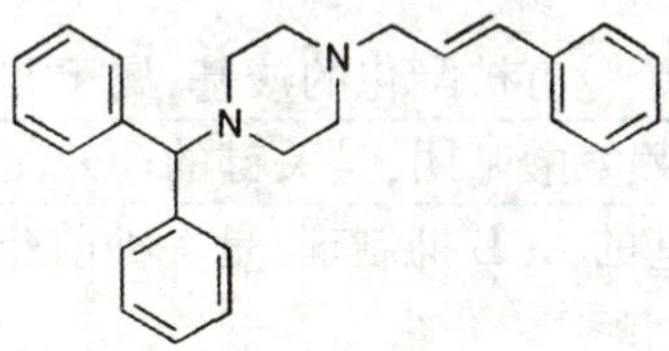

桂利嗪

> **要点 3** 抗高血压药

(一) 血管紧张素转换酶(ACE)抑制剂

1. 概述

(1) 临床应用

ACE 抑制剂特别适用于患有充血性心力衰竭、左心室功能紊乱或糖尿病的高血压患者。ACE 抑制剂能引起动脉和静脉的扩张,不仅能降低血压,且对患有 CHF 的患者的前、后负荷都有较好的效果。

（2）不良反应

ACE 抑制剂的最主要的副作用是引起干咳,是由于在抑制血管紧张素转换酶的同时也阻断了缓激肽的分解,增加呼吸道平滑肌分泌前列腺素、慢反应物质以及神经激肽 A 等刺激咽喉-气道的 C 受体所致。另外,还有血钾过高、味觉障碍、皮疹、头痛、头晕等不良反应,这与卡托普利的巯基有关。

2. 性质特点

（1）卡托普利

①本品是含巯基的 ACE 抑制剂的唯一代表,属于非前药的 ACE 抑制剂,分子中的巯基和脯氨酸片段为关键药效团。

②由于巯基的存在,卡托普利易被氧化,能够发生二聚反应而形成二硫键,体内代谢有 40%～50% 的药物以原药形式排泄,剩下的以二巯聚合体或卡托普利-半胱氨酸二硫化物形式排泄。

（2）依那普利

①本品结构中含有双羧基,具有三个手性中心,均为 S-构型。

②依那普利是一种长效的血管紧张素转化酶抑制剂,属于前体药物,口服给药后在体内水解代谢为依那普利拉。

③依那普利拉在小肠内,仲胺易被离子化,与邻近的羧基形成两性离子,导致其亲脂性降低和较低的口服生物利用度,口服吸收极差,只能静脉注射给药。而依那普利在体内主要以非离子形式存在,故口服较好。

（3）赖诺普利

①本品结构中具有两个没有被酯化的羧基,属于非前药的 ACE 抑制剂。

②结构中含有碱性的赖氨酸基团,是关键的药效团。

（4）贝那普利是双羧基的 ACE 抑制剂,是一种前药,水解后才具有活性。

（5）福辛普利

①本品的结构中含有磷酰基。

②福辛普利在体内水解成福辛普利拉,由于福辛普利拉具有强疏水性和弱口服活性,其前药福辛普利包含一个酰氧基烷基,使福辛普利具有较好的脂溶性,同时也能提高其生物利用度。

（6）雷米普利

①本品结构中含有骈合双环。

②与贝那普利相同,也是含有双羧基的 ACE 抑制剂,是一种前药。

3. 常用药物的化学结构

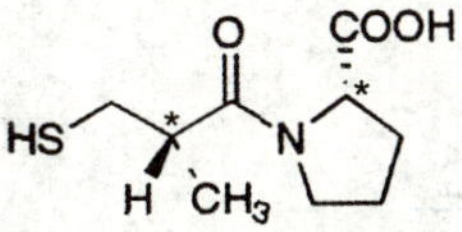

卡托普利

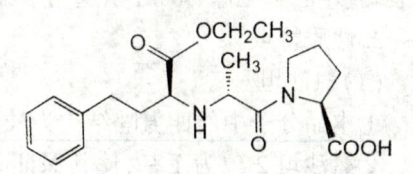

依那普利

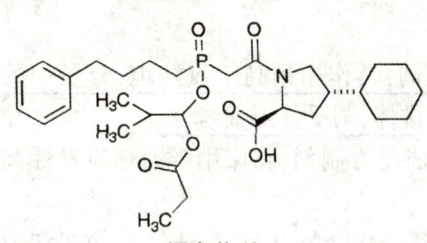

福辛普利

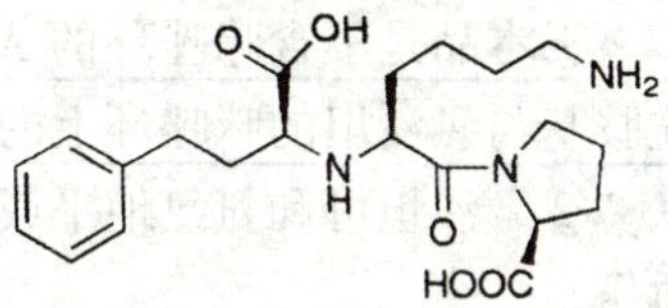

赖诺普利

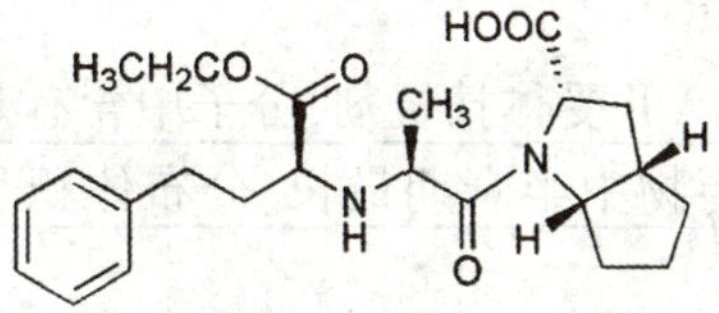

雷米普利

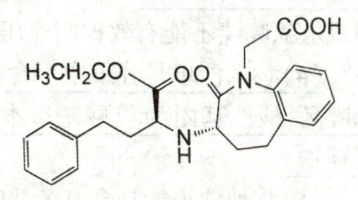

贝那普利

雷 区

> 同学们请注意：血管紧张素转换酶（ACE）抑制剂属于高频考点的内容，尤其是不良反应在药学专业知识一、药学专业知识二和药学综合知识与技能的历年试卷中多次考到，常用具体药物的化学结构在考试中多以B型题出题，因此，段老师建议大家一定要牢牢记住该类药物的相关考点。

（二）血管紧张素Ⅱ受体拮抗剂

1. 概述

（1）基本结构

该类药物含有酸性基团的联苯结构，酸性基团可以为四氮唑环也可以是羧基，在联苯的一端连有咪唑环或可视为咪唑环的开环衍生物，咪唑环或开环的结构上都连有相应的药效基团。

（2）与 ACE 抑制剂相比，无干咳的副作用。

（3）临床用于高血压治疗，尤其适用于伴有糖尿病肾病、蛋白尿、冠心病、心力衰竭、左心室肥厚、ACEI 引起的咳嗽者。

2. 性质特点

（1）氯沙坦

①本品分子中的四氮唑结构为酸性基团，能与钾成盐。

②氯沙坦 2 位为丁基，使其保证必要的脂溶性和疏水性，5 位为羟甲基，在体内代谢氧化成甲酸衍生物。

（2）缬沙坦

①本品是不含咪唑环的 AⅡ受体拮抗剂，其作用稍高于氯沙坦，分子中的酰胺基与氯沙坦的咪唑环上的 N 为电子等排体，与受体形成氢键。

②缬沙坦可和氨氯地平或氢氯噻嗪组成复方制剂，临床用于治疗原发性高血压。

（3）厄贝沙坦为缺乏氯沙坦中羟基的螺环化合物，但与受体结合的亲和力却是氯沙坦的 10 倍。厄贝沙坦也可与氢氯噻嗪组成复方用于治疗单用厄贝沙坦或氢氯噻嗪不能有效控制血压的患者。

（4）替米沙坦是分子中不含四氮唑基的 AⅡ受体拮抗剂，分子中含有苯并咪唑环，酸性基团为羧酸基。本品是该类药物中半衰期最长、分布体积最大的药物。

（5）坎地沙坦酯是含有苯并咪唑环的 AⅡ受体拮抗剂，是一个前药，在体内迅速并完全地代谢成活性化合物坎地沙坦。

3. 常用药物的化学结构

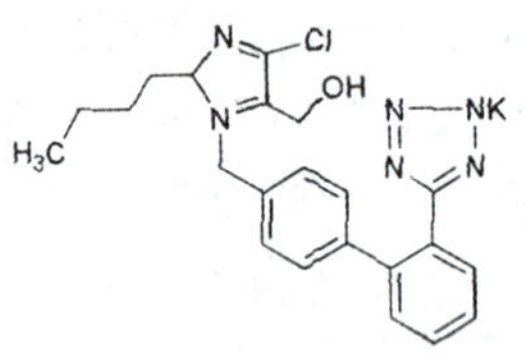

氯沙坦钾 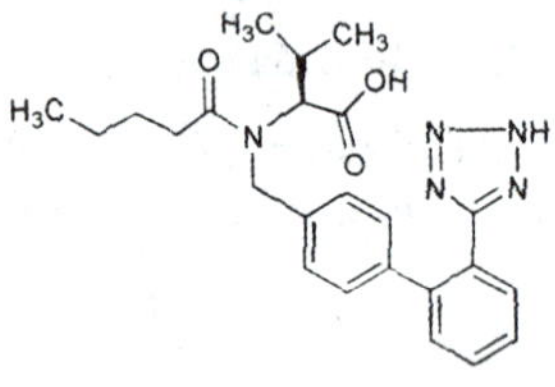　　　　　　缬沙坦 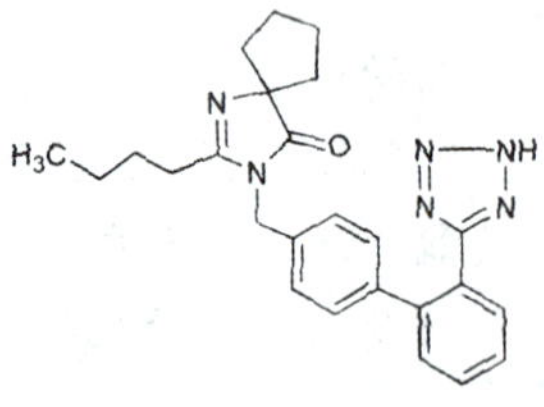　　　　　　厄贝沙坦

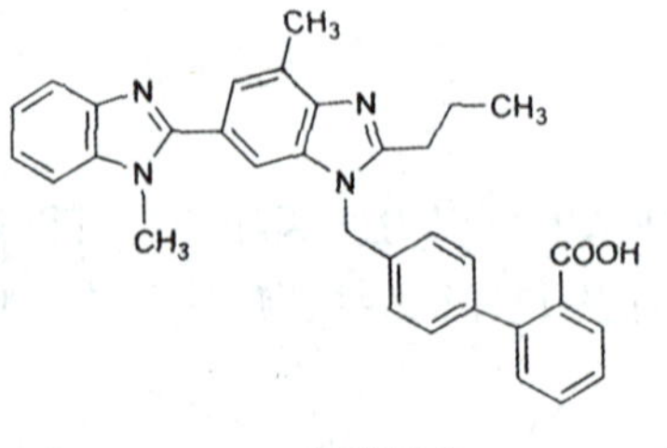

替米沙坦 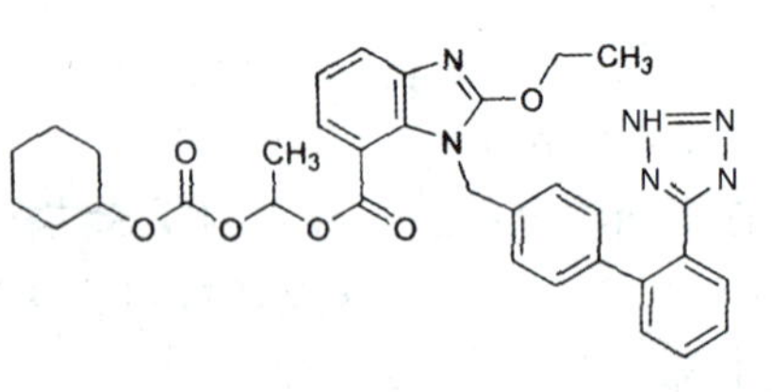　　　　　　坎地沙坦酯

要点 4 调节血脂药

(一) 羟甲戊二酰辅酶 A 还原酶(HMG-CoA 还原酶)抑制剂

1. 概述

(1)构效关系

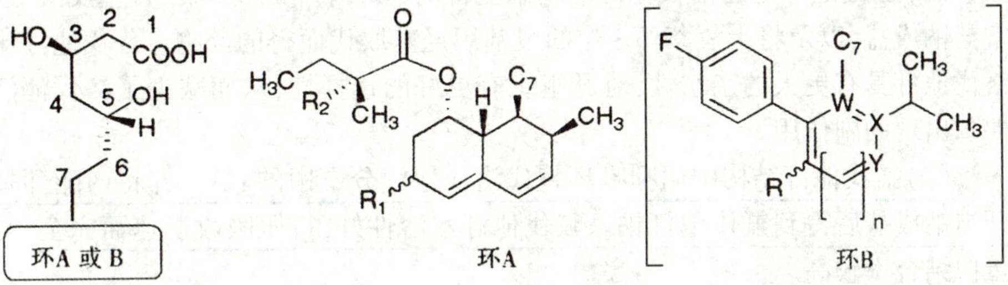

①3,5-二羟基羧酸是产生酶抑制活性的必需结构,含有内酯的化合物须经水解才能起效,可看作前体药物。且3,5-二羟基的绝对构型对产生药效有至关重要的作用。

②环 A 部分的十氢化萘环与酶活性部位结合是必需的,若以环己烷基取代则活性降低 10000 倍。环 B 部分的 W、X、Y 可为碳或氮,n 为 0 或 1。

(2)不良反应

他汀类药物会引起肌肉疼痛或横纹肌溶解的副作用,曾开发的西立伐他汀由于引起危及生命的横纹肌溶解而迅速撤出市场。

(3)分类

①天然的药物:常用的药物有洛伐他汀。

②半合成改造药物:常用的药物有辛伐他汀和普伐他汀。

③人工全合成药物:常用的药物有氟伐他汀、阿托伐他汀、瑞舒伐他汀。

(4)临床应用

临床用于治疗高胆固醇血症和混合型高脂血症,也可用于缺血性脑卒中的防治。

2. 性质特点

(1)洛伐他汀

①本品是天然的 HMG-CoA 还原酶抑制剂,但由于分子中是内酯结构,体外无效,需进入体内后分子中的羟基内酯结构水解为 3,5-二羟基戊酸才表现出活性。

②洛伐他汀有 8 个手性中心,若改变手性中心的构型,将导致活性降低。

③洛伐他汀可竞争性抑制 HMG-CoA 还原酶,选择性高,能显著降低 LDL

水平,并能提高血浆中 HDL 水平。

(2)辛伐他汀是在洛伐他汀十氢萘环的侧链上改造得到的药物,与洛伐他汀相比,仅在于十氢萘环侧链上多一个甲基取代基,亲脂性和活性略有提高。

(3)普伐他汀是在洛伐他汀的基础上将内酯环开环成 3,5-二羟基戊酸,通常与钠成盐,以及将十氢萘环 3 位的甲基用羟基取代而得的药物。普伐他汀比洛伐他汀具有更大的亲水性,对肝组织有更好的选择性,从而减少了洛伐他汀偶尔出现的副作用。

(4)氟伐他汀结构中用吲哚环替代洛伐他汀分子中的双环,并将内酯环打开与钠成盐后得到氟伐他汀钠。氟伐他汀水溶性好,口服吸收迅速而完全,与蛋白结合率较高。

(5)阿托伐他汀结构中用吡咯环替代洛伐他汀分子中的双环,具有开环的二羟基戊酸侧链。

(6)瑞舒伐他汀分子中的双环部分改成了多取代的嘧啶环,本品临床用于经饮食控制和其他非药物治疗仍不能适当控制血脂异常的原发性高胆固醇血症或混合型血脂异常症。

3.常用药物的化学结构

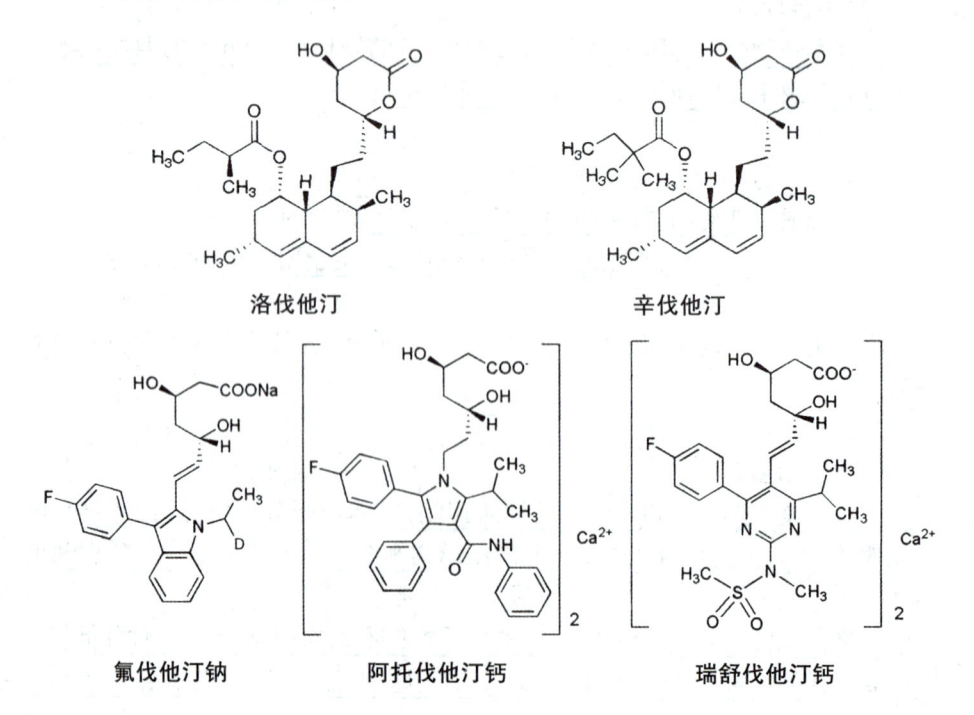

洛伐他汀　　　　　辛伐他汀

氟伐他汀钠　　　阿托伐他汀钙　　　瑞舒伐他汀钙

(二) 苯氧乙酸类药物

1. 概述

(1) 基本结构：异丁酸结构是产生活性的重要基团，异丁酸的羧基既可以游离的形式存在，也可以酯的形式存在。

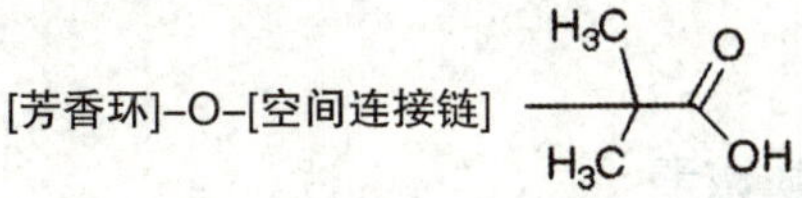

[芳香环]-O-[空间连接链]-C(CH₃)₂-COOH

(2) 临床应用

该类药物主要降低甘油三酯，此类药物可明显的降低 VLDL 并可调节性的升高 HDL 的水平及改变 LDL 的浓度。

2. 性质特点

(1) 氯贝丁酯是第一个临床应用的苯氧乙酸类药物，为前体药物，在体内转化为氯贝丁酸而产生作用。但本品长期使用的不良反应较多，如致心律失常作用，使胆囊炎、胆结石和肿瘤发病率增加，故目前临床上已少用。

(2) 非诺贝特

①与氯贝丁酯相比，非诺贝特是异丙酯，分子中苯环的 4 位是 4-氯苯甲酰基。

②非诺贝特的脂溶性略大，在体内迅速代谢成非诺贝特酸而起降血脂作用。具有明显的降低胆固醇、三酰甘油和升高 HDL 的作用。

(3) 吉非罗齐为非卤代的苯氧戊酸衍生物，特点是能显著降低甘油三酯和总胆固醇。

(4) 苯扎贝特降低甘油三酯的作用比降低胆固醇的作用强，也可升高 HDL，还可降低血纤维蛋白原。

3. 常用药物的化学结构

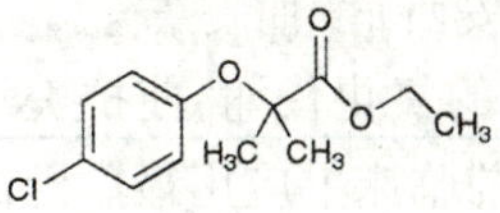

氯贝丁酯

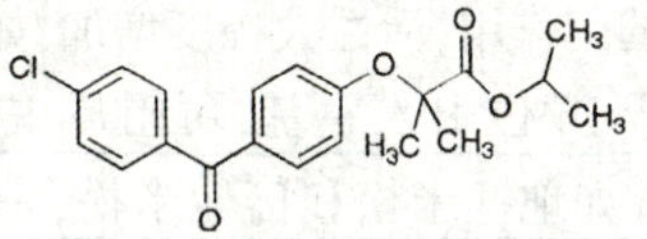

非诺贝特

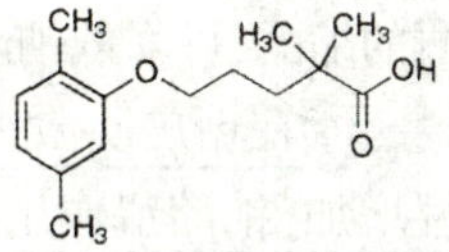

吉非罗齐

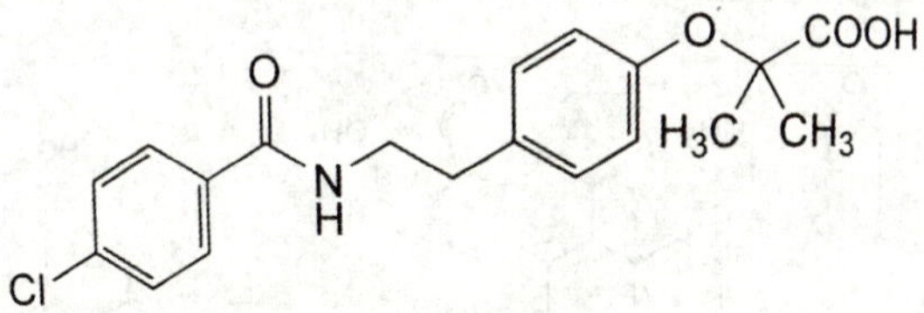

苯扎贝特

第六节 内分泌系统疾病用药

要点 1 甾体激素类

(一) 肾上腺糖皮质激素

1. 概述

(1) 基本结构

该类药物具有孕甾烷母核,含有 Δ^4-3,20-二酮和 11,17α,21-三羟基孕甾烷。其特征为若在 17 位带有羟基时为糖皮质激素,无羟基时为盐皮质激素。

(2) 临床应用

盐皮质激素临床应用很少,糖皮质激素的作用十分广泛,有强大的抗炎和免疫抑制作用。

2. 糖皮质激素

(1) 构效关系

①天然存在的糖皮质激素是可的松和氢化可的松。将氢化可的松 21-OH 用醋酸进行酯化可制备一系列前药,如醋酸氢化可的松等,该前药提高脂溶性和增强了药效,延长了作用时间。

②在可的松和氢化可的松的 1 位增加双键,得到泼尼松和氢化泼尼松,增加了与受体的亲和力,使其抗炎活性增强,副作用较少。

③在糖皮质激素的 9α-位引入氟原子、C16 引入羟基并与 C17 α-羟基制成丙酮的缩酮,可降低钠潴留的副作用,活性大幅度增加,如曲安西龙、曲安奈德。

④在糖皮质激素分子 16 位引入甲基,可阻碍 17 位的氧化代谢,使抗炎活性增强,钠潴留作用减少,如地塞米松和倍他米松,是目前临床上应用最广泛的强效皮质激素。

(2) 常用药物的化学结构

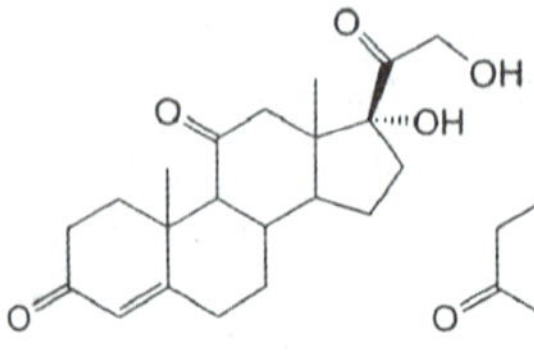

可的松 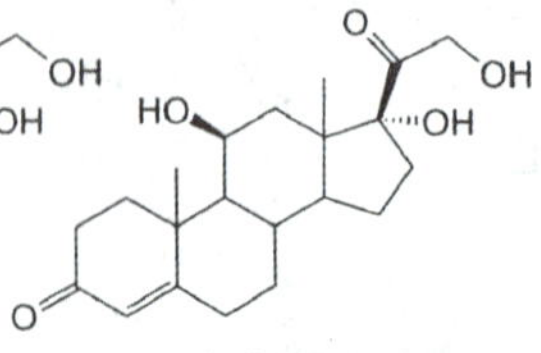　　　　氢化可的松 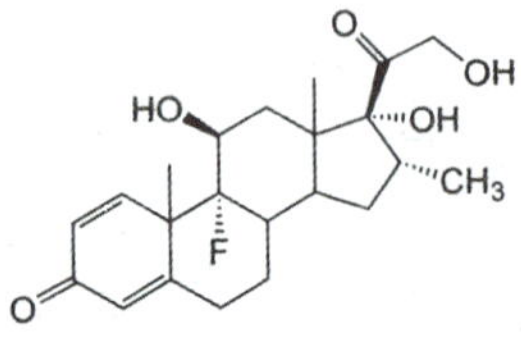　　　　地塞米松

醋酸氢化可的松

倍他米松

泼尼松

曲安西龙

氢化泼尼松

曲安奈德

(二) 雌激素

1. 基本结构

雌激素在化学结构上属于雌甾烷类,A 环为芳香环,无 19-甲基,3 位带有酚羟基,17 位带有羟基或羰基。

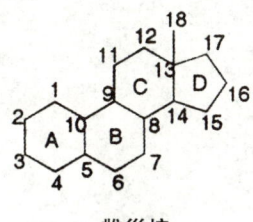

雌甾烷

2. 构效关系

(1) 天然的雌激素有雌二醇、雌酮和雌三醇。天然雌激素在肠道大部分被微生物降解,虽有少量在肠道可被迅速吸收,但在肝脏又被迅速代谢。所以口服几乎无效。

(2) 将雌二醇的 3 位和 17β 位羟基酯化,得到前药苯甲酸雌二醇和戊酸雌二醇,延长了作用时间。

(3) 在雌二醇的 17α 位引入乙炔基,得到了口服有效的炔雌醇。

（4）将炔雌醇的 3 位羟基醚化，提高了 A 环的代谢稳定性，得到尼尔雌醇（Nilestriol），是可口服的长效雌激素。

3. 常用药物的化学结构

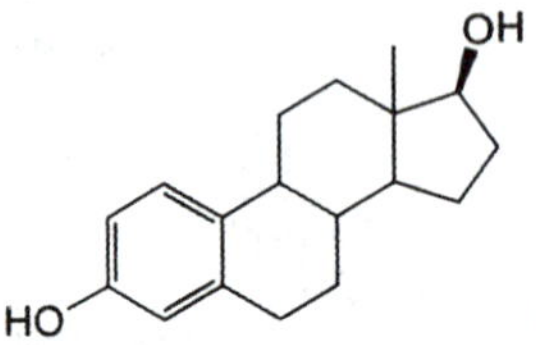

雌二醇

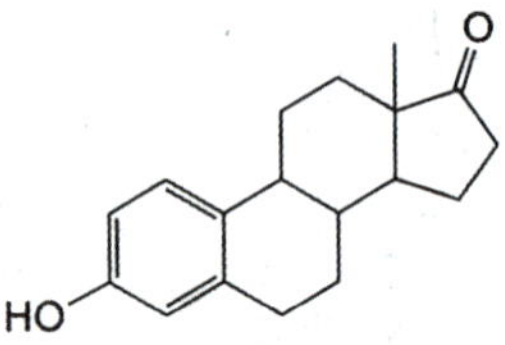

雌酮

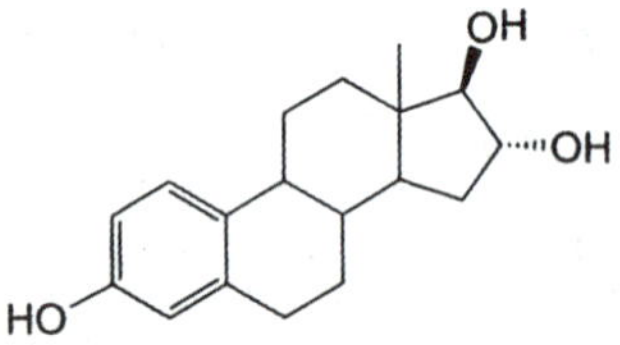

雌三醇

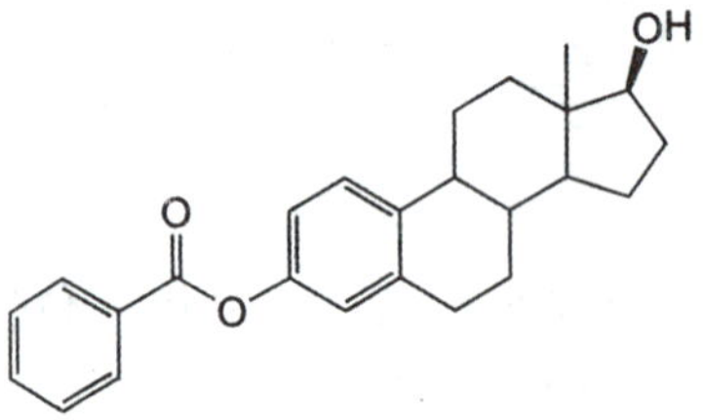

苯甲酸雌二醇

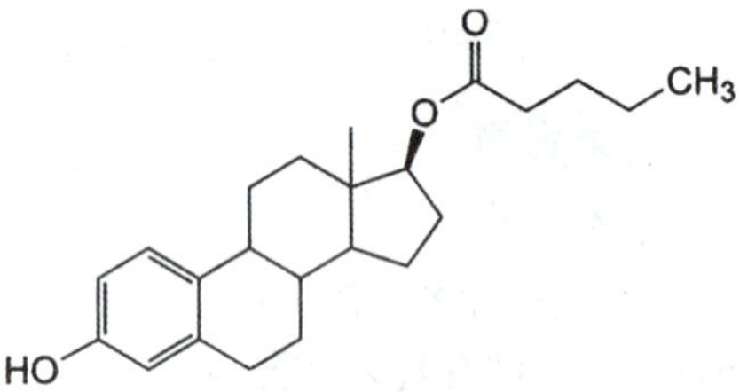

戊酸雌二醇

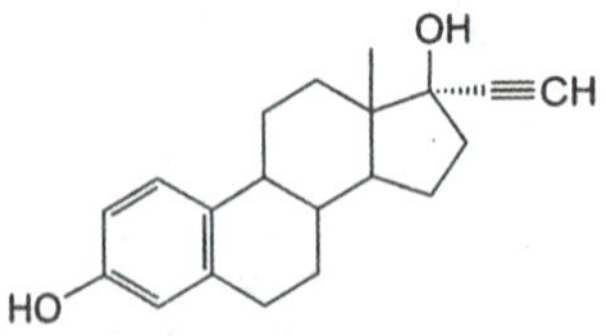

炔雌醇

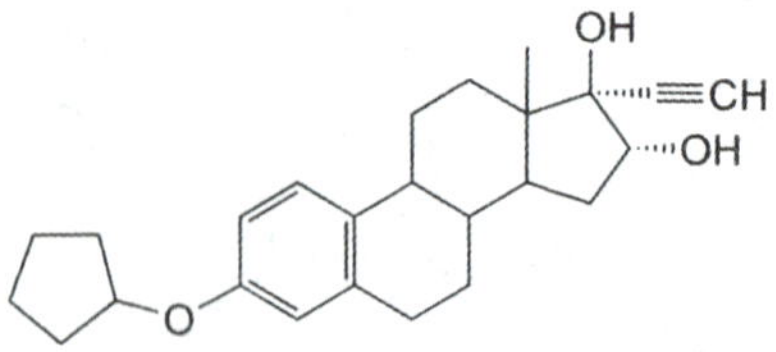

尼尔雌醇

(三) 孕激素

1. 基本结构

孕激素在化学结构上属于孕甾烷类，其结构为 Δ^4-3,20-二酮孕甾烷。

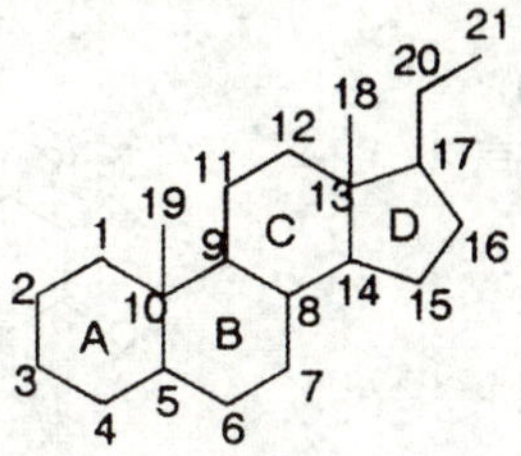

孕甾烷

2. 构效关系

(1) 黄体酮是天然的孕激素,口服后被肝脏迅速代谢失活,故只能肌内注射油剂或使用栓剂。

(2) 在黄体酮的 6 位引入双键、卤素或甲基及 17 位酯化,得到口服有效的醋酸甲羟孕酮、醋酸甲地孕酮等,可大大地延长体内半衰期。

(3) 在睾酮的结构中引入 17α-乙炔基,并去除 19-CH$_3$ 得到可口服的孕激素——炔诺酮。在炔诺酮的 18 位延长一个甲基得到炔诺孕酮,活性比炔诺酮增强 10 倍以上,其右旋体是无效的,左旋体才具有活性,称左炔诺孕酮。炔诺酮和左炔诺孕酮组成的复方制剂,用于避孕药。

3. 常用药物的化学结构

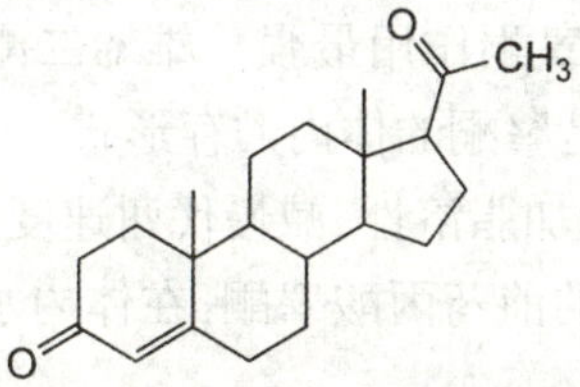

黄体酮

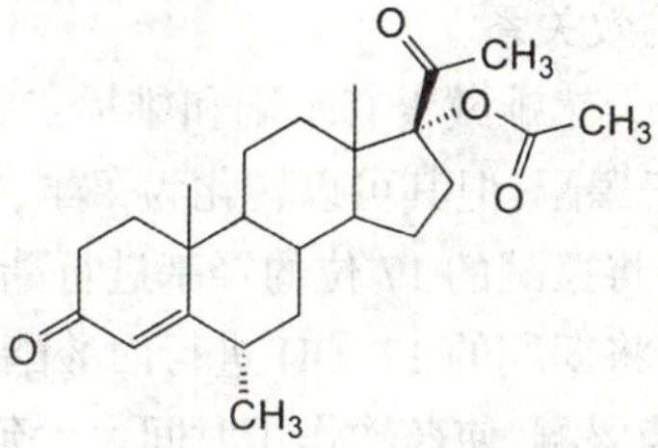

醋酸甲羟孕酮

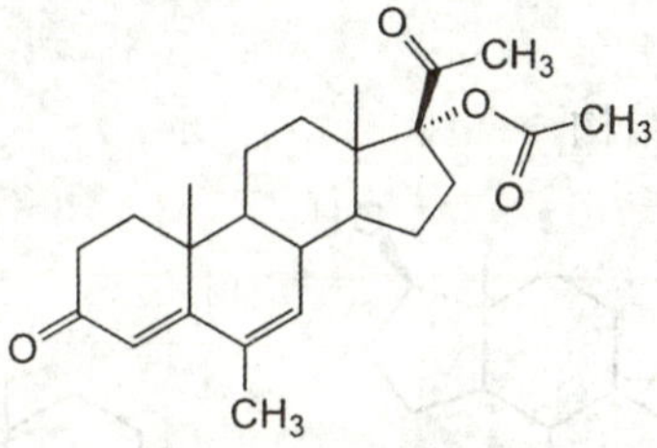

醋酸甲地孕酮

炔诺酮　　　　　　　　　　左炔诺孕酮

(四) 雄激素

1. 基本结构

雄激素的化学结构为雄甾烷类,3 位和 17 位带有羟基或羰基。

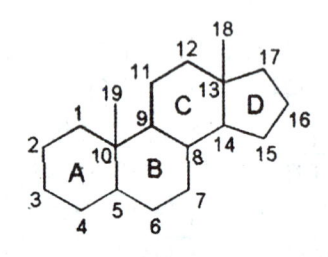

雄甾烷

2. 构效关系

(1) 天然雄激素有睾酮和雄烯二酮,其中睾酮作用最强。雄烯二酮的活性远远低于睾酮,但其可以转化为睾酮,被认为是睾酮的体内贮存形式。

(2) 将睾酮的 17 位的羟基进行酯化,可增加脂溶性,减慢代谢速度。

(3) 将睾酮的 17-OH 进行丙酸酯化制成的前药丙酸睾酮,在体内水解并释放出原药睾酮,使药物作用时间大大延长。

(4) 在睾酮的 17α 位引入甲基,增大 17 位的代谢位阻,得到可口服的甲睾酮,可以增加稳定性。

3. 常用药物的化学结构

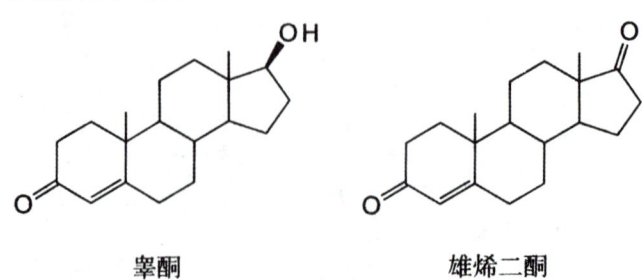

睾酮　　　　　　　　　　雄烯二酮

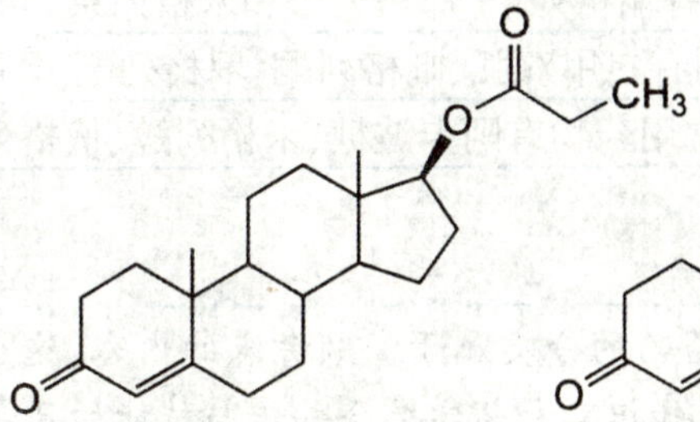

丙酸睾酮 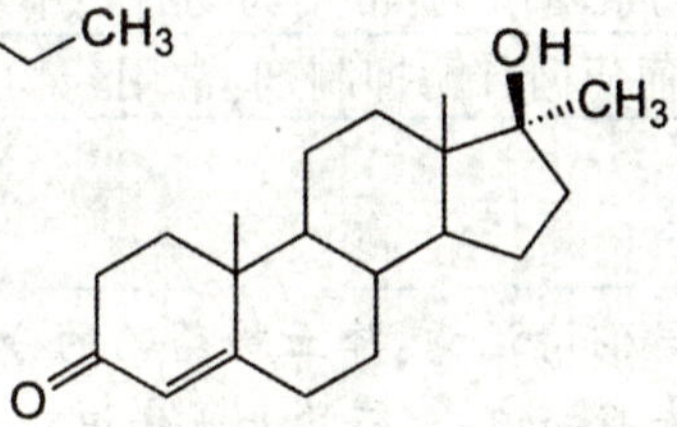　　　　　　　甲睾酮

(五) 蛋白同化激素

1. 构效关系

(1) 将睾酮19位甲基去除,得到苯丙酸诺龙,可显著降低雄性激素作用,提高蛋白同化作用。

(2) 对睾酮的A环进行结构修饰,2位引入羟甲烯基,17α位引入甲基,得到更强效的口服蛋白同化激素羟甲烯龙。

(3) 在睾酮的A环并上吡唑环,17α位引入甲基得到司坦唑醇。

2. 常用药物的化学结构

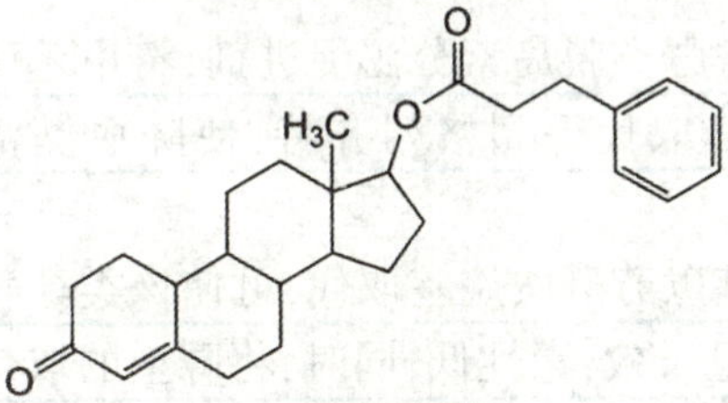

苯丙酸诺龙 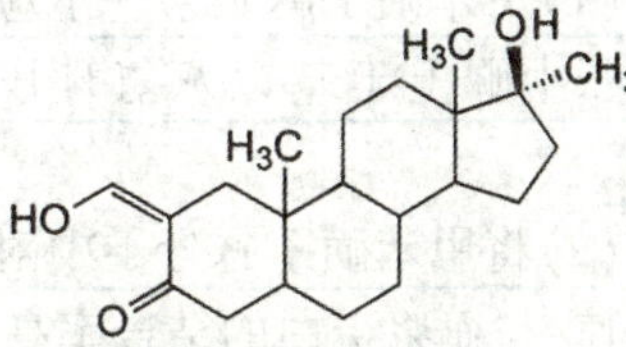　　　　　　　羟甲烯龙

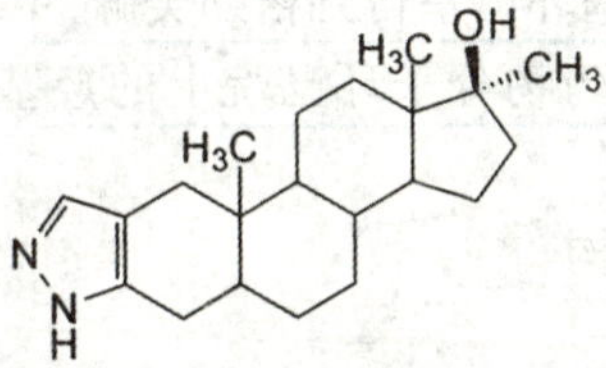

司坦唑醇

要点 2　降血糖药

(一) 分类

1. 胰岛素分泌促进剂

(1) 磺酰脲类:常用药物有甲苯磺丁脲、格列本脲、格列吡嗪和格列喹酮。

141

(2)非磺酰脲类：常用药物有瑞格列奈、那格列奈和米格列奈。
2.胰岛素增敏剂：常用药物有二甲双胍、吡格列酮、罗格列酮。
3.α-葡萄糖苷酶抑制剂：常用药物有阿卡波糖、米格列醇、伏格列波糖。

雷 区

> 同学们请注意：降血糖药物的分类属于高频考点的内容，这个知识点在药学专业知识一、药学专业知识二和药学综合知识与技能的历年试卷中多次考到，大家一定要小心。

（二）磺酰脲类胰岛素分泌促进剂

1.基本结构　该类药物具有苯磺酰脲的结构。

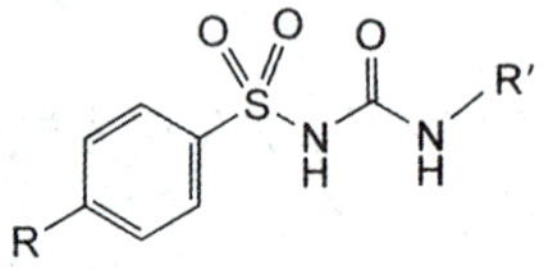

磺酰脲类基本结构

2.性质特点

(1)甲苯磺丁脲是第一个应用的磺酰脲类胰岛素分泌促进剂，将甲苯磺丁脲分子中脲上丁基以八氢环戊烷并吡咯取代得到格列齐特，使降血糖活性增加。

(2)将甲苯磺丁脲分子中对位的甲基以芳酰胺烷基取代，可使该类药物吸收迅速，与血浆蛋白的结合率高，作用强且长效，毒性低，同时，将脲上的取代基更换为环己基，有显著的降血糖活性，如格列本脲、格列吡嗪和格列喹酮。

(3)将脲上取代为甲基环己基得到格列美脲，甲基处在环己烷的平伏键上，阻碍了像格列喹酮等其他药物分子环己烷上的羟基化反应，故具有高效、长效降血糖作用。

3.常用药物的化学结构

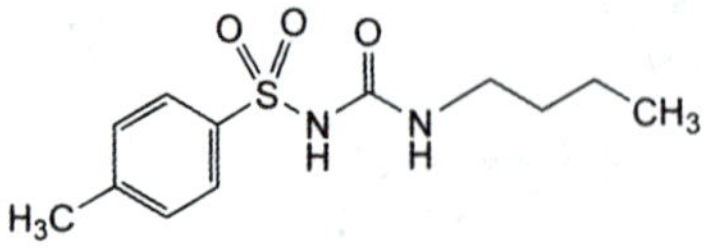

甲苯磺丁脲 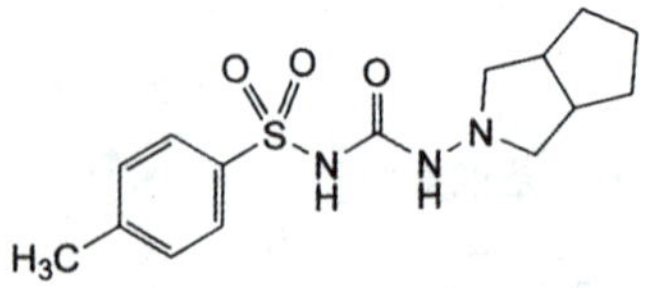　　　　　　　　　格列齐特

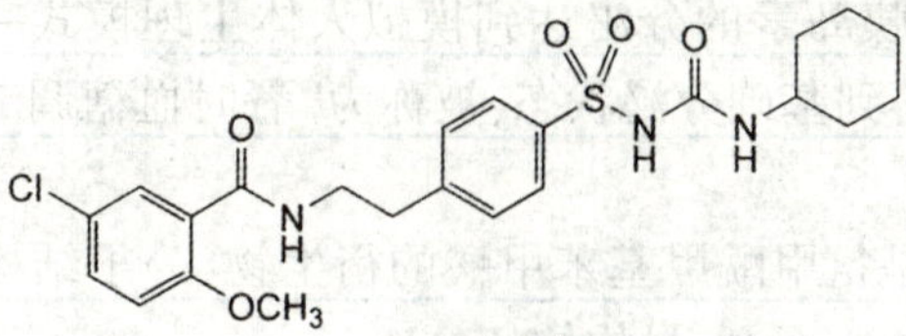

格列本脲

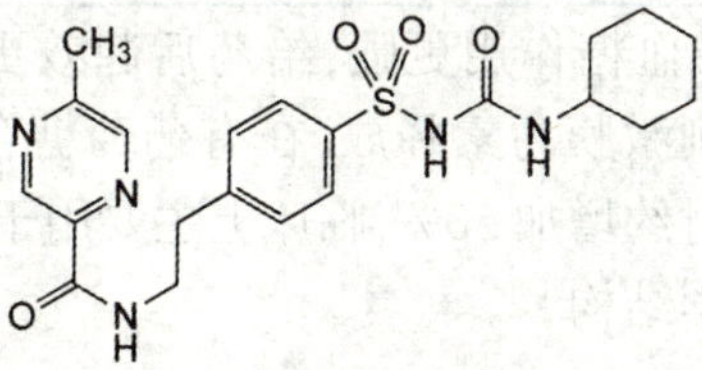

格列吡嗪

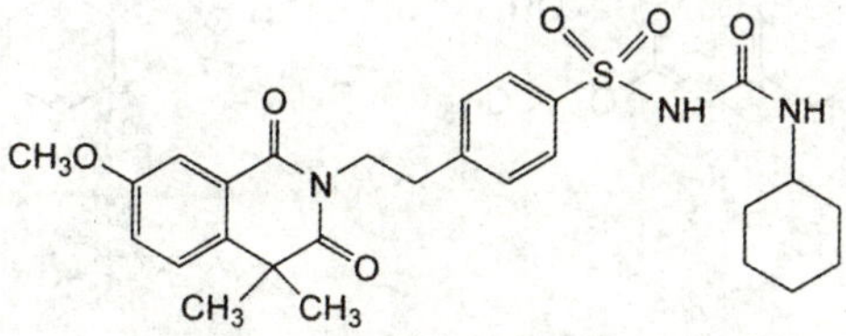

格列喹酮

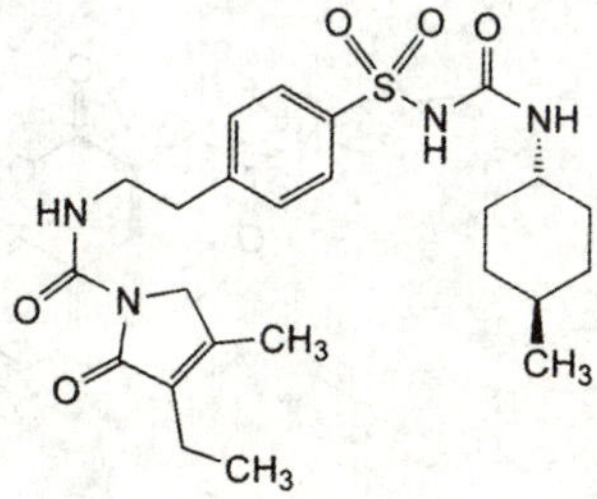

格列美脲

雷 区

同学们请注意：磺酰脲类胰岛素分泌促进剂是考试重点，尤其是常用具体药物的化学结构在试卷中多次考到，大家一定要牢牢记住该类药物的相关考点。

(三) 非磺酰脲类胰岛素分泌促进剂

1. 概述

非磺酰脲类胰岛素是一类具有氨基羧酸结构的新型口服降糖药，药效迅

143

速,作用时间短,使胰岛素的分泌达到模拟人体生理模式——餐时胰岛素迅速升高,餐后及时回落到基础分泌状态,被称为"餐时血糖调节剂"。

2.性质特点

(1)瑞格列奈是氨甲酰甲基苯甲酸的衍生物,分子结构中含有一手性碳原子,临床上使用其(S)-(+)-异构体。

(2)那格列奈为D-苯丙氨酸衍生物,该药的毒性很低,降糖作用良好。

(3)米格列奈的降血糖作用更强,给药后起效更为迅速而作用时间更短。血糖可促进米格列奈刺激胰岛素释放,在有葡萄糖存在时,米格列奈促进胰岛素分泌量比无葡萄糖时约增加50%,临床上主要用于降低餐后高血糖。

3.常用药物的化学结构

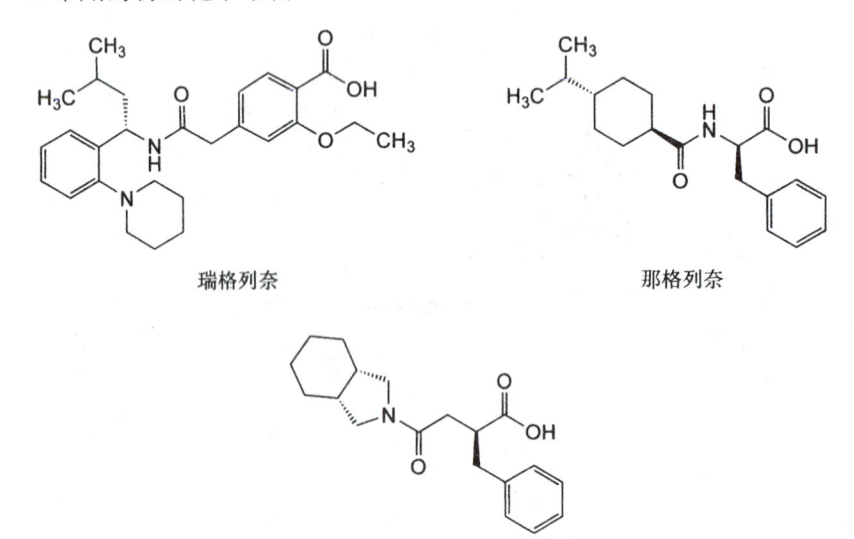

瑞格列奈

那格列奈

米格列奈

(四)胰岛素增敏剂

1.双胍类胰岛素增敏剂

(1)性质特点

①双胍类的化学结构均由一个双胍母核连接不同侧链而构成。

②二甲双胍具有高于一般脂肪胺的强碱性,其 pK_a 值为 12.4。

③二甲双胍盐酸盐的 pH 为 6.68,呈近中性,吸收快,半衰期短,很少在肝脏代谢,也不与血浆蛋白结合,几乎全部以原形由尿排出,故肾功能损害者禁用,老年人慎用。

④二甲双胍的副作用较小,罕有乳酸性酸中毒,也不引起低血糖。

（2）常用药物的化学结构

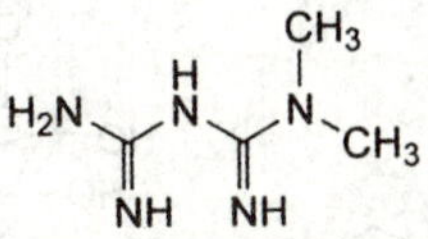

二甲双胍

2. 噻唑烷二酮类胰岛素增敏剂
（1）性质特点

该类药物结构上均具有噻唑烷二酮的部分，也可看作是苯丙酸的衍生物，可使胰岛素对受体靶组织的敏感性增加，减少肝糖的产生，增强外周组织对葡萄糖的摄取。

（2）常用药物的化学结构

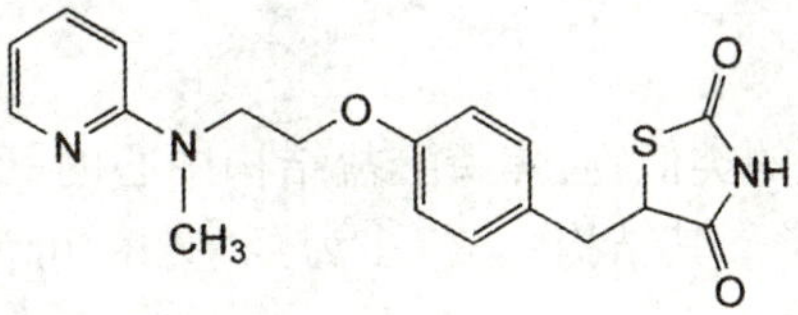

罗格列酮

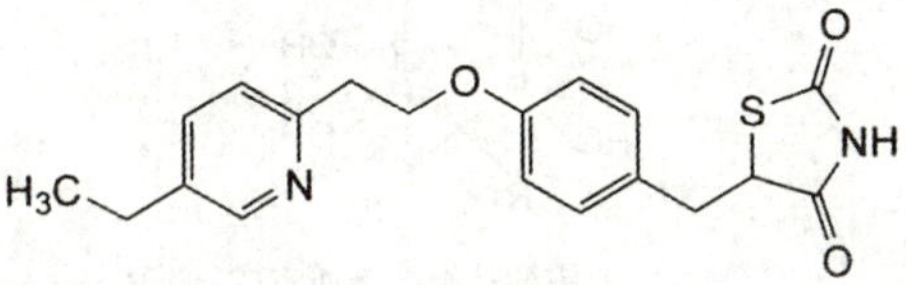

吡格列酮

（五）α-葡萄糖苷酶抑制剂

1. 性质特点

该类药物的化学结构均为单糖或多糖类似物，可竞争性地与α-葡萄糖苷酶结合，抑制该酶的活性，从而减慢糖类水解产生葡萄糖的速度，并延缓葡萄糖的吸收。

2. 常用药物的化学结构

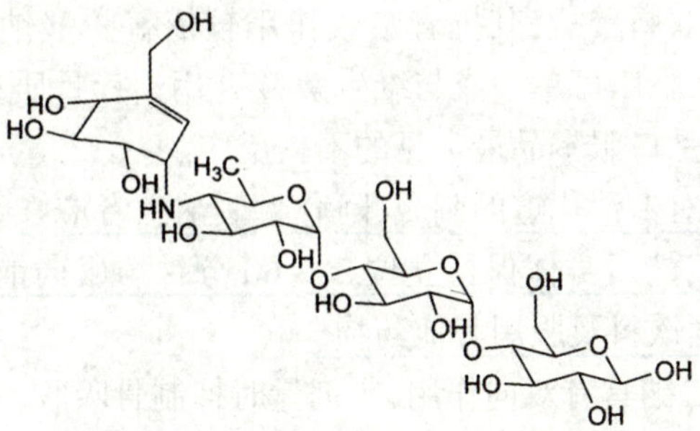

阿卡波糖

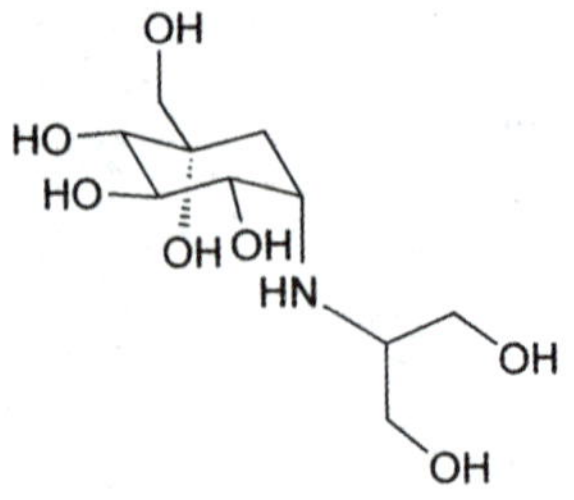

伏格列波糖 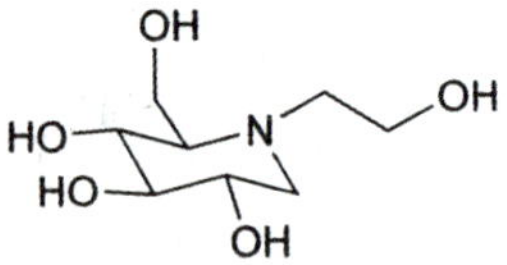　　　　　米格列醇

> **要点 3** 调节骨代谢与形成药物

（一）双膦酸盐类

1. 概述

（1）基本结构

双膦酸盐是焦磷酸盐的类似物，焦磷酸盐结构中心的氧原子被碳原子及其侧链取代，即为双膦酸盐类。其结构中 R_1 多为羟基，R_2 可为烷基或取代烷基，烷基末端还可带有芳杂环。

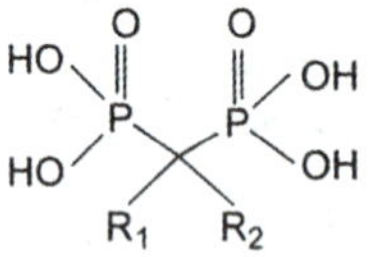

双膦酸盐类结构通式

（2）性质特点

双膦酸盐口服吸收较差。食物，特别是含钙或其他多价阳离子的，易与双膦酸盐形成复合物，会减少药物吸收。大约50%的吸收剂量沉积在骨组织中，并能保存较长时间。药物不在体内代谢，以原形从尿液排出。

2. 性质特点

（1）阿仑膦酸钠

①本品为氨基双膦酸盐，其抗骨吸收作用较依替膦酸钠强100倍，并且没有骨矿化抑制作用，临床可单独或与维生素D合用治疗骨质疏松症。

②消化道症状是口服本品最常见的不良反应。

③为避免药物对上消化道的刺激，阿仑膦酸钠患者应在清晨、空腹时服药，用足量水整片吞服，然后身体保持立位30~60分钟。服药前后30分钟内不宜进食、饮用高钙浓度饮料及服用其他药物。

（2）依替膦酸二钠具有双向作用，小剂量时抑制骨吸收，大剂量时抑制骨矿化和骨形成。临床主要用于防治各种骨质疏松症。

(3) 利塞膦酸钠主要用于防治绝经后骨质疏松症,其不良反应和用药注意事项同阿仑膦酸钠。

3. 常用药物的化学结构

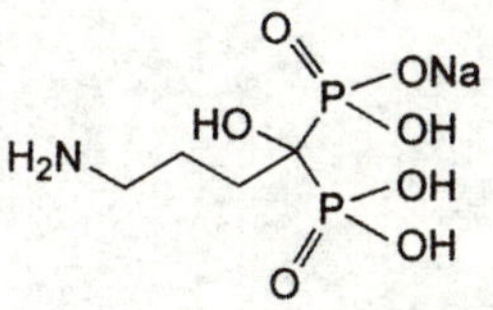

阿仑膦酸钠 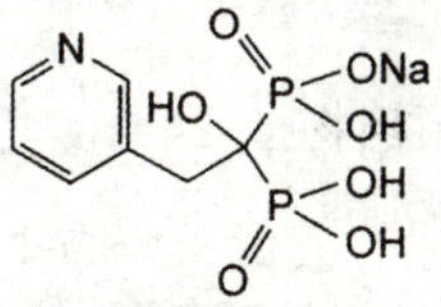　　利塞膦酸钠 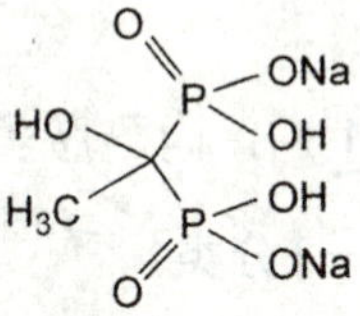　　依替膦酸二钠

(二) 促进钙吸收药物

1. 性质特点

(1) 维生素 D_3 可促进骨代谢,维持血钙、血磷的平衡。

(2) 维生素 D_3 在体内,先在肝脏转化为骨化二醇,然后再经肾脏代谢为骨化三醇才具有活性。老年人肾中 1α-羟化酶没有活性,无法将维生素 D_3 活化,故本品不能用于老年人。

(3) 阿法骨化醇和骨化三醇已开发为药物,阿法骨化醇稳定性较好,可在体内进一步转化为骨化三醇。

2. 常用药物的化学结构

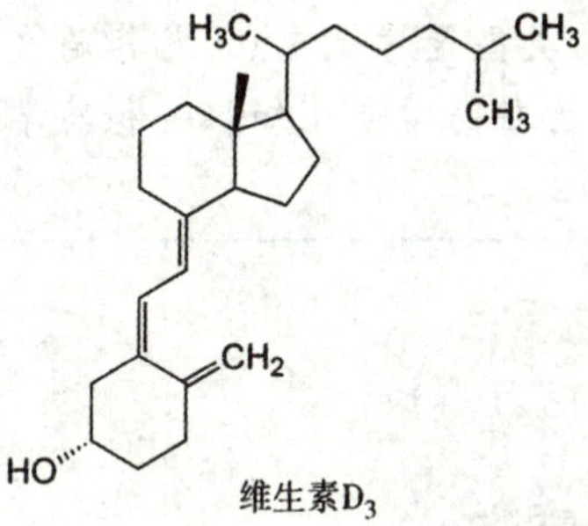

维生素D_3 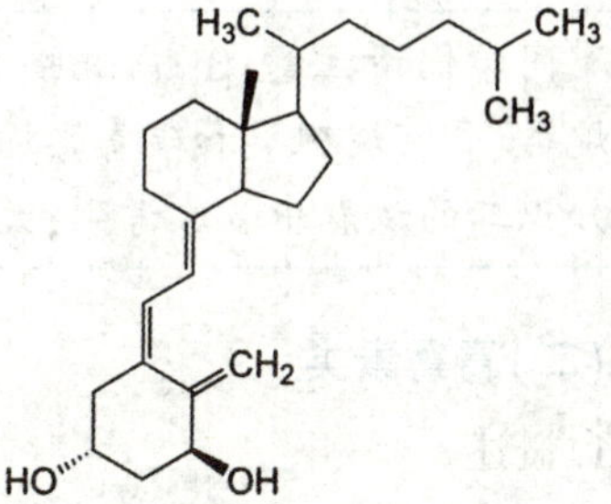　　阿法骨化醇

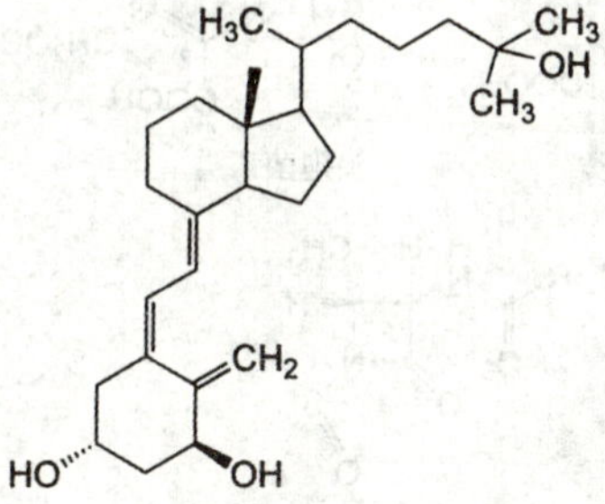

骨化三醇

第七节 抗菌药物

要点 1 β-内酰胺类抗菌药物

（一）分类

1. 青霉素类：常用药物有青霉素 G、非奈西林、苯唑西林、氨苄西林、阿莫西林、哌拉西林和美洛西林。

2. 头孢菌素类：常用药物有头孢氨苄、头孢羟氨苄、头孢克洛、头孢呋辛、头孢哌酮、头孢曲松和头孢匹罗。

3. 其他类

(1) 氧青霉烷类：常用药物有克拉维酸。

(2) 青霉烷砜类：常用药物有舒巴坦、他唑巴坦。

(3) 碳青霉烯类：常用药物有亚胺培南。

(4) 单环 β-内酰胺类：常用药物有氨曲南。

雷 区

> 同学们请注意：β-内酰胺类抗菌药物的类型是考试重点，尤其是氧青霉烷类、青霉烷砜类和碳青霉烯类的常用药物在药学专业知识一和药学专业知识二的试卷中多次考到，大家一定要小心。

（二）青霉素类

1. 概述

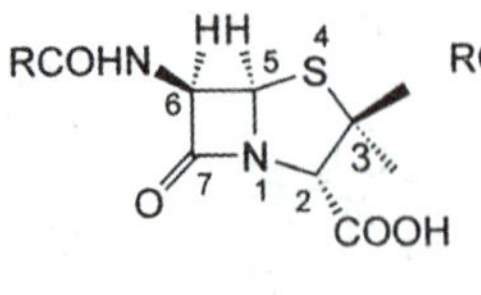

青霉素类 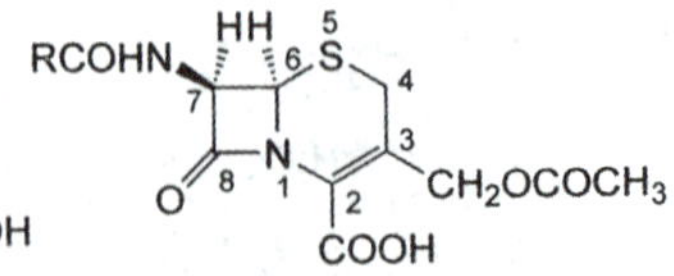　　头孢菌素类

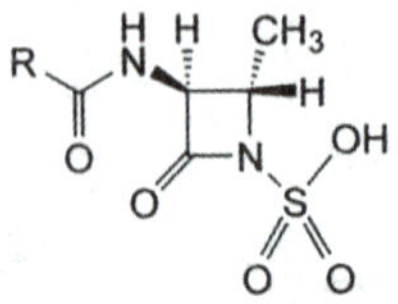

单环 β-内酰胺类

(1) 基本结构含有四元的 β-内酰胺环与四氢噻唑环骈合的结构,具有较大的分子张力。在酸性或碱性条件下,β-内酰胺环发生裂解生成青霉酸、青霉醛和青霉胺。故青霉素不能和如氨基糖苷类抗生素等碱性药物合用。

(2) 青霉素类药物的母核结构中有 3 个手性碳原子,其母核的 2 位存在羧基,可以与碱金属离子成盐,可制成碱金属盐供注射用;6 位上存在氨基,可与不同羧酸形成酰胺,酰胺基团的变化可影响青霉素类药物的抗菌谱。

(3) 青霉噻唑高聚物是引起其过敏反应的根源,由于噻唑基是青霉素类药物所特有的结构,故该类药物存在交叉过敏反应。

2. 青霉素 G 的性质特点

(1) 青霉素通常是指青霉素 G,也称苄青霉素,是第一个临床使用的抗生素。

(2) 临床上常用钠盐或钾盐。青霉素钠盐的刺激性较钾盐小,故临床使用较多,但由于钠盐的水溶液在室温下不稳定、易分解,故在临床上使用粉针剂。

(3) 青霉素的钠或钾盐经注射给药后,能够被快速吸收,为了延长青霉素在体内的作用时间,可将青霉素和丙磺舒合用,以降低青霉素的排泄速度。

3. 半合成青霉素药物

(1) 结构改造

将青霉素的母核 6-氨基青霉烷酸进行结构改造,分别合成了耐酸、可口服的青霉素、广谱青霉素及耐酶的青霉素。

① 将青霉素 6 位侧链改为具有吸电子作用的苯氧乙酰氨基得到耐酸、可口服的非奈西林。

② 以含有 3-苯基-5-甲基异噁唑结构侧链引入青霉素 6 位得到耐青霉素酶、可口服的苯唑西林。

③ 将青霉素 6 位酰胺侧链引入苯甘氨酸,得到氨苄西林,氨苄西林为可口服的广谱的抗生素。

④ 将氨苄西林结构中苯甘氨酸的苯环 4 位引入羟基得到阿莫西林,可提高口服生物利用度。

⑤ 在氨苄西林侧链的氨基上引入极性较大的哌嗪酮酸基团和咪唑啉酮酸基团分别得到哌拉西林和美洛西林,具有抗铜绿假单胞菌活性。

(2) 氨苄西林和阿莫西林的性质

① 水溶液不太稳定,在室温放置 24 小时生成无抗菌活性的聚合物。

② 氨苄西林和阿莫西林水溶液中若含有磷酸盐、山梨醇、硫酸锌、二乙醇胺等时,会发生分子内成环反应,生成 2,5-吡嗪二酮。

4.常用药物的化学结构

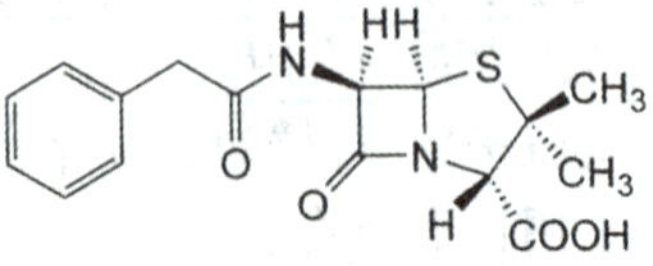

青霉素

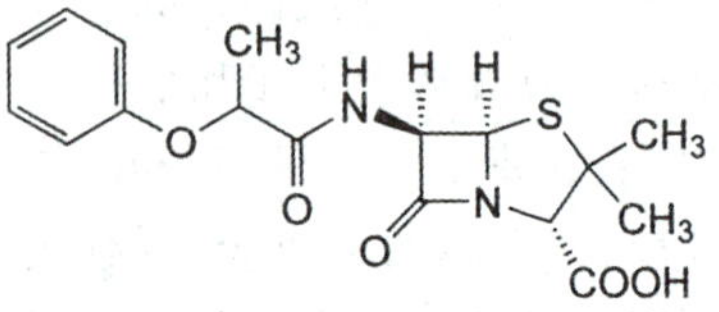

非奈西林

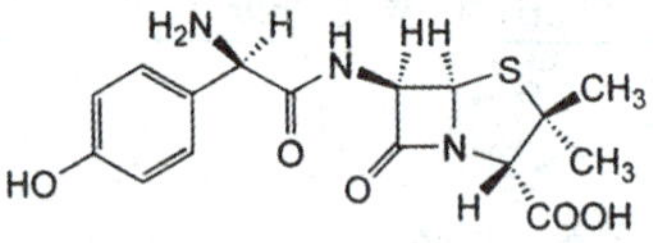

阿莫西林

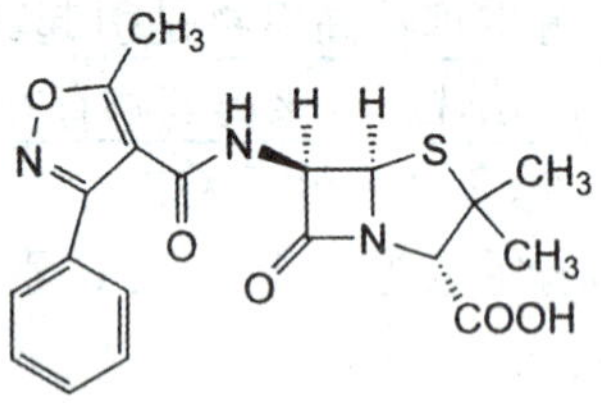

苯唑西林

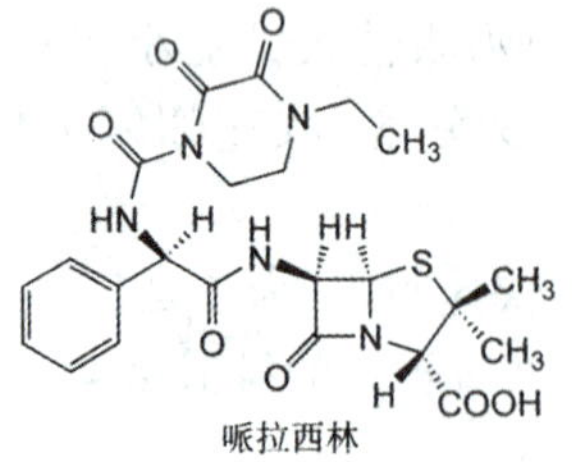

哌拉西林

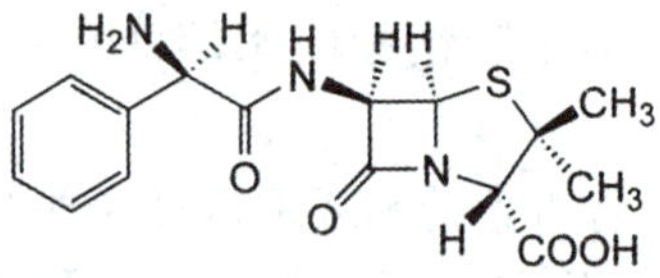

氨苄西林

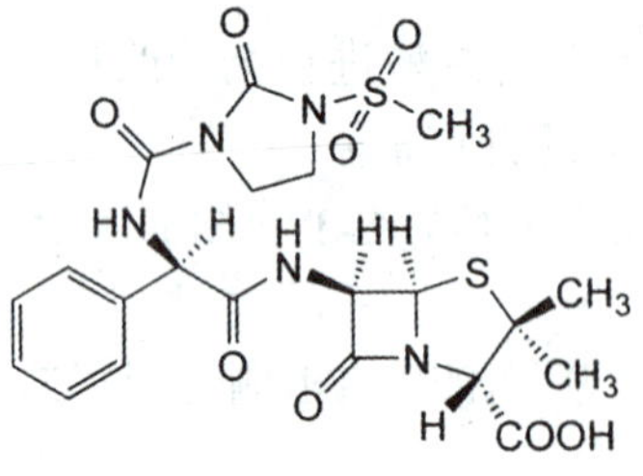

美洛西林

(三)头孢菌素类

1.概述

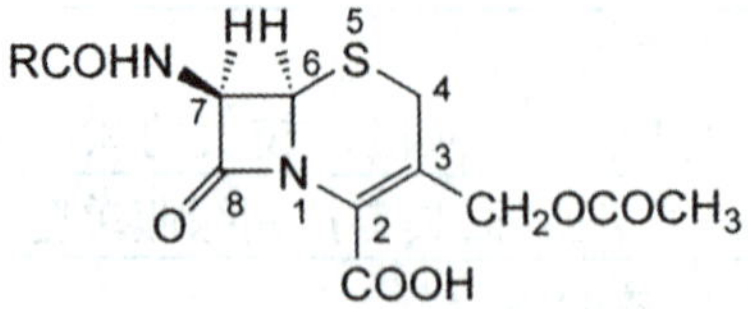

头孢菌素类

(1)基本母核为β-内酰胺环与氢化噻嗪环骈合得到,是抗菌重要的药效团。

(2)由于头孢菌素对酸较稳定,可以口服。

(3)头孢菌素与青霉素相比,过敏反应发生率较低,且彼此不引起交叉过敏反应。

2. 结构改造

(1)头孢菌素7位的酰胺基是抗菌谱的决定性基团,对扩大抗菌谱、提高抗菌活性有至关重要的作用。

(2)7α-氢原子若被α-甲氧基取代可增加对β-内酰胺酶的稳定性。

(3)噻嗪环中的硫原子对抗菌活性有较大的影响。

(4)3位取代基可明显改变抗菌活性和药物动力学性质。

3. 头孢菌素的分类

(1)第一代头孢菌素:常用药物有头孢氨苄、头孢羟氨苄和头孢唑林。

(2)第二代头孢菌素:常用药物有头孢克洛、头孢呋辛。

(3)第三代头孢菌素:常用药物有头孢哌酮、头孢曲松。

(4)第四代头孢菌素:常用药物有头孢匹罗、头孢吡肟。

4. 第一代头孢菌素

(1)性质特点

①第一代头孢菌素耐青霉素酶,但不耐β-内酰胺酶,主要用于耐青霉素酶的金黄色葡萄球菌等敏感革兰阳性球菌和某些革兰阴性球菌的感染。

②将C3位用甲基取代乙酰氧甲基,得到头孢氨苄,在酸性条件下稳定,不会产生水解,因而可以口服。头孢羟氨苄比头孢氨苄口服吸收较好,在体内尿中排泄的速度较慢,因此作用时间比较长,可达到一天给药一次的效果。

③将C3位甲基上连有5-甲基-2-巯基-1,3,4-噻二唑的杂环,同时在C7位的氨基上连有四氮唑乙酰基得到头孢唑林,通常用钠盐注射给药,临床主要用于治疗敏感菌所致的胆道感染、葡萄球菌引起的心内膜炎、腹膜炎,以及外科手术的预防感染和移植手术的预防感染。

(2)常用药物的化学结构

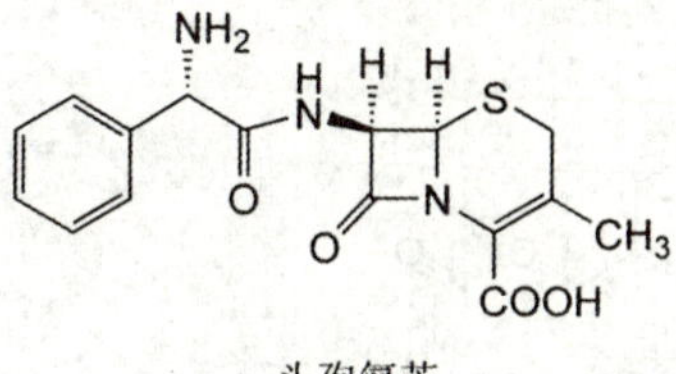

头孢氨苄 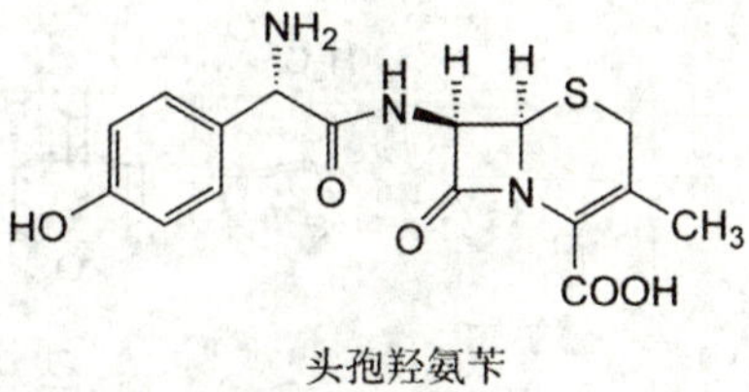　　　　　　　　头孢羟氨苄

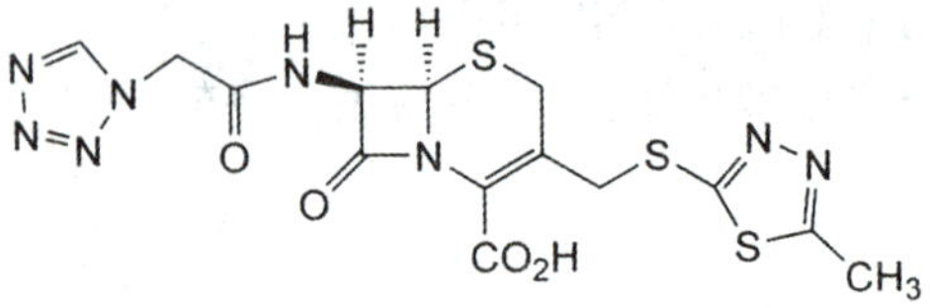

头孢唑林

5. 第二代头孢菌素

（1）性质特点

①对多数β-内酰胺酶稳定,抗菌谱较广,对革兰阴性菌的作用较第一代强,但抗革兰阳性菌的作用则较第一代低。

②头孢氨苄的C3位卤素取代甲基,得到可口服的头孢克洛,氯原子取代可明显改善其药动学性质。

③C7位的氨基上连有顺式的甲氧肟基酰基侧链,C3位为氨基甲酸酯得到头孢呋辛,对β-内酰胺酶有高度的稳定作用,头孢呋辛的钠盐可供注射,而将其分子中的羧基与乙酰氧基-1-醇成酯得到头孢呋辛酯,提高了脂溶性,成为可以口服的药物。

（2）常用药物的化学结构

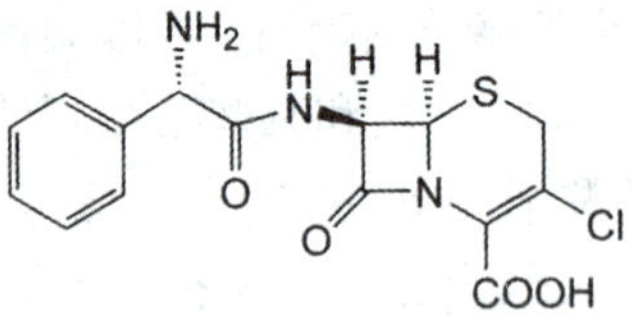

头孢克洛

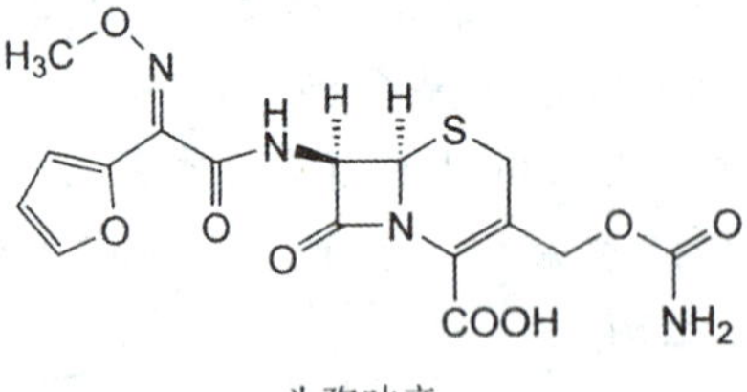

头孢呋辛

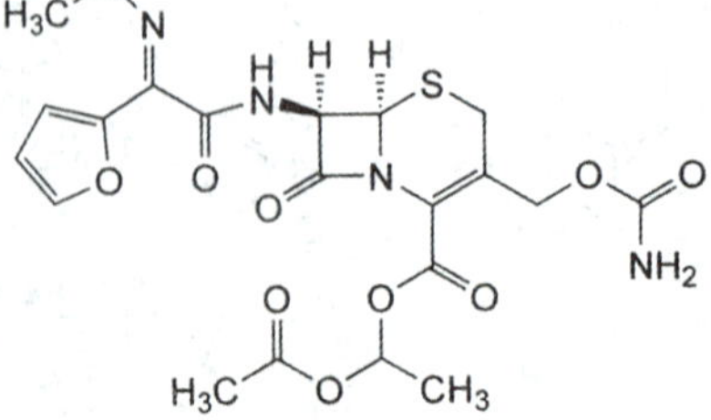

头孢呋辛酯

6. 第三代头孢菌素

（1）性质特点

①对多数 β-内酰胺酶高度稳定，抗菌谱更广，对革兰阴性菌的活性强，但对革兰阳性菌的活性比第一代差，部分药物抗铜绿假单胞菌活性较强。

②在 C-7 位将头孢羟氨苄的氨基上引入乙基哌嗪二酮侧链，得到头孢哌酮，可提高其抗菌活性，头孢哌酮对铜绿假单胞菌的作用较强。

③在 C-3 位上引入酸性较强的杂环，6-羟基-1,2,4-三嗪-5-酮，得到头孢曲松。头孢曲松以钠盐的形式注射给药，可通过脑膜，在脑脊液中达到治疗浓度。

（2）常用药物的化学结构

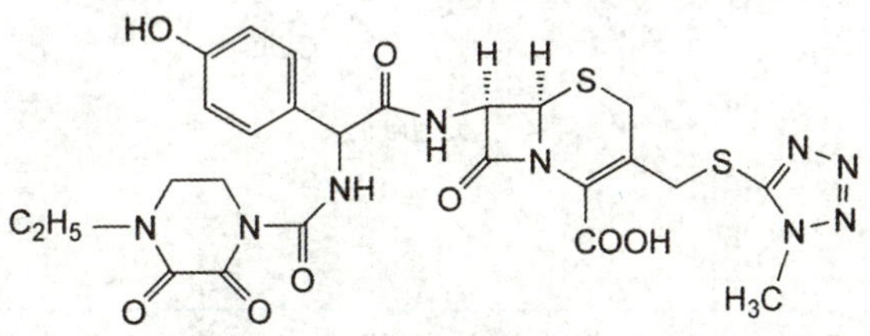

头孢哌酮

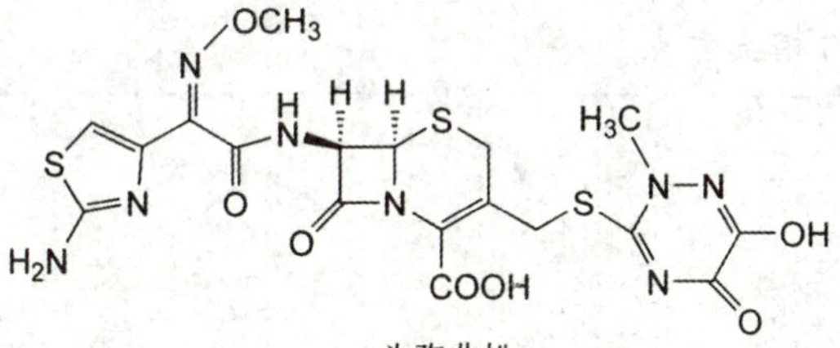

头孢曲松

7. 第四代头孢菌素

（1）性质特点

①对大多数的革兰阳性菌和革兰阴性菌产生高度活性，尤其是对金黄色葡萄球菌等革兰阳性球菌，且对 β-内酰胺酶稳定，穿透力强。

②该类药物是在第三代的基础上 3 位引入季铵基团，如头孢匹罗和头孢吡肟。

(2) 常用药物的化学结构

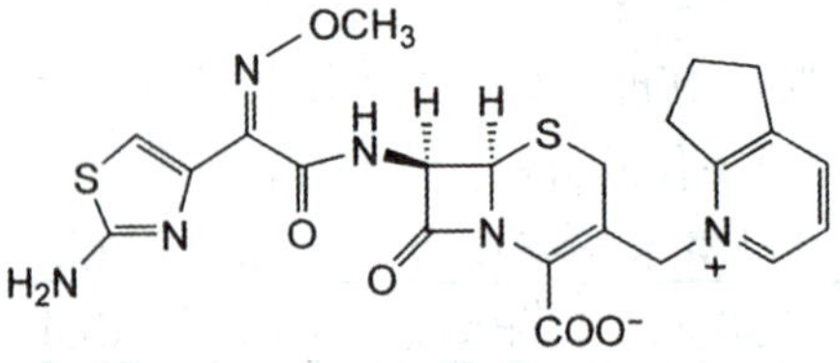

头孢匹罗

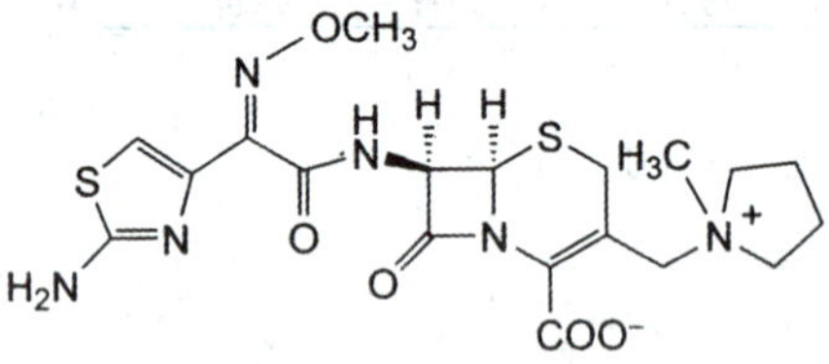

头孢吡肟

> 🔵 雷 区
>
> 同学们请注意：头孢菌素类抗菌药物是考试重点，尤其是第一、二、三、四代头孢的常用具体药物的化学结构在考试中多次出题，大家一定要牢牢记住该类药物的相关考点。

(四) 其他类

1. 氧青霉烷类

(1) 性质特点

①克拉维酸是由 β-内酰胺环和氢化异噁唑环骈合而成，易接受 β-内酰胺酶中亲核基团，使 β-内酰胺酶彻底失活，故克拉维酸是一种"自杀性"的酶抑制剂。

②临床上使用的是克拉维酸和阿莫西林组成的复方制剂，作为阿莫西林增效剂。

(2) 常用药物的化学结构

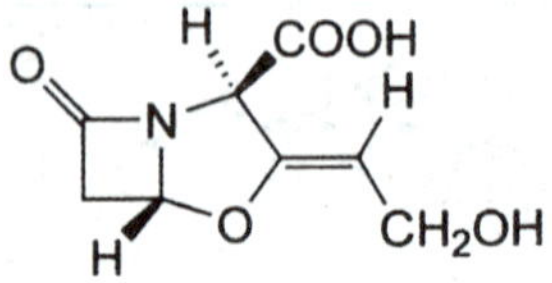

克拉维酸

2. 青霉烷砜类

(1)性质特点

①具有青霉烷酸的基本结构,但分子结构中的硫被氧化成砜,为不可逆竞争性β-内酰胺酶抑制剂。

②舒巴坦为广谱的、不可逆竞争性β-内酰胺酶抑制剂,其活性比克拉维酸低,但稳定性却强得多。

③舒他西林是氨苄西林与舒巴坦形成的双酯结构的前药。

④<u>舒巴坦头孢哌酮复方制剂可增强头孢哌酮对β-内酰胺酶的稳定性,增强抗菌活性</u>。

⑤他唑巴坦是在舒巴坦结构中甲基上氢被1,2,3-三氮唑取代得到的衍生物,为青霉烷砜另一个不可逆β-内酰胺酶抑制剂,其抑酶谱的广度和活性都强于克拉维酸和舒巴坦。

(2)常用药物的化学结构

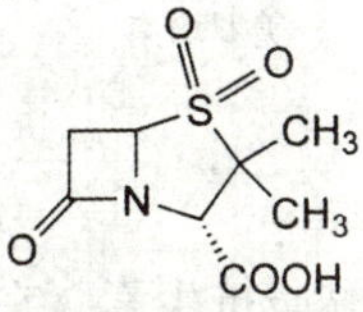

舒巴坦

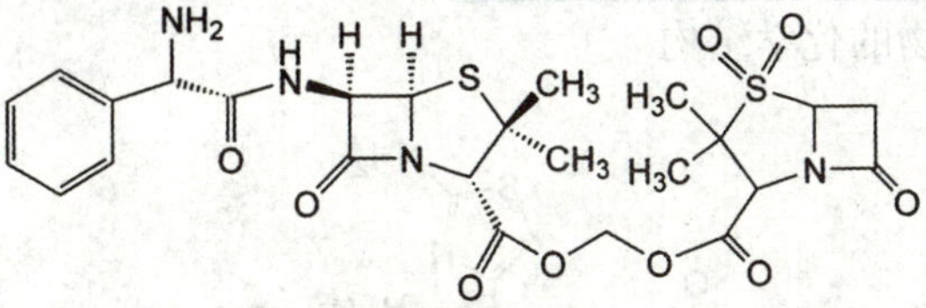

舒他西林

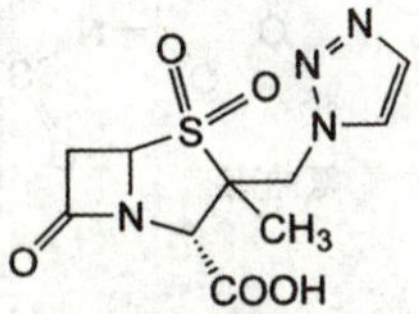

他唑巴坦

3. 碳青霉烯类

(1)性质特点

①<u>亚胺培南对大多数β-内酰胺酶高度稳定,但亚胺培南单独使用时,在肾脏受肾肽酶代谢而分解失活。在临床上亚胺培南通常与肾肽酶抑制剂西司他</u>

丁钠合并使用。西司他丁作为肾肽酶抑制剂，保护亚胺培南在肾脏中不被肾肽酶破坏，并减轻药物的肾毒性。

②美罗培南为4位上带有甲基的广谱碳青霉烯类抗生素，对肾脱氢肽酶稳定，使用时不需合用肾肽酶抑制剂。

(2)常用药物的化学结构

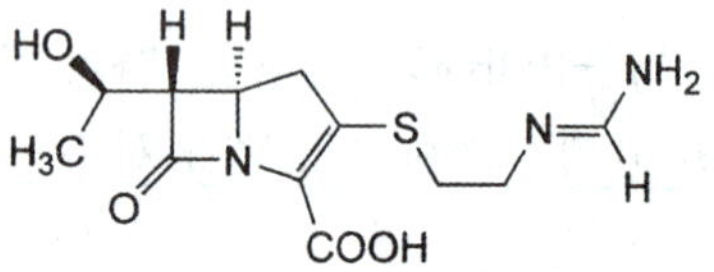

亚胺培南

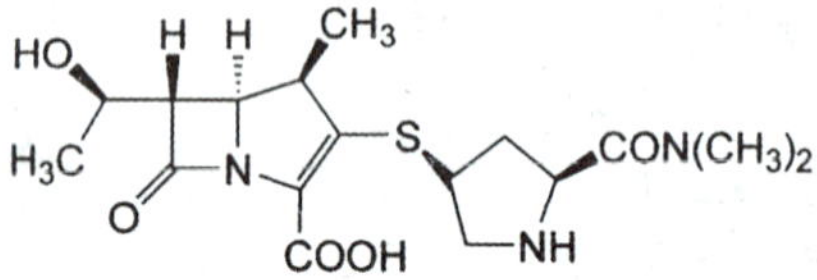

美罗培南

4. 单环 β-内酰胺类

(1)性质特点

氨曲南是全合成单环 β-内酰胺抗生素。在氨曲南的 N 原子上连有强吸电子磺酸基团，更有利于 β-内酰胺环打开。

(2)常用药物的化学结构

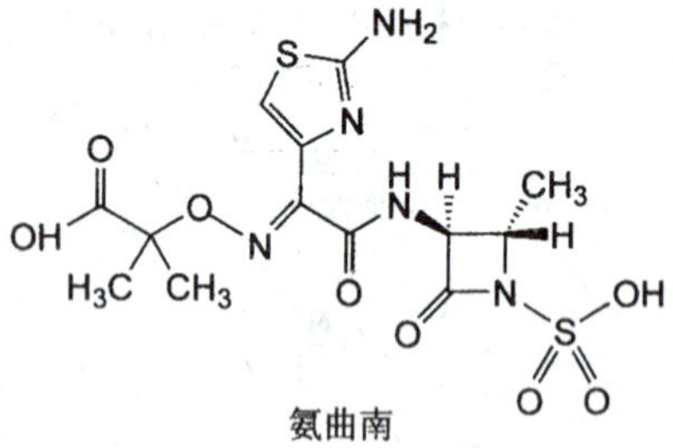

氨曲南

要点 2　氨基糖苷类抗菌药物

(一)概述

1. 结构特点

(1)氨基糖苷类抗生素是由氨基糖与氨基醇形成的苷。

(2)由于含有氨基和其他碱性基团，故这类抗生素都呈碱性。

(3)该类抗生素为含多羟基的极性化合物，口服时不易吸收，须注射给药。

(4) 由于分子中糖部分存在若干个手性碳,故具有旋光性。

(5) 该类抗生素与血清蛋白结合率低,绝大多数在体内不代谢失活,以原药形式经肾小球滤过排出,对肾脏产生毒性。

(6) 该类抗生素对第八对脑神经有损害作用,可引起不可逆耳聋,尤其对儿童毒性更大。

(7) 由于细菌易产生对这类抗生素的钝化酶,易导致耐药性。

2. 临床常用药物

主要有链霉素、卡那霉素、庆大霉素、妥布霉素、阿米卡星、依替米星、奈替米星、新霉素、巴龙霉素和核糖霉素等。

(二) **性质特点**

1. 卡那霉素为广谱抗生素,分子结构中含有特定的羟基或氨基,是制备半合成氨基糖苷类抗生素的基础。

2. 在卡那霉素分子的链霉胺部分引入氨基羟丁酰基侧链得到阿米卡星,阿米卡星结构中引入的 α-羟基酰胺结构含有手性为 $L-(-)$-型,如为 $D-(+)$-型抗菌活性大为降低。

(三) **常用药物的化学结构**

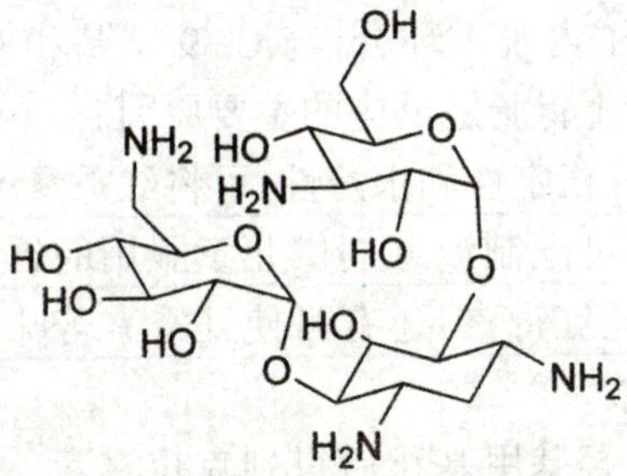

卡那霉素A

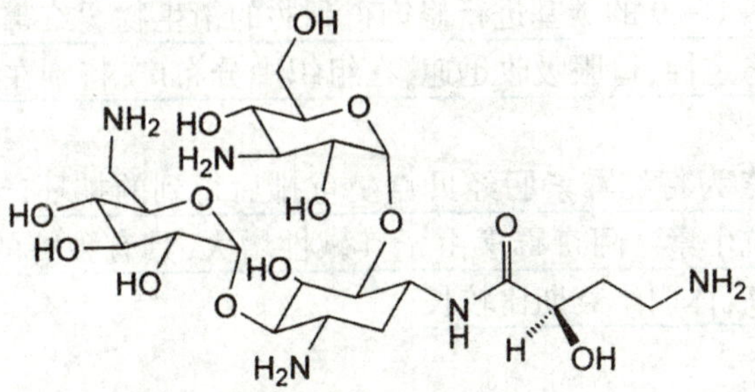

阿米卡星

要点 3 大环内酯类抗菌药物

(一) 概述

1. 结构特点

含有一个内酯结构的十四元或十六元大环,通过内酯环上羟基与去氧氨基糖或6-去氧糖缩合成碱性苷。

2. 临床常用药物

主要有红霉素、琥乙红霉素、罗红霉素、克拉霉素、阿奇霉素、麦迪霉素和螺旋霉素。

(二) 性质特点

1. 红霉素

(1) 红霉素是由红色链丝菌产生的抗生素,包括红霉素 A、B 和 C。红霉素通常即指红霉素 A,其他两个组分 B 和 C 则被视为杂质。

(2) 红霉素水溶性较小,只能口服,但在酸中不稳定,易被胃酸破坏。

(3) 为了增加其在水中的溶解性,用红霉素与乳糖醛酸成盐,得到的盐可供注射使用。

(4) 由于在红霉素结构中存在多个羟基以及在其 9 位上有一个羰基,因此在酸性条件下易发生分子内脱水环合,与 C-9 羰基和 C-12 上羟基形成螺旋酮,该螺旋酮化合物是产生胃肠道反应的主要原因。

2. 为了增加红霉素的稳定性和水溶性,可将红霉素 5 位氨基糖上的 2″羟基与各种酸制成各种酯,如可配制混悬剂供儿童服用的红霉素碳酸乙酯,在酸中较稳定并适于口服的依托红霉素;还有可使红霉素苦味消失的琥乙红霉素,到体内水解后释放出红霉素。

3. 对红霉素 C-6 位羟基甲基化后得到克拉霉素。克拉霉素耐酸,血药浓度高而持久,口服吸收很好。

4. 将红霉素 C-9 的羰基进行修饰得到肟的衍生物罗红霉素。罗红霉素具有较好的化学稳定性,口服吸收迅速,在组织中分布广,特别在肺组织中的浓度比较高。

5. 阿奇霉素为将红霉素肟经贝克曼重排后得到的扩环产物,为含氮的 15 元环大环内酯抗生素。阿奇霉素由于其碱性增大,具有独特的药动学性质,在组织中浓度较高,体内半衰期比较长。

(三) 常用药物的化学结构

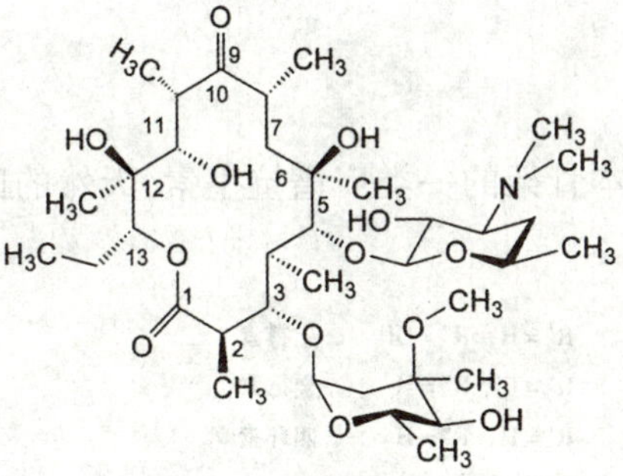

红霉素

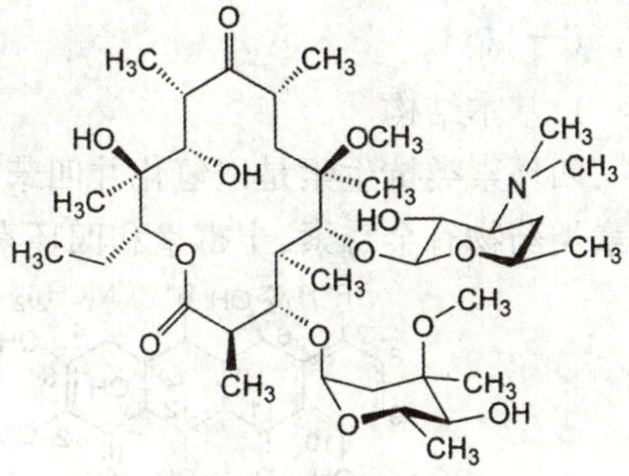

克拉霉素

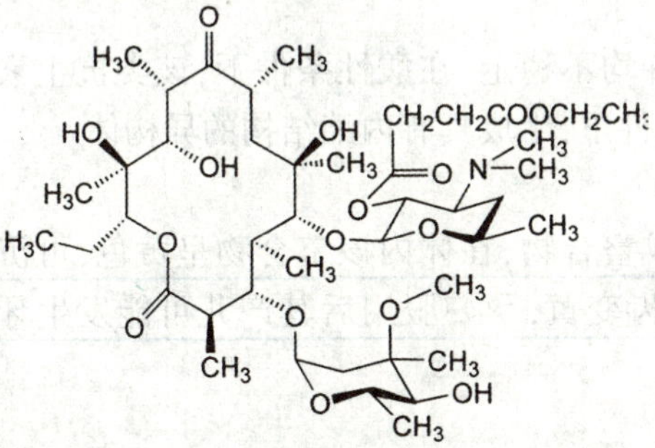

琥乙红霉素

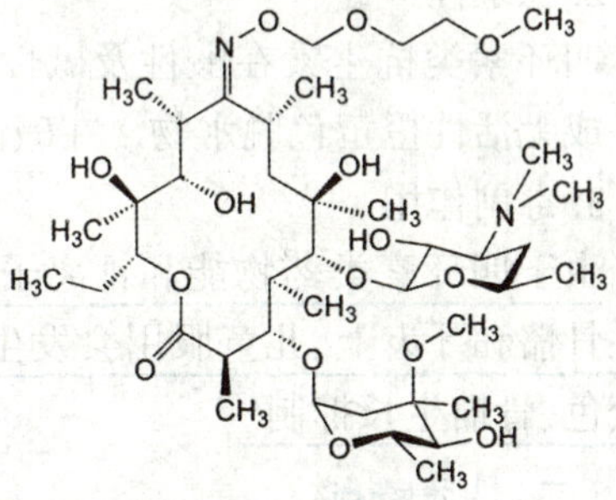

罗红霉素

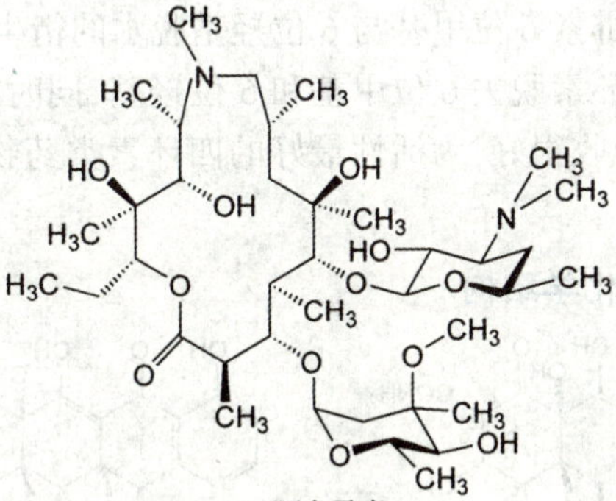

阿奇霉素

🔵 雷 区

　　同学们请注意：大环内酯类抗菌药物属于高频考点的内容，依托红霉素、琥乙红霉素、罗红霉素和阿奇霉素与红霉素的结构关系在试卷中多次考到，大家一定要小心。

要点 4 四环素类抗菌药物

（一）概述

1. 基本结构

四环素类抗生素是以氢化并四苯为基本骨架的一类广谱抗生素，天然的四环素类药物有金霉素、土霉素和四环素。

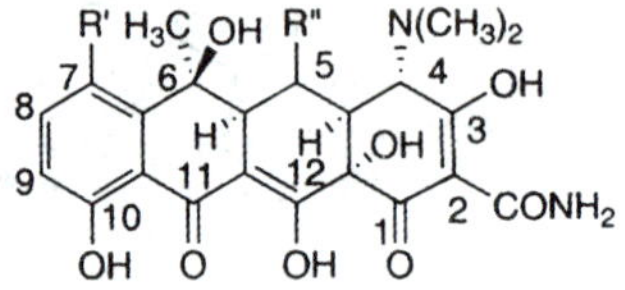

$R' = H$，$R'' = OH$　土霉素
$R' = Cl$，$R'' = H$　金霉素
$R' = H$，$R'' = H$　四环素

2. 稳定性

四环素类抗生素在酸性及碱性条件均不稳定，在酸性条件下，该类抗生素会生成无活性橙黄色脱水物。在碱性条件下，生成具有内酯结构的异构体。

3. 毒副作用

由于四环素类药物能和钙离子形成螯合物，在体内该螯合物呈黄色，可沉积在骨骼和牙齿上，儿童服用会发生牙齿变黄，孕妇服用后其产儿可能发生牙齿变色、骨骼生长抑制。

（二）性质特点

1. 多西环素与土霉素的差别仅在 6 位的羟基被除去，故稳定性有较大的提高。
2. 美他环素为土霉素 6 位甲基与 6 位羟基脱水的衍生物，稳定性较好。
3. 米诺环素为四环素脱去 6 位甲基和 6 位羟基，同时在 7 位引入二甲氨基得到的衍生物，口服吸收很好，为活性最好的四环素类药物，具有高效、速效、长效的特点。

（三）常用药物的化学结构

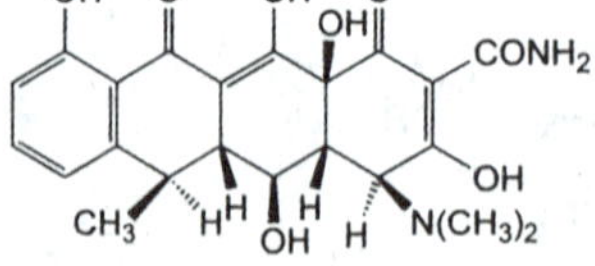

多西环素 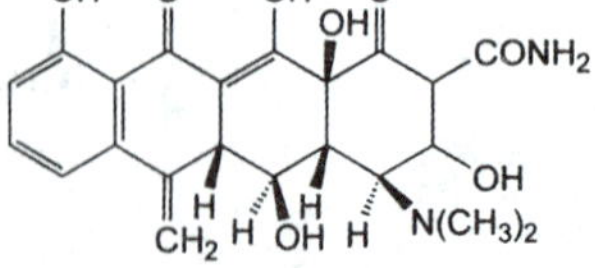　　　　　　　美他环素

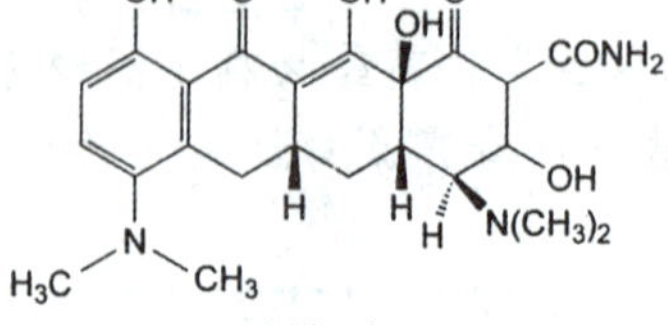

米诺环素

要点 5　喹诺酮类抗菌药物

(一) 概述

1. 基本结构

喹诺酮类属于合成抗菌药,是一类具有1,4-二氢-4-氧代喹啉(或氮杂喹啉)-3-羧酸结构的化合物,分子中的关键药效团是3位羧基和4位羰基。

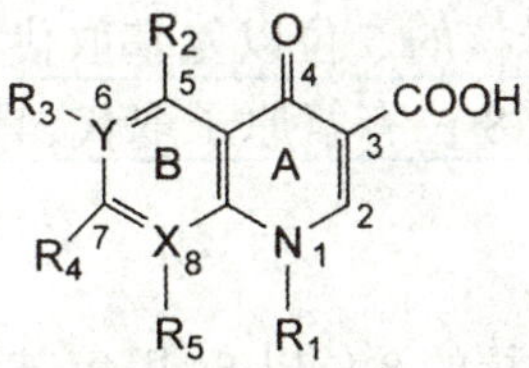

(1) 6位引入氟原子,可以改善对细胞的通透性,提高抗菌活性。
(2) 5位引入氨基,可以提高吸收能力或组织分布选择性。

2. 作用机制

该类药物的作用靶点是DNA促旋酶和拓扑异构酶Ⅳ。

3. 代谢特点

大多数喹诺酮类药物的代谢物为3位羧基与葡萄糖醛酸的结合物,其次代谢物发生在哌嗪环上。

4. 毒副作用

该类药物的3位、4位分别为羧基和羰基,极易和钙、镁、铁、锌等金属离子螯合,不仅降低了药物的抗菌活性,也是造成因体内的金属离子流失,引起妇女、老人和儿童缺钙、贫血、缺锌等副作用的主要原因。

5. 临床常用药物

主要药物有诺氟沙星、环丙沙星、左氧氟沙星、洛美沙星、加替沙星及莫西沙星。

(二) 性质特点

1. 诺氟沙星

(1) 本品是第一个在分子中引入氟原子的喹诺酮类药物,氟原子可增加抗菌活性。

(2) 诺氟沙星7位的哌嗪基为抗菌活性重要药效团,增加对DNA促旋酶的亲和力,使得整个分子的碱性和水溶性增加,从而使其抗菌活性增加。

2. 环丙沙星

诺氟沙星分子中1位乙基被环丙基取代得到环丙沙星,可明显改善该类药物的药动学性质,在所有喹诺酮类抗菌药物中,具有最低抑菌浓度。

3. 氧氟沙星

（1）将喹诺酮1位和8位成环得到左氧氟沙星，此环含有手性碳原子，药用为左旋体，即左氧氟沙星。

（2）左氧氟沙星的优点：①活性强；②水溶性好，更易制成注射剂；③毒副作用小，为喹诺酮类抗菌药已上市中的最小者。

4. 司帕沙星

在喹诺酮类抗菌药物母核的5位以氨基取代，6位、8位引入氟原子，得到司帕沙星，活性较强，但由于8位有氟原子取代，具有较强的光毒性，用药期间及用药后应避免日晒。

5. 加替沙星

在喹诺酮类抗菌药物母核的8位以8-甲氧基取代时，得到加替沙星，它具有广谱的抗菌活性，但光毒性较小。

6. 洛美沙星

在喹诺酮类药物的6位和8位同时引入两个氟原子并在7位引入3-甲基哌嗪，得到洛美沙星，8位氟原子取代基可提高口服生物利用度，口服吸收迅速、完全且稳定性强，但8位氟原子取代可增加其光毒性。盐酸洛美沙星7位的取代基为体积较大的3-甲基哌嗪，可以使其消除半衰期增至7~8小时，可一天给药一次。

7. 依诺沙星

在喹诺酮类抗菌药物母核的8位以氮取代，得到依诺沙星，使口服生物利用度高达98%，但清除半衰期为3~6小时，需要一天给药二次。

8. 莫西沙星

（1）莫西沙星是具有广谱抗菌活性的8-甲氧基喹诺酮类抗菌药物，对革兰阳性菌、革兰阴性菌、厌氧菌、抗酸菌以及支原体、衣原体和军团菌均有抗菌活性。

（2）由于8位甲氧基的存在，对光稳定且潜在光毒性很低。

（3）本品口服后可以很快被几乎完全吸收，临床上用于治疗患有上呼吸道和下呼吸道感染的成人。

（三）常用药物的化学结构

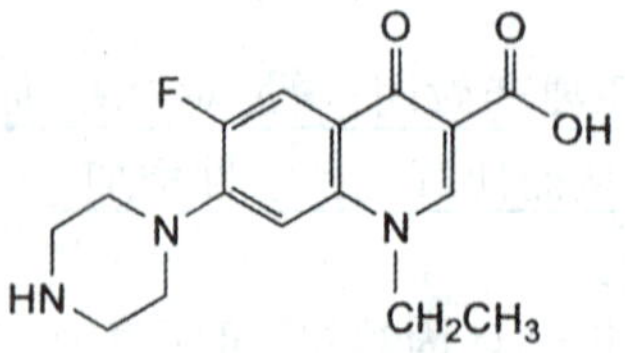

诺氟沙星

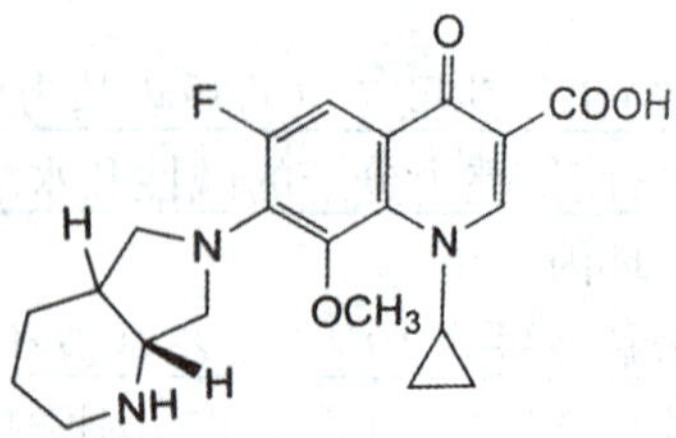

莫西沙星

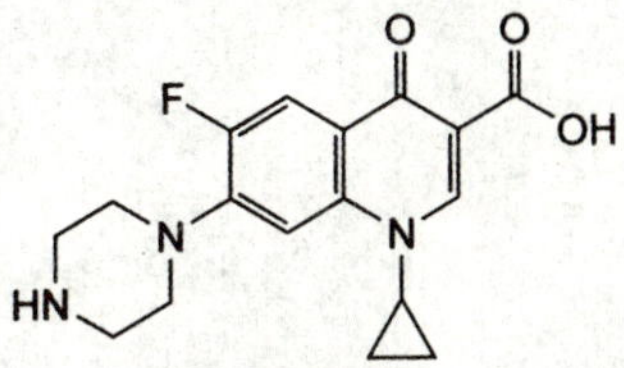

常用药物的结构特征与作用　第三章

环丙沙星

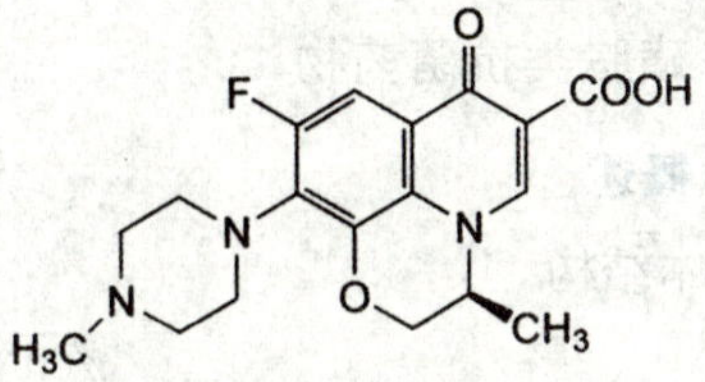

左氧氟沙星

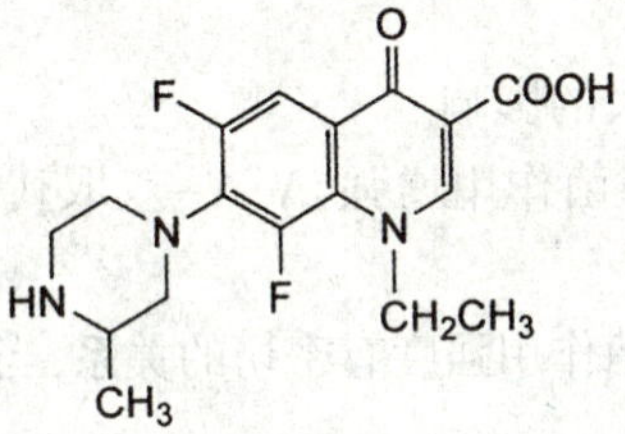

洛美沙星

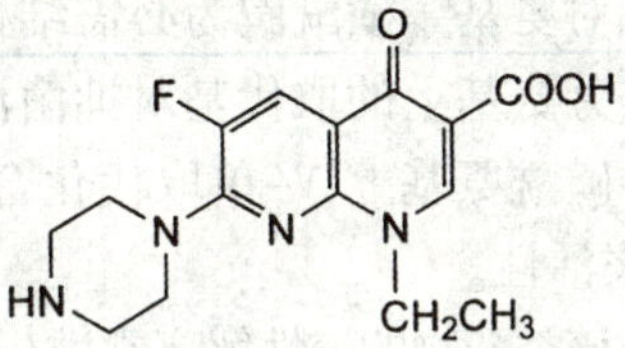

依诺沙星

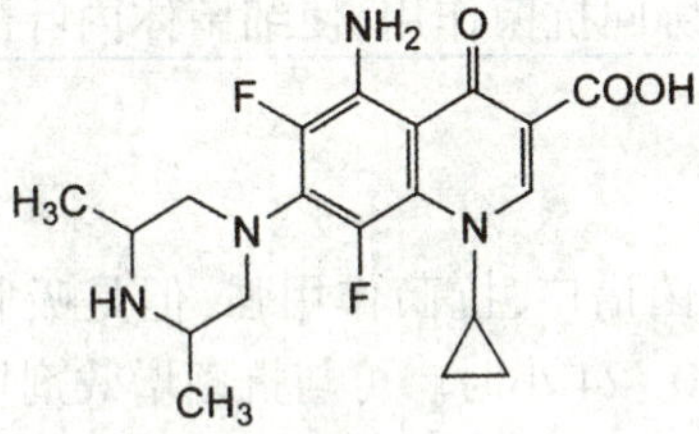

司帕沙星

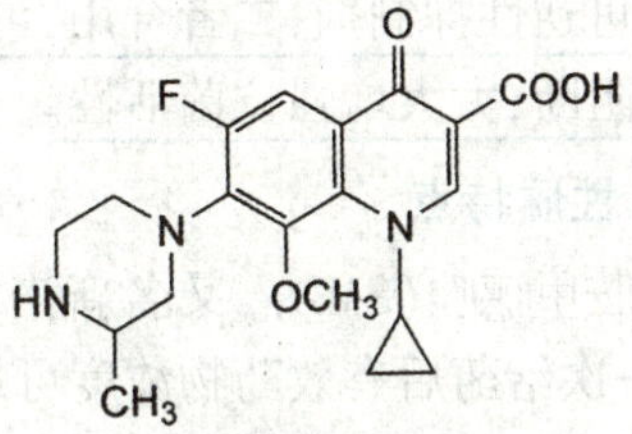

加替沙星

● **雷　区**

　　同学们请注意：喹诺酮类合成抗菌药属于高频考点的内容，具体编号和药效团的名称在文都"零基础班——有机化学部分"已经详细讲解，该类药物的性质特点和化学结构在历年试卷中多次考到，因此，段老师建议大家一定要牢牢记住本部分的相关考点。

要点 6 磺胺类抗菌药物

(一) 概述

1. 基本结构

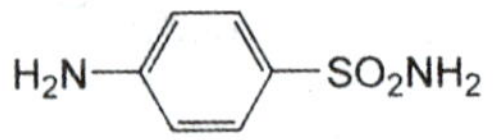

对氨基苯磺酰胺

(1) 对氨基苯磺酰胺为必需结构。
(2) 芳氨基上的取代基对抑菌活性有较大的影响。
(3) 磺酰氨基上 N-单取代化合物可使抑菌作用增强，N,N-双取代化合物一般丧失活性。
(4) 该类药物的酸性解离常数(pK_a)与抑菌作用强度有密切的关系，当 pK_a 值在 6.5~7.0 时，抑菌作用最强。

2. 磺胺增效剂

磺胺类药物的作用靶点是二氢叶酸合成酶，抗菌增效剂甲氧苄啶是二氢叶酸还原酶可逆性抑制剂，二者合用，可产生协同抗菌作用，使细菌体内叶酸代谢受到双重阻断，大大增强抗菌活性。

(二) 性质特点

1. 磺胺甲噁唑(SMZ)，又名新诺明，抗菌谱广，抗菌作用强，但是吸收或排泄缓慢，一次给药后有效药物浓度可维持 10~24 小时。可与抗菌增效剂甲氧苄啶(TMP)按 5∶1 配伍合用，抗菌活性增强。

2. 磺胺嘧啶可透过血-脑屏障，进入脑脊液的浓度超过血药浓度一半可达到治疗浓度。临床上用于脑膜炎双球菌、肺炎球菌、淋球菌感染的治疗，是治疗流行性脑膜炎的首选药。

(三) 常用药物的化学结构

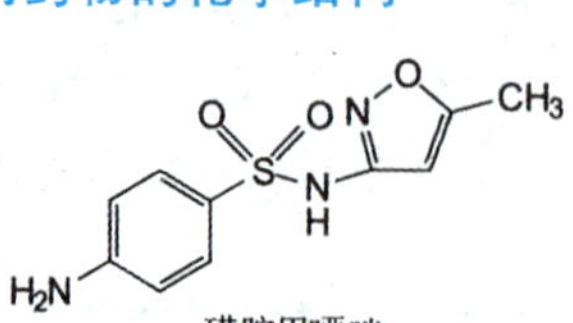

磺胺甲噁唑 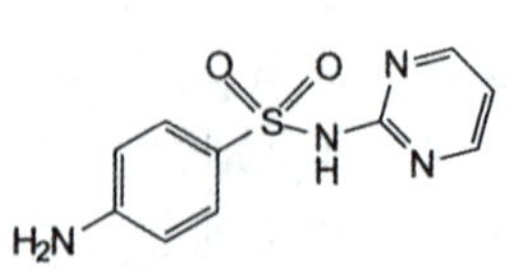   磺胺嘧啶

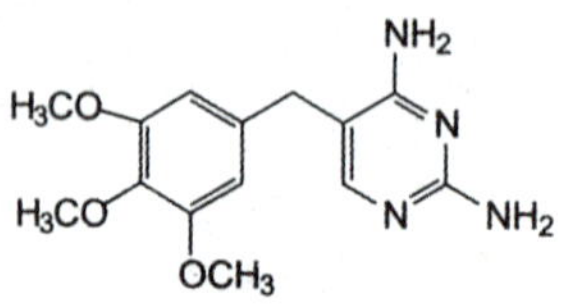

甲氧苄啶

雷区

> 同学们请注意：磺胺类药物是考试重点，尤其是磺胺类药物及其增效剂的作用机制在药学专业知识一和药学专业知识二的历年试卷中多次考到，大家一定要掌握。

要点 7　合成抗结核分枝杆菌药

(一) 性质特点

1. 异烟肼（雷米封）

(1) 本品分子中的酰肼基可与铜离子、铁离子、锌离子等金属离子络合，异烟肼与食物和各种耐酸药物，特别是含有铝的耐酸药物等同时服用时，可以干扰或延误吸收。

(2) 异烟肼的水解产物为乙酰肼，此产物是异烟肼产生肝毒性的原因，可以将肝蛋白乙酰化，导致肝坏死。

2. 吡嗪酰胺

(1) 本品是烟酰胺的生物电子等排体，作为烟酰胺的抗代谢物，干扰 DNA 的合成。

(2) 吡嗪酰胺口服吸收迅速，在肝脏发生代谢水解为吡嗪羧酸，而吡嗪羧酸可降低其周边环境的 pH，使结核杆菌不能生长。

3. 乙胺丁醇含两个构型相同的手性碳，分子呈对称性，仅有三个旋光异构体，右旋体的活性强于内消旋体和左旋体，故药用为右旋体。

(二) 常用药物的化学结构

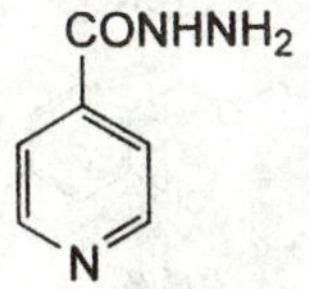

异烟肼 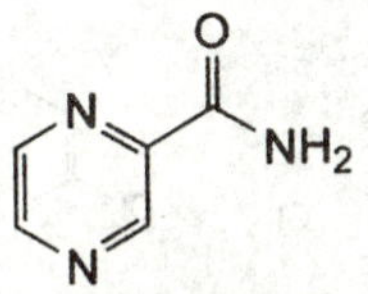　　吡嗪酰胺 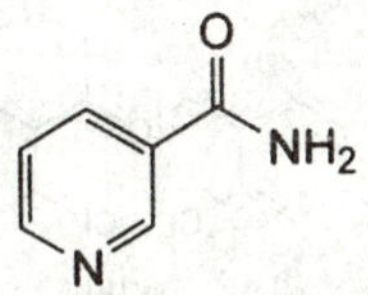　　烟酰胺

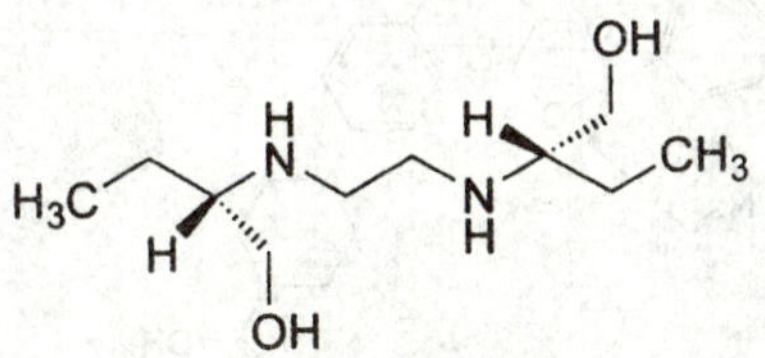

乙胺丁醇

165

要点 8 唑类抗真菌药

(一) 概述

1. 分类

(1) 咪唑类：常用药物有咪康唑、益康唑、酮康唑。
(2) 三氮唑：常用药物有氟康唑、伏立康唑和伊曲康唑。

2. 基本结构

唑类药物的化学结构特征是有一个五元芳香杂环，该环含有两个或三个氮原子，含有两个氮原子为咪唑类，三个氮原子为三氮唑类。唑环通过 N1 连接到一个侧链上，该侧链至少含一个芳香环。

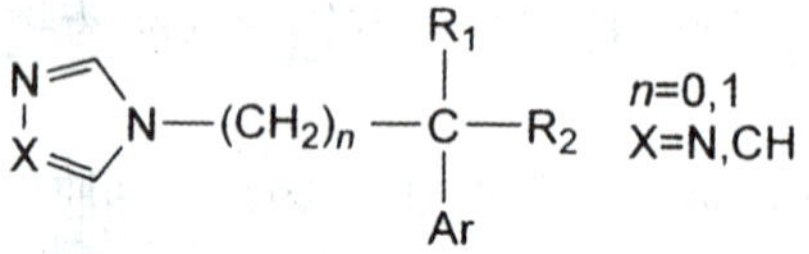

(二) 咪唑类抗真菌药

1. 性质特点

(1) 咪康唑分子中含有双 2,4-二氯苯基，具有弱碱性，口服吸收差，血浆蛋白结合率高达 90%。
(2) 将 4-氯苯基取代咪康唑分子中的一个 2,4-二氯苯基得到益康唑。
(3) 酮康唑的分子结构中含有乙酰哌嗪和缩酮结构，本品吸收后在体内广泛分布，并增加代谢稳定性，以改善口服生物利用度和维持血浆药物浓度。

2. 常用药物的化学结构

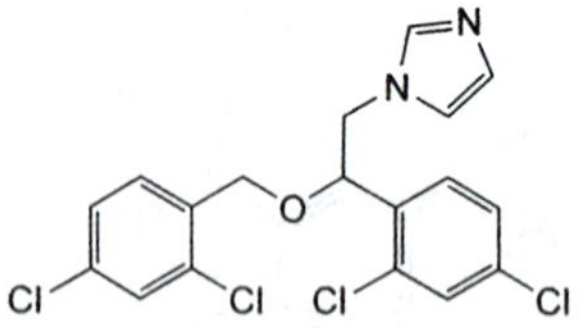

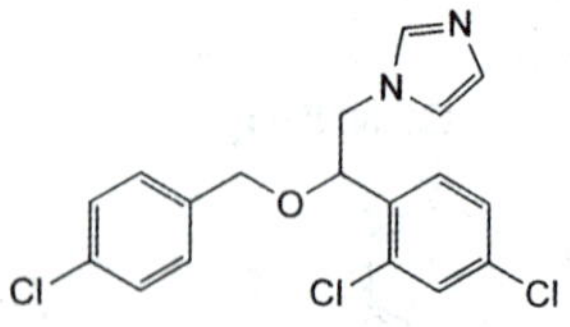

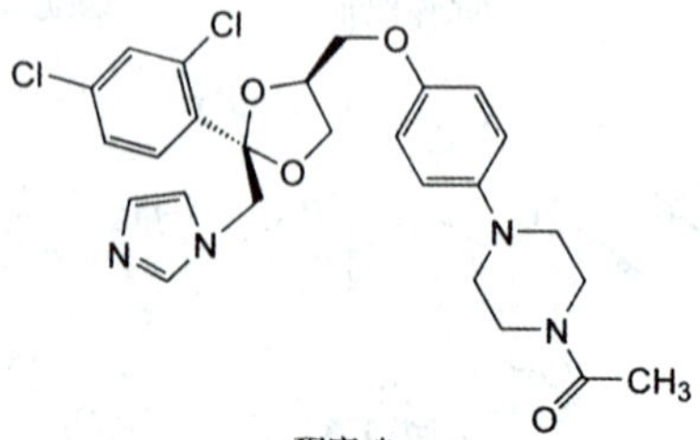

(三) 三氮唑类抗真菌药

1. 性质特点

(1) 氟康唑的结构中含有两个三氮唑环和2,4-二氟苯基,使其显弱碱性和亲脂性,本品口服吸收可达90%,且不受食物、抗酸药、组胺 H_2 受体拮抗剂类抗溃疡药物的影响。

(2) 伊曲康唑结构中含有1,2,4-三氮唑和1,3,4-三氮唑,且这两个唑基分别在苯基取代哌嗪的两端,使得伊曲康唑脂溶性比较强,故在体内某些脏器组织中浓度较高。

(3) 伏立康唑是广谱性抗真菌药物,口服片剂的生物利用度高达96%,因此在有临床指征时静脉滴注和口服两种给药途径可以互换。伏立康唑是CYP2C19、CYP2C9和CYP3A4的抑制剂,药物相互作用发生率高于氟康唑。

2. 常用药物的化学结构

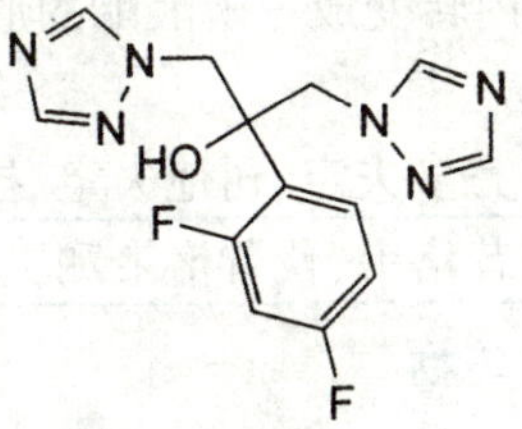

氟康唑

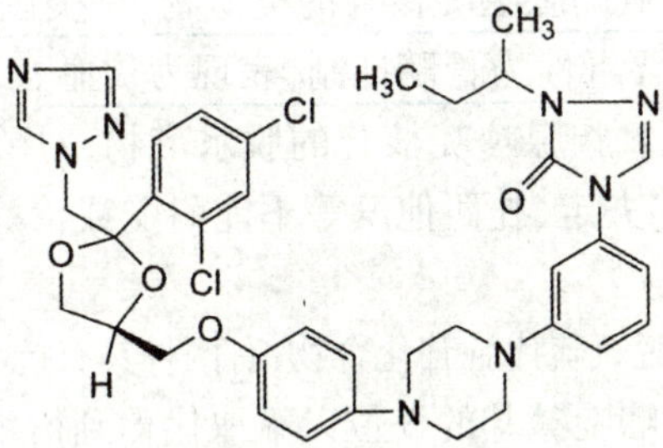

伊曲康唑

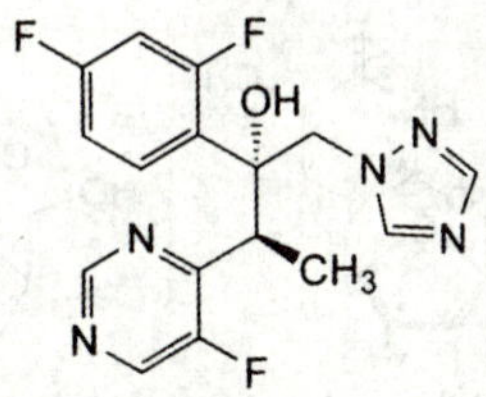

伏立康唑

第八节 抗病毒药

要点 1 核苷类抗病毒药

（一）概述

1. 基本结构

核苷是由碱基和糖两部分组成。由天然五种碱基（A,C,T,U,G）中的一种与核糖或脱氧核糖所形成的各种核糖核苷或脱氧核糖核苷称天然核苷。若通过化学修饰改变天然碱基或糖基中的基团后形成核苷称为人工合成核苷。

2. 作用机制

核苷类药物通常需要在体内转变成三磷酸酯的形式而发挥作用。

3. 分类

（1）非开环类：常用药物有齐多夫定、司他夫定、拉米夫定和恩曲他滨。

（2）开环类：常用药物有阿昔洛韦、伐昔洛韦和更昔洛韦。

（二）非开环核苷类抗病毒药物

1. 性质特点

（1）齐多夫定为脱氧胸腺嘧啶核苷的类似物，是美国 FDA 第一个批准的抗 HIV 病毒药物，本品主要毒性为骨髓抑制，表现为贫血。

（2）司他夫定为脱氧胸腺嘧啶核苷的脱水产物，对酸稳定，口服吸收良好，本品主要适用于对齐多夫定、扎西他滨等不能耐受或治疗无效的艾滋病及其相关综合征。

（3）拉米夫定为双脱氧硫代胞苷化合物，有两种具有抗 HIV 活性的异构体。

（4）在拉米夫定尿嘧啶碱基的 5 位以氟取代得到衍生物恩曲他滨。

2. 常用药物的化学结构

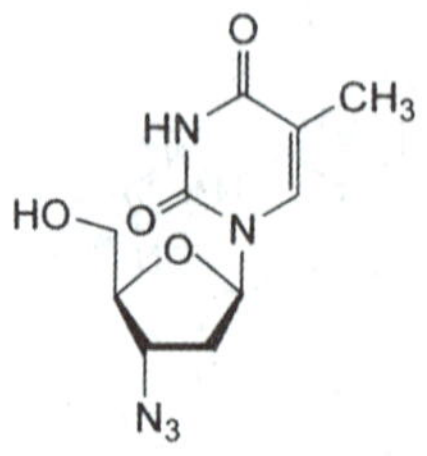

齐多夫定 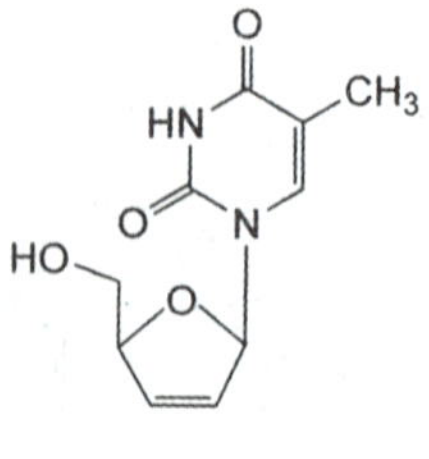　　司他夫定

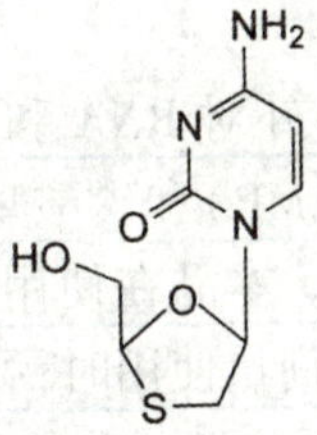

拉米夫定 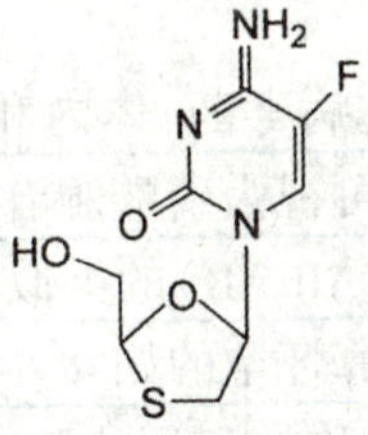　　　　恩曲他滨

(三)开环核苷类抗病毒药物

1.性质特点

(1)阿昔洛韦是开环的鸟苷类似物,是第一个上市的开环核苷类抗病毒药物,为抗疱疹病毒的首选药物。

(2)更昔洛韦的侧链比阿昔洛韦多一个羟甲基,可以看成是具有 C3′-OH 和 C5′-OH 的开环脱氧鸟苷衍生物,对巨细胞病毒的作用比阿昔洛韦强。

(3)喷昔洛韦是更昔洛韦的生物电子等排衍生物,是更昔洛韦侧链上的氧原子被碳原子所取代,与阿昔洛韦有相同的抗病毒谱,但生物利用度较低。

(4)泛昔洛韦是喷昔洛韦 6-脱氧衍生物的二乙酯,是喷昔洛韦的前体药物,泛昔洛韦口服后在胃肠道和肝脏中迅速被代谢产生喷昔洛韦,生物利用度可达 77%。

2.常用药物的化学结构

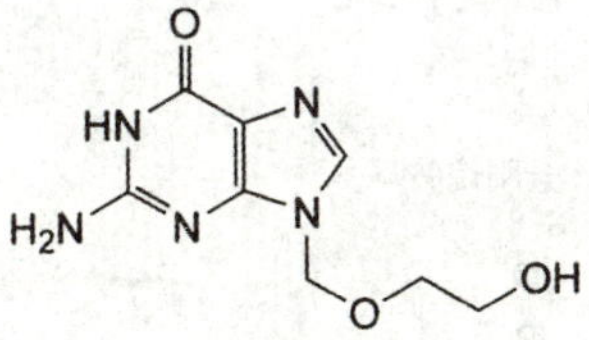

阿昔洛韦 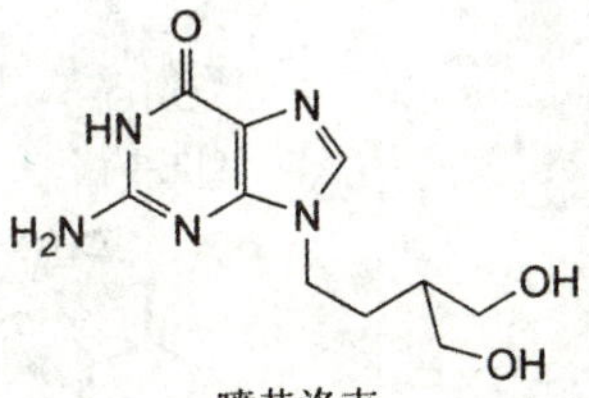　　　　喷昔洛韦

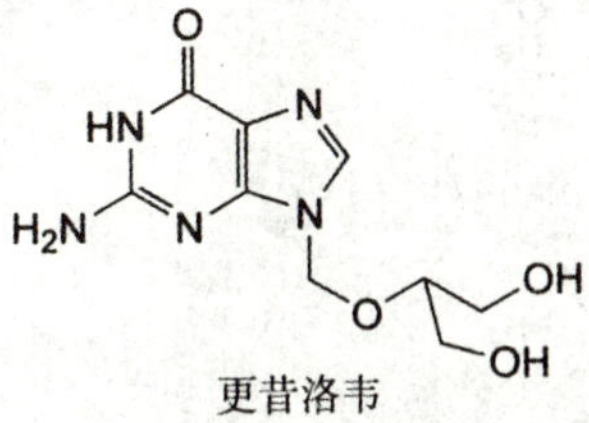

更昔洛韦 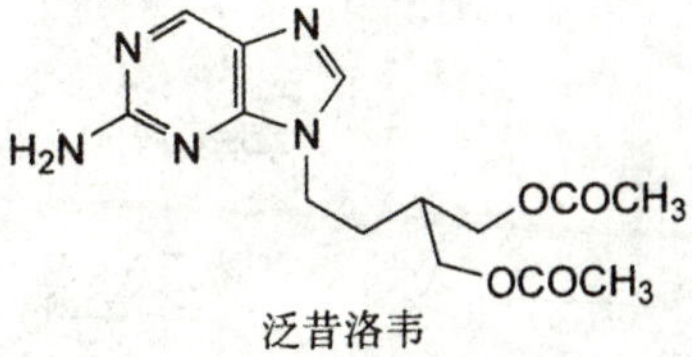　　　　泛昔洛韦

要点 2　非核苷类抗病毒药

非核苷类抗病毒药主要有利巴韦林、金刚烷胺、金刚乙胺、膦甲酸钠和奥司他韦。

（一）性质特点

1. 利巴韦林为广谱抗病毒药，体内和体外对 RNA 和 DNA 病毒都有活性。从化学结构看，利巴韦林可视为磷酸腺苷（AMP）和磷酸鸟苷（GMP）生物合成前体氨基咪唑酰氨核苷（AICAR）的类似物。本品在使用过程中有较强的致畸作用，故禁用于孕妇和打算怀孕的妇女。大剂量使用时，可致心脏损害。

2. 金刚烷胺为一种对称的三环状胺，口服吸收好，能穿透血-脑屏障，引起中枢神经系统的毒副反应，如头痛、失眠、兴奋、震颤，但在治疗剂量下毒性较低，由于这一特点，本品也用于抗震颤麻痹。

3. 盐酸金刚乙胺是盐酸金刚烷胺的衍生物，抗 A 型流感病毒的活性比盐酸金刚烷胺强，而对中枢神经的副作用也较低。

4. 膦甲酸钠是无机焦磷酸盐的有机类似物，可抑制巨细胞病毒、人疱疹病毒、单纯疱疹病毒等病毒的复制。

5. 奥司他韦是神经氨酸酶抑制剂，能有效地阻断流感病毒的复制过程，对流感的预防和治疗发挥重要的作用。

（二）常用药物的化学结构

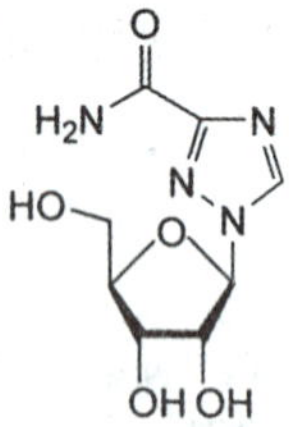

利巴韦林

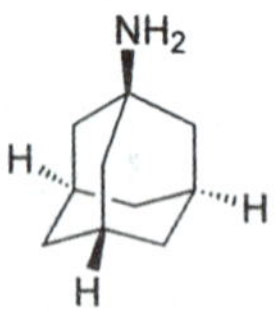

金刚烷胺

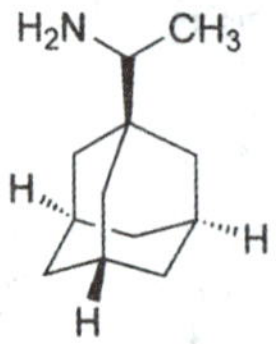

金刚乙胺

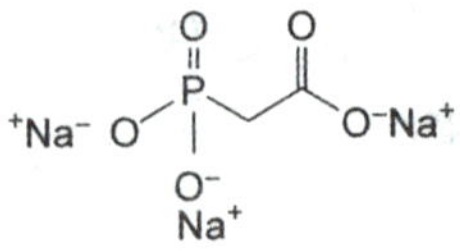

膦甲酸钠

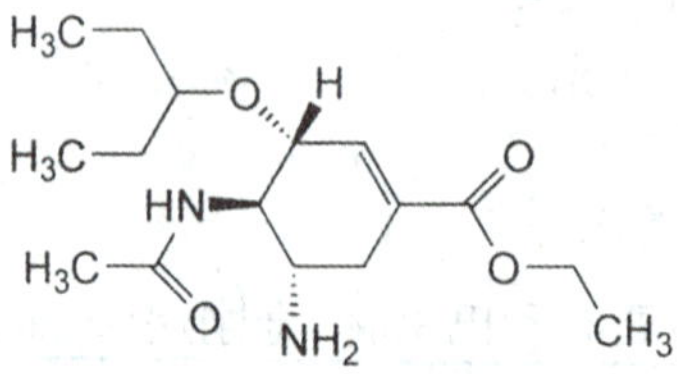

奥司他韦

雷区

同学们请注意:非核苷类抗病毒药是考试重点,尤其是利巴韦林的化学结构中含有三氮唑的结构在试卷中多次考到,大家一定要小心。

第九节 抗肿瘤药

要点 1 直接影响 DNA 结构和功能的药物

(一)破坏 DNA 的烷化剂

1. 氮芥类

(1)临床常用药物有环磷酰胺、美法仑、异环磷酰胺。

(2)化学结构

该类药物分为烷基化和载体两部分,β-氯乙胺属于载体部分,是氮芥类药物的关键药效基团,载体部分可以改善该类药物在体内的吸收、分布等动力学性质,增强其选择性和抗肿瘤活性。

(3)性质特点

①美法仑的载体部分是 L-苯丙氨酸,该氨基酸是人体必需的氨基酸,是一个良好的载体。

②环磷酰胺是前药,在体外对肿瘤细胞无效,只有进入体内后,经过活化才能发挥作用。环磷酰胺在肝脏代谢生成丙烯醛和磷酰氮芥,磷酰氮芥及其他代谢产物都可进一步水解生成去甲氮芥。其中,磷酰氮芥和去甲氮芥均为活性成分,丙烯醛是引起膀胱毒性成分。

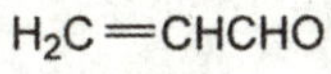

丙烯醛 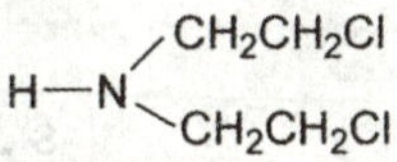　　去甲氮芥 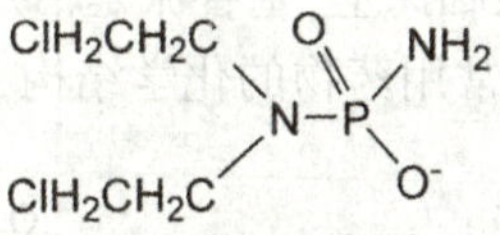　　磷酰氮芥

③异环磷酰胺是前药,在体内经酶代谢活化后发挥作用,它的代谢途径和环磷酰胺基本相同,但异环磷酰胺经代谢可产生单氯乙基环磷酰胺,具有神经毒性,需和尿路保护剂美司纳(巯乙磺酸钠)一起使用,以降低毒性。

(4)常用药物的化学结构

美法仑

环磷酰胺　　异环磷酰胺

> 🔵 **雷　区**
>
> 同学们请注意:破坏DNA的烷化剂是考试重点,尤其是环磷酰胺的性质特点在药学专业知识一和药学专业知识二的历年试卷中多次考到,大家一定要牢牢记住。

2.乙撑亚胺类
(1)临床常用药物有塞替派、替哌和白消安。
(2)性质特点
①塞替派含有氮杂环丙环基团,可分别与核苷酸中的腺嘌呤、鸟嘌呤的3-N和7-N进行烷基化,生成塞替派-DNA的烷基化产物,为细胞周期非特异性药物。
②塞替派的脂溶性大,进入体内后迅速分布至全身,很快被代谢生成替哌而发挥作用,故塞替派可认为是替哌的前药。
③在临床上,塞替派是治疗膀胱癌的首选药物。
(3)常用药物的化学结构

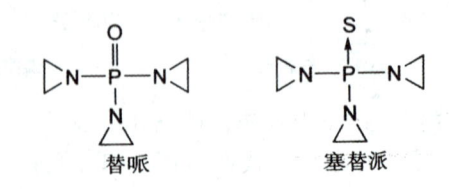

替哌　　塞替派

(二)破坏 DNA 的金属配合物

1. 临床常用药物有顺铂、卡铂、奥沙利铂。
2. 性质特点

(1)顺铂

①本品的作用机制是使肿瘤细胞 DNA 复制停止,阻碍细胞分裂。铂配合物进入肿瘤细胞后水解成水合物,该水合物在体内与 DNA 的两个鸟嘌呤碱基的 N^7 络合成一个封闭的五元螯合环,从而破坏了两条多核苷酸链上嘌呤基和胞嘧啶之间的氢键,扰乱了 DNA 的正常双螺旋结构,使其局部变性失活而丧失复制能力。

②顺铂的水溶性差,且仅能注射给药并伴有严重的肾脏、胃肠道毒性,耳毒性及神经毒性。

(2)卡铂

本品是第二代铂配合物,其理化性质、抗肿瘤活性和抗瘤谱与顺铂类似。

(3)奥沙利铂

①本品结构中的手性 1,2-环己二胺配体通过嵌入在 DNA 大沟中,从而影响错配修复(MMR)和复制分流耐药机制,与顺铂无交叉耐药,因此可用于对顺铂耐药的肿瘤株。

②奥沙利铂性质稳定,是第一个显现出对结肠癌有效的铂类药物,对大肠癌、非小细胞肺癌、卵巢癌及乳腺癌等有显著的抑制作用。

3. 常用药物的化学结构

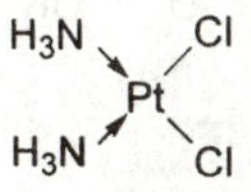

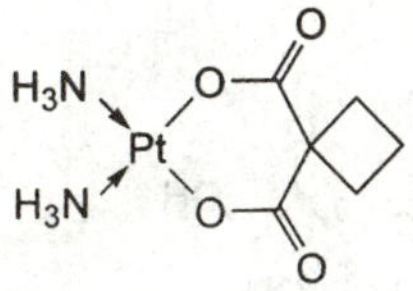

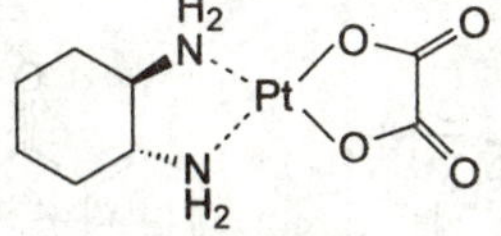

(三)破坏 DNA 的蒽醌类抗生素

1. 概述

(1)临床常用药物有阿霉素、柔红霉素和表柔比星。

(2)毒副作用

蒽醌类抗肿瘤抗生素的毒性主要为骨髓抑制和心脏毒性,作用机制可能是醌环被还原成半醌自由基,诱发了脂质过氧化反应,引起心肌损伤。

2. 性质特点

（1）多柔比星

①本品又名阿霉素,是由 Streptomyces peucetium var. caesius 产生的蒽环糖苷抗生素,临床上常用其盐酸盐。

②盐酸多柔比星易溶于水,水溶液稳定,在碱性条件下易迅速分解。

③多柔比星的结构中具有脂溶性蒽环配基和水溶性柔红糖胺,又有酸性酚羟基和碱性氨基,易通过细胞膜进入肿瘤细胞,故本品属于广谱的抗肿瘤药。

（2）柔红霉素

①本品是由放线菌 Streptomyces peucetins 产生的抗生素,从我国河北省正定县土壤中亦获得放线菌株,并得到同类物质,称为正定霉素。

②与多柔比星相比,柔红霉素的结构差异仅在 C9 侧链上为羟乙酰基和乙酰基。

（3）表柔比星

①本品又名表阿霉素,是多柔比星在柔红霉糖 4′位-OH 差向异构化的化合物。

②抗肿瘤活性与多柔比星相似,但骨髓抑制和心脏毒性较低。

3. 常用药物的化学结构

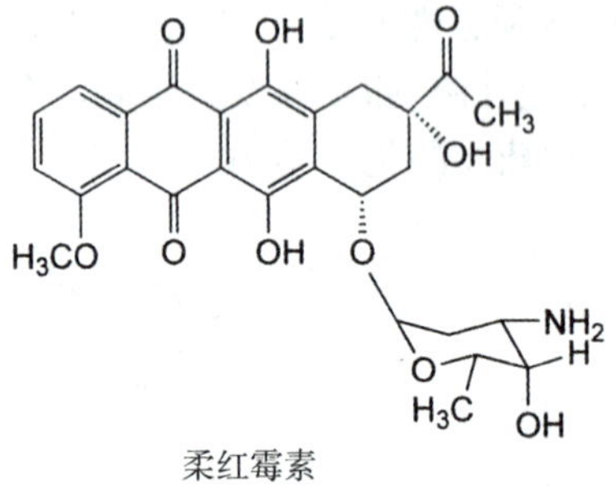

柔红霉素

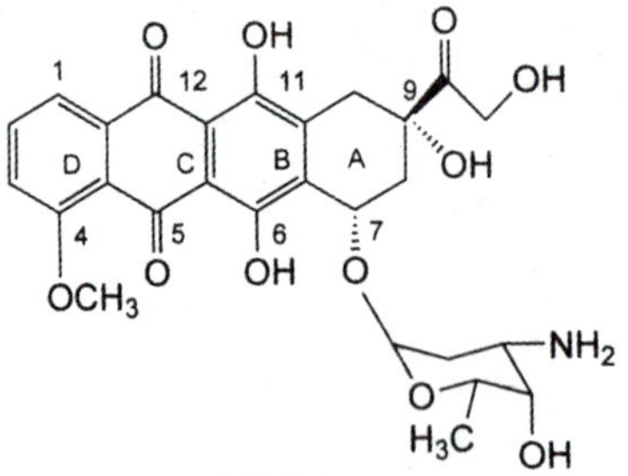

多柔比星

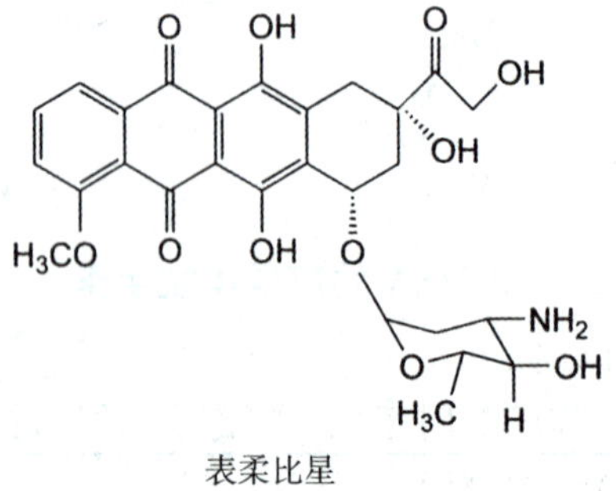

表柔比星

(四)拓扑异构酶抑制剂

1. 拓扑异构酶Ⅰ抑制剂

(1)临床使用的药物主要有喜树碱及其衍生物。

(2)性质特点 有生物碱类和抗生素类。

①喜树碱是从中国特有珙桐科植物喜树中分离得到的含五个稠合环的内酯生物碱。本品不溶于水,不溶于有机溶剂,且具有较强的细胞毒性。

②羟基喜树碱是从喜树中分离得到的另一个化合物,其天然含量低,但抗肿瘤活性更高,毒性较小。

③伊立替康是在7-乙基-10-羟基喜树碱结构中引入羰酰基哌啶基哌啶侧链,本品易溶于水,临床用其盐酸盐,是前药,在体内代谢生成7-乙基-10-羟基喜树碱而起作用,主要副作用是中性白细胞减少和腹泻。

④拓扑替康是在羟基喜树碱的羟基邻位引入二甲氨基甲基得到的另一个半合成水溶性喜树碱衍生物。

(3)常用药物的化学结构

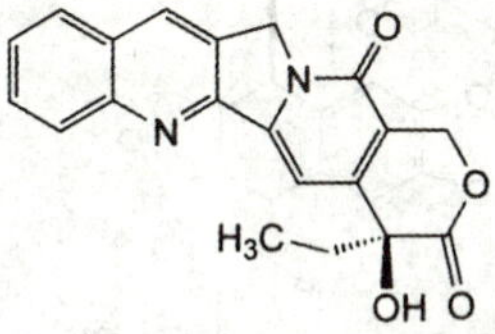

喜树碱

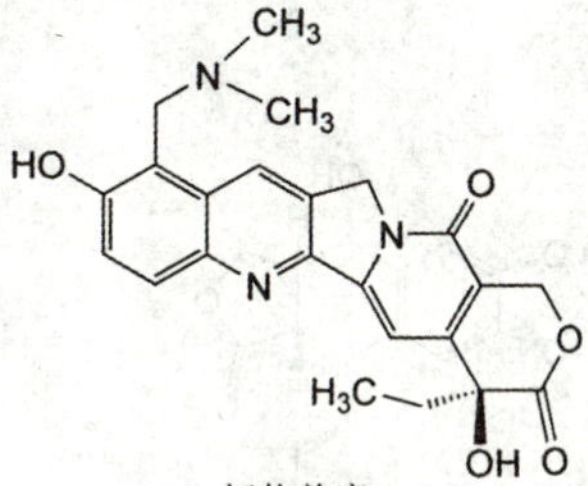

拓扑替康

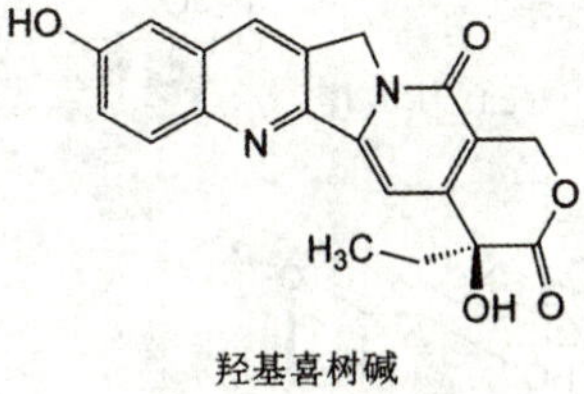

羟基喜树碱

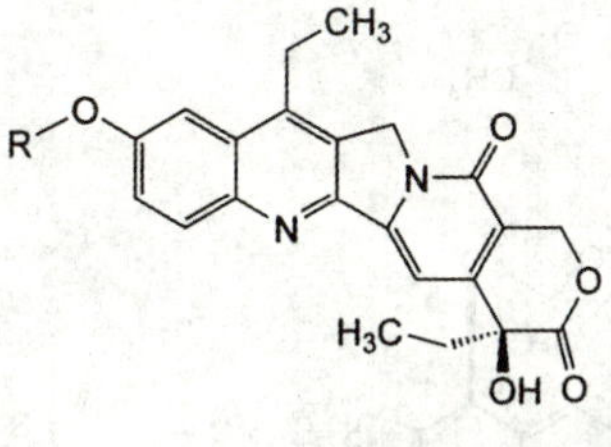

伊立替康 R= 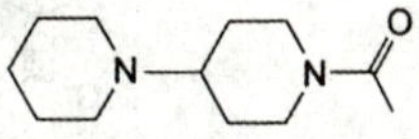
SN-38 R=H

雷区

同学们请注意:拓扑异构酶Ⅰ抑制剂是考试重点,大家一定要小心。

2. 拓扑异构酶Ⅱ抑制剂

(1)临床使用的主要有生物碱类药物依托泊苷、替尼泊苷。

(2)性质特点

①鬼臼霉素是喜马拉雅鬼臼和美鬼臼的根茎中的主要生物碱,是一种有效的抗肿瘤成分。由于毒性反应严重,不能用于临床。鬼臼霉素4位差向异构化得到的表鬼臼霉素可以明显地增强对细胞增殖的抑制作用,而毒性比鬼臼霉素低。

②依托泊苷是在鬼臼霉素的结构基础上通过4′-脱甲氧基4-差向异构化得到4′-脱甲氧基表鬼臼霉素。本品为细胞周期特异性抗肿瘤药,延长药物的给药时间,可能提高抗肿瘤活性。

③依托泊苷的水溶性差,易引起低血压和高过敏性,为了解决这些问题,在依托泊苷的4′位酚羟基上引入磷酸酯结构,得到依托泊苷磷酸酯。依托泊苷磷酸酯为前药,给药后迅速水解生成依托泊苷发挥作用。依托泊苷为小细胞肺癌化疗的首选药物。

④替尼泊苷,又名VM-26,本品的代谢主要是由胆汁中与葡萄糖醛酸或硫酸盐结合排除。本品脂溶性高,可透过血-脑屏障,为脑瘤首选药物。

(3)常用药物的化学结构

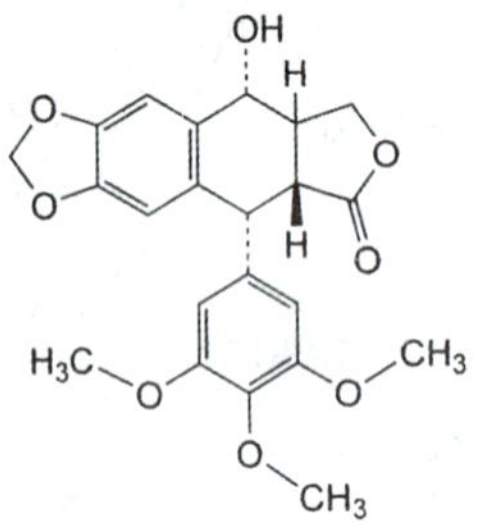

鬼臼霉素

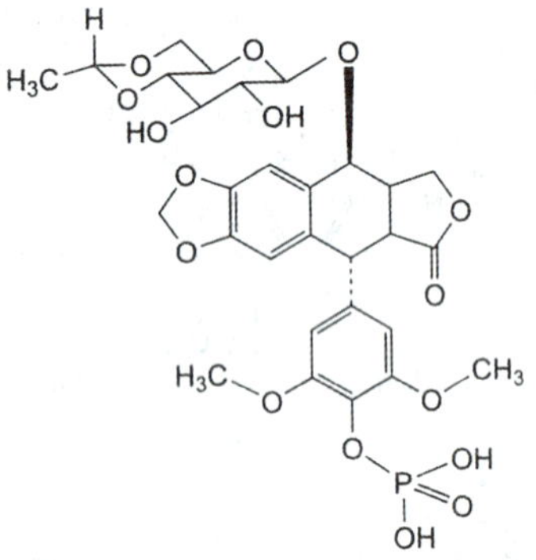

依托泊苷磷酸酯

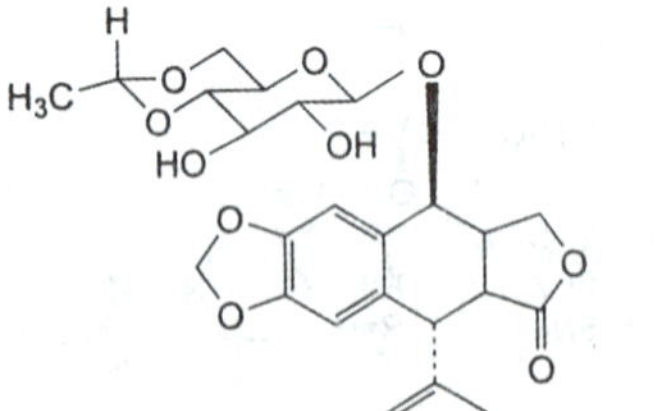

依托泊苷

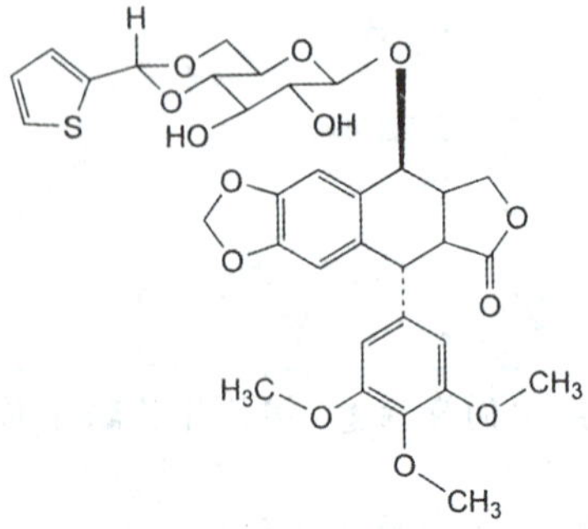

替尼泊苷

要点 2 干扰核酸生物合成的药物(抗代谢药)

(一)嘧啶类抗代谢物

1. 尿嘧啶抗代谢物

(1)临床使用的药物主要有氟尿嘧啶、去氧氟尿苷。

(2)性质特点

①氟尿嘧啶在细胞内转化为有效的脱氧核糖尿苷酸后,抑制胸腺嘧啶核苷酸合成酶,导致肿瘤细胞缺少胸苷酸,干扰 DNA 的合成。氟尿嘧啶抗瘤谱比较广,是治疗实体肿瘤的首选药物。

②去氧氟尿苷是氟尿嘧啶类衍生物,对肿瘤有选择作用,在体内转化为氟尿嘧啶而发挥作用。

(3)常用药物的化学结构

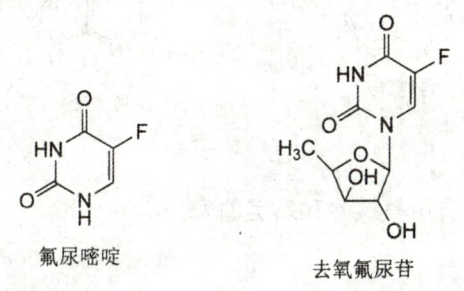

氟尿嘧啶　　去氧氟尿苷

2. 胞嘧啶抗代谢物

(1)临床使用的药物主要有阿糖胞苷、吉西他滨和卡培他滨。

(2)性质特点

①阿糖胞苷是内源性的脱氧胞苷 2′-OH 衍生物,临床主要用于治疗急性粒细胞性白血病,是非急性淋巴细胞性白血病治疗的首选药物。

②吉西他滨为双氟取代的胞嘧啶核苷衍生物,是细胞周期特异性抗肿瘤药。

③卡培他滨从结构上看是胞嘧啶核苷的衍生物,但实际上是氟尿嘧啶的前药。

(3)常用药物的化学结构

阿糖胞苷　　吉西他滨　　卡培他滨

(二)嘌呤拮抗剂

1. 临床常用药物有巯嘌呤、巯鸟嘌呤。

2. 性质特点

(1)巯嘌呤为黄嘌呤 6 位羟基以巯基取代得到的衍生物。本品抑制腺酰琥珀酸合成酶,阻止次黄嘌呤核苷酸转变为腺苷酸;还可抑制肌苷酸脱氢酶,阻止肌苷酸氧化为黄嘌呤核苷酸,从而抑制 DNA 和 RNA 的合成。本品临床用于治疗各种急性白血病。

(2)巯鸟嘌呤是对鸟嘌呤进行结构改造得到的衍生物。

3. 常用药物的化学结构

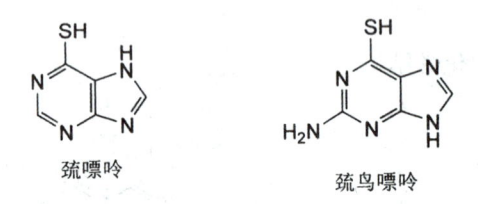

巯嘌呤　　　　巯鸟嘌呤

(三)叶酸拮抗剂

1. 临床常用药物有甲氨蝶呤和培美曲塞。

2. 性质特点

(1)甲氨蝶呤

①本品为二氢叶酸还原酶的抑制剂,不可逆地和二氢叶酸还原酶结合,使二氢叶酸不能转化为四氢叶酸,从而影响辅酶 F 的生成。

②甲氨蝶呤临床主要用于治疗急性白血病、绒毛膜上皮癌和恶性葡萄胎,对头颈部肿瘤、乳腺癌、宫颈癌、消化道癌和恶性淋巴癌也有一定的疗效。

③甲氨蝶呤在强酸性溶液中不稳定,水解而失去活性。

④当使用甲氨蝶呤剂量过大引起中毒时,可用亚叶酸钙解救。亚叶酸钙是四氢叶酸钙甲酰衍生物的钙盐,系叶酸在体内的活化形式,在体内可转变为四氢叶酸,能有效地对抗甲氨蝶呤引起的毒性反应,与甲氨蝶呤合用可降低毒性,不降低抗肿瘤活性。

(2)培美曲塞

①本品是具有多靶点抑制作用的抗肿瘤药物。

②培美曲塞临床上主要用于非小细胞肺癌和耐药性间皮瘤的治疗。

3.常用药物的化学结构

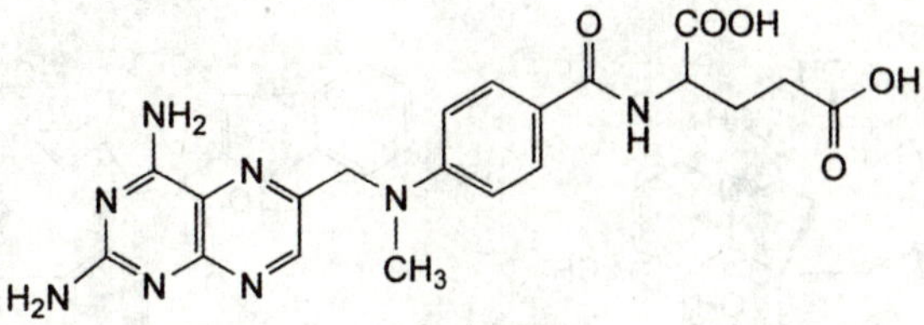

甲氨喋呤

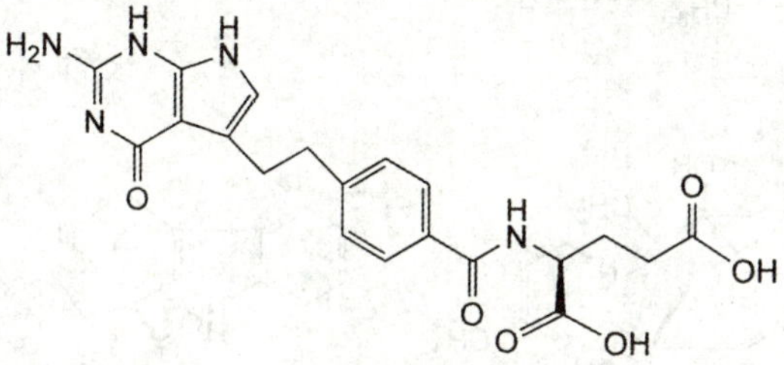

培美曲塞

🔵 雷 区

同学们请注意：甲氨蝶呤属于高频考点的药物,尤其甲氨蝶呤的解毒剂在药学专业知识一、药学专业知识二和药学综合知识与技能的历年试卷中多次考到,大家一定要掌握其相关考点。

要点 3 抑制蛋白质合成与功能的药物(干扰有丝分裂的药物)

(一)长春碱类

1. 临床常用药物主要有长春碱和长春新碱,临床用其硫酸盐。
2. 性质特点

(1)长春碱是从夹竹桃科植物长春花中提取的生物碱,由于其分子结构中含有吲哚环,极易被氧化,故在光照或加热情况下很容易变色。

(2)长春新碱是长春碱的二氢吲哚核的 N-CH$_3$ 以 N-CHO 取代,与长春碱之间没有交叉耐药现象。本品对光敏感,应避光保存,对神经系统毒性较突出。

(3)长春地辛,又名:长春酰胺,是长春碱的衍生物,属于周期特异性药物,对移植性动物肿瘤的抗瘤谱较广。

(4)长春瑞滨是长春碱的衍生物,本品的神经毒性比其他长春碱类药物低。长春瑞滨对肺癌,尤其对非小细胞肺癌的疗效好。

179

3. 常用药物的化学结构

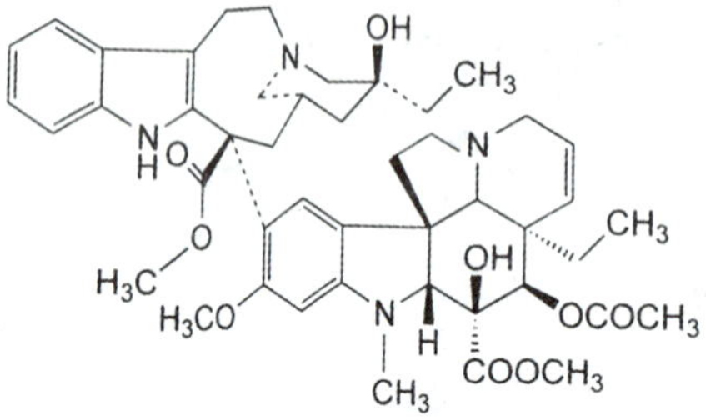

长春碱 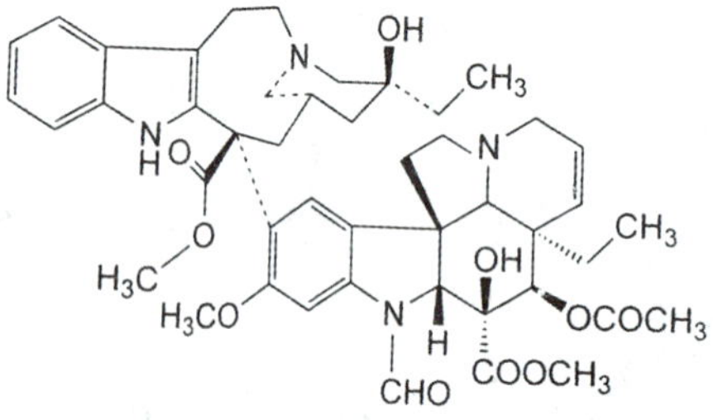　　　　　　　　　　长春新碱

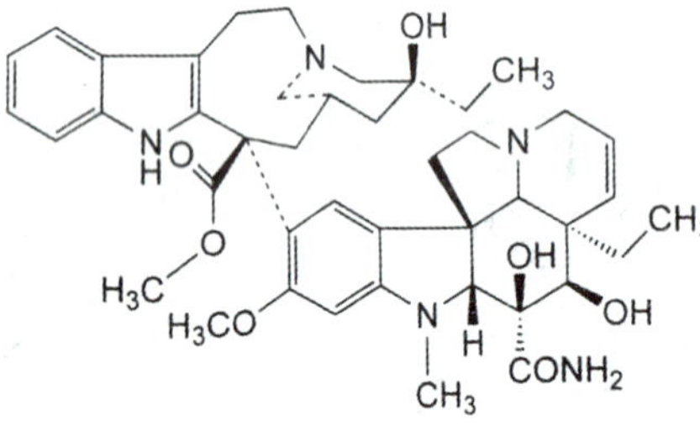

长春地辛 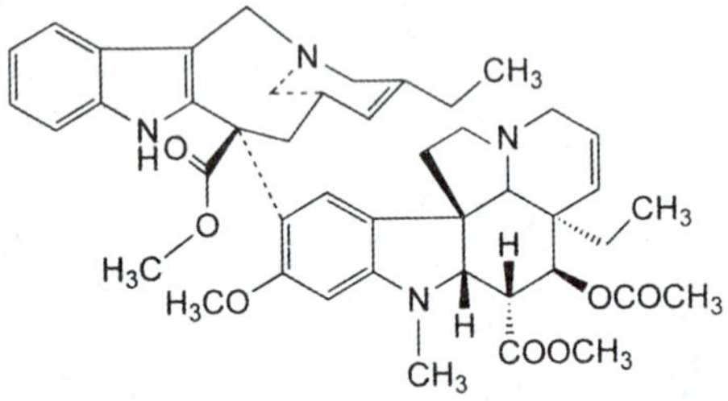　　　　　　　　　　长春瑞滨

(二) 紫杉烷类

1. 临床常用药物有紫杉醇和多西他赛。
2. 性质特点
(1) 紫杉醇
①紫杉醇是从美国西海岸的短叶红豆杉的树皮中提取得到。
②本品是一个具有紫杉烯环的二萜类化合物。
③紫杉醇由于水溶性小,其注射剂通常加入表面活化剂,例如,聚环氧化蓖麻油等助溶,常会引起血管舒张、血压降低及过敏反应等副作用。
④紫杉醇临床为广谱抗肿瘤药物,主要用于治疗卵巢癌、乳腺癌及非小细胞肺癌,为治疗难治性卵巢癌及乳腺癌的有效药物之一。

(2) 多西他赛
①本品是由 10-去乙酰基浆果赤霉素进行半合成得到的紫杉烷类抗肿瘤药物。
②多西他赛的水溶性比紫杉醇好,毒性较小,抗肿瘤谱更广。

3.常用药物的化学结构

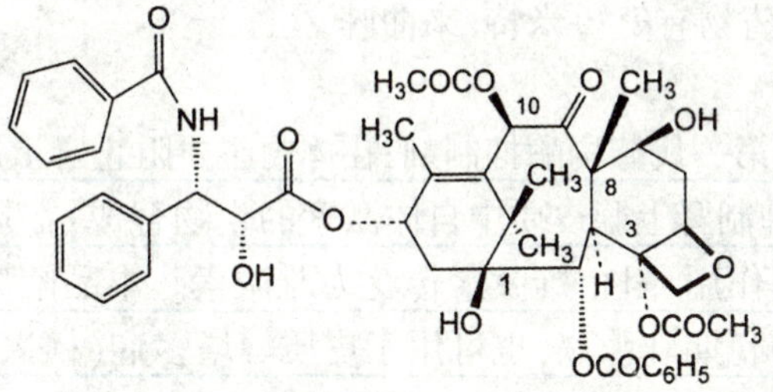

紫杉醇

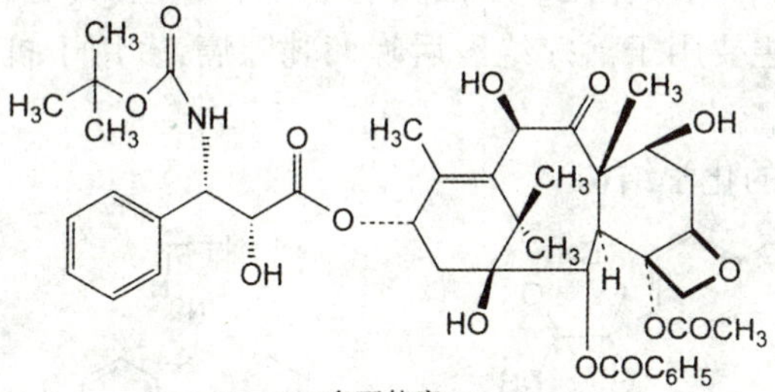

多西他赛

要点 4 调节体内激素平衡的药物

(一)雌激素调节剂

1.雌激素调节药物
(1)临床常用药物有他莫昔芬、托瑞米芬。
(2)性质特点
①他莫昔芬为三苯乙烯类抗雌激素药物,分子中具有三苯乙烯的基本结构,药用为顺式几何异构体。本品在体内由 CYP3A4 进行脱甲基化得到活性代谢物 N-脱甲基他莫昔芬。
②与他莫昔芬相比,托瑞米芬是乙基侧链的氯代,具有更强的活性。
(3)常用药物的化学结构

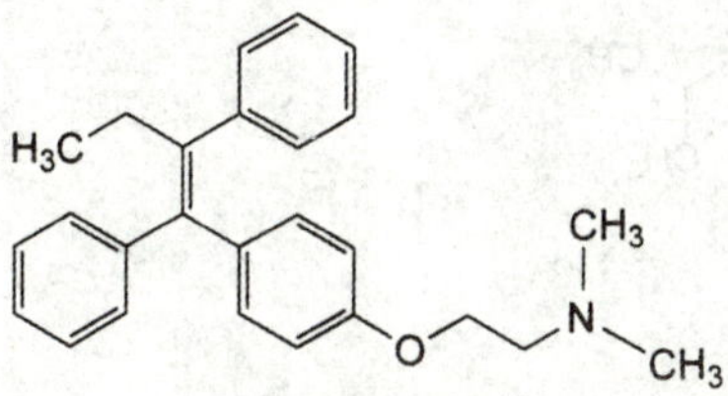

他莫昔芬

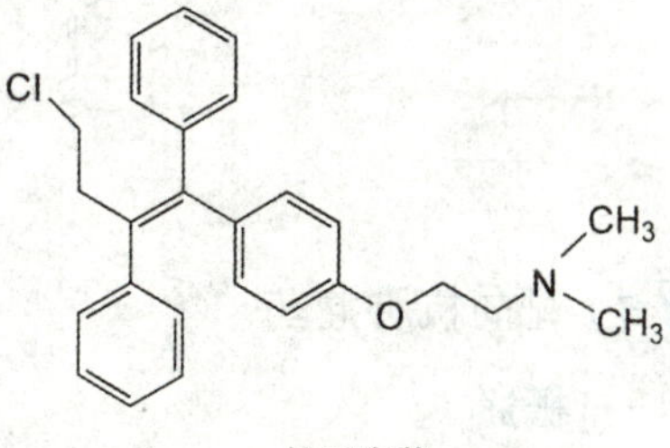

托瑞米芬

2. 芳构酶抑制剂

(1) 临床常用药物有氨鲁米特、来曲唑。

(2) 性质特点

①氨鲁米特是第一代芳构酶抑制剂，在体内主要阻止肾上腺中的胆固醇转变为孕烯醇酮，从而抑制肾上腺皮质中自体激素的生物合成；在周围组织中具有强力的芳香化酶抑制作用，阻止雄激素转变为雌激素。本品临床主要适用于绝经后或卵巢切除后的晚期乳腺癌，也可用于皮质醇增多症(柯兴综合征)的治疗。

②来曲唑能有效抑制雄激素向雌激素转化，使雌激素水平下降，从而消除雌激素对肿瘤生长的刺激作用。本品没有潜在的毒性，具有耐受性好、药理作用强的优点，临床主要用于治疗绝经后晚期乳腺癌，多用于抗雌激素治疗失败后的二线治疗。

(3) 常用药物的化学结构

氨鲁米特　　来曲唑

(二) 雄激素拮抗剂

1. 临床常用药物有氟他胺。

2. 性质特点

(1) 氟他胺为非甾体类抗雄激素药物，除具有抗雄激素作用外，无任何激素样的作用。

(2) 氟他胺临床用于前列腺癌或良性前列腺肥大，与亮脯利特合用治疗转移性前列腺癌，可明显增加疗效。

3. 常用药物的化学结构

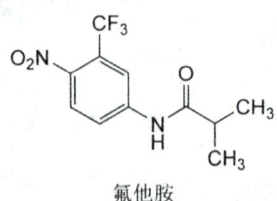

氟他胺

要点 5　靶向抗肿瘤药

(一) 概述

1. 临床常用的药物有伊马替尼、达沙替尼、吉非替尼、埃罗替尼。

2. 靶向抗肿瘤药的作用机制为酪氨酸激酶抑制剂。

(二) 性质特点

1. 伊马替尼的发现来源于对蛋白激酶 C(PKC)抑制剂的研究，人们在筛选过程中发现苯胺基嘧啶类化合物对 PKC 有比较好的抑制活性，在此基础上进行结构修饰，得到伊马替尼。但本品容易产生耐药性。

2. 为了弥补伊马替尼的不足，开发了第二代靶向抗肿瘤药物，如达沙替尼。

(1) 治疗非小细胞肺癌的选择性表皮生长因子受体酪氨酸激酶抑制剂吉非替尼。

(2) 高效、口服、高特异性、可逆的表皮生长因子受体酪氨酸激酶抑制剂埃罗替尼。

(3) 用于治疗癌细胞已发生转移或对甲磺酸伊马替尼耐受的胃肠道间质瘤的多靶点酪氨酸激酶抑制剂舒尼替尼。

(4) 用于晚期肾细胞癌治疗的多靶点酪氨酸激酶抑制剂索拉非尼。

(三) 常用药物的化学结构

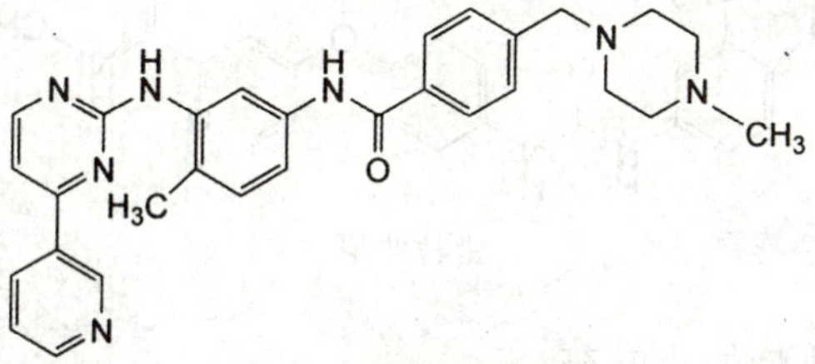

伊马替尼

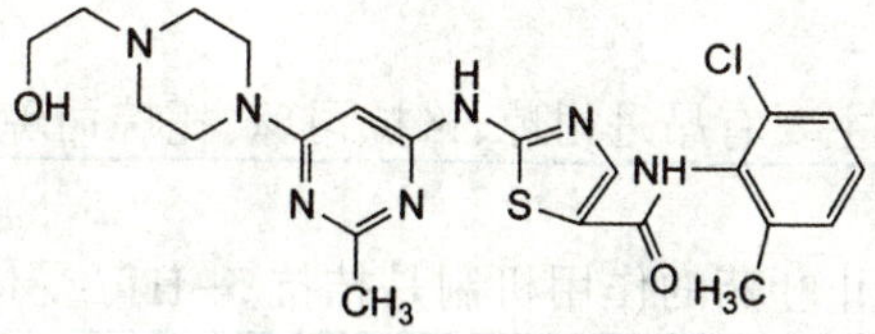

达沙替尼

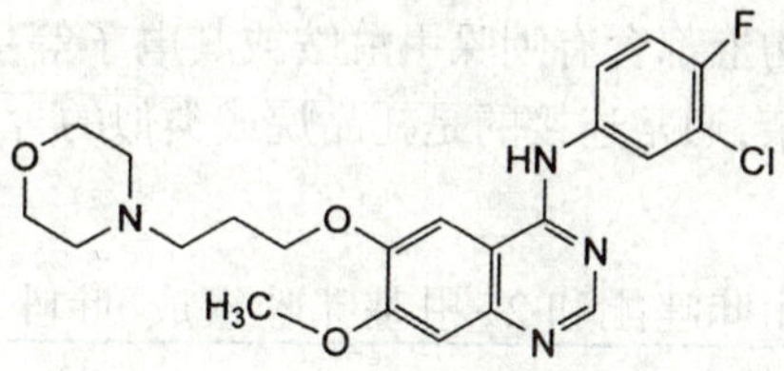

吉非替尼

埃罗替尼

舒尼替尼

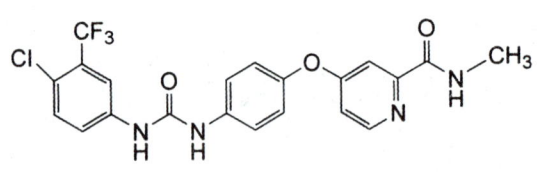

索拉非尼

要点 6 放疗与化疗的止吐药

(一) 概述

1. 临床常用药物主要有昂丹司琼、格拉司琼、托烷司琼、帕洛诺司琼和阿扎司琼。

2. 放疗与化疗的止吐药的作用机制是拮抗 5-HT₃ 受体,具有止吐作用强、作用时间长、用量小、无锥体外系反应、不良反应少等优点,也可用于预防癌症化疗的呕吐。

3. 该类药物在结构上都含有吲哚甲酰胺或其电子等排体吲哚甲酸酯,连接的脂杂环大都较为复杂,通常连接的是托品烷或类似的含氮双环。

(二) 性质特点

1. 昂丹司琼分子由咔唑酮和 2-甲基咪唑组成,咔唑环上的 3 位碳具有手性,临床上使用外消旋体。

2. 格拉司琼分子由吲唑环和含氮双环组成。

3. 托烷司琼分子由吲哚环和托品醇组成。
4. 帕洛诺司琼由苯并异喹啉和手性氮杂双环组成。
5. 阿扎司琼是由1,4-苯并噁嗪和氮杂双环组成。本品与碱性注射液(如呋塞米、甲氨蝶呤、氟尿嘧啶、吡咯他尼注射液)或依托泊苷注射液配伍会发生浑浊或结晶析出,故应避免配伍使用。

(三) 常用药物的化学结构

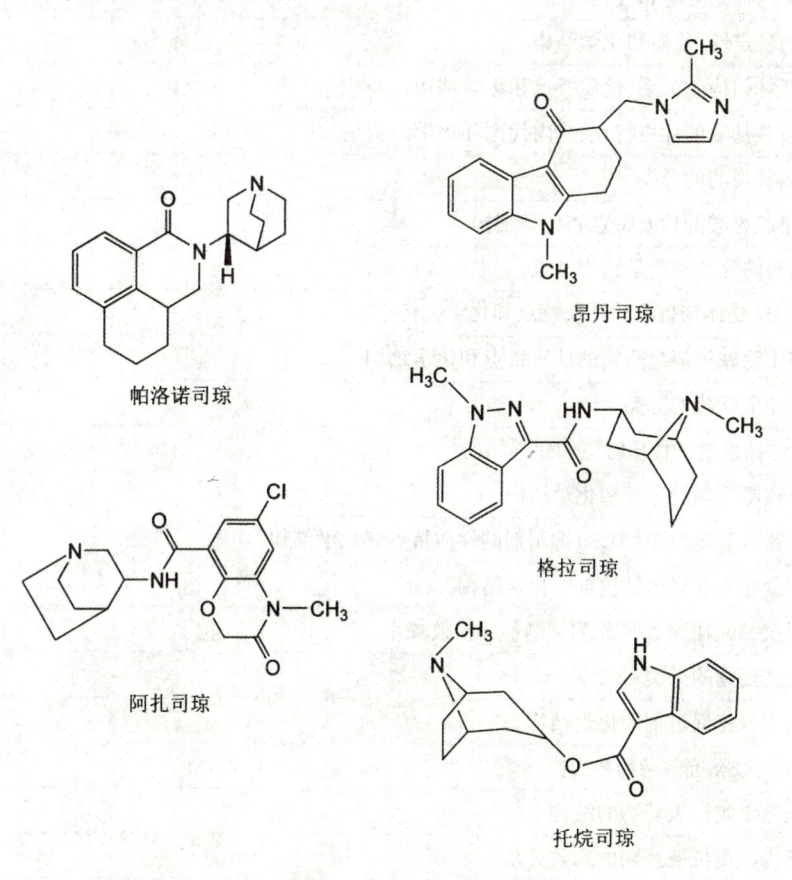

帕洛诺司琼

昂丹司琼

阿扎司琼

格拉司琼

托烷司琼

● 雷 区

同学们请注意:放疗与化疗的止吐药是考试重点,常用具体药物的化学结构在试卷中多次以B型题出题,大家一定要小心。

2018年考点预测

1. 地西泮的构效关系和化学结构
2. 巴比妥类药物的构效关系
3. 氯丙嗪的性质特点和化学结构
4. 抗抑郁药物的分类和代谢特点
5. 吗啡的稳定性、代谢和化学结构
6. 阿司匹林的构效关系、性质特点和化学结构
7. 对乙酰氨基酚的性质特点、体内代谢和化学结构
8. 非甾体抗炎药的分类
9. 乙酰半胱氨酸的性质特点和化学结构
10. 平喘药的分类和化学结构特点
11. 组胺 H_2 受体拮抗剂的性质特点和化学结构
12. 莨菪生物碱类解痉药物的性质特点和化学结构
13. 抗心律失常药的分类
14. β 受体拮抗剂的性质特点和化学结构
15. 钙通道阻滞剂的分类和化学结构
16. 血管紧张素转换酶（ACE）抑制剂的性质特点和化学结构
17. 血管紧张素 II 受体拮抗剂的化学结构
18. 羟甲戊二酰辅酶 A 还原酶抑制剂的构效关系
19. 降血糖药物的分类
20. 胰岛素分泌促进剂的化学结构
21. β-内酰胺类抗菌药物的分类
22. 头孢菌素类代表药物的结构
23. 大环内酯类抗菌药物的构效关系
24. 喹诺酮类抗菌药物的性质特点和化学结构
25. 抗病毒药物的分类
26. 环磷酰胺的性质特点和化学结构
27. 甲氨蝶呤的性质特点和化学结构
28. 放疗与化疗的止吐药的化学结构

靶 场

一、最佳选择题(每题1分,每题备选项中只有1个最符合题意)

1. 在苯二氮䓬结构中的3位引入羟基后,极性增加的镇静催眠药是
   A. 咪达唑仑　　　　　　B. 奥沙西泮　　　　　　C. 依替唑仑
   D. 奥沙唑仑　　　　　　E. 艾司唑仑

2. 祛痰药溴己新的活性代谢物是
   A. 羧甲司坦　　　　　　B. 右美沙芬　　　　　　C. 氨溴索
   D. 孟鲁司特　　　　　　E. 乙酰半胱氨酸

3. 关于对乙酰氨基酚的说法,错误的是
   A. 对乙酰氨基酚分子中含有酰胺键,正常储存条件下易发生变质
   B. 对乙酰氨基酚在体内代谢可产生乙酰氨基酚,引起肾毒性和肝毒性
   C. 大剂量服用对乙酰氨基酚引起中毒时,可用谷胱甘肽或乙酰半胱氨酸解毒
   D. 对乙酰氨基酚在体内主要与葡萄糖醛酸或硫酸结合,从肾脏排泄
   E. 对乙酰氨基酚可与阿司匹林形成前药

4. 奥美拉唑的作用机制是
   A. 组胺 H_1 受体拮抗剂
   B. 组胺 H_2 受体拮抗剂
   C. 质子泵抑制剂
   D. 胆碱酯酶抑制剂
   E. 磷酸二酯酶抑制剂

5. 与异丙托溴铵不符的是
   A. 为M胆碱受体拮抗剂
   B. 具有莨菪碱的一般理化性质
   C. 在酸碱条件下均比较稳定
   D. 分子中具有季铵结构
   E. 不易透过血-脑屏障,中枢副作用低

6. 分子中含有巯基,对血管紧张素转换酶(ACE)产生较强抑制作用的抗高血压药物是
   A. 卡托普利　　　　　　B. 依那普利　　　　　　C. 福辛普利
   D. 赖诺普利　　　　　　E. 雷米普利

7. 为取代苯甲酸衍生物,分子中含有一个手性碳,(S)-异构体的活性大于(R)-异构体,在体内代谢迅速,作为餐时血糖调节剂的降血糖药物是

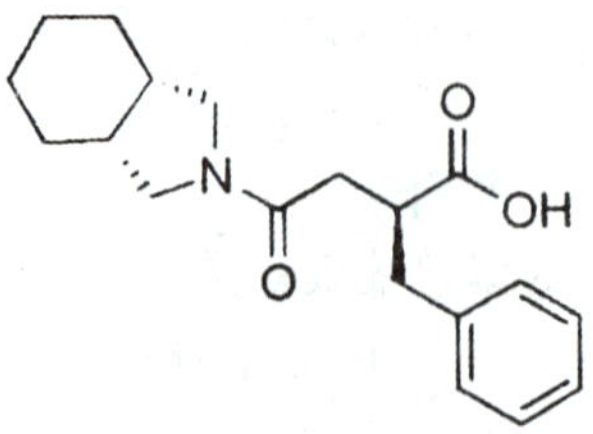

A. 米格列奈

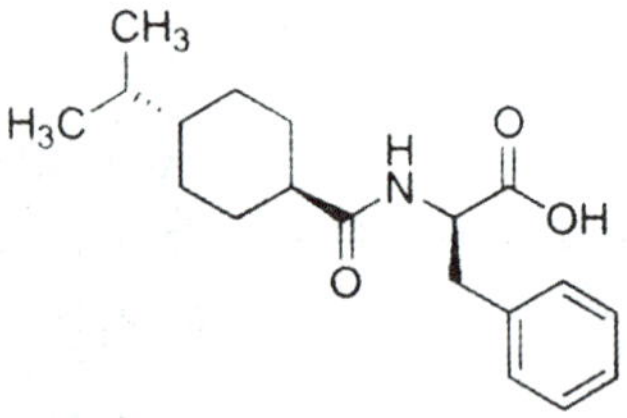

B. 那格列奈

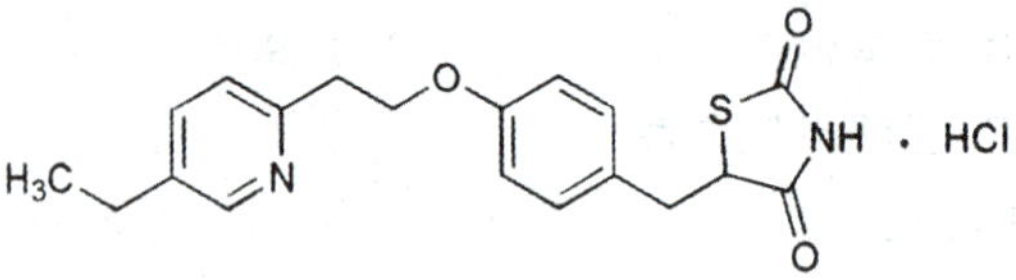

C. 盐酸吡格列酮

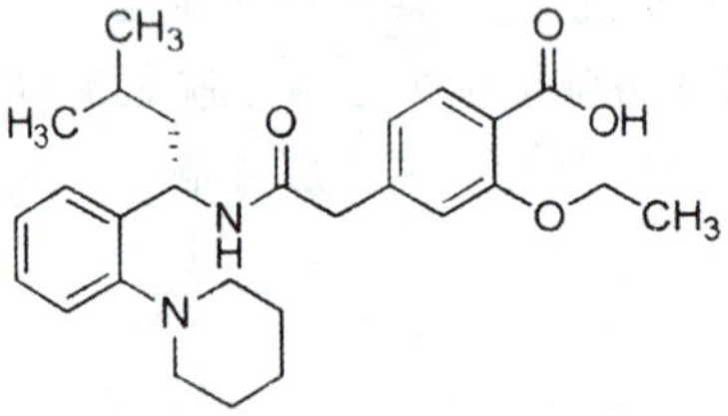

D. 瑞格列奈

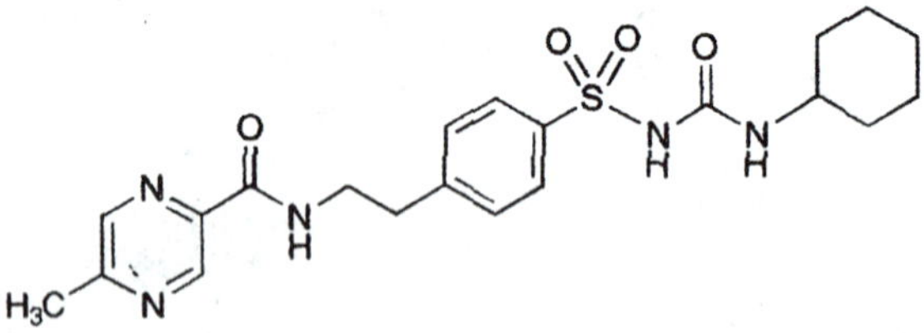

E. 格列吡嗪

8. 化学结构如下的药物是

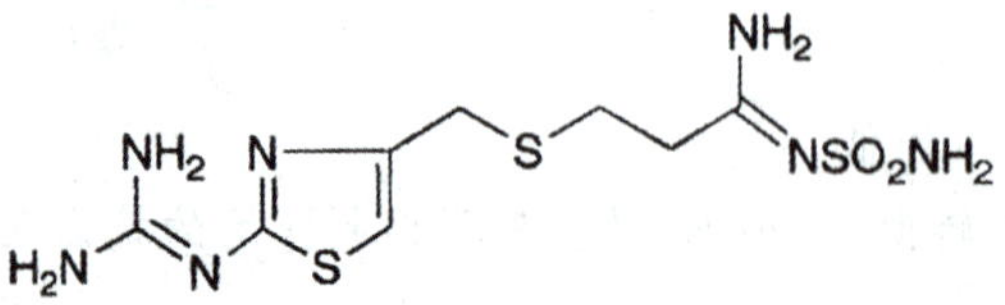

A. H_1 受体拮抗剂　　　B. H_2 受体拮抗剂　　　C. 解痉药

D. 促胃动力药　　　　　E. 质子泵抑制剂

9. 十五元环的大环内酯类抗生素是

A. 罗红霉素　　　　　　B. 克拉霉素　　　　　　C. 琥乙红霉素

D. 阿奇霉素　　　　　　E. 红霉素

10. 在 1, 4-苯二氮䓬类结构的 1, 2 位上骈入三唑环,生物活性明显增强,原因是

A. 药物对代谢的稳定性增加

B. 药物与受体的亲和力增加

C. 药物的极性增大

D. 药物的亲水性增大

E. 药物对代谢的稳定性及对受体的亲和力均增大

11. 佐匹克隆的化学结构是

A. 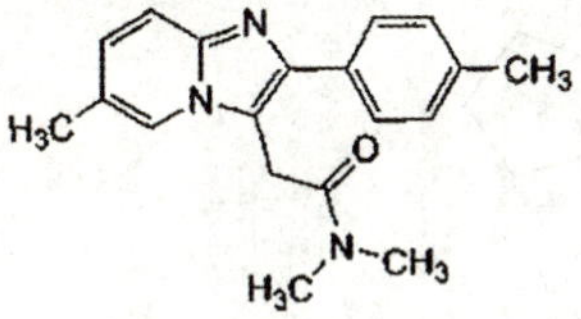

B. 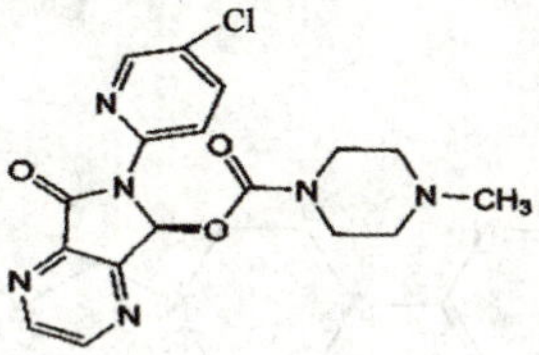

C. 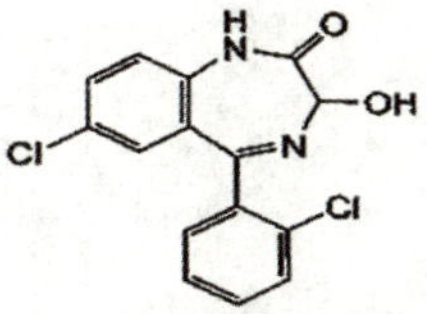

D. 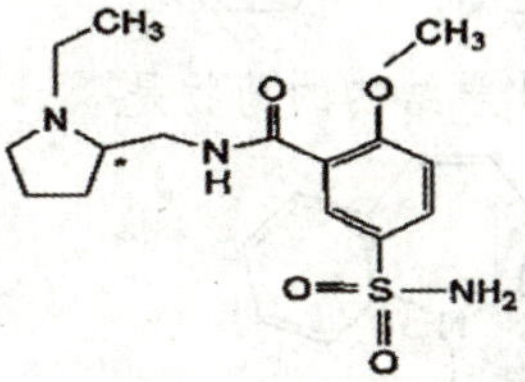

E. 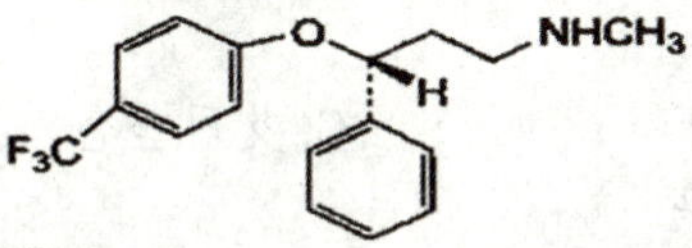

12. 结构中含有咪唑烷二酮的药物是

A. 苯巴比妥　　B. 奥卡西平　　C. 硫喷妥钠

D. 丙戊酸钠　　E. 苯妥英钠

13. 唑吡坦的结构是

A. 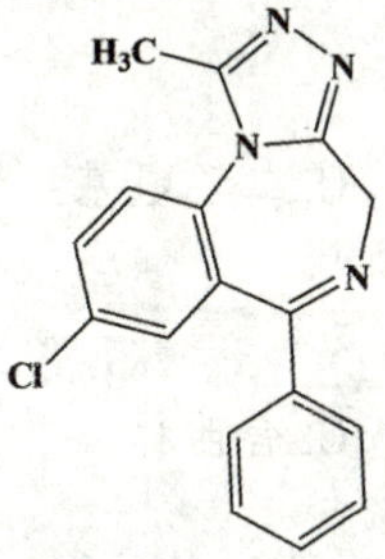

B. 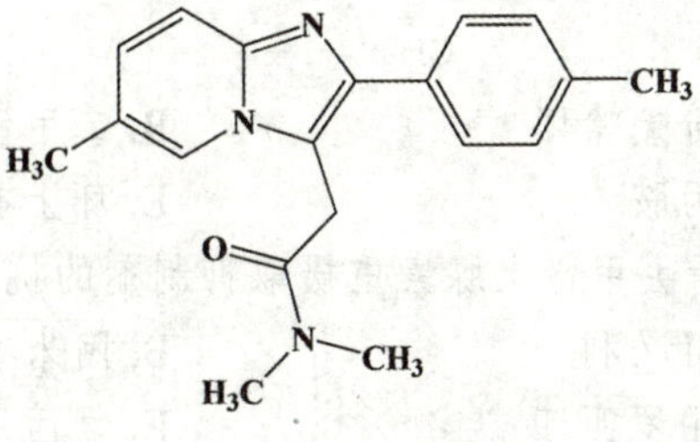

C.

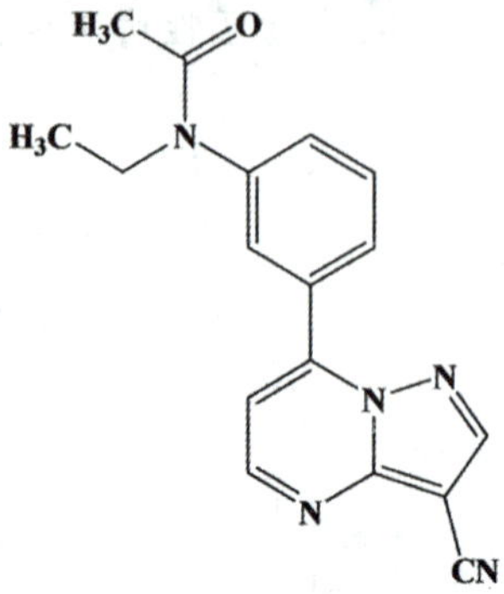

D.

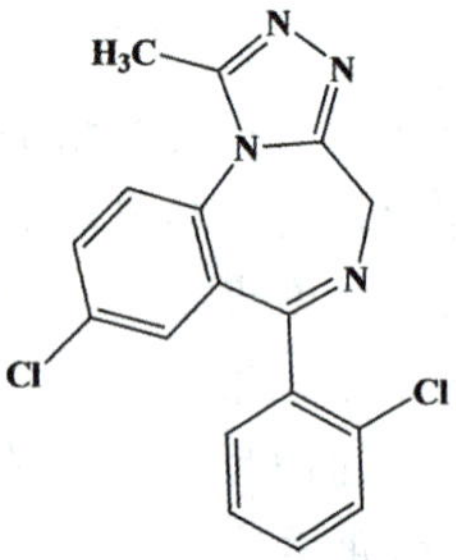

E.

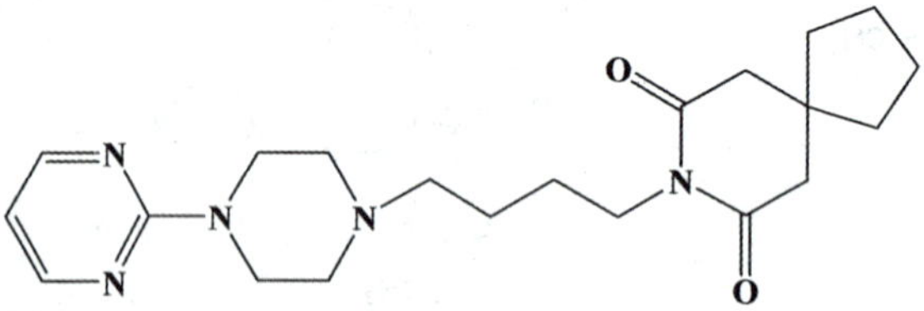

14. 如下化学结构的药物是

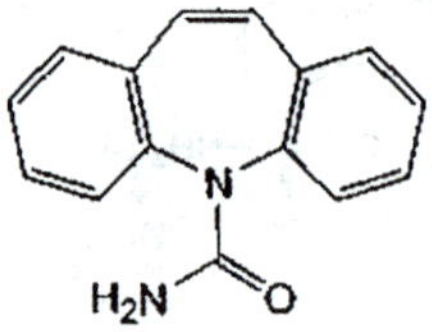

  A. 奥卡西平   B. 加巴喷丁   C. 艾司唑仑

  D. 佐匹克隆   E. 卡马西平

15. 氯丙嗪的结构中不含有

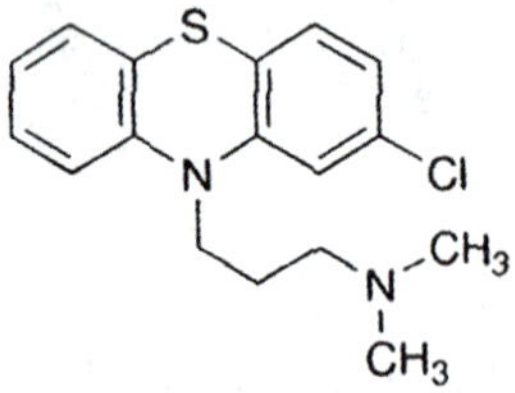

  A. 吩噻嗪环   B. 二甲氨基   C. 二乙氨基

  D. 丙胺   E. 环上有氯取代

16. 属于去甲肾上腺素重摄取抑制剂的抗抑郁药物是

  A. 舒必利   B. 阿米替林   C. 舍曲林

  D. 帕罗西汀   E. 氟西汀

17. 以下药物不属于三环类抗精神失常药的是

  A. 氯丙嗪   B. 氯米帕明   C. 阿米替林

D. 奋乃静 　　　　　　　　E. 氟西汀

18. 具有以下结构的药物是

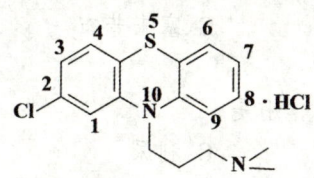

　　A. 氯氮平 　　　　　　　B. 氟哌啶醇 　　　　　　C. 氯丙嗪
　　D. 阿米替林 　　　　　　E. 卡马西平

19. 唑吡坦的主要临床用途是
　　A. 抗癫痫 　　　　　　　B. 抗精神病 　　　　　　C. 镇静催眠
　　D. 抗抑郁 　　　　　　　E. 抗惊厥

20. 在代谢过程中具有饱和代谢动力学特点的药物是
　　A. 苯妥英钠 　　　　　　B. 苯巴比妥 　　　　　　C. 艾司唑仑
　　D. 地西泮 　　　　　　　E. 卡马西平

21. 在日光照射下可发生严重的光毒性(过敏)反应的药物是
　　A. 舍曲林 　　　　　　　B. 丙米嗪 　　　　　　　C. 氟西汀
　　D. 阿米替林 　　　　　　E. 氯丙嗪

22. 精神病患者在服用盐酸氯丙嗪后,若在日光强烈照射下易发生光过敏反应,产生光过敏反应的原因是
　　A. 氯丙嗪分子中的吩噻嗪环遇光被氧化后,与体内蛋白质发生反应
　　B. 氯丙嗪分子中的硫原子遇光被氧化成亚硫,与体内蛋白质发生反应
　　C. 氯丙嗪分子中的碳-氯键遇光会分解产生自由基,与体内蛋白质发生反应
　　D. 氯丙嗪分子中的侧链碳原子遇光被氧化成羰基,与体内蛋白质发生反应
　　E. 氯丙嗪分子中的侧链氮原子遇光被氧化成 N 氧化物,与体内蛋白质发生反应

23. 含磺酰胺基的抗痛风药是
　　A. 舒林酸 　　　　　　　B. 吡罗昔康 　　　　　　C. 别嘌醇
　　D. 丙磺舒 　　　　　　　E. 秋水仙碱

24. 具有如下化学结构的药物是

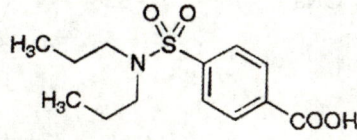

　　A. 美洛昔康 　　　　　　B. 磺胺甲噁唑 　　　　　C. 丙磺舒

D. 别嘌醇　　　　　　　E. 布洛芬

25. 属于选择性COX-2抑制剂的药物是

A. 布洛芬　　　　　　B. 吲哚美辛　　　　　C. 塞来昔布

D. 双氯芬酸　　　　　E. 吡罗昔康

26. 以吲哚美辛为代表的芳基烷酸类药物在临床的作用是

A. 抗过敏　　　　　　B. 抗病毒　　　　　　C. 利尿

D. 抗炎、镇痛、解热　　E. 抗肿瘤

27. 仅有解热镇痛作用,而不具有消炎、抗风湿的作用的药物是

A. 芬布芬　　　　　　B. 阿司匹林　　　　　C. 对乙酰氨基酚

D. 萘普生　　　　　　E. 吡罗昔康

28. 以下是白三烯类抑制剂,含羧基并且极少透过血-脑屏障的平喘药是

A. 氨茶碱　　　　　　B. 沙丁胺醇　　　　　C. 丙酸倍氯米松

D. 孟鲁司特　　　　　E. 布地奈德

29. 含有苯并吡喃的双色酮结构,在肺部的吸收为8%,在肠道为1%,常以气雾剂使用的抗哮喘药物是

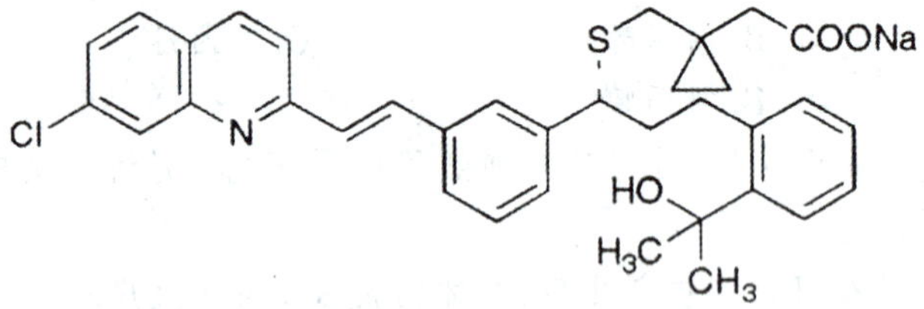

A. 孟鲁司特

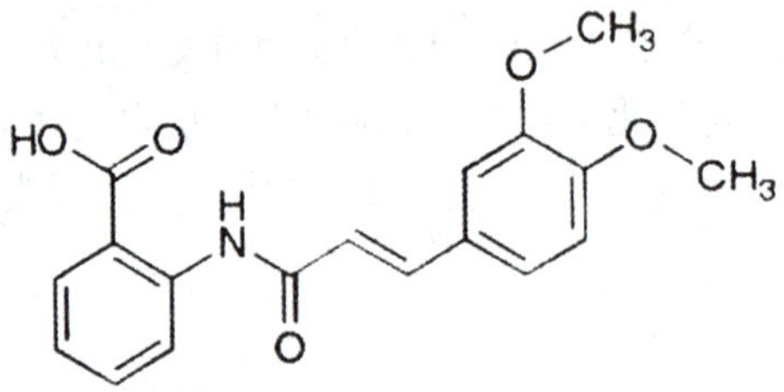

B. 曲尼司特

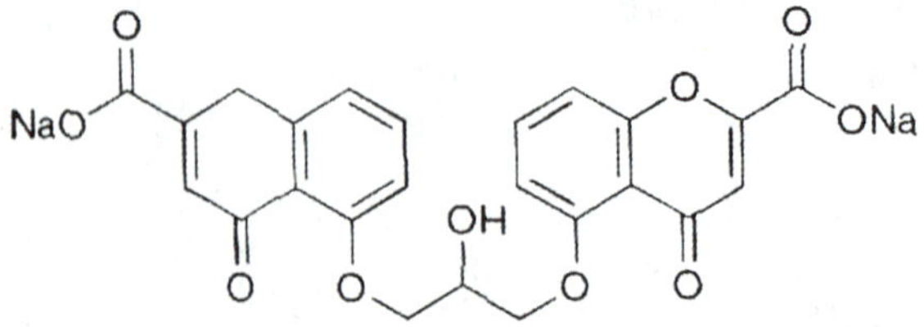

C. 色甘酸钠

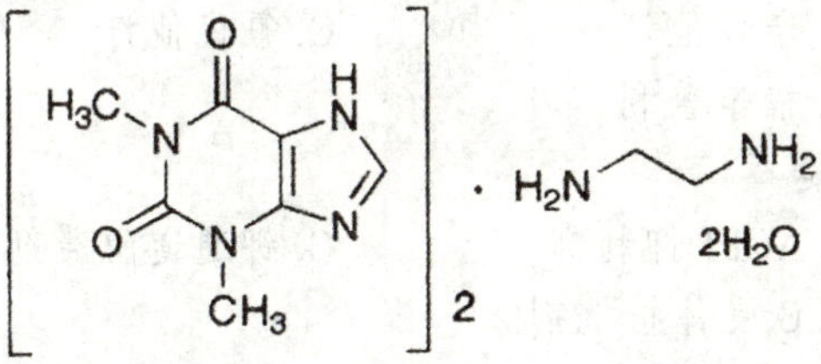

D. 氨茶碱

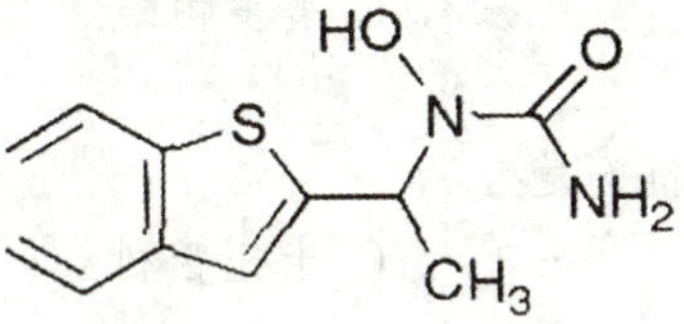

E. 齐留通

30. 分子中含有巯基的祛痰药是
　　A. 溴己新　　　　　　　B. 羧甲司坦　　　　　　C. 氨溴索
　　D. 可待因　　　　　　　E. 乙酰半胱氨酸

31. 为莨菪碱类药物,天然品为左旋体(称654-1),合成品为外消旋体(称654-2),临床上用于解痉的药物是
　　A. 硫酸阿托品　　　　　B. 氢溴酸山莨菪碱　　　C. 丁溴东莨菪碱
　　D. 氢溴酸东莨菪碱　　　E. 溴丙胺太林

32. 兰索拉唑的作用机制是
　　A. 组胺 H_1 受体拮抗剂
　　B. 组胺 H_2 受体拮抗剂
　　C. 质子泵抑制剂
　　D. 胆碱酯酶抑制剂
　　E. 磷酸二酯酶抑制剂

33. 化学结构为下列结构的药物属于

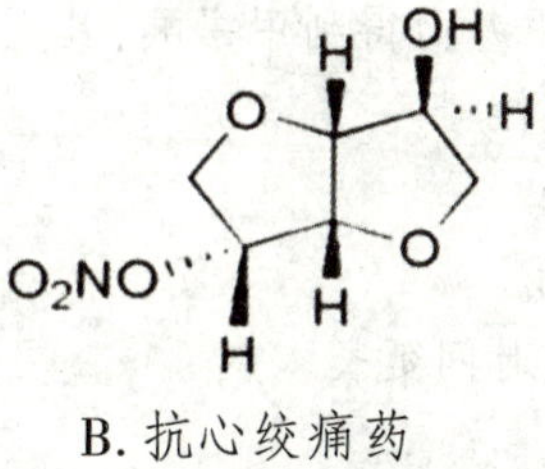

　　A. 抗高血压药　　　　　B. 抗心绞痛药　　　　　C. 抗心力衰竭药
　　D. 抗心律失常药　　　　E. 抗动脉粥样硬化药

34. 以下药物属于全合成的 HMG-CoA 还原酶抑制剂的是

A. 洛伐他汀　　　　　　B. 辛伐他汀　　　　　　C. 氟伐他汀
D. 依那普利　　　　　　E. 福辛普利

35. 不属于抗心律失常药物类型的是
A. 钠通道阻滞剂　　　　B. ACEI 抑制剂　　　　　C. 钾通道阻滞剂
D. 钙通道阻滞剂　　　　E. β 受体拮抗剂

36. 属于钾通道阻滞剂的抗心律失常药物是
A. 利多卡因　　　　　　B. 胺碘酮　　　　　　　C. 普罗帕酮
D. 奎尼丁　　　　　　　E. 普萘洛尔

37. 结构中不含咪唑环的血管紧张素Ⅱ受体拮抗剂是
A. 福辛普利　　　　　　B. 氯沙坦　　　　　　　C. 卡托普利
D. 缬沙坦　　　　　　　E. 厄贝沙坦

38. 关于硝酸甘油性质和作用的说法,错误的是
A. 常温下为液体,有挥发性
B. 在遇热或撞击下易发生爆炸
C. 在碱性条件下迅速水解
D. 在体内不经代谢而排出
E. 口腔黏膜吸收迅速,心绞痛发作时,可在舌下含服

39. 硝酸异山梨酯在体内的活性代谢产物并作为抗心绞痛药物使用的是
A. 硝酸异山梨酯
B. 异山梨醇
C. 硝酸甘油
D. 单硝酸异山梨酯(异山梨醇-5-硝酸酯)
E. 异山梨醇-2-硝酸酯

40. 对光敏感,易发生光歧化反应的药物是
A. 硝苯地平　　　　　　B. 利血平　　　　　　　C. 氯丙嗪
D. 肾上腺素　　　　　　E. 卡托普利

41. 在睾酮的 17α 位引入甲基而得到甲睾酮,其主要目的是
A. 可以口服,增加稳定性
B. 增强雄激素的作用
C. 增强蛋白同化的作用
D. 增强脂溶性,使作用时间延长
E. 降低雄激素的作用

42. 为地塞米松的 16 位差向异构体,抗炎作用强于地塞米松的药物是
A. 氢化可的松　　　　　B. 倍他米松　　　　　　C. 醋酸氟轻松

D. 泼尼松龙　　　　　　E. 泼尼松
43. 化学结构中含有孕甾烷母核并含有乙炔基的药物是
　　A. 雌二醇　　　　　B. 米非司酮　　　　　C. 炔诺酮
　　D. 黄体酮　　　　　E. 甲睾酮
44. 在卡那霉素的分子中引入 L-(-)氨基羟丁酰基侧链,所得到的药物对耐卡那霉素的金黄色葡萄球菌等细菌有显著的抑制作用。该药物是

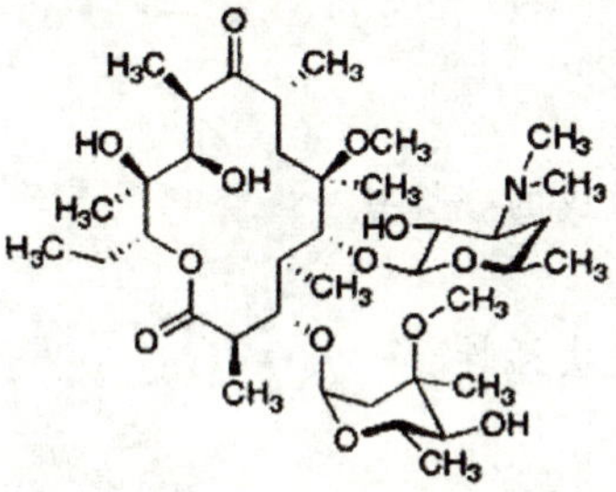

　　A. 克拉霉素 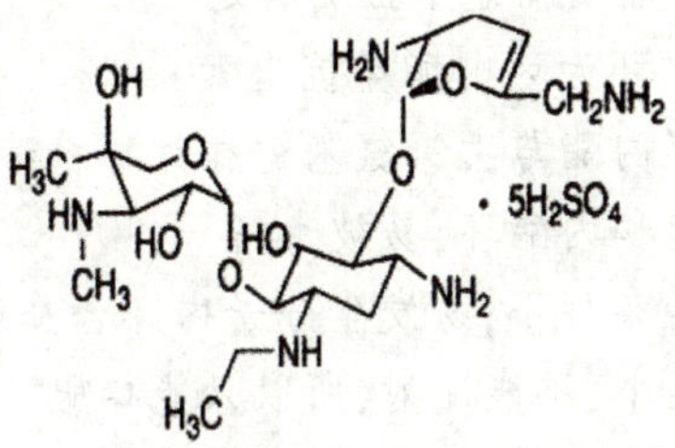　　　　　　　　　　　B. 硫酸奈替米星

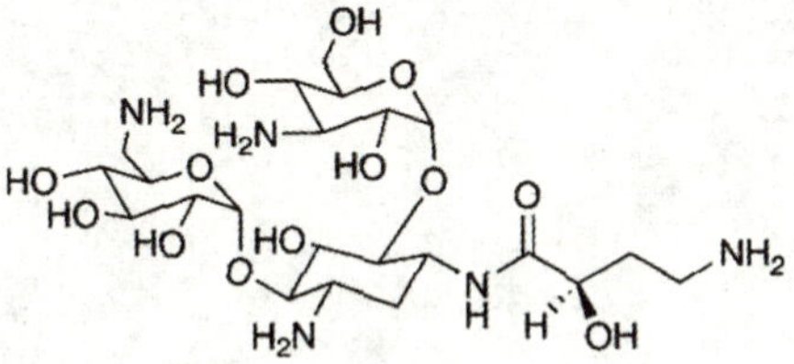

　　C. 阿米卡星 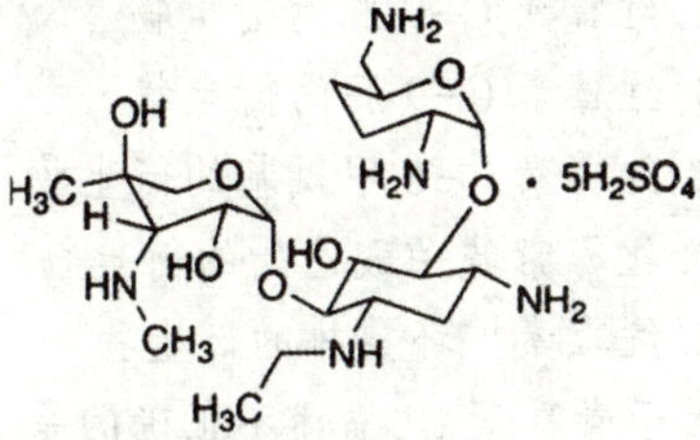　　　　　　　　　　　D. 硫酸依替米星

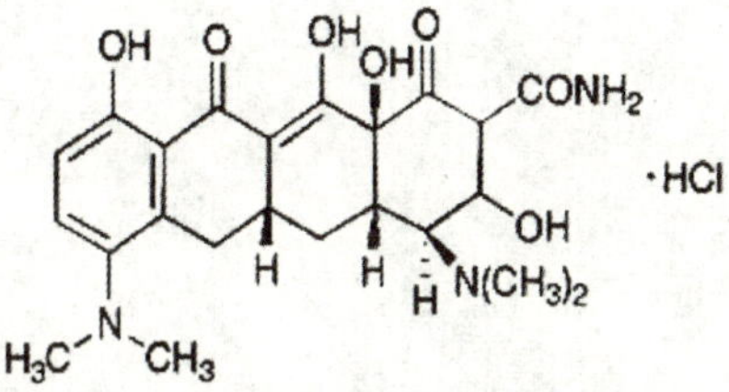

　　E. 盐酸米诺环素
45. 具有噻唑烷二酮结构的药物有
　　A. 吡格列酮　　　　B. 格列美脲　　　　C. 米格列醇
　　D. 瑞格列奈　　　　E. 二甲双胍
46. 具有促进钙、磷吸收的药物是
　　A. 葡萄糖酸钙　　　B. 阿仑膦酸钠　　　C. 维生素 C
　　D. 阿法骨化醇　　　E. 维生素 A
47. 具有以下结构的药物是

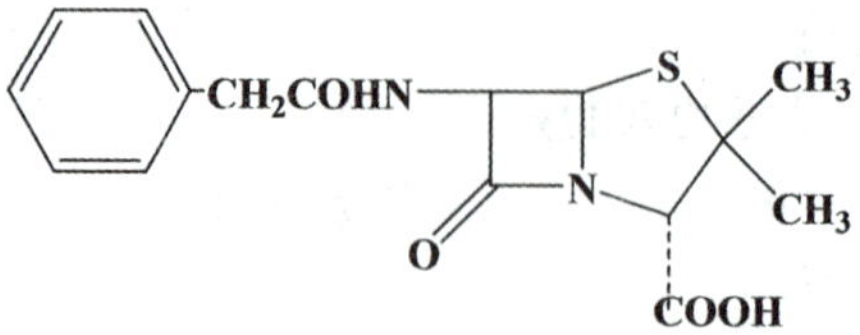

A. 青霉素 G B. 阿莫西林 C. 亚胺培南
D. 氨曲南 E. 克拉维酸

48. 红霉素的性质描述不正确的是

   A. 十六元环大环内酯类抗生素

   B. 由红霉内酯与去氧氨基糖和红霉糖缩合而成的碱性苷

   C. 具苷键和内酯环,易被水解

   D. 在酸性条件下,易发生分子内环合降解,失去活性

   E. 水溶性小,不能注射,所以只能口服

49. 罗红霉素是

   A. 红霉素 C-9 腙的衍生物

   B. 红霉素 C-9 肟的衍生物

   C. 红霉素 C-6 甲氧基的衍生物

   D. 红霉素琥珀酸乙酯的衍生物

   E. 红霉素扩环重排的衍生物

50. 对于青霉素 G,描述不正确的是

   A. 能口服

   B. 易产生过敏

   C. 对革兰阳性菌效果好

   D. 易产生耐药性

   E. 是第一个用于临床的抗生素

51. 属于 β-内酰胺酶抑制剂的药物是

   A. 阿莫西林 B. 头孢噻吩钠 C. 克拉维酸
   D. 盐酸米诺环素 E. 阿米卡星

52. 8 位氟原子存在,可产生较强光毒性的喹诺酮类抗生素是

   A. 盐酸环丙沙星 B. 盐酸诺氟沙星 C. 司帕沙星
   D. 加替沙星 E. 盐酸左氧氟沙星

53. 关于磺胺类药物的叙述,不正确的是

   A. 对氨基苯磺酰胺是该类药物起效的基本结构

   B. 磺胺嘧啶属于二氢叶酸合成酶抑制剂

C. 与甲氧苄啶合用可大大增强抗菌效果

D. 磺胺嘧啶的抗菌作用较好

E. 磺胺嘧啶不溶于稀盐酸

54. 异烟肼的结构是

A. 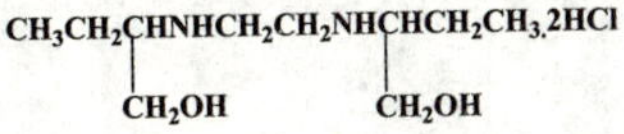 CH₃CH₂CHNHCH₂CH₂NHCH₂CH₃·2HCl
   　　│CH₂OH　　　　　　│CH₂OH

B. 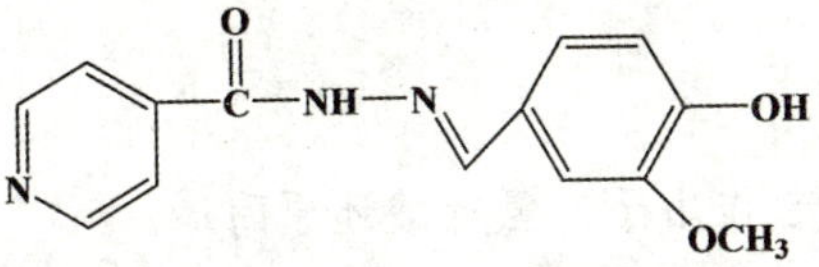 [结构图：吡啶-CO-NH-N=CH-苯环(OH, OCH₃)]

C. 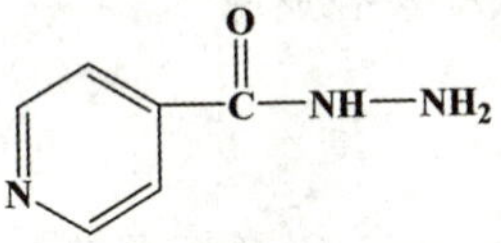 [结构图：吡啶-CO-NH-NH₂]

D. 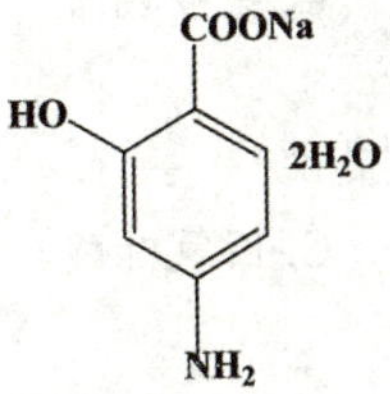 [结构图：HO-苯环(COONa, NH₂)·2H₂O]

E. 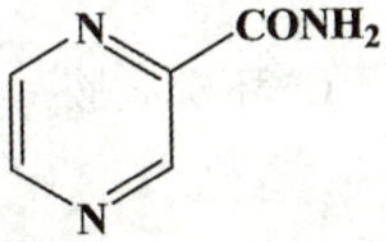 [结构图：吡嗪-CONH₂]

55. 含有咪唑环的抗真菌药物是

A. 酮康唑　　　　B. 克霉唑　　　　C. 伊曲康唑

D. 氟康唑　　　　E. 噻康唑

56. 具有碳青霉烯结构的非典型β-内酰胺抗生素是

A. 舒巴坦　　　　B. 克拉维酸　　　C. 亚胺培南

D. 氨曲南　　　　E. 克拉霉素

57. 属于大环内酯类抗生素的是

A. 克拉维酸　　　B. 罗红霉素　　　C. 阿米卡星

D. 头孢克洛　　　E. 盐酸林可霉素

58. 氨苄西林或阿莫西林的注射溶液,不能和磷酸盐类药物配伍使用,是因为

A. 发生β-内酰胺开环,生成青霉酸

B. 发生β-内酰胺开环,生成青霉醛酸

C. 发生β-内酰胺开环,生成青霉醛

D. 发生 β-内酰胺开环，生成 2,5-吡嗪二酮

E. 发生 β-内酰胺开环，生成聚合产物

59. 下列属于单环 β-内酰胺类抗生素的药物是

　　A. 舒巴坦　　　　　　　B. 氨曲南　　　　　　C. 克拉维酸

　　D. 磷霉素　　　　　　　E. 亚胺培南

60. 磺胺甲噁唑和甲氧苄啶的作用机制为

　　A. 二者都作用于二氢叶酸合成酶

　　B. 二者都作用于二氢叶酸还原酶

　　C. 前者作用于二氢叶酸合成酶，后者作用于二氢叶酸还原酶

　　D. 前者作用于二氢叶酸还原酶，后者作用于二氢叶酸合成酶

　　E. 二者都干扰细菌对叶酸的摄取

61. 阿昔洛韦临床上主要用于

　　A. 抗真菌感染　　　　　B. 抗革兰氏菌感染　　C. 免疫调节

　　D. 抗病毒感染　　　　　E. 抗幽门螺旋杆菌感染

62. 甲氨蝶呤中毒时可使用亚叶酸钙进行解救，其目的是提供

　　A. 二氢叶酸　　　　　　B. 叶酸　　　　　　　C. 四氢叶酸

　　D. 谷氨酸　　　　　　　E. 蝶呤酸

63. 代谢后产生丙烯醛，引起膀胱毒性的药物是

　　A. 卡莫司汀　　　　　　B. 氟尿嘧啶　　　　　C. 环磷酰胺

　　D. 巯嘌呤　　　　　　　E. 盐酸阿糖胞苷

64. 不属于植物药有效成分的抗肿瘤药是

　　A. 紫杉醇　　　　　　　B. 吉非替尼　　　　　C. 长春碱

　　D. 喜树碱　　　　　　　E. 秋水仙碱

65. 具有以下结构的化合物，与哪个药物性质及作用机理相同

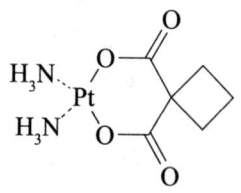

　　A. 顺铂　　　　　　　　B. 卡莫司汀　　　　　C. 氟尿嘧啶

　　D. 多柔比星　　　　　　E. 紫杉醇

66. 属于酪氨酸激酶抑制剂的抗肿瘤药物是

　　A. 多西他赛　　　　　　B. 氟他胺　　　　　　C. 伊马替尼

　　D. 依托泊苷　　　　　　E. 羟基喜树碱

二、配伍选择题（每题1分，题目分为若干题。每组题均对应同一组备选项，备选项可重复选用，也可不选用。每题只有一个正确答案）

[1-4]
  A. 头孢氨苄　　　　　　B. 头孢克洛　　　　　　C. 头孢呋辛
  D. 硫酸头孢匹罗　　　　E. 头孢曲松
1. C-3位为氯原子，亲脂性强，口服吸收好的药物是
2. C-3位含有酸性较强的杂环，可通过血-脑屏障，用于脑部感染治疗的药物是
3. C-3位含有季铵基团，能迅速穿透细菌细胞壁的药物是
4. C-3位含有氨基甲酸酯基团的药物是

[5-7]
  A. 氟康唑　　　　　　　B. 酮康唑　　　　　　　C. 来曲唑
  D. 利巴韦林　　　　　　E. 阿昔洛韦
5. 含三氮唑结构的抗病毒药物是
6. 含三氮唑结构的抗真菌药物是
7. 含三氮唑结构的抗肿瘤药物是

[8-10]
  A. 阿司匹林　　　　　　B. 布洛芬　　　　　　　C. 吲哚美辛
  D. 双氯芬酸钠　　　　　E. 对乙酰氨基酚
8. 结构中含有酯基的药物是
9. 结构中含有二氯苯胺基的药物是
10. 结构中含有酰胺结构的药物是

[11-13]

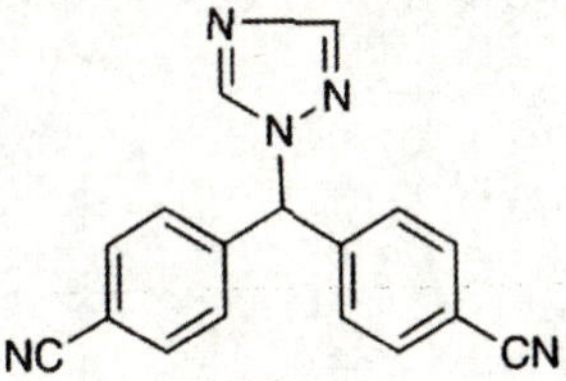

  A. 来曲唑 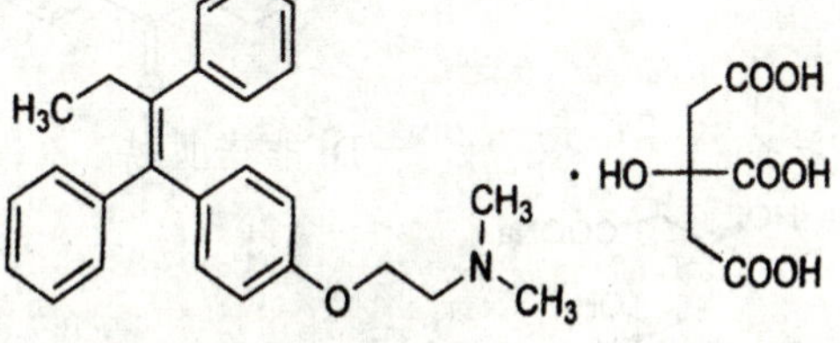　　　　　　　B. 枸橼酸他莫昔芬

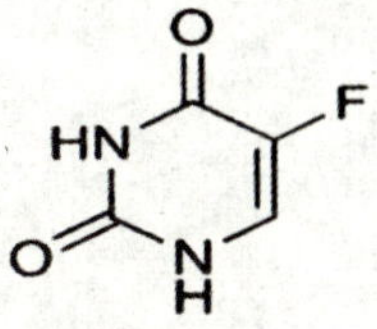

  C. 氟尿嘧啶 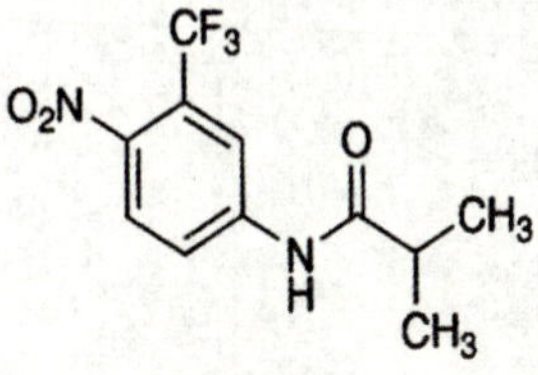　　　　　　D. 氟他胺

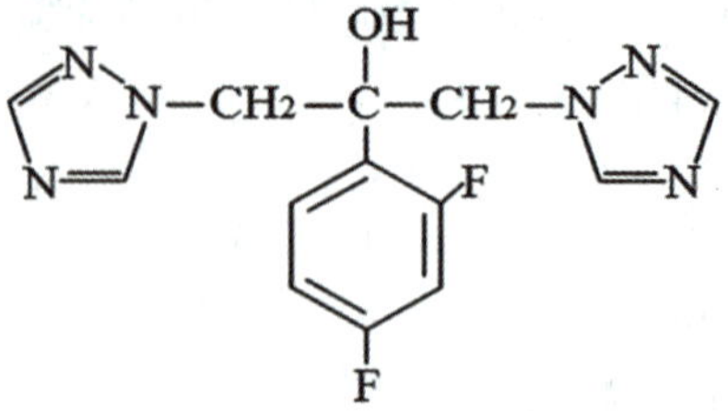

E. 氟康唑

11. 含有三苯乙烯结构,通过拮抗雌激素受体,用于乳腺癌治疗的药物是
12. 含有三氮唑结构,通过抑制芳香酶,用于乳腺癌治疗的药物是
13. 含有酰苯胺结构,通过拮抗雄激素受体,用于前列腺癌治疗的药物是

[14-17]

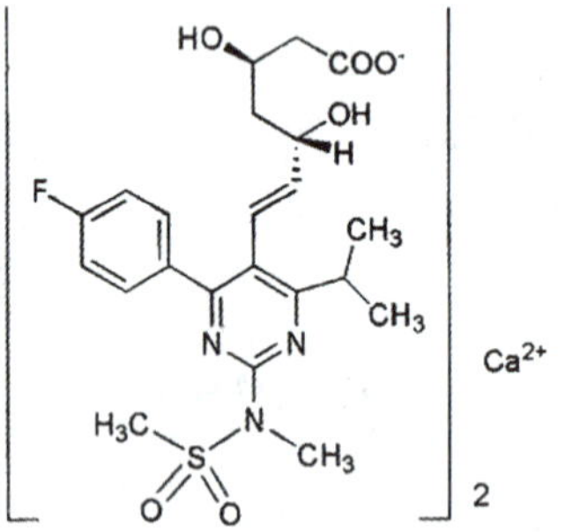

A. 瑞舒伐他汀钙

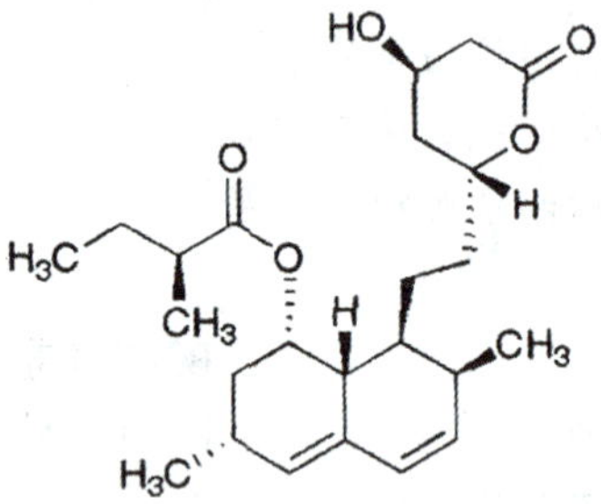

B. 洛伐他汀

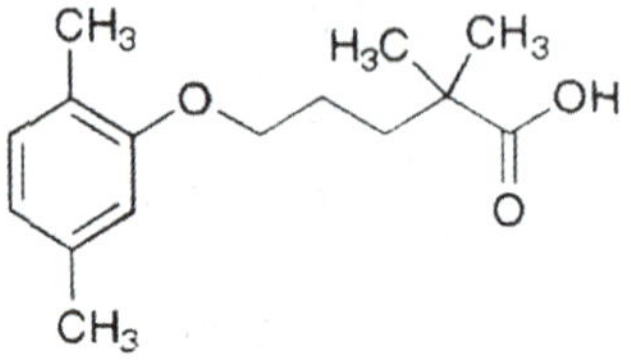

C. 吉非罗齐

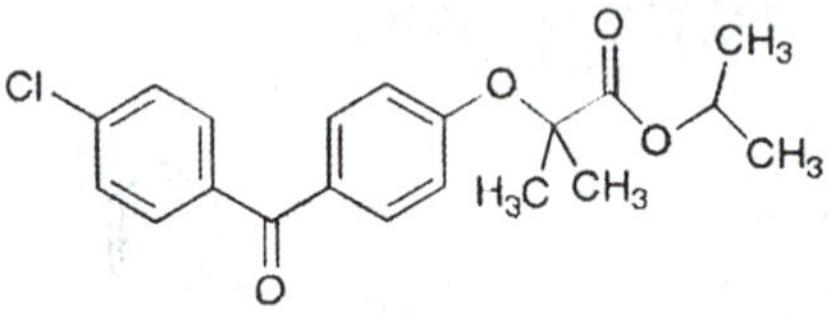

D. 非诺贝特

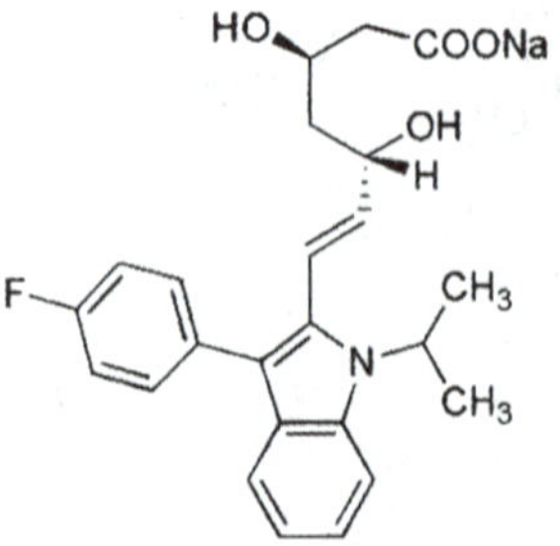

E. 氟伐他汀钠

14. 含有羟基内酯结构和氢化萘环骨架的 HMG-CoA 还原酶抑制剂的调血脂药物是
15. 含有 3,5-二羟基羧酸活性结构和嘧啶环骨架的 HMG-CoA 还原酶抑制剂的调血脂药物是
16. 含有芳氧羧酸结构的调血脂药物是
17. 为前药,在体内经代谢后产生活性的苯氧羧酸的调血脂药物是

[18-19]

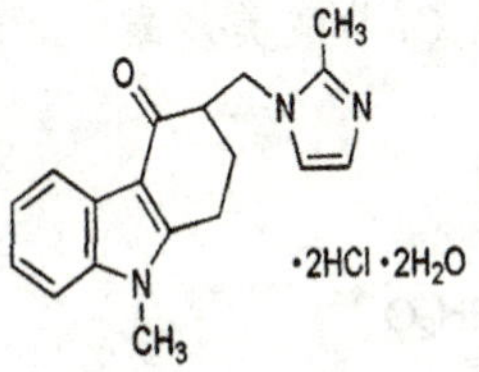

A. 盐酸昂丹司琼 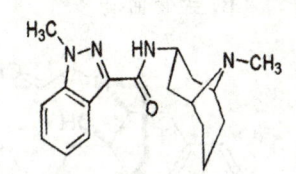　　　B. 格拉司琼 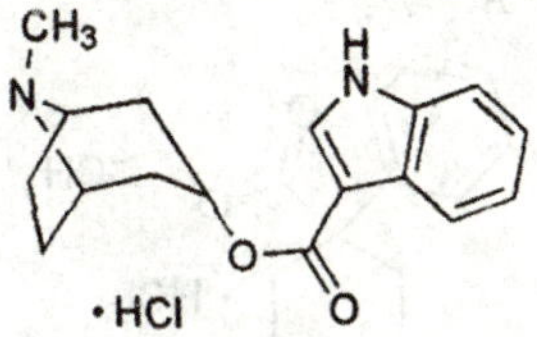　　　C. 盐酸托烷司琼

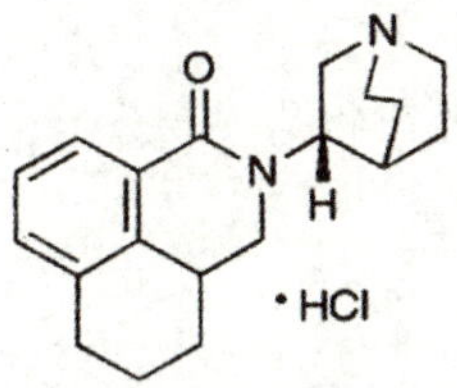

D. 盐酸帕洛诺司琼 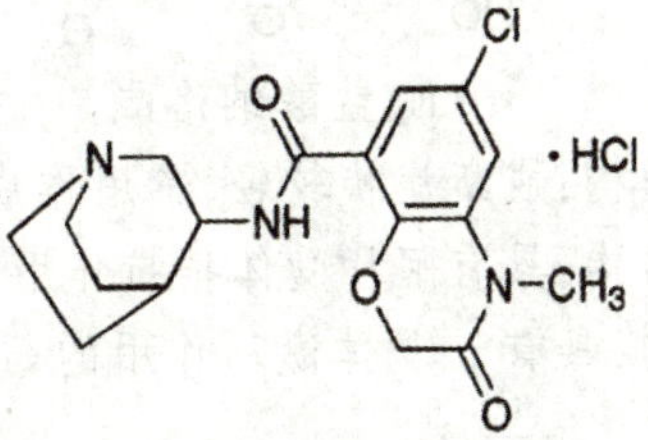　　E. 盐酸阿扎司琼

18. 含有咪唑结构的 5-HT$_3$ 受体拮抗剂是
19. 含有 1,4-苯并噁嗪的 5-HT$_3$ 受体拮抗剂是

[20-22]

A. 唑吡坦　　　　　　B. 苯巴比妥　　　C. 奥沙西泮

D. 氟西汀　　　　　　E. 舒必利

20. 分子中含有咪唑并吡啶结构的药物是
21. 分子中含有苯二氮䓬结构的药物是
22. 分子结构中含有丙二酰脲结构的药物是

[23-24]

A. 芬太尼　　　　　　B. 美沙酮　　　　C. 右丙氧芬

D. 曲马多　　　　　　E. 吗啡

23. 氨基酮类合成镇痛药
24. 哌啶类合成镇痛药

201

[25-27]

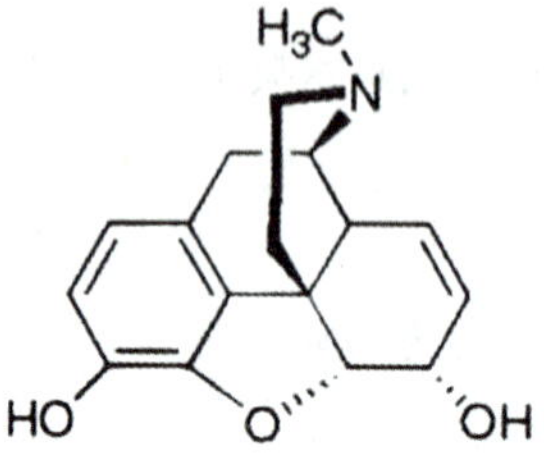

A. 吗啡 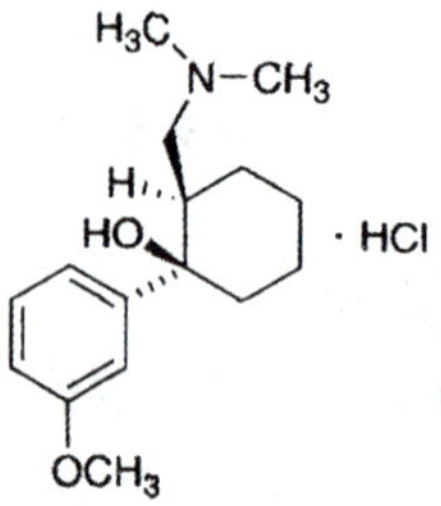   B. 盐酸曲马多 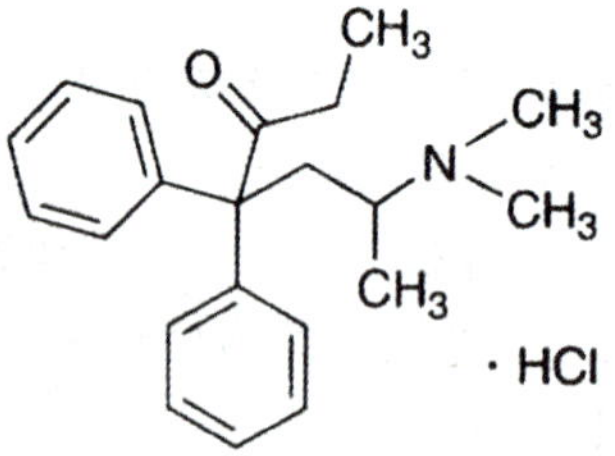   C. 盐酸美沙酮

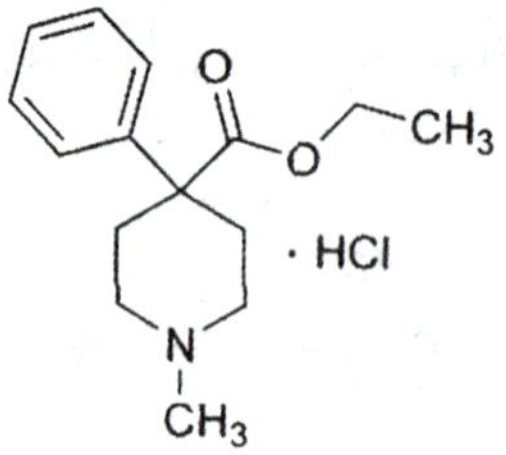

D. 盐酸哌替啶 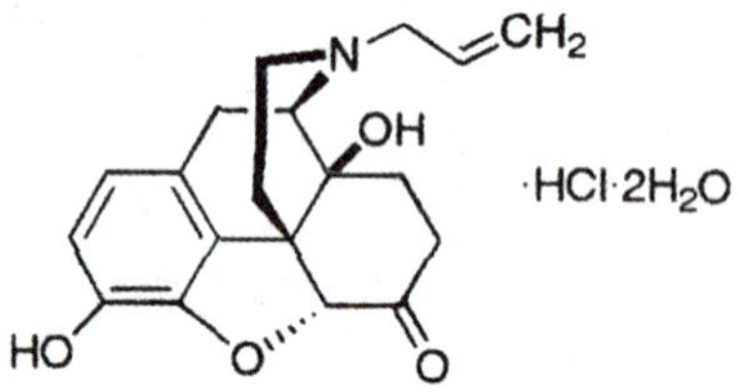   E. 盐酸纳洛酮

25. 分子中含有氨基酮结构,戒断症状较轻,常用作戒毒药的药物是
26. 分子中含有烯丙基结构,具有阿片受体拮抗作用的药物是
27. 分子中含有哌啶结构,具有 μ 受体激动作用的药物是

[28-30]

A. 盐酸纳洛酮   B. 乙酰半胱氨酸   C. 美沙芬
D. 苯噻啶   E. 磷酸可待因

28. 对乙酰氨基酚中毒的解毒剂
29. 其右旋体有镇咳作用的药物是
30. 能部分代谢成吗啡而产生成瘾性的药物是

[31-33]

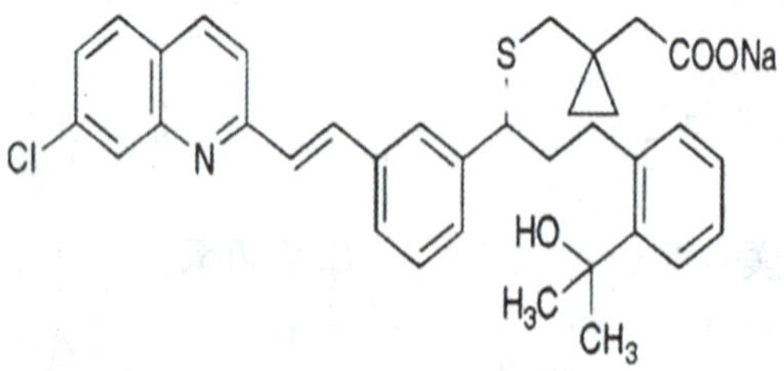

A. 孟鲁司特 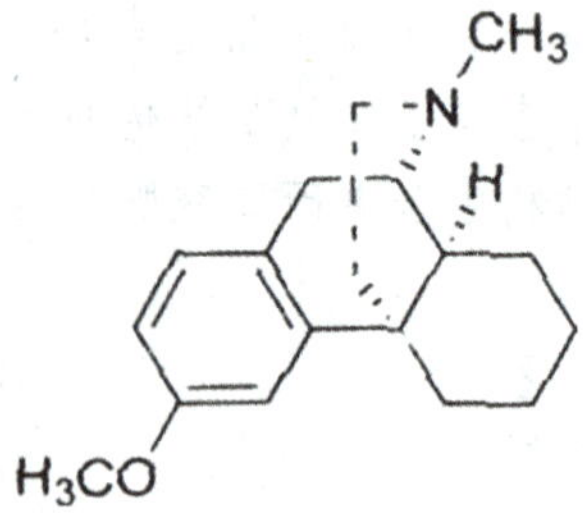   B. 右美沙芬

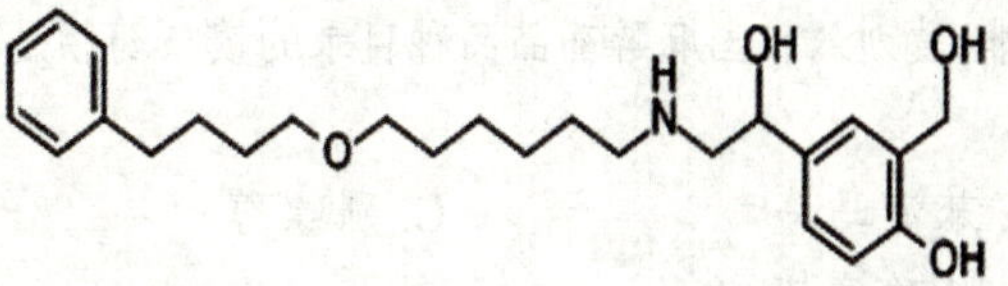

C. 沙美特罗

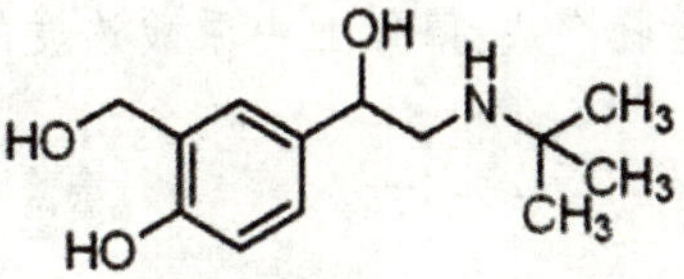

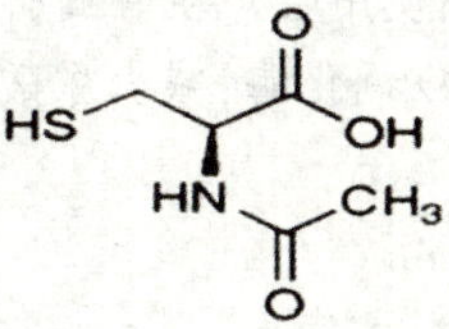

D. 乙酰半胱氨酸

E. 沙丁胺醇

31. 含有喹啉环结构,口服吸收迅速而完全,临床用于平喘的药物是
32. 含有长链氨基醚结构,是长效 β₂ 受体激动剂,作用时间长达12小时的药物是
33. 临床应用外消旋体,药用硫酸盐的是

[34-35]

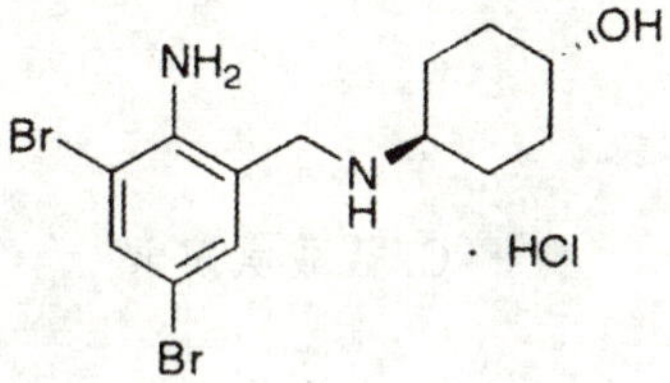

A. 盐酸氨溴索

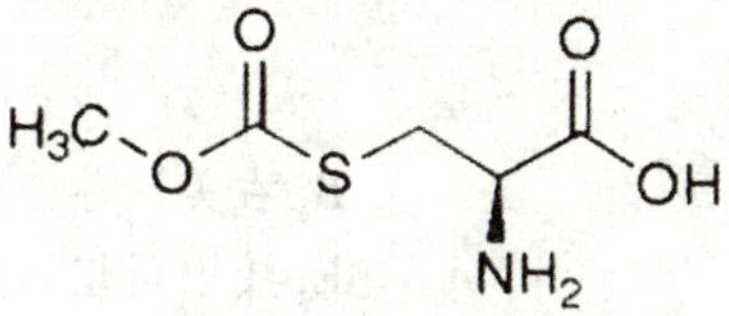

B. 羧甲司坦

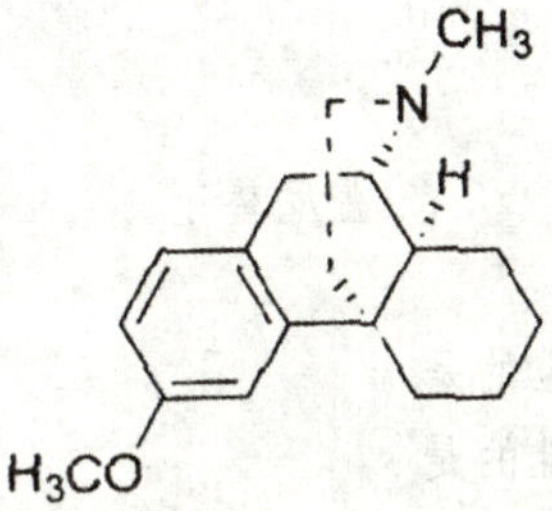

C. 右美沙芬

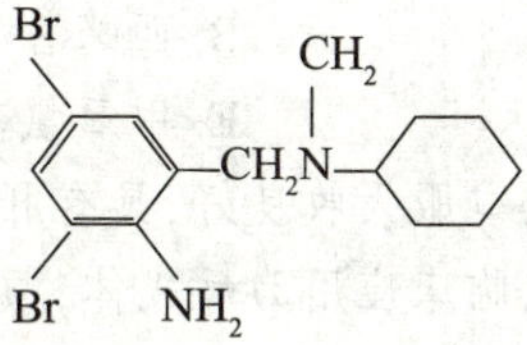

D. 溴己新

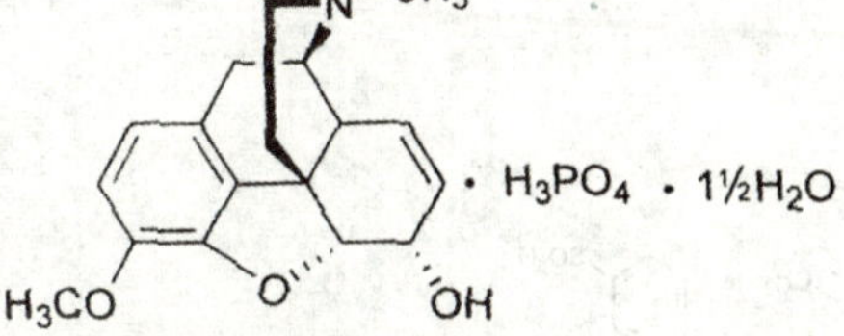

E. 磷酸可待因

34. 含有半胱氨酸结构,可降低痰液黏滞性的祛痰药物是

35. 在体内有部分药物可代谢产生吗啡,被列入我国麻醉药品品种目录的镇咳药物是

[36-37]

　　A. 丙磺舒　　　　　　　B. 苯溴马隆　　　　　　C. 别嘌醇

　　D. 秋水仙碱　　　　　　E. 盐酸赛庚啶

36. 来源于天然植物,长期使用会产生骨髓抑制毒副作用的抗痛风药物是

37. 在体内通过抑制黄嘌呤氧化酶,减少尿酸的生物合成,降低血中尿酸浓度的抗痛风药物是

[38-39]

　　A. 水杨酸类解热镇痛药
　　B. 吡唑酮类解热镇痛药
　　C. 芳基乙酸类非甾体抗炎药
　　D. 芳基丙酸类非甾体抗炎药
　　E. 1,2-苯并噻唑类非甾体抗炎药

38. 吲哚美辛是

39. 萘普生是

[40-41]

　　A. 乙酰半胱氨酸　　　　B. 右美沙芬　　　　　　C. 盐酸氨溴索

　　D. 喷托维林　　　　　　E. 羧甲司坦

40. 具有半胱氨酸结构,用于对乙酰氨基酚的解毒的是

41. 属于半胱氨酸类似物,不能用于对乙酰氨基酚的解毒的是

[42-44]

　　A. 奥美拉唑　　　　　　B. 西咪替丁　　　　　　C. 雷尼替丁

　　D. 法莫替丁　　　　　　E. 甲氧氯普胺

42. 含有咪唑环结构,口服吸收良好,具有肝脏首过效应的是

43. 含有呋喃环结构,临床应用为反式体,顺式体无活性的是

44. 含有苯并咪唑环结构,显弱碱性和弱酸性,在水溶液中不稳定,对强酸也不稳定,临床可制备成肠溶胶囊的是

[45-47]

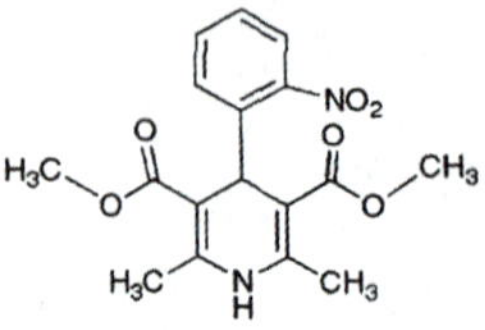

　　A. 硝苯地平 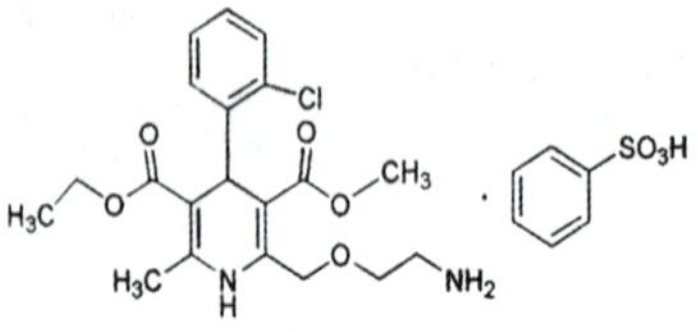　　　　　　　　　　　B. 苯磺酸氨氯地平

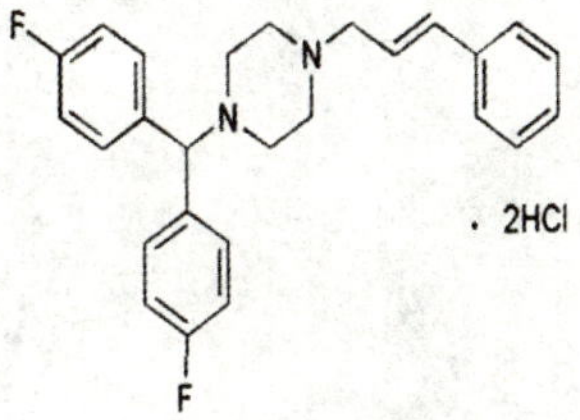

C. 盐酸氟桂利嗪 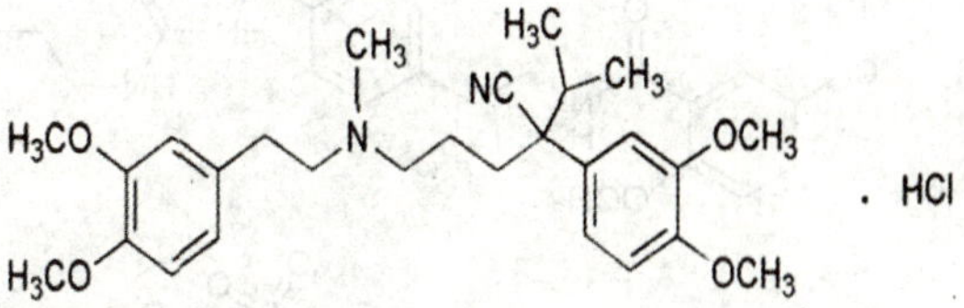   D. 盐酸维拉帕米

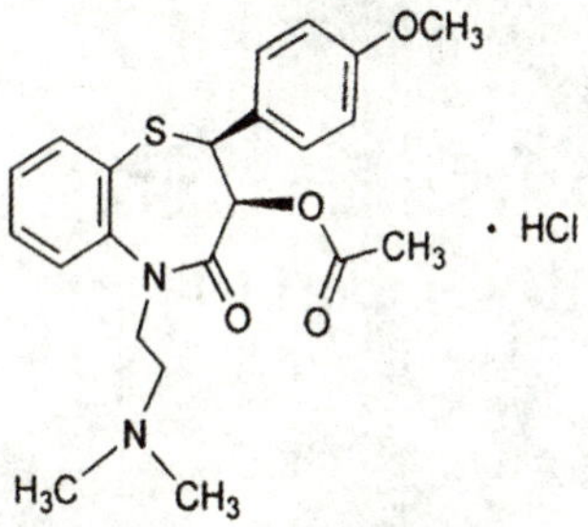

E. 盐酸地尔硫䓬

45. 含有1个手性碳的二氢吡啶类钙通道阻滞剂,用于高血压治疗的药物是
46. 含有1个手性碳的芳烷基胺类钙通道阻滞剂,用于室上性心动过速治疗的药物是
47. 含有2个手性碳的苯硫氮䓬类钙通道阻滞剂,用于冠心病治疗的药物是

[48-50]
A. 血管紧张素转化酶
B. β肾上腺素受体
C. 羟甲戊二酰辅酶A还原酶
D. 钙离子通道
E. 钾离子通道

48. 普萘洛尔的作用靶点是
49. 氨氯地平的作用靶点是
50. 卡托普利的作用靶点是

[51-53]
A.

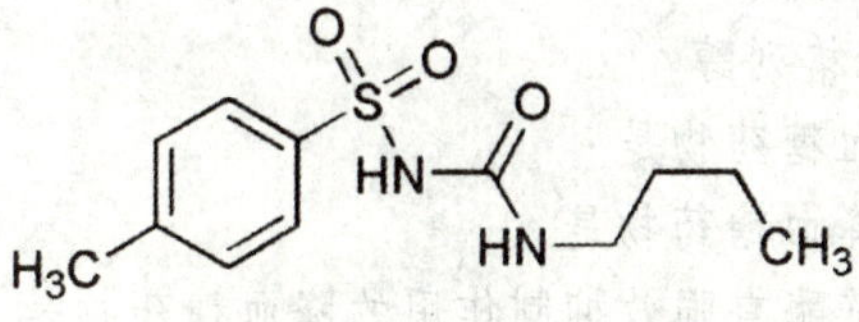

B. 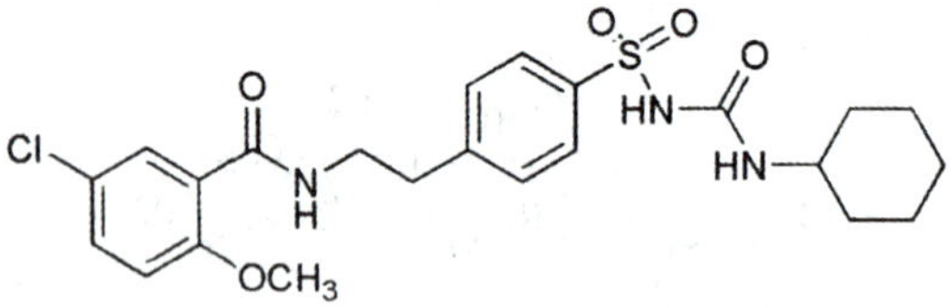 [化学结构式]

C. 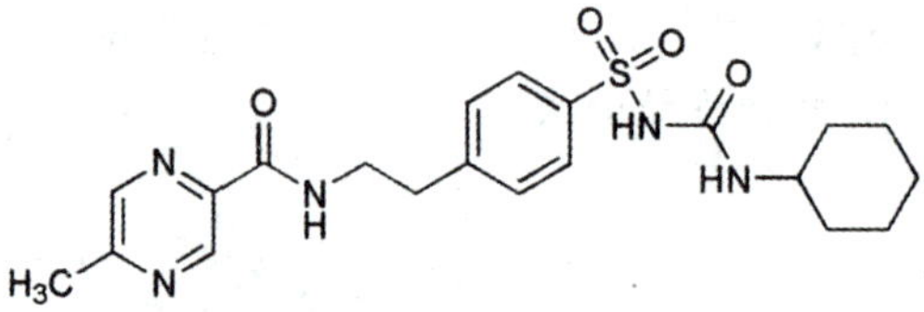 [化学结构式]

D. 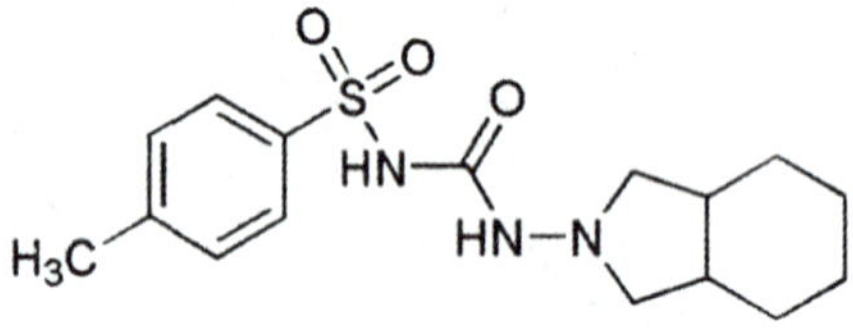 [化学结构式]

E. 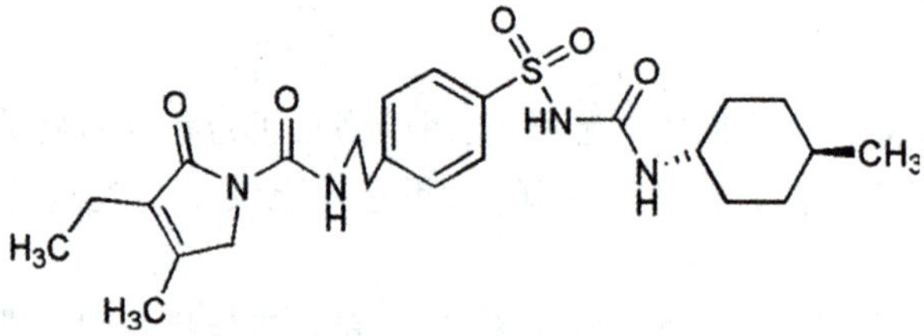 [化学结构式]

51. 格列本脲的化学结构式
52. 格列美脲的化学结构式
53. 格列吡嗪的化学结构式

[54-56]
  A. 格列本脲   B. 米格列奈   C. 二甲双胍
  D. 吡格列酮   E. 米格列醇

54. 葡萄糖类似物,对α-葡萄糖苷酶有强效抑制作用的药物
55. 具磺酰脲结构,临床用于治疗糖尿病的药物
56. 具噻唑烷二酮结构,近年来发现有致癌毒副作用的药物

[57-59]
  A. 格列本脲   B. 米格列奈   C. 盐酸二甲双胍
  D. 盐酸吡格列酮   E. 米格列醇

57. 能促进胰岛素分泌的磺酰脲类降血糖药物是
58. 能促进胰岛素分泌的非磺酰脲类降血糖药物是
59. 结构与葡萄糖类似,对α-葡萄糖苷酶有强效抑制作用的降血糖药物是

[60-62]
   A. 盐酸普鲁卡因胺   B. 奎尼丁   C. 多非利特
   D. 普罗帕酮   E. 胺碘酮
60. 结构与甲状腺素类似,可影响甲状腺素代谢的是
61. 天然植物来源的抗心律失常药
62. 基于局部麻醉药物改造得到的抗心律失常药

[63-65]
   A. 雌激素类药物   B. 孕激素类药物   C. 蛋白同化激素类药物
   D. 雄激素类药物   E. 肾上腺皮质激素类药物
63. 苯丙酸诺龙是
64. 左炔诺孕酮是
65. 泼尼松龙是

[66-67]
   A. 氨曲南   B. 头孢克洛   C. 罗红霉素
   D. 美他环素   E. 林可霉素
66. 含有磺酸基的抗菌药物是
67. 属于大环内酯类抗生素的是

[68-70]
   A. 氨苄西林   B. 舒巴坦钠   C. 头孢氨苄
   D. 亚胺培南   E. 氨曲南
68. 不可逆竞争性β-内酰胺酶抑制剂药物是
69. 青霉素类抗生素药物是
70. 单环β-内酰胺类抗生素是

[71-72]
   A. 头孢氨苄   B. 头孢匹罗   C. 头孢克洛
   D. 头孢曲松   E. 头孢哌酮
71. 3位侧链上含有1-甲基四唑基
72. 3位有甲基,7位有2-氨基苯乙酰氨基

[73-75]
   A. 红霉素   B. 琥乙红霉素   C. 克拉霉素
   D. 阿奇霉素   E. 罗红霉素
73. 在胃酸中稳定且无味的抗生素是
74. 在胃酸中不稳定,易被破坏的抗生素是
75. 在组织中浓度较高,半衰期较长的抗生素是

207

[76-77]

　　A. 扩大抗菌谱,提高抗菌活性

　　B. 增加对 β-内酰胺酶的稳定性

　　C. 对抗菌活性有较大影响

　　D. 明显改善抗菌活性和药物代谢动力学性质

　　E. 不引起交叉过敏反应

76. 头孢菌素 3 位取代基的改造,可以

77. 头孢菌素 7α-氢原子换成甲氧基后,可以

[78-80]

　　A. 含青霉烷砜结构的药物

　　B. 含氧青霉烷结构的药物

　　C. 含碳青霉烯结构的药物

　　D. 含并四苯结构的药物

　　E. 含内酯环结构的药物

78. 克拉维酸

79. 克拉霉素

80. 亚胺培南

[81-83]

　　A. 盐酸诺氟沙星　　　　B. 磺胺嘧啶　　　　C. 氧氟沙星

　　D. 司帕沙星　　　　　　E. 甲氧苄啶

81. 结构中含 5 位氨基,抗菌活性强,但有强光毒性的药物是

82. 结构中含有嘧啶结构,常与磺胺甲噁唑组成复方制剂的药物是

83. 广谱抗菌药,以左旋体为临床使用的是

[84-86]

　　A. 利福平　　　　　　　B. 诺氟沙星　　　　C. 氧氟沙星

　　D. 环丙沙星　　　　　　E. 乙胺丁醇

84. 结构中含有 4-甲基-1-哌嗪基的喹诺酮类药物

85. 第一个用于临床的第三代喹诺酮类药物

86. 结构中有环丙基的喹诺酮类药物

[87-89]

　　A. 1 位取代基　　　　　B. 5 位引入氨基　　　C. 6 位引入氟原子

　　D. 吡啶酮酸的 A 环　　　E. 吡啶酮酸的 B 环

喹诺酮类抗菌药物的构效关系中

87. 改善了对细胞的通透性

88. 可以提高吸收能力或组织分布选择性
89. 抗菌作用必需的基本药效基团

[90-92]
    A. 丙磺舒   B. 克拉维酸钾   C. 甲氧苄啶
    D. 氨曲南   E. 头孢噻肟钠

90. 与青霉素联合使用,可以降低青霉素排泄速度的药物是

91. 与青霉素联合使用,可以减少青霉素被β-内酰胺酶破坏的药物是

92. 与磺胺类药物联合使用,可以抗菌增效的药物是

[93-95]
    A. 异烟肼   B. 利福平   C. 乙胺丁醇
    D. 链霉素   E. 对氨基水杨酸

93. 诱导肝微粒体酶,加速皮质激素和雌激素代谢的是

94. 长期大量应用可致视神经炎、视力下降、视野缩小、出现盲点的是

95. 可对第八对脑神经造成损害的是

[96-99]
    A. 具有喹啉羧酸结构的药物
    B. 具有咪唑结构的药物
    C. 具有双三氮唑结构的药物
    D. 具有单三氮唑结构的药物
    E. 具有鸟嘌呤结构的药物

96. 环丙沙星

97. 阿昔洛韦

98. 利巴韦林

99. 氟康唑

[100-101]

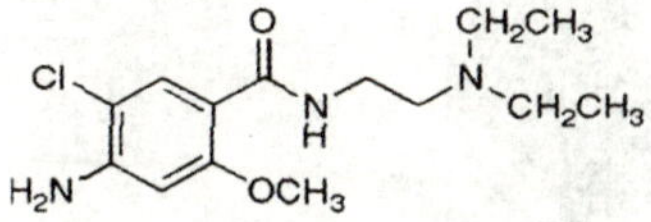

    A. 甲氧氯普胺

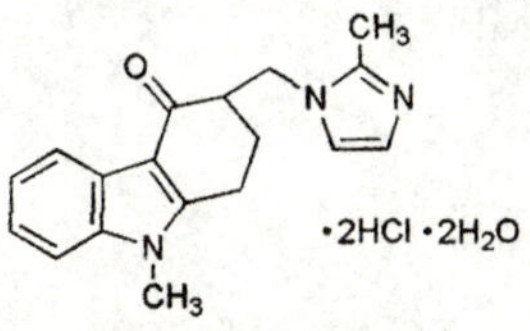

    B. 盐酸昂丹司琼

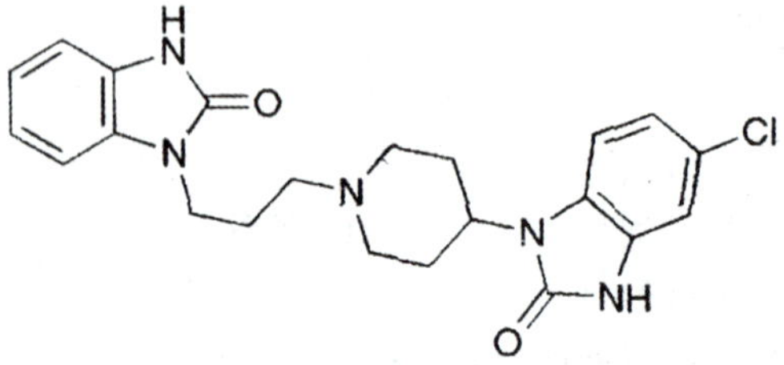

C. 多潘立酮

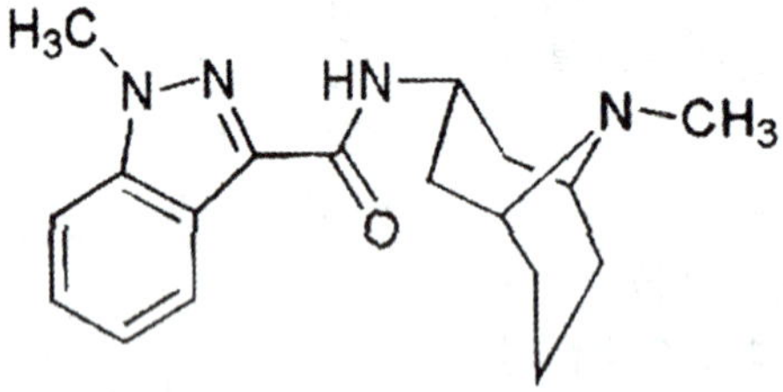

D. 格拉司琼

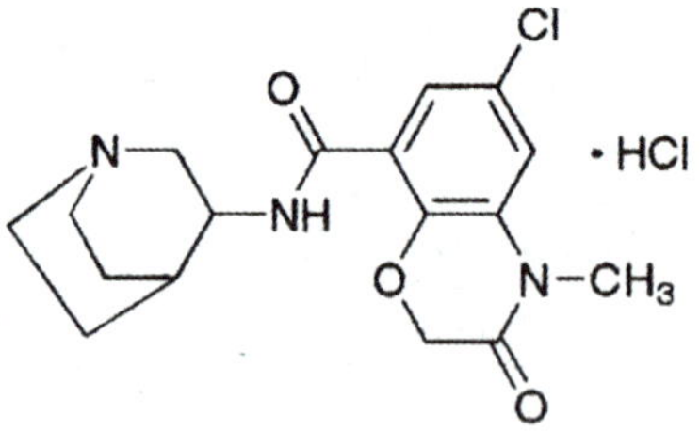

E. 盐酸阿扎司琼

100. 分子中含有苯甲酰胺结构,通过拮抗多巴胺 D_2 受体,具有促胃动力的药物是

101. 分子中含有咔唑环结构,通过拮抗 5-羟色胺受体而产生止吐作用的药物是

[102-104]

  A. 喜树碱   B. 氟尿嘧啶   C. 环磷酰胺

  D. 盐酸伊立替康   E. 依托泊苷

102. 作用于 DNA 拓扑异构酶 Ⅰ 的天然来源的药物是

103. 对喜树碱进行结构修饰得到的水溶性前药是

104. 作用于 DNA 拓扑异构酶 Ⅱ 的半合成药物是

[105-106]

  A. 提高药物对特定部位的选择性

  B. 提高药物的稳定性

  C. 延长药物作用时间

  D. 降低药物的毒副作用

  E. 提高药物与受体的结合

下列药物化学结构修饰的目的
105. 将氟尿嘧啶制成去氧氟尿嘧啶
106. 将睾酮17位上的羟基用丙酸酯化后得到丙酸睾酮

[107-108]
   A. 表柔比星   B. 氟尿嘧啶   C. 环磷酰胺
   D. 巯嘌呤   E. 盐酸阿糖胞苷

107. 属于抗肿瘤抗生素，毒性主要为心脏毒性的药物是
108. 代谢后产生丙烯醛，引起膀胱毒性的药物是

[109-111]
   A. 环磷酰胺   B. 来曲唑   C. 依托泊苷
   D. 伊立替康   E. 卡培他滨

109. 通过抑制芳香化酶，阻断体内雌激素的生物合成，用于治疗乳腺癌的药物是
110. 抑制拓扑异构酶Ⅱ，用于治疗小细胞肺癌等的药物是
111. 氟尿嘧啶的前体药物，对结肠和直肠癌疗效较高的药物是

[112-114]

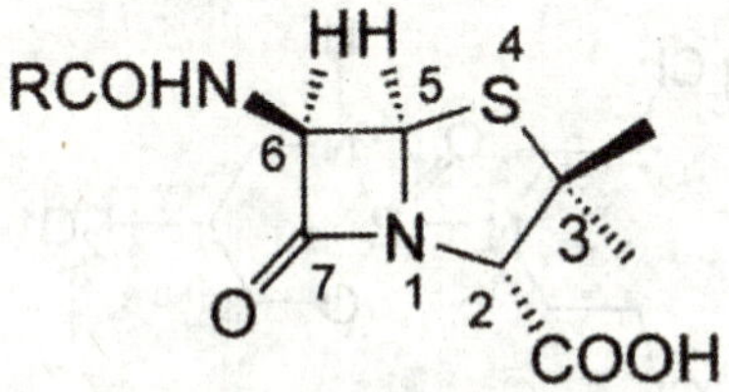

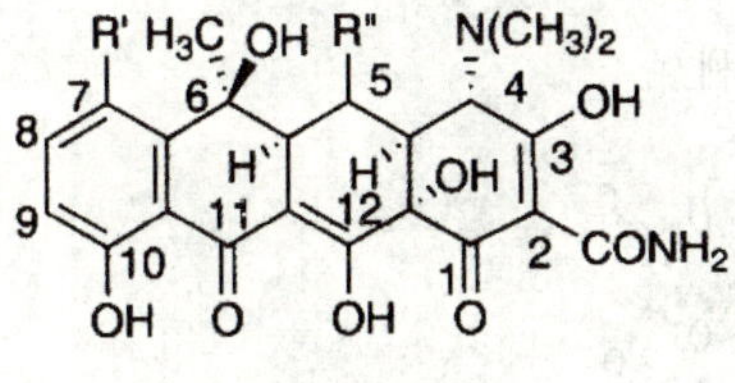

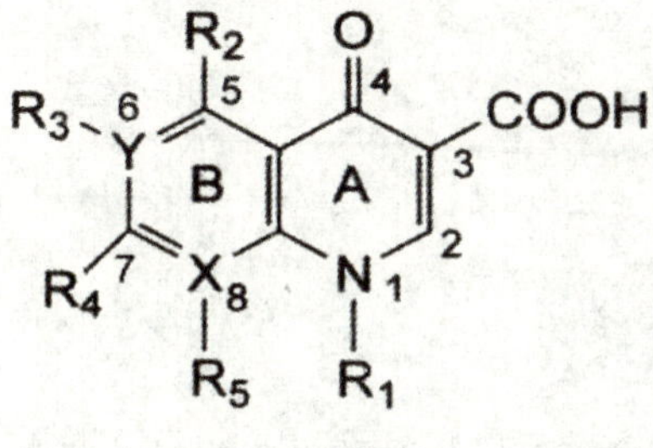

D. 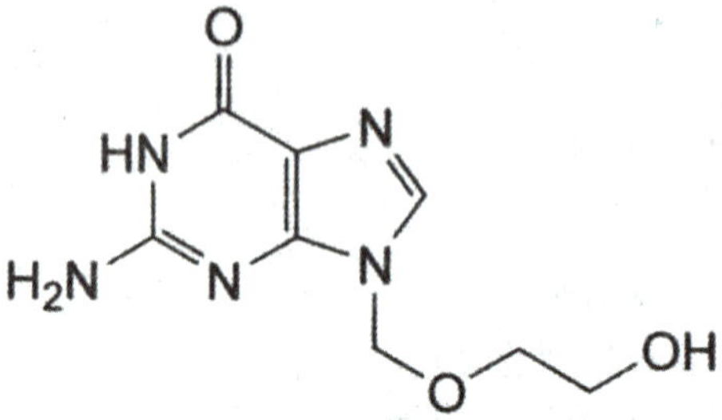 [structure]

E. 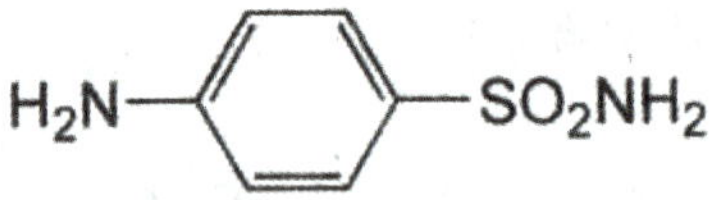 [structure]

112. 青霉素类药物的基本结构是
113. 磺胺类药物的基本结构是
114. 喹诺酮类药物的基本结构是

［115-116］

　　A. 埃罗替尼　　　　　　B. 环磷酰胺

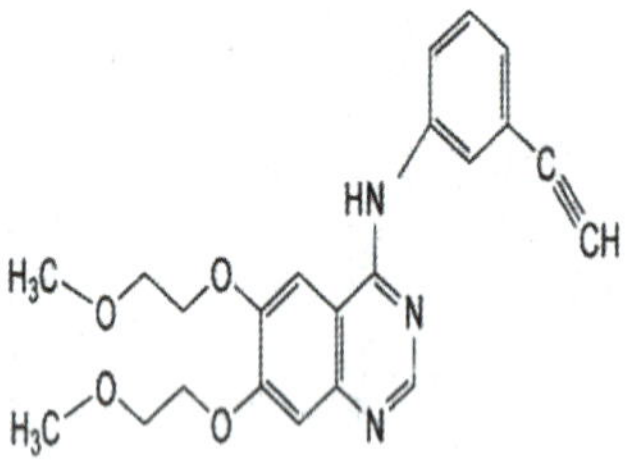

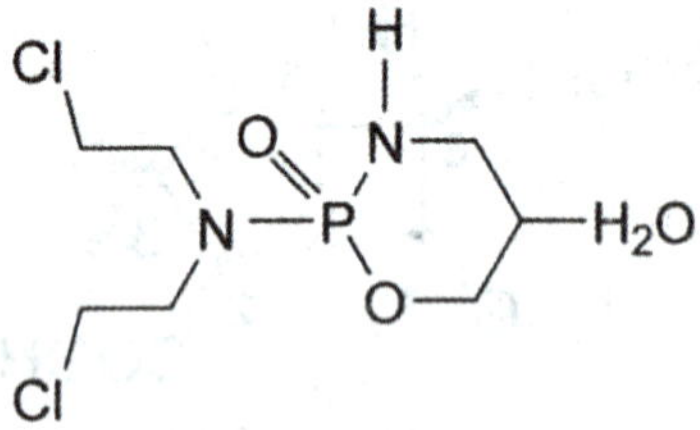

　　C. 塞替派 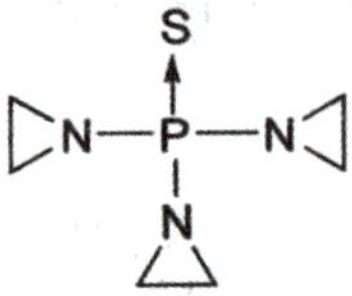　　　　　　　D. 奥沙利铂

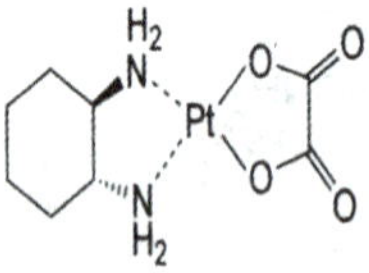

　　E. 卡铂

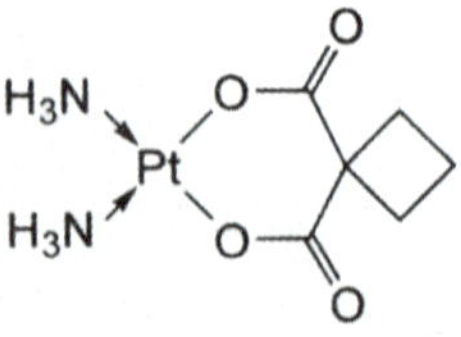

115. 分子中含有手性环己二胺配体,可嵌入 DNA 大沟影响药物耐药机制,与顺铂无交叉耐药的药物是

212

116. 分子中含有氮杂环丙基团,可与腺嘌呤的 3-N 和 7-N 进行烷基化,为细胞周期非特异性的药物是

三、综合分析选择题(每题1分,以下提供若干个案例,每组题目基于同一个临床情景、病例、实例或者案例的背景信息逐题展开。每道题的备选项中,只有一个最符合题意)

[1-3]

某患者,癌症晚期,近日疼痛难忍,使用中等程度的镇痛药无效,为了减轻或消除患者的痛苦。

1. 根据病情表现,可选用的治疗药物是
   A. 地塞米松　　　　　　B. 桂利嗪　　　　　　C. 美沙酮
   D. 对乙酰氨基酚　　　　E. 可待因

2. 选用治疗药物的结构类型是
   A. 甾体类　　　　　　　B. 哌嗪类　　　　　　C. 氨基酮类
   D. 哌啶类　　　　　　　E. 吗啡喃类

3. 该药还可用于
   A. 解救吗啡中毒　　　　B. 吸食阿片戒毒　　　C. 抗炎
   D. 镇咳　　　　　　　　E. 感冒发烧

[4-6]

二氢吡啶类钙通道阻滞剂的基本结构如下图,二氢吡啶是该类药物的必需药效团之一,二氢吡啶类钙通道阻滞剂代谢酶通常为 CYP3A4,影响该酶活性的药物可产生药物的相互作用,钙通道阻滞剂的代表药物是硝苯地平。

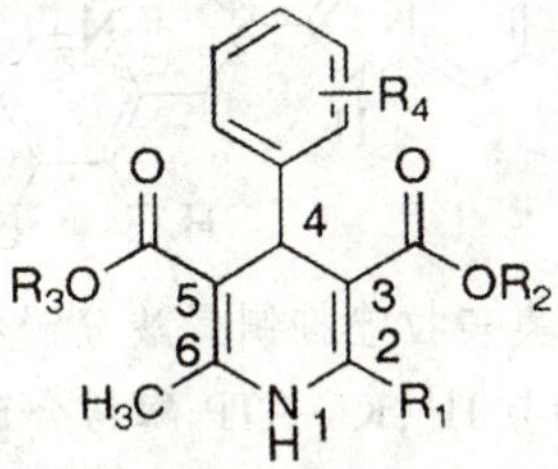

4. 本类药物的两个羧酸酯结构不同时,可产生手性异构体且手性异构体的活性也有差异,其手性中心的碳原子编号是
   A. 2　　　　　　　　　　B. 3　　　　　　　　　C. 4
   D. 5　　　　　　　　　　E. 6

5. 本类药物通常以消旋体上市,但有一药物分别以消旋体和左消旋体先后上市,且左旋体活性较好,该药物是
   A. 尼群地平　　　　　　B. 硝苯地平　　　　　C. 非洛地平

213

D. 氨氯地平　　　　　　　E. 尼莫地平

6. 西咪替丁与硝苯地平合用,可以影响硝苯地平的代谢,使硝苯地平的代谢速度
　　A. 代谢速度不变　　　　B. 代谢速度减慢　　　　C. 代谢速度加快
　　D. 代谢速度先加快后减慢　E. 代谢速度先减慢后加快

[7-9]

某患者就诊,医生开具某一药物,结构中含有羧基,具有解热、镇痛和抗炎作用,还有抑制血小板凝聚作用。

7. 根据结构特征和作用,该药是
　　A. 布洛芬　　　　　　　B. 阿司匹林　　　　　　C. 美洛昔康
　　D. 塞来昔布　　　　　　E. 对乙酰氨基酚

8. 该药的主要不良反应是
　　A. 胃肠刺激　　　　　　B. 过敏性　　　　　　　C. 肝毒性
　　D. 肾毒性　　　　　　　E. 心脏毒性

9. 该药的鉴别反应为
　　A. 气体生成反应　　　　B. 焰色反应　　　　　　C. 旋光度鉴别
　　D. 颜色反应　　　　　　E. 沉淀反应

[10-12]

奥美拉唑是胃酸分泌抑制剂,特异性作用于胃壁细胞,降低胃壁细胞中 H^+,K^+-ATP 酶(又称质子泵)的活性,对胃酸分泌有强而持久的抑制作用,其结构式如下:

10. 从奥美拉唑结构分析,与奥美拉唑抑制胃酸分泌相关的分子作用机制是
　　A. 分子具有弱碱性,直接与 H^+,K^+-ATP 酶结合产生抑制作用
　　B. 分子中的亚砜基经氧化成砜基后,与 H^+,K^+-ATP 酶作用产生抑制作用
　　C. 分子中的苯并咪唑环在酸质子的催化下,经重排与 H^+,K^+-ATP 酶发生共价结合产生作用
　　D. 分子中的苯并咪唑环的甲氧基经脱甲基代谢后,其代谢产物与 H^+,K^+-ATP 酶结合产生抑制作用
　　E. 分子中吡啶环上的甲基经代谢产生羧酸化合物后,与 H^+,K^+-ATP 酶结合产生抑制作用

11. 奥美拉唑在胃中不稳定,临床上用奥美拉唑肠溶片,在肠道内释药机制是
   A. 通过药物溶解产生渗透压作为驱动力促使药物释放
   B. 通过包衣膜溶解使药物释放
   C. 通过药物与肠道内离子发生离子交换使药物释放
   D. 通过骨架材料吸水膨胀产生推动力使药物释放
   E. 通过衣膜内致孔剂溶解使药物释放

12. 奥美拉唑肠溶片给药40mg后,0.5~3.5h血药浓度达峰值,达峰浓度为0.22~1.16mg/L,开展临床试验研究时,可用于检测血药浓度的方法是
   A. 水溶液滴定法
   B. 电位滴定法
   C. 紫外分光光度法
   D. 液相色谱-质谱联用法
   E. 气相色谱法

[13-15]
   患者,男,60岁,因骨折手术后需要使用镇痛药解除疼痛,医生建议使用曲马多。查询曲马多说明书和相关药学资料:(+)曲马多主要抑制5-HT重摄取,同时为弱阿片μ受体激动剂,对μ受体的亲和力相当于吗啡的1/3800,其活性代谢产物对μ、δ、κ受体亲和力增强,镇痛作用为吗啡的1/35;(-)-曲马多是去甲肾上腺素重摄取抑制剂和肾上腺素α₂受体激动剂;(±)-曲马多的镇痛作用得益于两者的协同性和互补性作用。盐酸曲马多的化学结构如下:

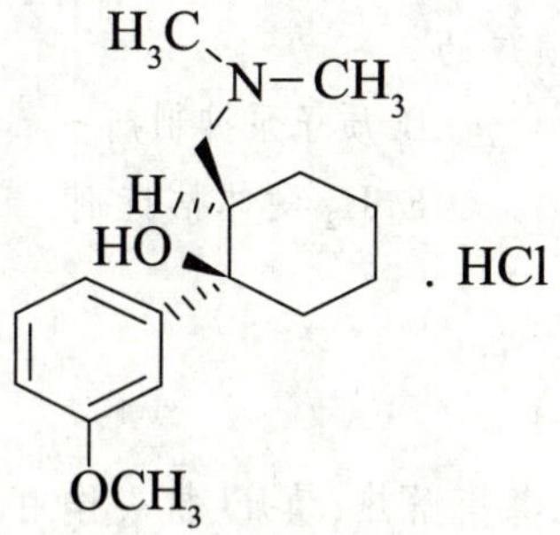

13. 根据背景资料,盐酸曲马多的药理作用特点是
   A. 镇痛作用强度比吗啡大
   B. 具有一定程度的耐受性和依赖性
   C. 具有明显的致平滑肌痉挛作用
   D. 具有明显的影响组胺释放作用
   E. 具有明显的镇咳作用

14. 根据背景资料,盐酸曲马多在临床上使用

　　A. 内消旋体

　　B. 左旋体

　　C. 优势对映体

　　D. 右旋体

　　E. 外消旋体

15. 曲马多在体内的主要代谢途径是

　　A. O-脱甲基

　　B. 甲基氧化成羟甲基

　　C. 乙酰化

　　D. 苯环羟基化

　　E. 环己烷羟基化

四、多项选择题(每题1分,每题的备选项中,至少有2个或2个以上正确答案,错选或少选均不得分)

1. 芳基丙酸类的非甾体抗炎药是

　　A. 阿司匹林　　　　B. 布洛芬　　　　C. 萘普生

　　D. 双氯芬酸　　　　E. 吲哚美辛

2. 以苯二氮䓬受体为作用靶点的药物是

　　A. 地西泮　　　　　B. 奥沙西泮　　　　C. 阿普唑仑

　　D. 艾司唑仑　　　　E. 卡马西平

3. 下列哪些药物常用作抗溃疡药

　　A. H_1 受体拮抗剂　　B. 质子泵抑制剂　　C. M 胆碱受体拮抗剂

　　D. $β_2$ 受体激动剂　　E. H_2 受体拮抗剂

4. 阿司匹林的性质有

　　A. 分子中有酚羟基

　　B. 分子中有羧基呈弱酸性

　　C. 不可逆抑制环氧化酶,具有解热、镇痛、抗炎作用

　　D. 小剂量预防血栓

　　E. 易水解,水解物容易被氧化为有色物质

5. 具有磺酰脲结构,通过促进胰岛素分泌发挥降血糖作用的药物有

　　A. 格列本脲　　　　B. 格列吡嗪　　　　C. 格列喹酮

　　D. 那格列奈　　　　E. 米格列奈

6. 含有三氮唑结构的药物有

A. 氯沙坦 B. 艾司唑仑 C. 头孢哌酮
D. 来曲唑 E. 氟康唑

7. 分子中含有苯并咪唑结构,通过抑制 H^+/K^+-ATP 酶产生抗溃疡作用的药物有

   A. 西咪替丁 B. 法莫替丁 C. 兰索拉唑
   D. 盐酸雷尼替丁 E. 雷贝拉唑

8. 盐酸吗啡具有的性质有

   A. 具有特殊的显色反应
   B. 有旋光性,水溶液呈右旋
   C. 在光照下能被空气氧化变质
   D. 酸性条件下加热,易脱水生成阿扑吗啡
   E. 吗啡具有酸性,可溶于氢氧化钠,不能溶于盐酸

9. 药物结构中含芳香杂环结构的 H_2 受体拮抗剂有

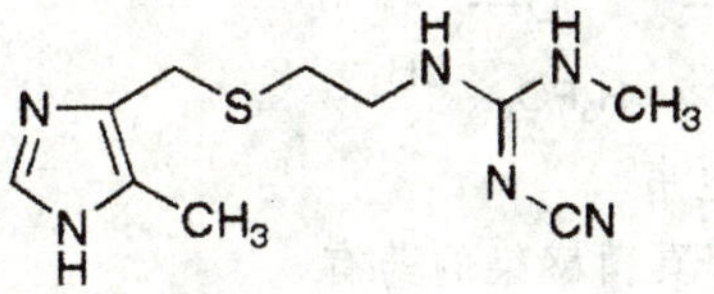

   A. 西咪替丁

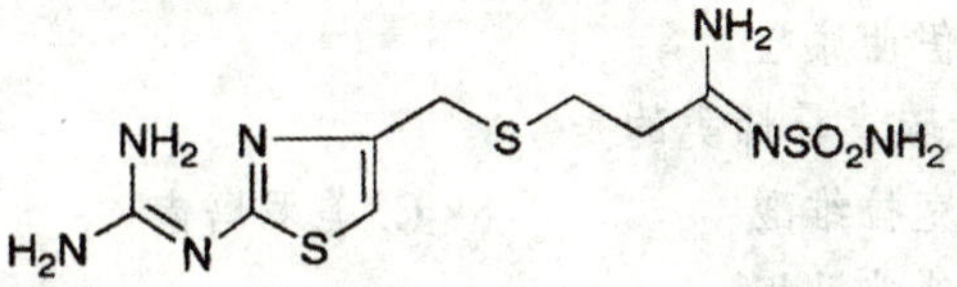

   B. 法莫替丁

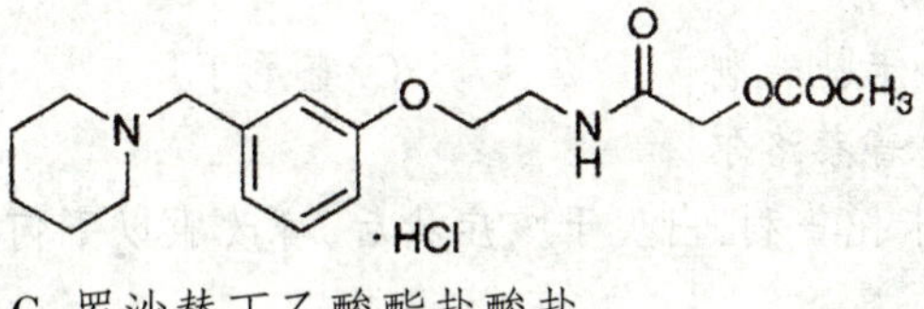

   C. 罗沙替丁乙酸酯盐酸盐

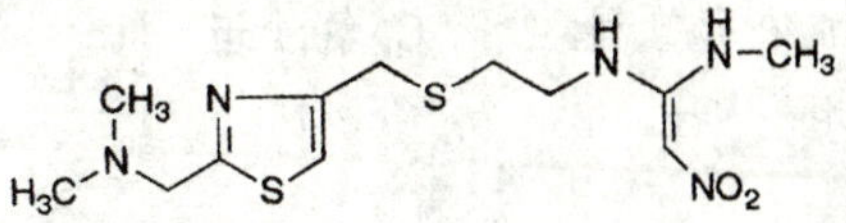

   D. 尼扎替丁

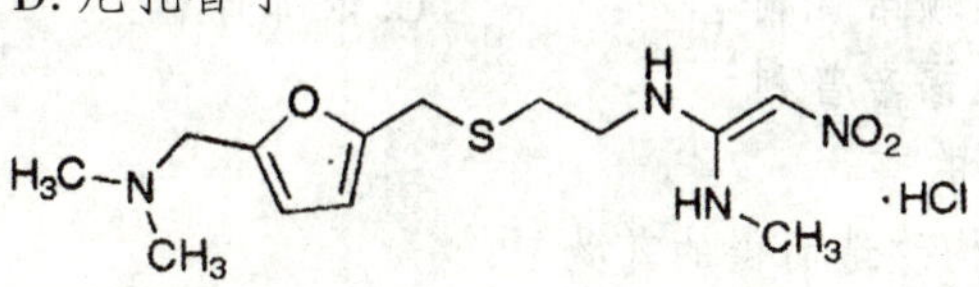

   E. 盐酸雷尼替丁

10. 属于核苷类的抗病毒药物有

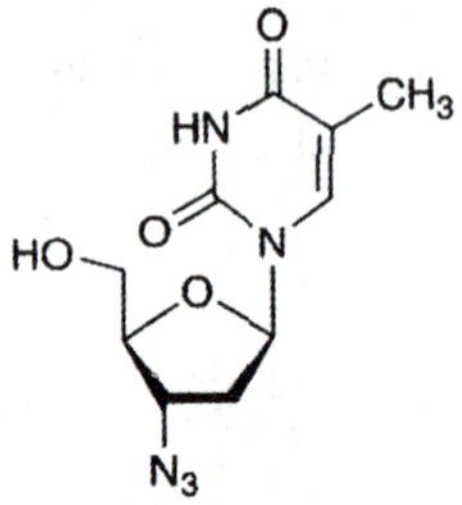

A. 齐多夫定 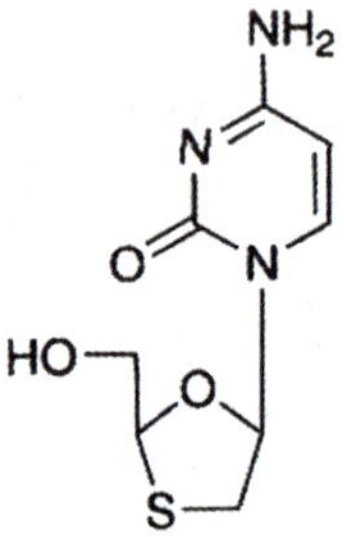　　　　B. 拉米夫定 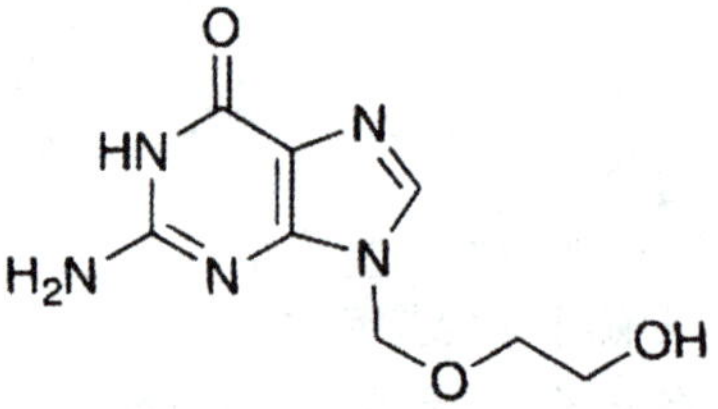　　　　C. 阿昔洛韦

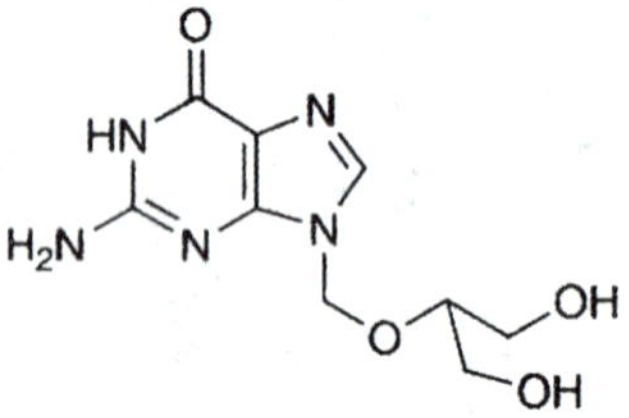

D. 更昔洛韦 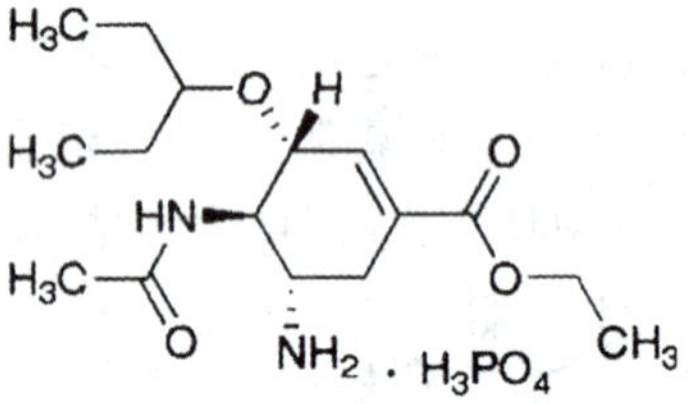　　　　E. 磷酸奥司他韦

11. 含三氮唑结构，临床口服给药用于治疗深部真菌感染的药有

　　A. 酮康唑　　　　　B. 硝酸咪康唑　　　　C. 氟康唑
　　D. 伏立康唑　　　　E. 伊曲康唑

12. 下列β-内酰胺类抗生素中，属于碳青霉烯类的是

　　A. 亚胺培南　　　　B. 克拉维酸　　　　　C. 美罗培南
　　D. 氨曲南　　　　　E. 他唑巴坦

13. 钠通道阻滞剂的抗心律失常药物有

　　A. 盐酸美西律　　　B. 卡托普利　　　　　C. 奎尼丁
　　D. 盐酸普鲁卡因胺　E. 普萘洛尔

14. 某患者，患高血压病，长期服用卡托普利，出现干咳症状后，可改服以下何种药物替代

　　A. 福辛普利　　　　B. 马来酸依那普利　　C. 氯沙坦
　　D. 赖诺普利　　　　E. 缬沙坦

15. 下列药物中属于前体药物的有

　　A. 洛伐他汀　　　　B. 赖诺普利　　　　　C. 依那普利
　　D. 卡托普利　　　　E. 福辛普利

16. 关于辛伐他汀性质的说法，正确的有

　　A. 辛伐他汀是由洛伐他汀经结构改造而得的药物
　　B. 辛伐他汀是前体药物

C. 辛伐他汀是 HMG-CoA 还原酶抑制剂

D. 辛伐他汀是通过全合成得到的药物

E. 辛伐他汀是水溶性药物

17. 氨氯地平的结构特征包括

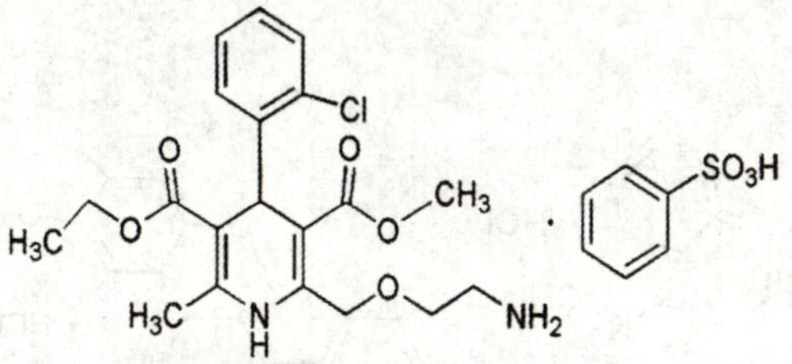

A. 4 位含有邻氯苯基

B. 4 位含有间氯苯基

C. 4 位含有对氯苯基

D. 含有 1,4-二氢吡啶环

E. 含有伯氨基

18. 双膦酸盐类药物的特点有

A. 口服吸收差

B. 容易和钙或其他多价金属化合物形成复合物

C. 不在体内代谢,以原形从尿排出

D. 对骨的羟磷灰石具高亲和力,抑制破骨细胞的骨吸收

E. 口服吸收后,大约 50% 吸收剂量沉积在骨组织中

19. 含有氢化噻唑环的药物有

A. 氨苄西林　　　　　B. 阿莫西林　　　　　C. 头孢哌酮

D. 头孢克洛　　　　　E. 哌拉西林

20. 下列药物中,哪些药物是红霉素的衍生物

A. 阿奇霉素　　　　　B. 克拉霉素　　　　　C. 克林霉素

D. 罗红霉素　　　　　E. 哌拉西林

21. 不宜与含钙药物同时服用的药物有哪些

A. 环丙沙星　　　　　B. 甲氧苄啶　　　　　C. 多西环素

D. 氧氟沙星　　　　　E. 磺胺甲噁唑

22. 属于非开环的核苷类抗病毒药有

A. 齐多夫定　　　　　B. 阿昔洛韦　　　　　C. 拉米夫定

D. 司他夫定　　　　　E. 利巴韦林

23. 环磷酰胺在体外对肿瘤细胞无效,在体内可形成下列代谢产物,其中哪些有

抗肿瘤活性
A. 4-羟基环磷酰胺 B. 丙烯醛 C. 磷酰氮芥
D. 4-酮基环磷酰胺 E. 去甲氮芥

24. 在体内可发生脱甲基代谢，其代谢产物仍保持抗抑郁活性的药物有

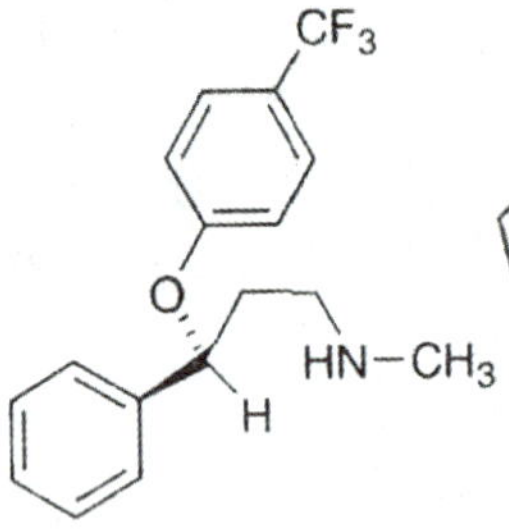

A. 氟西汀 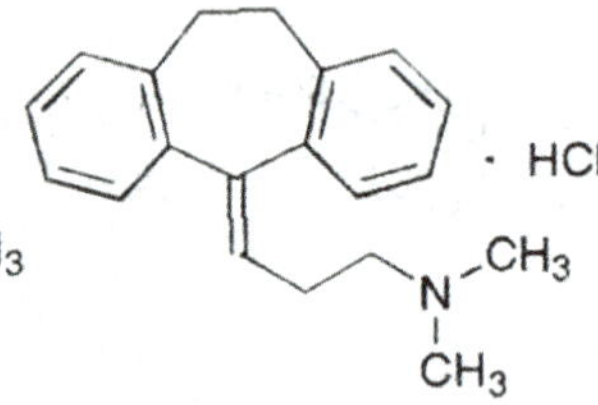 B. 盐酸阿米替林 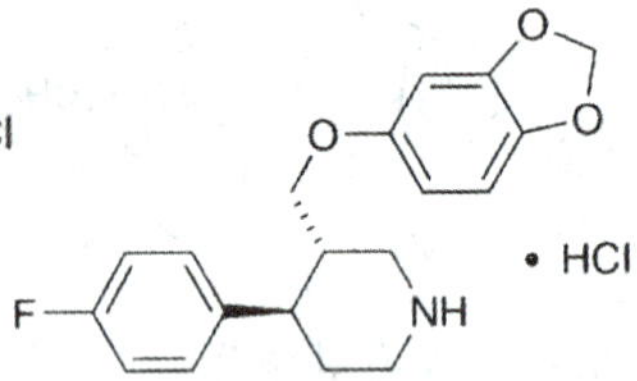 C. 盐酸帕罗西汀

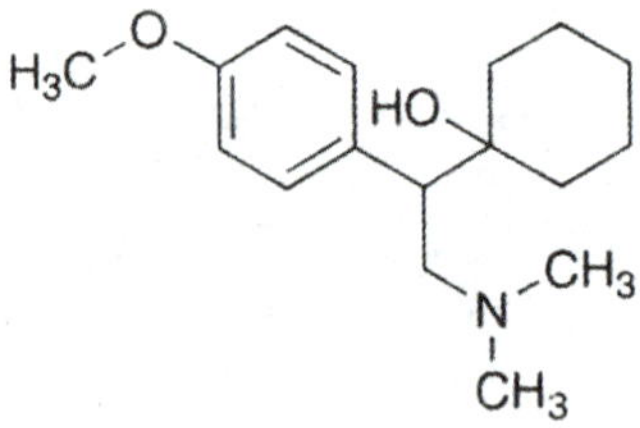

D. 文拉法辛 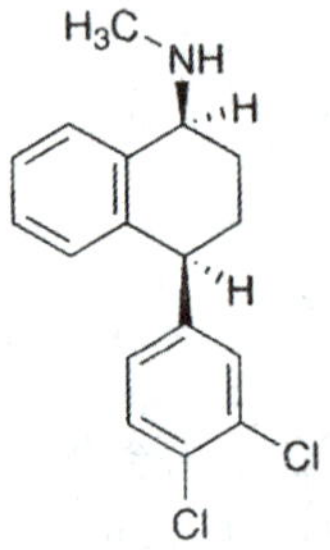 E. 舍曲林

25. 属于二氢叶酸还原酶抑制剂的是
A. 磺胺甲噁唑 B. 甲氧苄啶 C. 环磷酰胺
D. 甲氨蝶呤 E. 氟尿嘧啶

26. 坎地沙坦是 A Ⅱ 受体拮抗剂，坎地沙坦酯在体内需要转化为坎地沙坦才能产生药物活性，体内半衰期约 9 小时，主要经肾排泄，坎地沙坦口服生物利用度为 14%，坎地沙坦酯的口服生物利用度为 42%，下列是坎地沙坦酯转化为坎地沙坦的过程

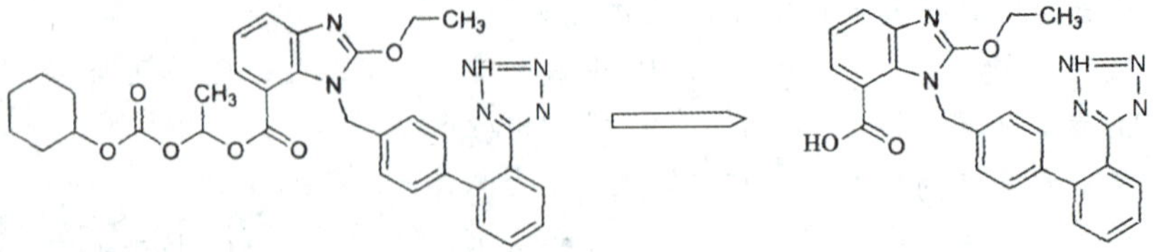

下列关于坎地沙坦酯的说法，正确的有
A. 坎地沙坦酯属于前药

B. 坎地沙坦不宜口服,坎地沙坦酯仅可口服使用

C. 严重肾功能损害者慎用

D. 肝功能不全者不需要调整剂量

E. 坎地沙坦酯的分子中含有苯并咪唑结构

答案与解析

一、最佳选择题(每题1分,每题备选项中只有1个最符合题意)

1. 【答案】B

【解析】地西泮在3位上引入羟基可增加分子极性,易于与葡萄糖醛酸结合排出体外,仍可保持原有药物的活性,但引入了手性碳原子,如奥沙西泮,右旋体的活性比左旋体强。

2. 【答案】C

【解析】氨溴索是溴己新的活性代谢物。

3. 【答案】A

【解析】①对乙酰氨基酚的分子中具有酰胺键,正常储存条件下相对稳定;②大量服用本品后,乙酰亚胺醌可耗竭肝内储存的谷胱甘肽,进而与某些肝脏蛋白的巯基结合形成共价加成物,引起肝坏死;③大剂量服用对乙酰氨基酚引起中毒时,可用谷胱甘肽或乙酰半胱氨酸解毒;④对乙酰氨基酚主要与体内葡萄糖醛酸结合或形成硫酸酯直接从肾脏排出;⑤极少部分在体内代谢可产生乙酰氨基酚,引起肾毒性和肝毒性。

4. 【答案】C

【解析】奥美拉唑属于质子泵抑制剂。

5. 【答案】C

【解析】异丙托溴铵含有季铵结构,具有强碱性,在碱性条件下稳定,在酸性条件下不稳定。

6. 【答案】A

【解析】卡托普利含有巯基(-SH),属于血管紧张素转换酶抑制剂类抗高血压药物。

7. 【答案】D

【解析】本题考查的是认识"苯甲酸"这个结构基团,关于这个知识点,在文都课程"零基础班"已经详细讲解,即苯环上面连有甲酸。

8. 【答案】B

【解析】本题是法莫替丁的化学结构,属于H_2受体拮抗剂。

9. 【答案】D

【解析】阿奇霉素为将红霉素肟经贝克曼重排后得到的扩环产物,为含氮的十五元环大环内酯抗生素。

10. 【答案】E

【解析】1,2位骈入三唑环,可增加稳定性和提高受体的亲和力,活性显著增加,如艾司唑仑、阿普唑仑和三唑仑。

11. 【答案】B

【解析】略。

12. 【答案】E

【解析】将巴比妥类药物的一个-CONH-换成-NH-得到乙内酰脲类,乙内酰脲本身无抗癫痫作用,当5位两个氢被苯基取代后得到苯妥英,临床用其钠盐苯妥英钠,抗惊厥作用强。

13. 【答案】B

【解析】略。

14. 【答案】E

【解析】卡马西平属于二苯并氮䓬类药物。

15. 【答案】C

【解析】氯丙嗪结构中含有吩噻嗪环、二甲氨基、丙胺和氯。

16. 【答案】B

【解析】去甲肾上腺素重摄取抑制剂常用药物有丙米嗪、地昔帕明、阿米替林和多塞平。

17. 【答案】E

【解析】氟西汀属于5-羟色胺(5-HT)重摄取抑制剂,不属于三环类抗精神失常药。

18. 【答案】C

【解析】氯丙嗪含有吩噻嗪环,只要认识吩噻嗪环,就可以选出答案为C。

19. 【答案】C

【解析】唑吡坦属于非苯二氮䓬类的镇静催眠药。

20. 【答案】A

【解析】苯妥英钠具有"饱和代谢动力学"的特点,如果用量过大或短时间内反复用药,可使代谢酶饱和,代谢将显著减慢,并易产生毒性反应。

21. 【答案】E

【解析】一些患者在服用氯丙嗪等吩噻嗪类药物后,在日光照射下皮肤会产生红疹,称为光毒化过敏反应。主要是因为该类药物遇光会分解,生成自由基并与体内一些蛋白质作用,发生过敏反应,故服用药物后应尽量减少户外活动,避免日光照射。

22. 【答案】C

【解析】详见21题解析部分。

23. 【答案】D

【解析】丙磺舒含磺酰胺的结构,可以增加尿酸的排泄而降低血尿酸盐的浓度,临床用于慢性痛风的治疗。

24. 【答案】C

【解析】略。

25. 【答案】C

【解析】昔布类是一类选择性的COX-2抑制剂。

26. 【答案】D

【解析】吲哚美辛含有吲哚乙酸的结构,属于非甾体抗炎药,临床用于抗炎、镇痛、解热。

27. 【答案】C

【解析】对乙酰氨基酚仅有解热镇痛作用,而不具有消炎、抗风湿的作用。

28. 【答案】D

【解析】孟鲁司特结构中含有羧基,口服吸收迅速而完全,极少透过血-脑屏障,几乎完全被代谢,并全部从胆汁排泄。

29. 【答案】C

【解析】色甘酸钠含有苯并吡喃的双色酮结构,是肥大细胞的稳定剂,两个色酮是必需基团。以原形排出,通过肾脏和胆汁排泄,在体内无蓄积。本品临床上采用气雾剂预防支气管哮喘。

30. 【答案】E

【解析】乙酰半胱氨酸为巯基化合物,易被氧化,应密闭、避光保存,其水溶液在空气中易氧化变质,应临用前配制。不应接触某些金属、橡胶、空气和氧化剂。

31. 【答案】B

【解析】山莨菪碱是山莨菪醇与托品酸结合的酯,天然品具左旋性称654-1,合成品为外消旋体称654-2,合成品的副作用略大于天然品。

32. 【答案】C

【解析】质子泵抑制剂:常用药物有奥美拉唑、兰索拉唑、泮托拉唑和雷贝拉唑钠。

33. 【答案】B

【解析】本题中是单硝酸异山梨酯的化学结构,临床用于抗心绞痛。

34. 【答案】C

【解析】人工全合成的羟甲戊二酰辅酶A还原酶(HMG-CoA还原酶)抑制剂;常用的药物有氟伐他汀、阿托伐他汀、瑞舒伐他汀。

35. 【答案】B

【解析】抗心律失常药的分类:①钠通道阻滞剂;②钾通道阻滞剂;③β受体阻断剂;④钙通道阻滞剂。

36. 【答案】B

【解析】①钠通道阻滞剂:a.ⅠA类:常用药物有奎尼丁、普鲁卡因胺;b.ⅠB类:常用药物有利多卡因、苯妥英钠、美西律;c.ⅠC类:常用药物有普罗帕酮和氟卡尼;②钾通道阻滞剂:常用药物有胺碘酮;③β受体阻断剂:常用药物有普萘洛尔、美托洛尔、倍他洛尔、比索洛尔。

37. 【答案】D

【解析】缬沙坦是不含咪唑环的AⅡ受体拮抗剂,其作用稍高于氯沙坦,分子中的酰胺基与氯沙坦的咪唑环上的N为电子等排体,与受体形成氢键。

38. 【答案】D

【解析】①具有爆炸性,不宜以纯品形式放置和运输;②长期连续服用,具有耐受性;③具有挥发性,导致损失,也能吸收水分子成塑胶状;④舌下含服能通过口腔黏膜吸收,血药浓度很快达峰,1~2分钟起效,直接进入人体循环可避免首过效应;⑤在肝脏代谢,硝酸甘油经谷胱甘肽还原酶还原为水溶性较高的1,2-二硝酸甘油酯,1,3-二硝酸甘油酯,均可经尿和胆汁排出体外,也有部分甘油进一步转化成糖原、蛋白质、脂质和核苷参与生理过程,还有部分甘油氧化为二氧化碳排出。

39. 【答案】D

【解析】硝酸异山梨酯被代谢为2-单硝酸异山梨酯和5-硝酸异山梨酯,由于硝酸异山梨酯为二硝酸酯,脂溶性大,易透过血-脑屏障,有头痛的不良作用。现将5-单硝酸异山梨酯开发为半衰期长、水溶性增大、副作用降低的抗心绞痛药。

40. 【答案】A

【解析】1,4-二氢吡啶类钙通道阻滞剂,常用药物有硝苯地平、尼群地平、非洛地平和氨氯地平。该类药物遇光极不稳定,分子内部发生光催化的歧化反应,降解产生硝基苯吡啶衍生物和亚硝基苯吡啶衍生物。亚硝基苯吡啶衍生物对人体极为有害,故在生产、贮存过程中均应注意避光。

41. 【答案】A

【解析】在睾酮的17α位引入甲基,增大17位的代谢位阻,得到可口服的甲睾酮,可以增加稳定性。

42. 【答案】B

【解析】倍他米松为地塞米松的16位差向异构体,抗炎作用强于地塞米松。

43. 【答案】C

【解析】在睾酮的结构中引入17α-乙炔基,并去除19-CH$_3$得到可口服的孕激素——炔诺酮。

44. 【答案】C

【解析】在卡那霉素分子的链霉胺部分引入氨基羟丁酰基侧链得到阿米卡星,阿米卡星结构中引入的α-羟基酰胺结构含有手性为L-(−)型,如为D-(+)型抗菌活性大为降低。

45. 【答案】A

【解析】噻唑烷二酮类胰岛素增敏剂:常用药物有吡格列酮、罗格列酮。

46. 【答案】D

【解析】维生素D$_3$可促进骨代谢,维持血钙、血磷的平衡。维生素D$_3$在体内,先在肝脏转化为骨化二醇,然后再经肾脏代谢为骨化三醇才具有活性。阿法骨化醇和骨化三醇已开发为药物,阿法骨化醇稳定性较好,可在体内进一步转化为骨化三醇。

47. 【答案】A

【解析】略。

48. 【答案】A

【解析】红霉素为含有一个内酯结构的十四元大环,通过内酯环上羟基与去氧氨基糖或6-去氧糖缩合成碱性苷。

49. 【答案】B

【解析】将红霉素C-9的羰基进行修饰得到肟的衍生物罗红霉素。罗红霉素具有较好的化学稳定性,口服吸收迅速,在组织中分布广,特别在肺组织中的浓度比较高。

50. 【答案】A

【解析】青霉素G对酸不稳定,只能注射给药,不能口服。

51. 【答案】C

【解析】克拉维酸是由β-内酰胺环和氢化异噁唑环骈合而成,易接受β-内酰胺酶中亲核基团,使β-内酰胺酶彻底失活,故克拉维酸是一种"自杀性"的酶抑制剂。

52. 【答案】C

【解析】在喹诺酮类抗菌药物母核的 5 位以氨基取代,6、8 位引入氟原子,得到司帕沙星,活性较强,但由于 8 位有氟原子取代,具有较强的光毒性,用药期间及用药后应避免日晒。

53. 【答案】E

【解析】磺胺嘧啶具有酸碱两性,能溶于稀盐酸,也能溶于氢氧化钠。

54. 【答案】C

【解析】略。

55. 【答案】A

【解析】咪唑类抗真菌药:常用药物有咪康唑、益康唑、酮康唑。

56. 【答案】C

【解析】碳青霉烯类亚胺培南对大多数 β-内酰胺酶高度稳定。

57. 【答案】B

【解析】大环内酯类临床常用药物:主要有红霉素、琥乙红霉素、罗红霉素、克拉霉素、阿奇霉素、麦迪霉素和螺旋霉素。

58. 【答案】D

【解析】氨苄西林和阿莫西林水溶液中若含有磷酸盐、山梨醇、硫酸锌、二乙醇胺等时,会发生分子内成环反应,生成 2,5-吡嗪二酮。

59. 【答案】B

【解析】氨曲南属于单环 β-内酰胺类抗生素。

60. 【答案】C

【解析】磺胺类药物的作用靶点是二氢叶酸合成酶,抗菌增效剂甲氧苄啶是二氢叶酸还原酶可逆性抑制剂,二者合用,可产生协同抗菌作用,使细菌体内叶酸代谢受到双重阻断,大大增强抗菌活性。

61. 【答案】D

【解析】阿昔洛韦是开环的鸟苷类似物,是第一个上市的开环核苷类抗病毒药物,为抗疱疹病毒的首选药物。

62. 【答案】C

【解析】当使用甲氨蝶呤剂量过大引起中毒时,可用亚叶酸钙解救。亚叶酸钙是四氢叶酸钙甲酰衍生物的钙盐,系叶酸在体内的活化形式,在体内可转变为四氢叶酸,能有效地对抗甲氨蝶呤引起的毒性反应,与甲氨蝶呤合用可降低毒性,不降低抗肿瘤活性。

63. 【答案】C

【解析】环磷酰胺是前药,在体外对肿瘤细胞无效,只有进入体内后,经过活化才能发挥作用。环磷酰胺在肝脏代谢生成丙烯醛和磷酰氮芥,磷酰氮芥及其他代谢产物都可进一步水解生成去甲氮芥。其中,磷酰氮芥和去甲氮芥均为活性成分,丙烯醛是膀胱毒性成分。

64.【答案】B
【解析】吉非替尼属于靶向抗肿瘤药,作用机制为酪氨酸激酶抑制剂。

65.【答案】A
【解析】本题中结构是卡铂的结构,与顺铂性质及作用机理相同。

66.【答案】C
【解析】靶向抗肿瘤药作用机制为酪氨酸激酶抑制剂,临床常用的药物有伊马替尼、达沙替尼、吉非替尼、埃罗替尼。

二、配伍选择题(每题1分,题目分为若干题。每组题均对应同一组备选项,备选项可重复选用,也可不选用。每题只有一个正确答案)

[1-4]
【答案】1. B、2. E、3. D、4. C
【解析】略。

[5-7]
【答案】5. D、6. A、7. C
【解析】①氟康唑属于含有两个三氮唑的抗真菌药物;②酮康唑属于咪唑类抗真菌药物;③来曲唑含有三氮唑,属于芳香化酶抑制剂,临床用于抗肿瘤;④利巴韦林又叫病毒唑,含有三氮唑结构,是广谱抗病毒药物;⑤阿昔洛韦属于核苷类抗病毒药物。

[8-10]
【答案】8. A、9. D、10. E
【解析】①阿司匹林具有酯键结构,可水解产生水杨酸;②布洛芬属于芳基丙酸类非甾体抗炎药;③吲哚美辛属于芳基乙酸类非甾体抗炎药;④双氯芬酸钠含有二氯苯胺基结构;⑤对乙酰氨基酚分子中含有酰胺结构。

[11-13]
【答案】11. B、12. A、13. D
【解析】略。

[14-17]
【答案】14. B、15. A、16. C、17. D
【解析】略。

[18-19]
【答案】18. A、19. E

【解析】略。

[20-22]

【答案】20. A、21. C、22. B

【解析】①唑吡坦含有咪唑并吡啶结构;②奥沙西泮含有苯二氮䓬结构;③苯巴比妥含有丙二酰脲结构。

[23-24]

【答案】23. B、24. A

【解析】合成镇痛药:①哌啶类:常用药物有哌替啶、芬太尼、阿芬太尼、瑞芬太尼;②氨基酮类:常用药物有美沙酮。

[25-27]

【答案】25. C、26. E、27. D

【解析】略。

[28-30]

【答案】28. B、29. C、30. E

【解析】①大剂量服用对乙酰氨基酚引起中毒时,可用谷胱甘肽或乙酰半胱氨酸解毒;②右美沙芬具有苯吗喃的基本结构,通过抑制延髓咳嗽中枢而发挥中枢性镇咳作用,主要用于治疗干咳,本药无镇痛作用;③可待因口服后迅速吸收,在体内约有8%的可待因代谢后生成吗啡,可产生成瘾性,故属特殊管理药品。

[31-33]

【答案】31. A、32. C、33. E

【解析】①孟鲁司特含有喹啉环结构,口服吸收迅速而完全,极少透过血-脑屏障,几乎完全被代谢,并全部从胆汁排泄;②在沙丁胺醇的侧链氮原子上的叔丁基用一长链的亲脂性取代基取代得到沙美特罗,是长效 β_2 受体激动剂,作用时间长达12小时;③市售的沙丁胺醇是外消旋体,常用其硫酸盐。

[34-35]

【答案】34. B、35. E

【解析】①羧甲司坦为半胱氨酸的类似物,可使痰液的黏滞性降低,易于咳出,临床用作黏痰调节剂;②可待因口服后迅速吸收,在体内约有8%的可待因代谢后生成吗啡,可产生成瘾性,故属特殊管理药品。

[36-37]

【答案】36. D、37. C

【解析】秋水仙碱为一种天然产物抗痛风药物,为百合科植物丽江山慈菇的球茎中得到的一种生物碱,还具有一定的抗肿瘤作用,长期用药可产生骨髓抑制,胃肠道反应是严重中毒的前兆,症状出现应立即停药。别嘌醇是通过抑制黄嘌呤氧化酶来抑制尿酸生成的药物,口服后在胃肠道内吸收完全。别嘌醇临床上用于原发性和继发性高尿酸血症,反复发作或慢性痛风者。

[38-39]

【答案】38. C、39. D

【解析】羧酸类药物:
①芳基乙酸类:常用药物有吲哚美辛、双氯芬酸、舒林酸;②芳基丙酸类:常用药物有布洛芬、萘普生、萘丁美酮。

[40-41]

【答案】40. A、41. E

【解析】①乙酰半胱氨酸尚可作为谷胱甘肽的类似物,用于对乙酰氨基酚中毒的解毒。其作用机制是可以通过巯基与对乙酰氨基酚在肝内的毒性代谢物N-乙酰亚胺醌结合,使之失活;结合物易溶于水,通过肾脏排出;②羧甲司坦为半胱氨酸的类似物,可使痰液的黏滞性降低,易于咳出,临床用作黏痰调节剂。

[42-44]

【答案】42. B、43. C、44. A

【解析】①西咪替丁的化学结构由咪唑五元环、含硫醚的四原子链和末端取代胍构成,口服吸收良好,具有肝脏首过效应;②雷尼替丁结构中含有呋喃环,临床应用为反式体,顺式体无活性;③奥美拉唑含有苯并咪唑环结构,显弱碱性和弱酸性,在水溶液中不稳定,对强酸也不稳定,应低温、避光保存,故临床可制备成肠溶胶囊。

[45-47]

【答案】45. B、46. D、47. E

【解析】略。

[48-50]

【答案】48. B、49. D、50. A

【解析】①β受体阻断剂:常用药物有普萘洛尔、美托洛尔、倍他洛尔、比索洛尔;②二氢吡啶类钙通道阻滞剂:常用药物有硝苯地平、尼群地平、非洛地平和氨氯地平;③血管紧张素转化酶(ACE)抑制剂:常用药物有卡托普利、依那普利、赖诺普利、福辛普利和雷米普利。

[51-53]

【答案】51. B、52. E、53. C

【解析】略。

[54-56]

【答案】54. E、55. A、56. D

【解析】①α-葡萄糖苷酶抑制剂化学结构均为单糖或多糖类似物,可竞争性地与α-葡萄糖苷酶结合,抑制该酶的活性,从而减慢糖类水解产生葡萄糖的速率,并延缓葡萄糖的吸收,常用药物有阿卡波糖、米格列醇、伏格列波糖;②磺酰脲类降血糖药物:常用药物有甲苯磺丁脲、格列本脲、格列吡嗪和格列喹酮;③吡格列酮具有噻唑烷二酮结构,发现有致癌的毒副作用。

[57-59]

【答案】57. A、58. B、59. E

【解析】胰岛素分泌促进剂有:
①磺酰脲类:常用药物有甲苯磺丁脲、格列本脲、格列吡嗪和格列喹酮;②非磺酰脲类:常用药物有瑞格列奈、那格列奈和米格列奈。α-葡萄糖苷酶抑制剂:常用药物有阿卡波糖、米格列醇、伏格列波糖。

[60-62]

【答案】60. E、61. B、62. A

【解析】①胺碘酮结构与甲状腺素类似,含有碘原子,可影响甲状腺素代谢;②奎尼丁是从金鸡纳树皮中提炼出来的生物碱,是抗疟药物奎宁的立体异构体;③普鲁卡因胺是局麻药普鲁卡因经结构修饰得到的。

[63-65]

【答案】63. C、64. B、65. E

【解析】①苯丙酸诺龙是蛋白同化激素类药物;②左炔诺孕酮为孕激素类药物;③泼尼松龙为肾上腺皮质激素类药物。

[66-67]

【答案】66. A、67. C

【解析】①在氨曲南的N原子上连有强吸电子磺酸基团,更有利于β-内酰胺环打开;②大环内酯类抗生素主要有红霉素、琥乙红霉素、罗红霉素、克拉霉素、阿奇霉素、麦迪霉素和螺旋霉素。

[68-70]

【答案】68. B、69. A、70. E

【解析】①舒巴坦为广谱的、不可逆竞争性β-内酰胺酶抑制剂,其活性比克拉维酸低,但稳定性却强得多;②青霉素类抗生素:常用药物有青霉素G、非奈西林、苯唑西林、氨苄西林、阿莫西林、哌拉西林和美洛西林;③氨曲南是全合成单环β-内酰胺抗生素,在氨曲南的N原子上连有强吸电子磺酸基团,更有利于β-内酰胺环打开。

[71-72]

【答案】71. E、72. A

【解析】①在C-7位将头孢羟氨苄的氨基上引入乙基哌嗪二酮侧链,得到头孢哌酮,可提高其抗菌活性,头孢哌酮对铜绿假单胞菌的作用较强;②将C-3位甲基取代乙酰氧甲基,得到头孢氨苄,在酸性条件下稳定,不会产生水解,因而可以口服。

[73-75]

【答案】73. B、74. A、75. D

【解析】①可使红霉素苦味消失的琥乙红霉素,到体内水解后释放出红霉素;②红霉素水溶性较小,只能口服,但在酸中不稳定,易被胃酸破环;③阿奇霉素由于其碱性增大,具有独特的药动学性质,在组织中浓度较高,体内半衰期比较长。

[76-77]

【答案】76. D、77. B

【解析】①3位取代基可明显的改变抗菌活性和药物动力学性质;②7α-氢原子若被α-甲氧基取代可增加对β-内酰胺酶的稳定性。

[78-80]

【答案】78. B、79. E、80. C

【解析】①氧青霉烷类:常用药物有克拉维酸;②青霉烷砜类:常用药物有舒巴坦、他唑巴坦;③碳青霉烯类:常用药物有亚胺培南;④单环β-内酰胺类:常用药物有氨曲南;⑤含内酯环结构类:常用药物有克拉霉素。

[81-83]

【答案】81. D、82. E、83. C

【解析】①司帕沙星结构中含5位氨基,抗菌活性强,但有强光毒性;②甲氧苄啶结构中含有嘧啶结构,常与磺胺甲噁唑组成复方制剂;③氧氟沙星是广谱抗菌药,临床使用左旋体。

[84-86]

【答案】84. C、85. B、86. D

【解析】①氧氟沙星是结构中含有4-甲基-1-哌嗪基的喹诺酮类药物;②诺氟沙星是第一个用于临床的第三代喹诺酮类药物;③环丙沙星是结构中有环丙基的喹诺酮类药物。

[87-89]

【答案】87. C、88. B、89. D

【解析】①喹诺酮类抗菌药6位引入氟原子,可以改善对细胞的通透性,提高

231

抗菌活性；②5位引入氨基，可以提高吸收能力或组织分布选择性；③喹诺酮类抗菌药抗菌作用必需的基本药效基团是吡啶酮酸的A环。

[90-92]

【答案】90. A、91. B、92. C

【解析】①丙磺舒与青霉素联合使用，可以降低青霉素排泄速度；②克拉维酸钾与青霉素联合使用，可以减少青霉素被β-内酰胺酶的破坏；③甲氧苄啶与磺胺类药物联合使用，可以抗菌增效。

[93-95]

【答案】93. B、94. C、95. D

【解析】①利福平诱导肝微粒体酶，加速皮质激素和雌激素代谢；②乙胺丁醇长期大量应用可致视神经炎、视力下降、视野缩小、出现盲点；③链霉素可对第八对脑神经造成损害。

[96-99]

【答案】96. A、97. E、98. D、99. C

【解析】①环丙沙星属于喹诺酮类药物，具有喹啉羧酸结构；②阿昔洛韦是开环的鸟苷类似物，是第一个上市的开环核苷类抗病毒药物，为抗疱疹病毒的首选药物；③利巴韦林具有三氮唑结构，为广谱抗病毒药；④氟康唑具有双三氮唑结构，为抗真菌药物。

[100-101]

【答案】100. A、101. B

【解析】①甲氧氯普胺含有苯甲酰胺结构，通过拮抗多巴胺D_2受体，具有促胃动力作用；②盐酸昂丹司琼含有咔唑环结构，通过拮抗5-羟色胺受体而产生止吐作用。

[102-104]

【答案】102. A、103. D、104. E

【解析】①拓扑异构酶Ⅰ抑制剂，临床使用的药物主要有喜树碱及其衍生物，天然来源的药物是喜树碱，伊立替康是对喜树碱进行结构修饰得到的水溶性前药；②拓扑异构酶Ⅱ抑制剂，临床使用的主要有生物碱类药物依托泊苷、替尼泊苷。

[105-106]

【答案】105. A、106. C

【解析】①将氟尿嘧啶制成去氧氟尿嘧啶的目的是提高药物对特定部位的选择性；②将睾酮17位上的羟基用丙酸酯化后得到丙酸睾酮可以延长药物作用时间。

[107-108]

【答案】107. A、108. C

【解析】①破坏DNA的蒽醌类抗生素,临床常用药物有阿霉素、柔红霉素和表柔比星,毒性主要为骨髓抑制和心脏毒性,作用机制可能是醌环被还原成半醌自由基,诱发了脂质过氧化反应,引起心肌损伤;②环磷酰胺是前药,在体外对肿瘤细胞无效,只有进入体内后,经过活化才能发挥作用。环磷酰胺在肝脏代谢生成丙烯醛和磷酰氮芥,磷酰氮芥及其他代谢产物都可进一步水解生成去甲氮芥。其中,磷酰氮芥和去甲氮芥均为活性成分,丙烯醛是膀胱毒性成分。

[109-111]

【答案】109. B、110. C、111. E

【解析】①来曲唑通过抑制芳香化酶,阻断体内雌激素的生物合成,临床用于治疗乳腺癌;②依托泊苷抑制拓扑异构酶Ⅱ,用于治疗小细胞肺癌;③卡培他滨是氟尿嘧啶的前体药物,对结肠和直肠癌疗效较高。

[112-114]

【答案】112. A、113. E、114. C

【解析】略。

[115-116]

【答案】115. D、116. C

【解析】①奥沙利铂分子中含有手性环已二胺配体,可嵌入DNA大沟影响药物耐药机制,与顺铂无交叉耐药;②塞替派分子中含有氮杂环丙基团,可与腺嘌呤的3-N和7-N进行烷基化,为细胞周期非特异性的药物。

三、综合分析选择题(每题1分,以下提供若干个案例,每组题目基于同一个临床情景、病例、实例或者案例的背景信息逐题展开。每道题的备选项中,只有一个最符合题意)

[1-3]

【答案】1. C、2. C、3. B

【解析】美沙酮属于氨基酮类镇痛药,还可用于阿片类的戒毒剂。

[4-6]

【答案】4. C、5. D、6. B

【解析】①连有四个各不相同基团的碳原子称为手性碳原子;②氨氯地平与其他二氢吡啶类钙通道阻滞剂不同,氨氯地平分子中的1,4-二氢吡啶环的2位甲基被2-氨基乙氧基甲基取代,3位和5位羧酸酯的结构不同,因而4位碳原子具手性,可产生两个光学异构体,临床用外消旋体和左旋体;③西咪替丁是肝药酶抑制剂,使硝苯地平的代谢速率减慢。

[7-9]

【答案】7. B、8. A、9. D

【解析】①结构中含有羧基,具有解热、镇痛和抗炎作用,还有抑制血小板凝聚作用,判断为阿司匹林;②阿司匹林长期大量用药易出现不良反应,常见有胃肠道出血或溃疡;③三氯化铁成色反应可用于具有酚羟基的对乙酰氨基酚,或经水解可生成酚羟基的阿司匹林的鉴别。

[10-12]

【答案】10. C、11. B、12. D

【解析】①奥美拉唑抑制胃酸分泌相关的分子作用机制是分子中的苯并咪唑环在酸质子的催化下,经重排与 H^+, K^+-ATP 酶发生共价结合产生作用;②奥美拉唑肠溶片在肠道内释药机制是通过包衣膜溶解使药物释放;③检测血药浓度的方法主要有免疫分析法、气相色谱法(GC)、高效液相色谱法(HPLC)和色谱-质谱联用法(GC-MS、LC-MS)。

[13-15]

【答案】13. D、14. E、15. A

【解析】略。

四、多项选择题(每题1分,每题的备选项中,至少有2个或2个以上正确答案,错选或少选均不得分)

1. 【答案】BC

   【解析】阿司匹林是解热镇痛药,双氯芬酸和吲哚美辛属于芳基乙酸类非甾体抗炎药,布洛芬和萘普生属于芳基丙酸类非甾体抗炎药。

2. 【答案】ABCD

   【解析】"西泮"和"唑仑"的作用机制是苯二氮䓬受体。

3. 【答案】BE

   【解析】质子泵抑制剂和 H_2 受体拮抗剂属于抗溃疡药,临床用于胃、十二指肠溃疡。

4. 【答案】BCDE

   【解析】①阿司匹林分子中含有羧基而呈弱酸性,故可在 NaOH 或 Na_2CO_3 溶液中溶解;②阿司匹林分子结构中具有酯键,可水解产生水杨酸,暴露出酚羟基,在空气中久置,易被氧化成一系列淡黄、红棕甚至深棕色的醌型有色物质,从而使阿司匹林变色;③阿司匹林为环氧化酶的不可逆抑制剂,通过阻断前列腺素等内源性致热致炎物质的生成,起到解热、镇痛、抗炎的作用,本品也可使血小板的环氧酶乙酰化,减少血小板血栓素 A_2 的生成,起到抑制血小板凝聚和防止血栓形成的作用;④阿司匹林长期大量用药易出现不良反应,常见有胃肠道出血或溃疡、可逆性耳聋、过敏反应和肝肾功能损害等,若制成酯或盐,则胃肠道的不良反应减少。

5. 【答案】ABC

   【解析】磺酰脲类胰岛素分泌促进剂,常用药物有甲苯磺丁脲、格列本脲、格列吡嗪和格列喹酮。

6. 【答案】BDE

   【解析】含有三氮唑结构的药物有艾司唑仑、来曲唑和氟康唑。

7. 【答案】CE

   【解析】质子泵抑制剂由吡啶环、亚磺酰基和苯并咪唑环组成,常用药物有奥美拉唑、兰索拉唑、泮托拉唑和雷贝拉唑钠。

8. 【答案】ABCD

   【解析】①吗啡是具有菲环结构的生物碱,是由5个环稠合而成的复杂立体结构,含有5个手性中心,临床用左旋体,而右旋吗啡没有镇痛活性;②吗啡结构的3位是具有弱酸性的酚羟基,17位是碱性的 N-甲基叔胺,故吗啡具有酸碱两性,在我国临床上用吗啡的盐酸盐;③吗啡及其盐类的化学性质不稳定,在光照下即能被空气氧化变质,这与吗啡具有苯酚结构有关;④吗啡在酸性溶液中加热,可脱水并进行分子重排,生成阿扑吗啡,阿扑吗啡临床上用作催吐剂。

9. 【答案】ABDE

   【解析】苯环不属于芳香杂环结构。

10. 【答案】ABCD

    【解析】核苷类抗病毒药分类:
    ①非开环类:常用药物有齐多夫定、司他夫定、拉米夫定和恩曲他滨;②开环类:常用药物有阿昔洛韦、伐昔洛韦和更昔洛韦。

11. 【答案】CDE

    【解析】三氮唑类抗真菌药:常用药物有氟康唑、伏立康唑和伊曲康唑。

12. 【答案】AC

    【解析】碳青霉烯类抗菌药,主要有亚胺培南、美罗培南。

13. 【答案】ACD

    【解析】①钠通道阻滞剂:
    a. ⅠA类:常用药物有奎尼丁、普鲁卡因胺;b. ⅠB类:常用药物有利多卡因、苯妥英钠、美西律;c. ⅠC类:常用药物有普罗帕酮和氟卡尼;②钾通道阻滞剂;③β受体阻断剂:常用药物有普萘洛尔、美托洛尔、倍他洛尔、比索洛尔。

14.【答案】CE
【解析】血管紧张素Ⅱ受体拮抗剂与ACEI抑制剂相比,无干咳的副作用,临床用于高血压治疗,尤其适用于伴有糖尿病肾病、蛋白尿、冠心病、心力衰竭、左心室肥厚、ACEI引起的咳嗽者。

15.【答案】ACE
【解析】洛伐他汀、依那普利和福辛普利属于前体药物。

16.【答案】ABC
【解析】①辛伐他汀是在洛伐他汀十氢萘环的侧链上改造得到的药物,与洛伐他汀相比,仅在于十氢萘环侧链上多一个甲基取代基,亲脂性和活性略有提高;②辛伐他汀属于HMG-CoA还原酶抑制剂,是前体药物。

17.【答案】ADE
【解析】略。

18.【答案】ABCDE
【解析】双膦酸盐口服吸收较差,食物,特别是含钙或其他多价阳离子的,易与双膦酸盐形成复合物,会减少药物吸收。大约50%的吸收剂量沉积在骨组织中,并能保存较长时间。药物不在体内代谢,以原形从尿液排出。

19.【答案】ABE
【解析】青霉素类药物含有氢化噻唑环,常用药物有青霉素G、非奈西林、苯唑西林、氨苄西林、阿莫西林、哌拉西林和美洛西林。

20.【答案】ABD
【解析】大环内酯类抗菌药物,临床常用药物主要有红霉素、琥乙红霉素、罗红霉素、克拉霉素、阿奇霉素、麦迪霉素和螺旋霉素。

21.【答案】ACD
【解析】①由于四环素类药物能和钙离子形成螯合物,在体内该螯合物呈黄色,可沉积在骨骼和牙齿上,儿童服用会发生牙齿变黄,孕妇服用后其产儿可能发生牙齿变色、骨骼生长抑制;②喹诺酮类极易和钙、镁、铁、锌等金属离子螯合,不仅降低了药物的抗菌活性,也是造成因体内的金属离子流失,引起妇女、老人和儿童缺钙、贫血、缺锌等副作用的主要原因,临床常用药物主要有诺氟沙星、环丙沙星、左氧氟沙星、洛美沙星、加替沙星及莫西沙星。

22.【答案】ACD
【解析】非开环核苷类抗病毒药:常用药物有齐多夫定、司他夫定、拉米夫定和恩曲他滨。

23. 【答案】CE

【解析】环磷酰胺是前药,在体外对肿瘤细胞无效,只有进入体内后,经过活化才能发挥作用。环磷酰胺在肝脏代谢生成丙烯醛和磷酰氮芥,磷酰氮芥及其他代谢产物都可进一步水解生成去甲氮芥。其中,磷酰氮芥和去甲氮芥均为活性成分,丙烯醛是膀胱毒性成分。

24. 【答案】ABDE

【解析】略。

25. 【答案】BD

【解析】①甲氧苄啶属于二氢叶酸还原酶抑制剂,是磺胺增效剂;②甲氨蝶呤为二氢叶酸还原酶抑制剂,不可逆地和二氢叶酸还原酶结合,使二氢叶酸不能转化为四氢叶酸,从而影响辅酶F的生成,临床主要用于治疗急性白血病。

26. 【答案】ACDE

【解析】略。

第四章

本章分值 8分左右

药物固体制剂和液体制剂与临床应用

考纲点睛

单元	要点	细目	考试要求
（一）固体制剂	1.固体制剂	分类、特点与一般质量要求	了解
	2.散剂	分类、特点与质量要求	掌握
		临床应用与注意事项	了解
		典型处方分析	了解
	3.颗粒剂	分类、特点与质量要求	掌握
		临床应用与注意事项	熟悉
		典型处方分析	了解
	4.胶囊剂	分类、特点与质量要求	掌握
		临床应用与注意事项	熟悉
		典型处方分析	掌握
	5.片剂	分类、特点与质量要求	掌握
		片剂常用辅料与作用	掌握
		片剂常见问题及原因	了解
		片剂包衣目的、种类	熟悉
		常用包衣材料分类与作用	掌握
		临床应用与注意事项	熟悉
		典型处方分析	掌握
（二）液体制剂	1.液体制剂分类和基本要求	分类、特点与一般质量要求	掌握
		包装与贮存的注意事项	了解
		液体制剂常用溶剂和要求	熟悉
		增溶剂、助溶剂、潜溶剂、防腐剂、矫味剂、着色剂及作用	掌握
	2.表面活性剂	表面活性剂分类、特点、毒性与应用	掌握
	3.低分子溶液剂	溶液剂、芳香水剂、醑剂、甘油剂、糖浆剂的特点与质量要求	熟悉
		搽剂、涂剂、涂膜剂、洗剂、灌肠剂的制剂特点	了解
		临床应用与注意事项	了解
		典型处方分析	熟悉

续表

单元	要点	细目	考试要求
（二）液体制剂	4.高分子溶液剂与溶胶剂	特点与质量要求	熟悉
		典型处方分析	了解
	5.混悬剂	特点与质量要求	掌握
		常用稳定剂的性质、特点与应用	掌握
		临床应用与注意事项	了解
		典型处方分析	掌握
	6.乳剂	乳剂组成、分类、特点与质量要求	掌握
		乳化剂与乳剂稳定性	掌握
		临床应用与注意事项	熟悉
		典型处方分析	掌握

第一节 固体制剂

考点荟萃

要点 1　概述

1. 定义

固体制剂系指散剂、颗粒剂、胶囊剂、片剂等以固体形式给药的药物制剂，在药物制剂中约占 70%。

2. 固体制剂的共同特点

（1）物理、化学稳定性好，剂量较易控制，生产成本较低。

（2）制备过程的前处理需经历相同的单元操作。

（3）药物在体内首先溶解后再被吸收进入血液循环。

（4）贮存、运输、服用以及携带方便。

要点 2　散剂

1. 概述

（1）定义

散剂系指原料药物或与适宜的辅料经粉碎、均匀混合制成的干燥粉末状制剂，在临床中应用广泛。

(2)特点

①粒径小、比表面积大、易分散、起效快。

②外用时其覆盖面大,且兼具保护、收敛等作用。

③制备工艺简单,剂量易于控制,便于特殊群体如婴幼儿与老人服用。

④包装、贮存、运输及携带较方便。

⑤由于散剂的分散度较大而造成吸湿性、化学活性、气味、刺激性、挥发性等方面的不良影响。

雷 区

同学们请注意:散剂的特点是考试重点,尤其要注意"易吸湿、气味较大的药物不宜制成散剂"这个出题点,大家一定要掌握。

2. 质量要求

(1)供制散剂的药物均应粉碎。

(2)散剂应干燥、疏松、混合均匀、色泽一致。

(3)除另有规定外,散剂应密闭贮存,含挥发性药物或易吸潮药物的散剂应密封贮存。

(4)外用散剂和用于烧伤或严重创伤的中药外用散剂通过七号筛的粉末重量≥95%。

(5)中药散剂一般含水量≤9.0%。

(6)除中药散剂外,105℃干燥至恒重,减失重量≤2.0%。

(7)用于烧伤、严重创伤或临床必需无菌的局部用散剂应符合无菌要求。

3. 临床应用与注意事项

(1)临床应用

①外用或局部外用散剂适宜于溃疡、外伤的治疗。

②内服散剂一般为细粉,以便儿童以及老人服用。

(2)注意事项

①外用散剂的使用主要有撒敷法和调敷法两种方法。

②剂量过大时应分次服用以免引起呛咳,服用某些中药散剂可加蜂蜜或装入胶囊服用。

③对于温胃止痛的散剂不需用水送服,应直接吞服以利于延长药物在胃内的滞留时间。

④服用散剂后半小时内不可进食,也不宜过多饮水,以免药物过度稀释影响药效。

4. 典型处方分析

六一散

【处方组成】滑石粉 600g　甘草 100g　制成 200 包

【处方分析】甘草为主药,应粉碎成细粉与滑石粉混合。

要点 3　颗粒剂

1. 概述

(1)定义

颗粒剂系指药物与适宜的辅料混合制成的具有一定粒度的干燥颗粒状制剂,供口服用。

(2)特点

①分散性、附着性、团聚性、引湿性等较小。

②服用方便,提高病人服药的顺应性。

③采用不同性质的材料对颗粒进行包衣。

④颗粒剂可有效防止复方散剂各组分由于粒度或密度差异而产生离析。

2. 质量要求

(1)药物与辅料应混合均匀。

(2)遇热不稳定的药物在制备过程中应注意控制温度,遇光不稳定的药物应遮光。

(3)颗粒剂应干燥、颗粒均匀、色泽一致,无吸潮、软化、结块、潮解等现象。

(4)颗粒剂的微生物限度应符合要求。

(5)除另有规定外,中药颗粒剂中一般水分含量≤8.0%。

3. 临床应用与注意事项

(1)临床应用:该剂型适用于老年人和儿童以及有吞咽困难的患者。

(2)注意事项

①普通颗粒剂冲服时药物应完全溶解,充分发挥药物的作用。

②肠溶、缓释、控释颗粒剂服用时应保证制剂释药结构的完整性。

③可溶型、泡腾型颗粒剂应加温开水冲服,切忌放入口中用水送服。

④混悬型颗粒剂冲服如有部分药物不溶解也应该一并服用。

⑤中药颗粒剂不宜用铁质或铝制容器冲服,以免影响疗效。

4. 典型处方分析

板蓝根颗粒

【处方组成】板蓝根 500g　　蔗糖 1000g　糊精 650g　制成 200 包

【处方分析】板蓝根为主药,糊精为稀释剂,蔗糖为稀释剂和矫味剂。

要点 4　胶囊剂

1. 概述

（1）定义

胶囊剂系指原料药物与适宜辅料充填于空心胶囊或密封于软质囊材中制成的固体制剂。

（2）分类

①硬胶囊：系指采用适宜的制剂技术，将一定量的药物或加适宜辅料制成粉末、颗粒、小片、小丸、半固体或液体等，充填于空心硬胶囊中的胶囊剂。

②软胶囊：系指将一定量的液体药物直接包封，或将固体药物溶解或分散在适宜的辅料中制备成溶液、混悬液、乳状液或半固体，密封于软质囊材中的胶囊剂。

③缓释胶囊：是指在规定的释放介质中缓慢地非恒速释放药物的胶囊剂。

④控释胶囊：是指在规定的释放介质中缓慢地恒速释放药物的胶囊剂。

⑤肠溶胶囊：是指用适宜的肠溶材料制备而得的硬胶囊或软胶囊，或用经肠溶材料包衣的颗粒或小丸充填于胶囊而制成的胶囊剂。

2. 特点

（1）优点

①掩盖药物的不良嗅味，提高药物稳定性。

②起效快、生物利用度高。

③帮助液态药物固体剂型化。

④药物缓释、控释和定位释放。

（2）不宜制成胶囊剂的情况

①填充的药物不能是水溶液或稀乙醇溶液药物，以防囊壁溶化。

②若填充易风化的药物，可使囊壁软化。

③若填充易潮解的药物，可使囊壁脆裂。

④胶囊壳多以明胶为原料，故不宜填充导致明胶变性的醛类药物。

⑤胶囊壳在体内溶化后，局部药量很大，因此易溶性的刺激性药物也不宜制成胶囊剂。

3. 质量要求

（1）外观：胶囊剂应外观整洁，不得有黏结、变形、渗漏或囊壳破裂现象。

（2）装量差异：详见表4-1。

表 4-1 《中国药典》规定的胶囊剂装量差异

平均装量或标示装量	装量差异限度
0.30g 以下	±10%
0.30g 及 0.30g 以上	±7.5%(中药±10%)

注意:凡规定检查含量均匀度的胶囊剂,一般不再进行装量差异的检查。

(3)崩解时限:详见表 4-2。

表 4-2 《中国药典》规定的胶囊剂的崩解时限

胶囊剂类型	崩解时限
软胶囊	1 小时
硬胶囊	30 分钟
肠溶胶囊	2 小时(人工胃液)、1 小时(人工肠液)

注意:凡规定检查溶出度或释放度的胶囊剂,不再进行崩解时限的检查。

(4)水分:除另有规定外,中药硬胶囊水分含量≤9.0%。

(5)除另有规定外,胶囊剂的存放温度≤30℃。肠溶或结肠溶明胶胶囊应在 10℃~25℃,相对湿度 35%~65%条件下保存。

雷区

同学们请注意:胶囊剂的质量要求是考试重点,尤其要注意"胶囊剂装量差异限度"要和"片剂的片重差异限度"比较记忆,大家一定要牢牢记住。

4.临床应用与注意事项

(1)临床应用

胶囊剂适用于大多数患者。

(2)注意事项

①干吞胶囊剂造成局部药物浓度过高危害食管,造成黏膜损伤甚至溃疡,故喝水量在 100ml 左右较为合适。

②服用胶囊剂时,温度过高会使胶囊壳软化甚至破坏,影响药物的生物利用度,因此一般需用温度≤40℃的开水送服。

③胶囊剂须整粒吞服,在提高患者顺应性的同时,发挥最佳药效。

5.典型处方分析

(1)克拉霉素胶囊

【处方组成】

克拉霉素 250g　　　　　淀粉 32g
低取代羟丙基纤维素 6g　　微粉硅胶 4.5g
硬脂酸镁 1.5g　　　　　10%淀粉浆适量
制成 1000 粒

【处方分析】克拉霉素为主药,淀粉为稀释剂和崩解剂,L-HPC 为崩解剂,微粉硅胶、硬脂酸镁为润滑剂。

(2)硝苯地平胶丸(软胶囊)

【处方组成】

内容物：

硝苯地平 5g

聚乙二醇 400 220g

囊材：

明胶 100 份、甘油 55 份、水 120 份比例混合

制成 1000 丸

【处方分析】硝苯地平为主药,聚乙二醇 400 为分散介质。囊材中明胶为成囊材料,甘油为保湿剂。

要点 5　片剂

1. 概述

(1)定义

片剂系指药物与适宜的辅料制成的圆片状或异形片状的固体制剂。

(2)优点

①剂量准确、含量均匀。

②化学性质稳定。

③生产机械化、自动化程度高,生产成本低、产量大、售价较低。

④制成不同类型片剂,可满足不同临床医疗需要。

⑤运输、使用、携带方便。

(3)缺点

①幼儿及昏迷患者等不易吞服。

②加入的辅料有时影响药物的生物利用度。

③某些含挥发性成分的片剂,久贮含量会下降。

(4)片剂的分类

①含片:系指含于口腔中缓慢溶化产生局部或全身作用的片剂。

②舌下片:系指置于舌下能迅速溶化,药物经舌下黏膜吸收发挥全身作用

的片剂。

③口腔贴片:系指黏贴于口腔,经黏膜吸收后起局部或全身作用的片剂。
④咀嚼片:系指于口腔中咀嚼后吞服的片剂。
⑤可溶片:系指临用前能溶解于水的非包衣片或薄膜包衣片剂。
⑥泡腾片:系指含有碳酸氢钠和有机酸,遇水可产生气体而呈泡腾状的片剂。
⑦肠溶片:系指用肠溶性包衣材料进行包衣的片剂。

雷 区

同学们请注意:片剂的分类属于高频考点的内容,舌下片、泡腾片、可溶片的概念和特点在考试中多次出题,大家一定要小心。

2.质量要求
(1)硬度:一般要求在 50N 以上为宜。
(2)脆碎度:反映片剂的抗磨损和抗振动能力,要求<1%。
(3)片重差异:详见表 4-3。

表 4-3 《中国药典》规定的片重差异限度

片剂的平均重量(g)	片重差异限度(%)
<0.30	±7.5
≥0.30	±5.0

(4)崩解时限:详见表 4-4。

表 4-4 《中国药典》规定的片剂的崩解时限

片剂种类	崩解时限	片剂种类	崩解时限
普通片剂	15 分钟	薄膜衣片	30 分钟
分散片、可溶片	3 分钟	肠溶衣片(肠液)	1 小时
舌下片、泡腾片	5 分钟	肠溶衣片(胃液)	2 小时

(5)溶出度或释放度

溶出度系指药物从片剂、胶囊剂或颗粒剂等中在规定条件下溶出的速度和程度。

释放度系指药物从缓释制剂、控释制剂、肠溶制剂或透皮贴剂等中在规定条件下溶出的速度和程度。

注意:凡检查溶出度的制剂,不再进行崩解时限的检查。

(6)含量均匀度：小剂量的药物或作用比较剧烈的药物，含量均匀度应符合要求。

3.片剂的常用辅料

(1)稀释剂(填充剂)　详见表4-5。

表4-5　常用稀释剂名称及特点

名称	特点
淀粉	性质稳定、吸湿性小、价格便宜，但可压性较差
糊精	常与淀粉、蔗糖等合用
蔗糖	吸湿性强，兼具有矫味作用
预胶化淀粉	又称可压性淀粉，具有良好的可压性、流动性和自身润滑性
微晶纤维素(MCC)	具有较强的结合力与良好的可压性，亦有"干黏合剂"之称
无机盐类(硫酸钙)	性质稳定
甘露醇	常用于咀嚼片中，兼有矫味作用，但价格较贵

(2)润湿剂和黏合剂

①润湿剂系指本身没有黏性，而通过润湿物料诱发物料黏性的液体。常用的有蒸馏水和乙醇。

②黏合剂系指依靠本身所具有的黏性赋予无黏性或黏性不足的物料以适宜黏性的辅料，详见表4-6。

表4-6　常用黏合剂的名称及特点

名称	特点
淀粉浆	最常用的黏合剂，一般浓度为8%~15%，价格便宜、性能较好
甲基纤维素(MC)	水溶性较好
羟丙纤维素(HPC)	可作粉末直接压片的黏合剂
羟丙甲纤维素(HPMC)	溶于冷水
羧甲基纤维素钠(CMC-Na)	适用于可压性较差的药物
乙基纤维素(EC)	不溶于水，但溶于乙醇
聚维酮(PVP)	吸湿性强，可溶于水和乙醇

(3)崩解剂　详见表4-7。

表 4-7　常用的崩解剂的名称及特点

名称	特点
干淀粉	最为经典的崩解剂,适用于水不溶性或微溶性药物
羧甲基淀粉钠(CMS-Na)	性能优良,高效的崩解剂,价格也较低
低取代羟丙基纤维素(L-HPC)	吸水迅速膨胀,近年应用较多
交联羧甲基纤维素钠(CCMC-Na)	《美国药典》已经收载
交联聚维酮(PVPP)	不溶于水,具有较好的崩解作用
泡腾崩解剂	由碳酸氢钠和枸橼酸组成

(4)润滑剂

常用的润滑剂有硬脂酸镁、微粉硅胶、滑石粉、氢化植物油、聚乙二醇类、十二烷基硫酸钠等。

(5)其他辅料

①着色剂:主要用于改善片剂的外观,使其便于识别。

②芳香剂和甜味剂:常用的芳香剂有各种芳香油、香精;甜味剂有阿司帕坦、蔗糖。

雷　区

同学们请注意:片剂的常用辅料属于高频考点的内容,尤其微晶纤维素、羧甲基纤维素钠、羧甲基淀粉钠、聚维酮和硬脂酸镁在历年试卷中多次考到,大家一定要牢牢记住。

4.片剂制备中的常见问题及原因

(1)裂片

①定义:系指片剂发生裂开的现象。

②主要原因:物料中细粉太多;物料的塑性较差;颗粒过干;黏合剂黏性较弱或用量不足。

(2)松片

①定义:系指片剂硬度不够,稍加触动即散碎的现象。

②主要原因:黏性力差;压缩压力不足。

(3)崩解迟缓

①定义:系指片剂崩解时间超过了药典规定的崩解时限。

②主要原因:片剂的压力过大;增塑性物料或黏合剂使片剂的结合力过强;

崩解剂性能较差。

(4)溶出超限

①定义：溶出超限系指片剂在规定的时间内未能溶解出规定的药量。

②主要原因：片剂不崩解；颗粒过硬；药物的溶解度差。

(5)黏冲

①定义：片剂的表面被冲头黏去一薄层或一小部分，造成片面粗糙不平或有凹痕的现象。

②主要原因：颗粒不够干燥或物料易于吸湿；润滑剂选用不当或用量不足以及冲头表面锈蚀或刻字粗糙不光。

5.片剂的包衣

(1)包衣的目的

①掩盖药物的苦味或不良气味，改善病人用药的顺应性。

②防潮、避光，以增加药物的稳定性。

③可用于隔离药物，避免药物间的配伍变化。

④改善片剂的外观，提高流动性和美观度。

⑤控制药物在胃肠道的释放部位，实现胃溶、肠溶或缓控释等目的。

(2)糖包衣材料

①隔离层目的是防止水分透入片芯，常用材料有邻苯二甲酸醋酸纤维素乙醇溶液。

②粉衣层目的是消除片芯边缘棱角，多采用交替加入糖浆和滑石粉的方法。

③糖衣层是在粉衣层外包上蔗糖衣膜，使其表面光滑、细腻，常用材料是适宜浓度的糖浆。

④包有色糖衣层目的是为了片剂的美观和便于识别，常用材料是添加了食用色素的糖浆。

⑤打光的目的是增加片剂的光泽和表面的疏水性，一般用川蜡。

(3)薄膜包衣材料

①胃溶型：系指在水或胃液中可以溶解的材料，主要有羟丙甲纤维素(HPMC)、羟丙纤维素(HPC)、丙烯酸树脂Ⅳ号、聚乙烯吡咯烷酮(PVP)和聚乙烯缩乙醛二乙氨乙酸(AEA)等。

②肠溶型：系指在胃中不溶，但在肠液中溶解的成膜材料，主要有虫胶、醋酸纤维素酞酸酯(CAP)、丙烯酸树脂类(Ⅰ、Ⅱ、Ⅲ类)、羟丙甲纤维素酞酸酯(HPMCP)。

③水不溶型：系指在水中不溶解的高分子薄膜材料，主要有乙基纤维素(EC)、醋酸纤维素。

（4）其他材料

①增塑剂：常用的水溶性增塑剂（如丙二醇、甘油、聚乙二醇）和非水溶性增塑剂（如甘油三醋酸酯、乙酰化甘油酸酯、邻苯二甲酸酯）。

②致孔剂：常用的有蔗糖、氯化钠、表面活性剂和聚乙二醇。

③着色剂：常用的有水溶性色素和水不溶性色素。

④遮光剂：常用的有二氧化钛。

6. 片剂的临床应用与注意事项

（1）临床应用

片剂适用于大多数患者。

（2）注意事项

①服药方法：只有裂痕片和分散片可分开使用，其他片剂均不可掰开服用，尤其是糖衣片、包衣片和缓释、控释片。

②服药次数及时间：如驱虫药需在半空腹或空腹时服用，抗酸药、胃肠解痉药多数需在餐前服用。

③服药溶液：服药溶液最好是白开水。

④服药姿势：最好采用坐位或站位服药，服药后，稍微活动一下再卧床休息。

⑤舌下片给药后10分钟内禁止饮水或饮食。

⑥长期服用口含片导致免疫力低下、食欲减退等不良反应。

⑦阴道片及阴道泡腾片：给药后1~2小时内尽量不排尿，以免影响药效，临睡前使用。

雷区

同学们请注意：片剂的临床应用与注意事项属于高频考点的内容，这个知识点在药学专业知识一和药学综合知识与技能的考试中多次出题，大家一定要掌握。

7. 典型处方分析

（1）盐酸西替利嗪咀嚼片

【处方组成】

盐酸西替利嗪 5g	甘露醇 192.5g
乳糖 70g	微晶纤维素 61g
预胶化淀粉 10g	硬脂酸镁 17.5g
苹果酸适量	阿司帕坦适量
8%聚维酮乙醇溶液 100ml	

制成1000片

【处方分析】

盐酸西替利嗪为主药,微晶纤维素、预胶化淀粉、乳糖为填充剂,甘露醇为填充剂,兼有矫味的作用,苹果酸、阿司帕坦为矫味剂,聚维酮乙醇溶液为黏合剂,硬脂酸镁为润滑剂。

(2) 硝酸甘油片

【处方组成】

10%硝酸甘油乙醇溶液 0.6g	乳糖 88.8g
蔗糖 38.0g	18%淀粉浆 适量
硬脂酸镁 1.0g	制成 1000 片

【处方分析】

硝酸甘油为主药,乳糖为填充剂,蔗糖为稀释剂,兼有矫味作用,18%淀粉浆为黏合剂,硬脂酸镁为润滑剂。

(3) 维生素 C 钙泡腾片

【处方组成】

维生素 C 100g	葡萄糖酸钙 1000g
碳酸氢钠 1000g	柠檬酸 1333.3g
苹果酸 111.1g	富马酸 31.1g
碳酸钙 333.3g	无水乙醇 适量
甜橙香精 适量	制成 1000 片

【处方分析】

维生素 C 和葡萄糖酸钙为主药,碳酸氢钠、碳酸钙和柠檬酸、苹果酸、富马酸为泡腾崩解剂,甜橙香精为矫味剂。

(4) 伊曲康唑片

【处方组成】

伊曲康唑 50g	淀粉 50g
糊精 50g	淀粉浆 适量
羧甲基淀粉钠 7.5g	硬脂酸镁 0.8g
滑石粉 0.8g	制成 1000 片

【处方分析】

伊曲康唑为主药,淀粉、糊精为填充剂,羧甲基淀粉钠为崩解剂,硬脂酸镁和滑石粉为润滑剂。

第二节 液体制剂

考点荟萃

要点 1 液体制剂的概述

1. 定义

液体制剂系指药物分散在适宜的分散介质中制成的可供内服或外用的液体形态的制剂。

2. 分类（按分散系统分）

（1）均相液体制剂

①低分子溶液剂：系指小分子药物以分子或离子状态分散在溶剂中形成的均匀的可供内服或外用的液体制剂。

②高分子溶液剂：系指高分子化合物（如胃蛋白酶、聚维酮、羧甲基纤维素钠等）以单分子形式分散于分散介质中形成的均相液体制剂。

（2）非均相液体制剂

①溶胶剂：系指固体药物以多分子聚集体形式分散在水中形成的非均相液体制剂，也称为疏水胶体。

②混悬剂：系指难溶性固体药物以微粒状态分散在分散介质中形成的非均相的液体制剂。

③乳剂：系指两种互不相溶的液体混合，其中一种液体以细小的液滴均匀地分散在另一种液体中形成的非均相液体分散体系。

3. 特点

（1）优点

①药物以分子或微粒状态分散在介质中，分散度高，吸收快，作用较迅速。

②给药途径广泛，可以内服、外用。

③易于分剂量，使用方便，尤其适用于婴幼儿和老年患者。

④通过调节液体制剂的浓度，能减少某些药物的刺激性。

⑤某些固体制剂制成液体制剂后，能提高生物利用度。

（2）缺点

①药物分散度较大，易引起药物的化学降解。

②体积较大，携带运输不方便。

③非均相液体制剂的药物分散度大,易产生一系列物理稳定性问题。
④水性液体制剂容易霉变,需加入防腐剂。

4. 一般质量要求
（1）均相液体制剂应是澄明溶液。
（2）非均相液体制剂的药物粒子应分散均匀。
（3）口服的液体制剂应外观良好,口感适宜。
（4）外用的液体制剂应无刺激性。

要点 2　液体制剂的溶剂和附加剂

1. 液体制剂的溶剂
（1）一般要求
①毒性小、无刺激性、无不适的臭味。
②化学性质稳定,不与药物或附加剂发生化学反应。
③对药物具有较好的溶解性和分散性。
（2）常用的溶剂
①极性溶剂:主要有水、甘油、二甲基亚砜。
②半极性溶剂:主要有乙醇、丙二醇、聚乙二醇。
③非极性溶剂:主要有脂肪油、液状石蜡、油酸乙酯、乙酸乙酯。

2. 液体制剂常用的附加剂
（1）增溶剂
①增溶是指难溶性药物在表面活性剂的作用下,在溶剂中增加溶解度并形成溶液的过程,具增溶能力的表面活性剂称为增溶剂。
②增溶剂的最适 HLB 值为 15~18,常用增溶剂为聚山梨酯类、聚氧乙烯脂肪酸酯类等。
（2）助溶剂
①难溶性药物与加入的第三种物质在溶剂中形成可溶性分子间的络合物、缔合物或复盐等,以增加药物在溶剂中的溶解度,这第三种物质称为助溶剂。
②碘加碘化钾可形成络合物 KI_3,而增加碘在水中的溶解度。咖啡因在水中的溶解度为 1:50,用苯甲酸钠助溶形成分子复合物苯甲酸钠咖啡因,在水中溶解度增大。
（3）潜溶剂
①潜溶剂系指能形成氢键以增加难溶性药物溶解度的混合溶剂。
②能与水形成潜溶剂的有乙醇、丙二醇、甘油、聚乙二醇。
③苯巴比妥在 90%乙醇中溶解度最大。

(4)防腐剂(抑菌剂)

常用的防腐剂有：

①苯甲酸与苯甲酸钠：在 pH 4 的介质中作用最好，适用于内服和外用制剂作防腐剂。与尼泊金类合用,特别适用于中药液体制剂。

②对羟基苯甲酸酯类：亦称尼泊金类，有甲、乙、丙、丁四种酯，混合使用具有协同作用，在含聚山梨酯类的药液中不宜选用本类防腐剂。本品适用于内服液体制剂作防腐剂。

③山梨酸与山梨酸钾：需在酸性溶液中使用，在 pH 4 时防腐效果最好。在含有聚山梨酯的液体制剂中仍有较好的防腐效力。

④苯扎溴铵：又称新洁尔灭，为阳离子型表面活性剂，因毒性大，一般外用杀菌防腐。

⑤其他防腐剂：20%乙醇、三氯叔丁醇、苯甲醇、硝酸苯汞、硫柳汞、30%甘油、氯仿、薄荷油等均可作防腐剂使用。

(5)矫味剂

①甜味剂：主要有蔗糖、单糖浆、山梨醇、甘露醇、阿司帕坦等。

②芳香剂：主要有薄荷水、桂皮水、苹果香精、香蕉香精等。

③胶浆剂：主要有阿拉伯胶、羧甲基纤维素钠、琼脂、明胶、甲基纤维素等胶浆。

④泡腾剂：将有机酸与碳酸氢钠混合后，遇水产生大量二氧化碳。

(6)着色剂：主要有胡萝卜素、姜黄、叶绿酸铜钠盐、焦糖、氧化铁、胭脂红、柠檬黄、苋菜红等。

要点 3 表面活性剂

1. 概念及构造

(1)概念：系指具有很强的表面活性，加入少量就能使液体的表面张力显著下降的物质。

(2)构造：表面活性剂分子是一种既亲水又亲油的两亲性分子。亲水基团可以是解离的离子，也可以是不解离的亲水基团，如羧酸或磺酸及其盐，硫酸酯及其可溶性盐，磷酸酯基、氨基或胺基及其盐，羟基、酰胺基、羧酸酯基等；亲油基团一般是长度在 8 个碳原子以上的烃链，或者是含有杂环或芳香族基团的碳链。

2. 分类

(1)阴离子表面活性剂

①高级脂肪酸盐：系肥皂类，以硬脂酸、油酸、月桂酸等较常用，本品有一定

的刺激性，一般只用于外用制剂。

②硫酸化物：主要是硫酸化油和高级脂肪醇硫酸酯类，常用品种有十二烷基硫酸钠（月桂醇硫酸钠），主要用作外用软膏的乳化剂。

③磺酸化物：系指脂肪酸或脂肪醇经磺酸化后，用碱中和所得的化合物，常用品种有十二烷基苯磺酸钠等，是目前广泛应用的洗涤剂。

（2）阳离子表面活性剂　由于其毒性较大，主要外用杀菌防腐，常用品种有苯扎氯铵（商品名为洁尔灭）、苯扎溴铵（商品名为新洁尔灭）。

（3）两性离子表面活性剂

①卵磷脂：卵磷脂是天然的两性离子表面活性剂，是目前制备注射用乳剂的主要乳化剂，也是制备脂质体的主要原料。

②氨基酸型和甜菜碱型：氨基酸型在等电点时亲水性减弱，并可能产生沉淀，而甜菜碱型则无论在酸性、中性及碱性溶液中均易溶，在等电点时也无沉淀。

（4）非离子表面活性剂

该类表面活性剂毒性低、不解离、不受溶液 pH 的影响，能与大多数药物配伍，因而在制剂中应用非常广泛，可用作增溶剂、分散剂、乳化剂或混悬剂。

①脂肪酸山梨坦类：脂肪酸山梨坦是失水山梨醇脂肪酸酯，商品名为司盘。本品一般用作 W/O 型乳化剂或 O/W 型乳剂的辅助乳化剂。

②聚山梨酯：是聚氧乙烯脱水山梨醇脂肪酸酯，是由失水山梨醇脂肪酸酯与环氧乙烷反应生成的亲水性化合物。本品常用作 O/W 型乳剂的乳化剂，也可用作增溶剂、分散剂或润湿剂。

③聚氧乙烯-聚氧丙烯共聚物：是由聚氧乙烯和聚氧丙烯聚合而成，又称泊洛沙姆，商品名为普朗尼克。本品具有乳化、润湿、分散、起泡、消泡等作用，但增溶作用较弱。

3. 生物学性质

（1）毒性：阳离子表面活性剂>阴离子表面活性剂>非离子表面活性剂。两性离子表面活性剂的毒性和刺激性均小于阳离子表面活性剂。非离子表面活性剂口服一般认为无毒性。

（2）溶血性

非离子表面活性剂的溶血作用较轻微，溶血作用的顺序为：聚氧乙烯烷基醚>聚氧乙烯芳基醚>聚氧乙烯脂肪酸酯>吐温 20>吐温 60>吐温 40>吐温 80。

4. 表面活性剂的应用

（1）增溶剂

在药剂中，一些难溶性维生素、甾体激素、挥发油等许多难溶性药物在水中的溶解度很小,加入表面活性剂可提高药物的溶解度,这种表面活性剂称为增溶剂。

(2)乳化剂

一般来说,亲水亲油平衡值(HLB)值在3~8的表面活性剂适用作W/O型乳化剂;HLB值在8~16的表面活性剂可用作O/W型乳化剂。

(3)润湿剂

润湿剂的最适HLB值通常为7~9。

(4)起泡剂

主要应用于腔道给药及皮肤用药。

(5)消泡剂

一些含有皂苷、树胶、蛋白质以及其他高分子化合物的溶液,当发生剧烈搅拌时可产生泡沫,给操作带来困难,可加入一些表面张力小而且水溶性也小的表面活性剂使泡沫破坏,其HLB值通常为1~3。

(6)去污剂

去污剂的最适HLB值为13~16,常用的去污剂有钠肥皂、钾肥皂、油酸钠、十二烷基硫酸钠等。

(7)消毒剂及杀菌剂

用于手术前的皮肤消毒、伤口或黏膜消毒、器械消毒和环境消毒等。

雷区

同学们请注意:表面活性剂属于高频考点的内容,尤其表面活性剂的分类在历年试卷中多次考到,大家一定要小心。

要点4 低分子溶液剂

1.溶液剂

(1)定义:系指药物溶解于溶剂中形成的澄明液体制剂。

(2)质量要求

①应澄清,不得有霉败、异臭、变色、浑浊及沉淀。

②为保证质量,配制时可适当加入抗氧剂、防腐剂、缓冲剂、矫味剂及着色剂。

③所加入的添加剂均不得影响主药的性能,也不得干扰药品检验。

④应密闭,置阴凉处保存。

(3)典型处方分析

对乙酰氨基酚口服液

【处方组成】

对乙酰氨基酚 30g　　　　　聚乙二醇 400 70 ml

L-半胱氨酸盐酸盐 0.3g　　糖浆 200ml

甜蜜素 1g　　　　　　　　香精 1ml

8%羟苯丙酯：乙酯(1∶1)　　乙醇溶液 4ml

纯水加至 1000ml

【处方分析】

对乙酰氨基酚为主药,糖浆、甜蜜素为矫味剂,香精为芳香剂,羟苯丙酯和羟苯乙酯为防腐剂,聚乙二醇 400 为助溶剂和稳定剂。

2. 芳香水剂

(1)定义:系指芳香挥发性药物(多为挥发油)的饱和或近饱和水溶液。

(2)质量要求

①芳香水剂应为澄明水溶液,不得有异臭、沉淀和杂质。

②芳香水剂大多易分解、变质甚至霉变,所以不宜大量配制和久贮。

(3)典型处方分析

薄荷水

【处方组成】

薄荷油 2ml　　滑石粉 15g　　蒸馏水加至 1000ml

【处方分析】

薄荷油为主药,滑石粉为分散剂。

3. 醑剂

(1)定义:系指挥发性药物的浓乙醇溶液,可以内服、外用。

(2)质量要求

由于醑剂中的挥发油易氧化、酯化或聚合,久贮会变色,甚至出现黏性树脂物沉淀,故应贮于密闭容器中,且不易久贮。

4. 甘油剂

(1)定义:系指药物溶于甘油中制成的专供外用的溶液剂。

(2)质量要求

①甘油剂应具有黏稠性、防腐性、吸湿性,对皮肤、黏膜应有滋润作用,能使药物滞留于患处而延长药物局部作用。

②甘油剂吸湿性较大,应密闭保存。

(3)典型处方分析

碘甘油

【处方组成】

碘 1.0g　　碘化钾 1.0g　　纯化水 1.0ml　　甘油加至 100ml

【处方分析】

碘为主药,碘化钾为助溶剂,纯化水和甘油为溶剂。

5. 糖浆剂

(1)定义:系指含有药物的浓蔗糖水溶液。

(2)质量要求

①含蔗糖量应不低于 45%(g/ml)。

②糖浆剂应澄清,在贮存期间不得有发霉、酸败、产生气体或其他变质现象。

③根据需要可加入抑菌剂。

④糖浆剂应在 30℃以下密闭贮存。

(3)典型处方分析

复方磷酸可待因糖浆

【处方组成】

磷酸可待因 2g　　　　　盐酸异丙嗪 1.25g

pH 调节剂 24g　　　　　维生素 C 0.125g

焦亚硫酸钠 1g　　　　　防腐剂 2.5g

蔗糖 650g　　　　　　　乙醇 70ml

水 适量

【处方分析】

磷酸可待因和盐酸异丙嗪为主药,维生素 C 和焦亚硫酸钠为抗氧化剂,蔗糖为矫味剂,乙醇和水为溶剂。

6. 其他低分子液体制剂

(1)搽剂:系指原料药物用乙醇、油或适宜的溶剂制成的溶液、乳状液或混悬液,供无破损皮肤揉擦用的液体制剂。

(2)涂剂:系指含原料药物的水性或油性溶液、乳状液、混悬液,供临用前用消毒纱布或棉球等柔软物料蘸取涂于皮肤或口腔与喉部黏膜的液体制剂。

(3)涂膜剂:系指原料药物溶解或分散于含有膜材料溶剂中,涂搽患处后形成薄膜的外用液体制剂。

(4)洗剂:系指含原料药物的溶液、乳状液、混悬液,供清洗或涂抹无破损皮肤或腔道用的液体制剂。

(5)灌肠剂:系指灌注于直肠的水性、油性溶液、乳状液和混悬液,以治疗、诊断或营养为目的的液体制剂。

要点 5 高分子溶液剂与溶胶剂

1. 高分子溶液剂

(1) 高分子溶液剂属热力学稳定体系。

(2) 特点

①荷电性。

②渗透压。

③黏度。

④聚结特性。

⑤胶凝性。

(3) 基本性质

①稳定性:由于其水化作用,形成坚固的水化膜,可阻碍分子的聚集而使胶体具有稳定性。

②陈化现象:高分子溶液在放置过程中也会自发地聚集而沉淀,称为陈化现象。

(4) 典型处方分析

胃蛋白酶合剂

【处方组成】

胃蛋白酶 2g　单糖浆 10ml　5%羟苯乙酯乙醇液 1ml

橙皮酊 2ml　稀盐酸 2ml　纯化水加至 100ml

【处方分析】

胃蛋白酶为主药,单糖浆、橙皮酊为矫味剂,5%羟苯乙酯为防腐剂,稀盐酸为 pH 调节剂,纯化水为溶剂。

2. 溶胶剂

(1) 溶胶剂药物微粒在 1~100nm 之间,胶粒是多分子聚集体,有极大的分散度,属于热力学不稳定体系和动力学稳定体系。

(2) 性质

①电学性质:在电场的作用下胶粒或分散介质产生移动,在移动过程中产生电位差,这种现象称为界面动电现象。溶胶的电泳现象就是界面动电现象所引起的。

②布朗运动:溶胶剂中的胶粒在分散介质中有不规则的运动。

③光学性质:当强光线通过溶胶剂时从侧面可见到圆锥形光束称为丁达尔效应。这是由于胶粒大小小于自然光波长引起光散射所产生的。

④由于双电层离子有较强水化作用而在胶粒周围形成水化膜,水化膜在一

定程度上增大了胶粒的稳定性。

(3)典型处方分析

纳米银溶胶

【处方组成】

$1×10^{-3}$ mol/L AgNO₃ 溶液 500ml　　1%柠檬酸钠溶液 13ml

【处方分析】

AgNO₃ 为主药,柠檬酸钠为还原剂。

要点 6 混悬剂

1. 概述

(1)要求药物粒径>500nm,一般在 0.5～10μm 之间,混悬剂属于热力学和动力学不稳定体系。

(2)特点

①有助于难溶性药物制成液体制剂,并提高药物的稳定性。

②混悬液属于粗分散体,可以掩盖药物的不良气味。

③可产生长效作用。

2. 质量要求

(1)沉降容积比。

(2)重新分散性。

(3)微粒大小。

(4)絮凝度。

(5)流变学。

3. 常用稳定剂

(1)润湿剂

①定义:系指能增加疏水性药物微粒被水润湿能力的附加剂。

②常用的润湿剂是 HLB 值在 7～11 之间的表面活性剂。

(2)助悬剂

定义:系指能增加混悬剂中分散介质的黏度,降低药物微粒的沉降速度或增加微粒亲水性的附加剂。

常用的助悬剂主要有:

①低分子助悬剂:如甘油、糖浆等。

②天然高分子助悬剂:果胶、琼脂、白芨胶、西黄蓍胶、阿拉伯胶或海藻酸钠。

③合成或半合成高分子助悬剂:纤维素类,如甲基纤维素、羧甲基纤维素钠、羟丙基甲基纤维素和聚维酮、聚乙烯醇等。

④其他：硅皂土和触变胶。
(3)絮凝剂与反絮凝剂
①混悬剂中加入适量的电解质，可使微粒成疏松的絮状聚集体，经振摇又可恢复成均匀的混悬剂，这个现象叫絮凝，所加入的电解质称为絮凝剂。
②如果加入电解质后，阻碍微粒之间的碰撞聚集，这个过程称为反絮凝，能起反絮凝作用的电解质称为反絮凝剂。
4. 混悬剂的临床应用与注意事项
(1)临床应用
混悬剂主要适用于难溶性药物制成液体制剂，属于粗分散体系，在药剂学中搽剂、洗剂、注射剂、滴眼剂、气雾剂、软膏剂和栓剂等都有混悬剂存在。
(2)注意事项
①使用前需要摇匀后才可使用。
②应放在低温、避光的环境中保存。
5. 典型处方分析
布洛芬口服混悬剂
【处方组成】
布洛芬 20g 羟丙甲纤维素 20g 山梨醇 250g 甘油 30ml 枸橼酸 适量
加蒸馏水至 1000ml
【处方分析】
布洛芬为主药，甘油为润湿剂，羟丙甲纤维素为助悬剂，山梨醇为甜味剂，枸橼酸为 pH 调节剂，水为溶剂。

要点 7 乳剂

1. 组成
乳剂属于热力学和动力学不稳定体系，由油相(O)、水相(W)和乳化剂三部分组成。
2. 分类
(1)按分散系统分
①单乳：包括水包油型乳剂(O/W 型)和油包水型乳剂(W/O 型)两种。
②复乳：系指 W/O/W 或 O/W/O。
(2)按乳滴大小分
①普通乳：粒子直径大小在 1~100μm 之间，呈乳白色不透明液体。
②亚微乳：粒径在 0.1~1.0μm 之间，外观不透明，呈浑浊或乳状，常用作胃肠外给药的载体，也可作为静脉注射乳剂。

③纳米乳:粒径在 10～100nm 之间,其乳滴多为球形,大小比较均匀,透明或半透明,常用作脂溶性药物和对水解敏感药物的载体。

3. 特点
(1)乳剂中液滴的分散度很大,药物吸收快、药效发挥快及生物利用度高。
(2)O/W 型乳剂可掩盖药物的不良气味,并可以加入矫味剂。
(3)减少药物的刺激性及毒副作用。
(4)可增加难溶性药物的溶解度。
(5)静脉注射乳剂可使药物具有靶向作用。
(6)乳剂在贮藏过程中易受影响,出现分层、破乳或酸败等现象。

4. 乳化剂
(1)乳化剂的作用
①有效地降低界面张力。
②能增加乳剂的黏度,无刺激性,无毒副作用。
③在制备过程中不必消耗更多的能量。
(2)乳化剂的分类
①高分子化合物:常用的乳化剂有阿拉伯胶、西黄蓍胶、明胶、杏树胶等,主要用做 O/W 型乳剂的乳化剂。
②表面活性剂类:由于表面活性剂的种类多,且具有良好的乳化能力,目前应用十分广泛。
③固体粉末乳化剂:常用的有硅皂土、氢氧化镁、氢氧化铝、二氧化硅、白陶土等,可用于 O/W 型乳剂的乳化剂;而氢氧化钙、氢氧化锌、硬脂酸镁等,可用于 W/O 型乳剂的乳化剂。

5. 乳剂的稳定性
(1)分层(乳析)
①定义:是指乳剂放置后出现分散相粒子上浮或下沉的现象,分层是一个可逆的过程。
②产生的原因:分散相和分散介质之间的密度差。
(2)絮凝
①定义:指乳剂中分散相的乳滴由于某些因素的作用使其荷电减少,出现可逆性的聚集现象。
②产生的原因:乳剂中的电解质和离子型乳化剂。
(3)合并与破裂
①合并是指乳剂中乳滴周围的乳化膜出现部分破裂导致液滴合并变大的现象。

②破裂是指液滴合并进一步发展,最后使得乳剂形成油相和水相两相的现象。
③乳剂破裂的原因:微生物的污染;温度过高或过低;乳化剂性质的变化。
(4)转相
①定义:指由于某些条件的变化而改变乳剂类型的现象。
②由 O/W 型转变成 W/O 型或发生相反的变化。
(5)酸败
①是指乳剂受外界因素及微生物的影响,使油相或乳化剂变质的现象。
②预防措施:加入抗氧剂与防腐剂。

6. 典型处方分析
(1)鱼肝油乳剂
【处方组成】

鱼肝油 500ml　　　　阿拉伯胶细粉 125g
西黄蓍胶细粉 7g　　　糖精钠 0.1g
挥发杏仁油 1ml　　　 羟苯乙酯 0.5g
纯化水加至 1000ml

【处方分析】
鱼肝油为主药、油相,阿拉伯胶为乳化剂,西黄蓍胶为稳定剂,糖精钠、杏仁油为矫味剂,羟苯乙酯为防腐剂,纯化水为水相。

(2)脂肪乳注射液
【处方组成】

注射用大豆油 50g　　中链甘油三酸酯 50g
卵磷脂 12g　　　　　甘油 25g
注射用水加至 1000ml

【处方分析】
中链甘油三酸酯为主药,注射用大豆油为油相,卵磷脂为乳化剂,甘油为渗透压调节剂,注射用水为水相。

雷区

同学们请注意:乳剂的典型处方分析是考试重点,尤其脂肪乳注射液在试卷中多次考到,大家一定要小心。

2018年考点预测

1. 散剂的特点
2. 胶囊剂的特点和质量要求
3. 片剂的分类、质量要求、常用辅料
4. 片剂的临床应用和注意事项
5. 片剂的包衣材料
6. 液体制剂的分类和附加剂
7. 表面活性剂的分类
8. 乳剂的稳定性和典型处方分析

靶 场

一、最佳选择题(每题 1 分,每题备选项中只有 1 个最符合题意)

1. 泡腾片遇水产生大量气泡,是由于泡腾片中酸与碱发生反应所放出的气体是
   A. 氢气　　　　　　　　B. 二氧化碳　　　　　　C. 氧气
   D. 氮气　　　　　　　　E. 水蒸气

2. 可作片剂崩解剂使用的辅料是
   A. CMC-Na　　　　　　B. PEG4000　　　　　　C. CMS-Na
   D. MCC　　　　　　　　E. PVP

3. 有关片剂质量检查的表述,不正确的是
   A. 外观应色泽均匀、无杂斑、无异物
   B. ≥0.30g 的片重差异限度为 ±5.0%
   C. 薄膜衣片的崩解时限是 15 分钟
   D. 浸膏片的崩解时限是 60 分钟
   E. <0.30g 的片重差异限度为 ±7.5%

4. 制备 5%碘的水溶液,通常可采用以下哪种方法
   A. 制成盐类　　　　　　B. 制成酯类　　　　　　C. 加增溶剂
   D. 加助溶剂　　　　　　E. 采用复合溶剂

5. 最适合作 W/O 型乳剂的乳化剂的 HLB 值是
   A. HLB 值在 1~3　　　　B. HLB 值在 3~8　　　　C. HLB 值在 7~9
   D. HLB 值在 8~16　　　 E. HLB 值在 13~18

6. 下列哪种表面活性剂一般不作增溶剂或乳化剂使用

A. 新洁尔灭 　　　　　B. 聚山梨酯 80 　　　　C. 月桂醇硫酸钠
D. 硬脂酸钠 　　　　　E. 卵磷脂

7. 有关散剂特点叙述错误的是
   A. 粉碎程度大,比表面积大,分散、起效快
   B. 外用覆盖面积大,可以同时发挥保护和收敛等作用
   C. 贮存、运输、携带比较方便
   D. 制备工艺简单,剂量易于控制,便于婴幼儿服用
   E. 粉碎程度大,比表面积大,较其他固体制剂更稳定

8. 下列片剂中以碳酸氢钠与枸橼酸为崩解剂的是
   A. 分散片 　　　　　B. 泡腾片 　　　　　C. 缓释片
   D. 舌下片 　　　　　E. 可溶片

9. 主要用于片剂的黏合剂是
   A. 羧甲基淀粉钠 　　B. 羧甲基纤维素钠 　C. 交联聚维酮
   D. 干淀粉 　　　　　E. 微粉硅胶

10. 粉末直接压片时,既可作稀释剂,又可作黏合剂,还兼有崩解作用的辅料是
    A. 甲基纤维素 　　　B. 微晶纤维素 　　　C. 乙基纤维素
    D. 羟丙甲纤维素 　　E. 羟丙基纤维素

11. 不适合粉末直接压片的辅料是
    A. 微粉硅胶 　　　　B. 可压性淀粉 　　　C. 微晶纤维素
    D. 蔗糖 　　　　　　E. 羟丙基纤维素

12. 片剂中加入过量的辅料,很可能会造成片剂的崩解迟缓的是
    A. 硬脂酸镁 　　　　B. 聚乙二醇 　　　　C. 乳糖
    D. 微晶纤维素 　　　E. 滑石粉

13. 溶液片制备时,常选用的润滑剂是
    A. 微粉硅胶 　　　　B. 聚乙二醇 　　　　C. 滑石粉
    D. 微晶纤维素 　　　E. 硬脂酸镁

14. 下列哪种片剂可避免肝脏的首过效应
    A. 泡腾片 　　　　　B. 咀嚼片 　　　　　C. 舌下片
    D. 分散片 　　　　　E. 溶液片

15. 有关片剂包衣错误的叙述是
    A. 可以控制药物在胃肠道的释放速度
    B. 滚转包衣法适用于包薄膜衣
    C. 包隔离层是为了形成一道不透水的障碍,防止水分浸入片芯
    D. 用聚乙烯吡咯烷酮包肠溶衣,具有包衣容易、抗胃酸强的特点

E. 乙基纤维素为水不溶性薄膜衣材料

16. 包糖衣时,包粉衣层的目的是
    A. 防止糖浆中的水分浸入片芯
    B. 为了尽快消除片剂的棱角
    C. 使其表面光滑平整、细腻坚实
    D. 为了片剂的美观和便于识别
    E. 为了增加片剂的光泽和表面的疏水性

17. 下列造成黏冲的原因不正确的是
    A. 颗粒含水量过多　　　B. 压力不够　　　C. 冲模表面粗糙
    D. 润滑剂使用不当　　　E. 环境湿度过大

18. 包糖衣时包隔离层的主要材料是
    A. 糖浆和滑石粉　　　B. 稍稀的糖浆　　　C. 食用色素
    D. 川蜡　　　　　　　E. 10%CAP 乙醇溶液

19. 普通片剂的崩解时限要求为
    A. 15min　　　　　　B. 30min　　　　　C. 45min
    D. 60min　　　　　　E. 120min

20. 胃溶型薄膜包衣材料是
    A. HPMC　　　　　　B. HPMCP　　　　　C. Eudragit RL
    D. Eudragit RS　　　　E. CAP

21. 下列辅料中,可作为肠溶型包衣材料的是
    A. HPMCP　　　　　　B. HPC　　　　　　C. HPMC
    D. PVA　　　　　　　E. PVP

22. 下列辅料中,水不溶型包衣材料是
    A. 聚乙烯醇　　　　　B. 醋酸纤维素　　　C. 羟丙基纤维素
    D. 聚乙二醇　　　　　E. 聚维酮

23. 造成裂片和顶裂的原因错误的是
    A. 压力分布的不均匀　　B. 颗粒中细粉太多　　C. 颗粒过干
    D. 弹性复原率大　　　　E. 硬度不够

24. 不作为薄膜包衣材料使用的是
    A. 硬脂酸镁
    B. 羟丙基纤维素
    C. 羟丙基甲基纤维素
    D. 邻苯二甲酸醋酸纤维素
    E. 乙基纤维素

25. 在进行脆碎度检查时,片剂的减失重量不得超过
    A. 0.1%   B. 0.5%   C. 1%
    D. 1.5%   E. 2%
26. 下列关于胶囊剂的叙述,不正确的是
    A. 可将液态药物制成固体制剂
    B. 可提高药物的稳定性
    C. 可避免肝脏的首过效应
    D. 可掩盖药物的不良臭味
    E. 可以掩盖内容物的苦味
27. 胶囊剂不检查的项目是
    A. 装量差异   B. 崩解时限   C. 硬度
    D. 水分   E. 外观
28. 软胶囊剂的崩解时限要求为
    A. 15min   B. 30min   C. 45min
    D. 60min   E. 120min
29. 关于液体制剂的特点叙述错误的是
    A. 同相应固体剂型比较能迅速发挥药效
    B. 液体制剂携带、运输、贮存方便
    C. 易于分剂量,服用方便,特别适用于儿童和老年患者
    D. 液体制剂若使用非水溶剂具有一定药理作用,成本高
    E. 给药途径广泛,可内服,也可外用
30. 下列药剂属于均相液体药剂的是
    A. 普通乳剂   B. 纳米乳剂   C. 溶胶剂
    D. 高分子溶液   E. 混悬剂
31. 半极性溶剂是
    A. 水   B. 丙二醇   C. 甘油
    D. 液体石蜡   E. 醋酸乙酯
32. 挥发性药物的浓乙醇溶液称为
    A. 芳香水剂   B. 乳剂   C. 搽剂
    D. 醑剂   E. 甘油剂
33. 下列防腐剂与尼泊金类合用,特别适用于中药液体制剂的是
    A. 苯酚   B. 苯甲酸   C. 山梨酸
    D. 苯扎溴铵   E. 乙醇
34. 不适宜用作矫味剂的物质是

A. 糖精钠 B. 单糖浆 C. 薄荷水

D. 山梨酸 E. 泡腾剂

35. 下列哪项是常用防腐剂

A. 氯化钠 B. 苯甲酸钠 C. 氢氧化钠

D. 亚硫酸钠 E. 硫酸钠

36. 有关表面活性剂生物学性质的错误表述是

A. 表面活性剂对药物吸收有影响

B. 表面活性剂与蛋白质可发生相互作用

C. 表面活性剂中,非离子表面活性剂毒性最大

D. 表面活性剂长期应用或高浓度使用可能出现皮肤或黏膜损伤

E. 表面活性剂静脉注射的毒性大于口服

37. 属于非离子型表面活性剂的是

A. 肥皂类 B. 高级脂肪醇硫酸酯类 C. 脂肪族磺酸化物

D. 聚山梨酯类 E. 卵磷脂

38. 下列属于阴离子型表面活性剂的是

A. 司盘 80 B. 卵磷脂 C. 吐温 80

D. 十二烷基苯磺酸钠 E. 单硬脂酸甘油酯

39. 下列属于阳离子型表面活性剂的是

A. 卵磷脂 B. 苯扎溴铵 C. 吐温 80

D. 十二烷基苯磺酸钠 E. 泊洛沙姆

40. 制备难溶性药物溶液时,加入吐温的作用是

A. 助溶剂 B. 增溶剂 C. 潜溶剂

D. 乳化剂 E. 分散剂

41. 咖啡因在苯甲酸钠的存在下溶解度由 1:50 增至 1:1 是由于

A. 增溶 B. 防腐 C. 乳化

D. 助悬 E. 助溶

42. 苯巴比妥在 90% 的乙醇溶液中溶解度最大,90% 的乙醇溶液是

A. 助溶剂 B. 增溶剂 C. 消毒剂

D. 极性溶剂 E. 潜溶剂

43. 关于表面活性剂作用的说法,错误的是

A. 具有增溶作用 B. 具有乳化作用 C. 具有润湿作用

D. 具有氧化作用 E. 具有去污作用

44. 关于糖浆剂的说法错误的是

A. 可作矫味剂、助悬剂、片剂包糖衣材料

B. 蔗糖浓度高时渗透压大,微生物的繁殖受到抑制

C. 糖浆剂为高分子溶液

D. 冷溶法适用于对热不稳定或挥发性药物制备糖浆剂,制备的糖浆剂颜色较浅

E. 热溶法制备有溶解快、滤速快、可以杀死微生物等优点

45. 在表面活性剂中,一般毒性最小的是

A. 阴离子型表面活性剂

B. 阳离子型表面活性剂

C. 氨基酸型两性离子表面活性剂

D. 甜菜碱型两性离子表面活性剂

E. 非离子型表面活性剂

46. 有关高分子溶液叙述不正确的是

A. 高分子溶液是热力学稳定系统

B. 以水为溶剂的高分子溶液也称胶浆剂

C. 制备高分子溶液首先要经过溶胀过程

D. 高分子溶液是黏稠性流动液体

E. 高分子水溶液不带电荷

47. 有关乳剂特点的表述,错误的是

A. 乳剂中的药物吸收快,有利于提高药物的生物利用度

B. 水包油型乳剂中的液滴分散度大,不利于掩盖药物的不良臭味

C. 油性药物制成乳剂能保证剂量准确,使用方便

D. 外用乳剂能改善对皮肤、黏膜的渗透性,减少刺激性

E. 静脉注射乳剂具有一定的靶向性

48. 制备复方碘溶液时,加入碘化钾的作用是

A. 助溶剂   B. 增溶剂   C. 极性溶剂

D. 潜溶剂   E. 消毒剂

49. 常用的 W/O 型乳剂的乳化剂是

A. 吐温80   B. 聚乙二醇   C. 卵磷脂

D. 司盘80   E. 月桂醇硫酸钠

50. 乳剂特点的错误表述是

A. 乳剂液滴的分散度大

B. 乳剂中药物吸收快

C. 乳剂的生物利用度高

D. 一般 W/O 型乳剂专供静脉注射用

E. 静脉注射乳剂注射后分布较快,有靶向性

51. 乳剂中分散的乳滴聚集形成疏松的聚集体，经振摇即能恢复成均匀乳剂的现象称为乳剂的
    A. 分层　　　　　　　B. 絮凝　　　　　　　C. 转相
    D. 合并　　　　　　　E. 破裂
52. 乳剂的乳化膜破坏导致乳滴变大，这种现象是乳剂的
    A. 分层　　　　　　　B. 絮凝　　　　　　　C. 转相
    D. 合并　　　　　　　E. 破裂
53. 混悬剂的质量评价不包括
    A. 粒子大小的测定　　　B. 絮凝度的测定　　　C. 溶出度的测定
    D. 流变学测定　　　　　E. 重新分散试验
54. 混悬剂中增加分解介质黏度的附加剂是
    A. 润湿剂　　　　　　　B. 反絮凝剂　　　　　C. 絮凝剂
    D. 助悬剂　　　　　　　E. 稳定剂
55. 下列不能增加药物溶解度的方法是
    A. 加入助溶剂　　　　　B. 加入非离子表面活性剂　　　C. 制成盐类
    D. 应用潜溶剂　　　　　E. 加入助悬剂
56. 关于将药物制成胶囊剂的目的或优点的说法，错误的是
    A. 可以实现液体药物固体化
    B. 可以掩盖药物的不良臭味
    C. 可以用于强吸湿性药物
    D. 可以控制药物的释放
    E. 可以提高药物的稳定性

二、配伍选择题(每题1分，题目分为若干题。每组题均对应同一组备选项，备选项可重复选用，也可不选用。每题只有一个最符合题意)

[1-2]
    A. 溶液剂　　　　　　　B. 胶体溶液　　　　　　C. 乳浊剂
    D. 混悬剂　　　　　　　E. 固体分散体
1. 药物以离子状态分散在分散介质中所构成的体系属于
2. 难溶性固体药物以微粒状态分散在分散介质中所构成的体系属于

[3-5]
    A. 醋酸纤维素　　　　　B. 羟丙甲纤维素　　　　C. 丙烯酸树脂Ⅱ号
    D. 川蜡　　　　　　　　E. 邻苯二甲酸二丁酯
3. 胃溶型包衣材料是
4. 肠溶型包衣材料是

5. 水不溶型包衣材料是

[6-9]
　　A. 羟苯乙酯　　　　　　B. 聚山梨酯80　　　　　C. 苯扎溴铵
　　D. 硬脂酸钙　　　　　　E. 卵磷脂
6. 属于阳离子表面活性剂的是
7. 属于阴离子表面活性剂的是
8. 属于两性离子表面活性剂的是
9. 属于非离子表面活性剂的是

[10-12]
　　A. CAP　　　　　　　　B. 甘油　　　　　　　　C. 二氧化钛
　　D. HPMC　　　　　　　E. PEG
10. 在包衣液的处方中，可作为肠溶衣材料的是
11. 在包衣液的处方中，可作为增塑剂的是
12. 在包衣液的处方中，可作为遮光剂的是

[13-14]
　　A. 溶化性　　　　　　　B. 融变时限　　　　　　C. 溶解度
　　D. 崩解度　　　　　　　E. 微生物限度
13. 颗粒剂需检查，散剂不用检查的项目
14. 颗粒剂、散剂均需检查的项目

[15-16]
　　A. 缓释颗粒　　　　　　B. 混悬颗粒　　　　　　C. 泡腾颗粒
　　D. 肠溶颗粒　　　　　　E. 控释颗粒
15. 以碳酸氢钠和有机酸为主要辅料制备的颗粒剂是
16. 能够恒速释放药物的颗粒剂是

[17-18]
　　A. 乙基纤维素　　　　　B. 醋酸纤维素　　　　　C. 羟丙基纤维素
　　D. 低取代羟丙基纤维素　E. 微晶纤维素
17. 既可以作湿法制粒黏合剂，也可以作为粉末直接压片黏合剂的是
18. 既可以作片剂的填充剂(稀释剂)，也可作为粉末直接压片黏合剂的是

[19-21]
　　A. 普通片　　　　　　　B. 舌下片　　　　　　　C. 糖衣片
　　D. 可溶片　　　　　　　E. 肠溶衣片
19. 要求在3分钟内崩解或溶化的片剂是
20. 要求在5分钟内崩解或溶化的片剂是

21. 要求在 15 分钟内崩解或溶化的片剂是

[22-24]

    A. 羟丙甲纤维素　　　　B. 硫酸钙　　　　　　C. 微晶纤维素

    D. 淀粉　　　　　　　　E. 糖粉

22. 黏合力强,可用来增加片剂硬度,但吸湿性较强的辅料是

23. 可作为粉末直接压片的"干黏合剂"使用的辅料是

24. 可作为黏合剂使用和胃溶型薄膜包衣的辅料是

[25-27]

    A. Eudragit Ⅳ　　　　　B. PEG6000　　　　　C. CAP

    D. HPMC　　　　　　　E. PVA

25. 制备肠衣片宜采用

26. 常用作片剂黏合剂的是

27. 可用作片剂水溶性润滑剂的是

[28-30]

    A. 聚乙烯吡咯烷酮　　　B. L-羟丙基纤维素　　C. 乳糖

    D. 乙醇　　　　　　　　E. 聚乙二醇 6000

28. 片剂的润滑剂是

29. 片剂的填充剂是

30. 片剂的湿润剂是

[31-32]

    A. 乙基纤维素　　　　　B. 甲基纤维素　　　　C. 微晶纤维素

    D. 羟丙基纤维素　　　　E. 微粉硅胶

31. 粉末直接压片常选用的干黏合剂是

32. 粉末直接压片常选用的助流剂是

[33-34]

    A. 碳酸氢钠与枸橼酸　　B. 微晶纤维素　　　　C. 微粉硅胶

    D. PEG6000　　　　　　E. 硬脂酸镁

33. 溶液片中可以作为润滑剂的是

34. 泡腾崩解剂是

[35-36]

    A. 包隔离衣　　　　　　B. 包粉衣　　　　　　C. 包糖衣

    D. 包有色糖衣层　　　　E. 打光

35. 交替加入高浓度糖浆、滑石粉的操作过程是

36. 加入稀的糖浆并逐次减少用量的操作过程是

[37-38]
　A. 腔道给药　　　　　　B. 黏膜给药　　　　　　C. 注射给药
　D. 皮肤给药　　　　　　E. 呼吸道给药
37. 舌下片剂的给药途径属于
38. 滴眼剂的给药途径属于
[39-41]
　A. 崩解迟缓　　　　　　B. 裂片　　　　　　　　C. 黏冲
　D. 片剂中药物含量不均　E. 片重差异超限
39. 压力过大
40. 混合不均匀
41. 黏合剂黏性较弱或用量不足
[42-44]
　A. 极性溶剂　　　　　　B. 非极性溶剂　　　　　C. 半极性溶剂
　D. 着色剂　　　　　　　E. 防腐剂
42. 甘油属于
43. 聚乙二醇属于
44. 液状石蜡属于
[45-47]
　A. 卵磷脂　　　　　　　B. 吐温80　　　　　　　C. 司盘80
　D. 硬脂酸　　　　　　　E. 十二烷基硫酸钠
45. 脂肪酸山梨坦类非离子表面活性剂
46. 聚山梨酯类非离子表面活性剂
47. 两性离子表面活性剂
[48-49]
　A. 糖浆剂　　　　　　　B. 溶胶剂　　　　　　　C. 芳香水剂
　D. 高分子溶液剂　　　　E. 溶液剂
48. 芳香挥发性药物的饱和或近饱和的水溶液
49. 低分子药物溶解于溶剂中所形成的澄明液体剂型
[50-51]
　A. 搽剂　　　　　　　　B. 甘油剂　　　　　　　C. 露剂
　D. 涂膜剂　　　　　　　E. 醑剂
50. 涂布患处后形成薄膜的液体制剂是
51. 供无破损皮肤揉擦用的液体制剂是

[52-54]
　　A. 60分钟　　　　　　　B. 120分钟　　　　　　C. 15分钟
　　D. 30分钟　　　　　　　E. 45分钟
52. 软胶囊剂的崩解时限为
53. 硬胶囊剂的崩解时限为
54. 肠溶胶囊在人工肠液中的崩解时限为

[55-57]
　　A. 乳化剂类型改变
　　B. 微生物及光、热、空气等作用
　　C. 分散相与连续相存在密度差
　　D. Zeta电位降低
　　E. 乳化剂失去乳化作用
55. 乳剂絮凝的原因是
56. 乳剂转相的原因是
57. 乳剂分层的原因是

[58-60]
　　A. 着色剂　　　　　　　B. 助悬剂　　　　　　　C. 润湿剂
　　D. pH调节剂　　　　　　E. 溶剂
布洛芬口服混悬液的处方组成：布洛芬、羟丙甲纤维素、山梨醇、甘油、枸橼酸和水
58. 处方组成中的枸橼酸是作为
59. 处方组成中的甘油是作为
60. 处方组成中的羟丙甲纤维素是作为

[61-63]
　　A. 表面活性剂　　　　　B. 络合剂　　　　　　　C. 崩解剂
　　D. 稀释剂　　　　　　　E. 黏合剂
61. 能够使片剂在胃肠液中迅速破裂成细小颗粒的制剂辅料是
62. 能够影响生物膜通透性的制剂辅料是
63. 若使用过量可能导致片剂崩解迟缓的制剂辅料是

三、综合分析选择题(每题1分，题目分为若干组，每组题目基于同一个临床情景、病例、实例或者案例的背景信息逐题展开。每道题的备选项中，只有一个最符合题意)

[1-3]
盐酸西替利嗪咀嚼片处方分析

【处方】

盐酸西替利嗪　5g　　　　　　甘露醇　192.5g

乳糖　70g　　　　　　　　　　微晶纤维素　61g

预胶化淀粉　10g　　　　　　　硬脂酸镁　17.5g

苹果酸　适量　　　　　　　　　阿司帕坦　适量

8%聚维酮乙醇溶液　100ml

制成1000片

1. 可用于处方中黏合剂的是
   A. 乳糖　　　　　　B. 苹果酸　　　　　　C. 微晶纤维素
   D. 硬脂酸镁　　　　E. 8%聚维酮乙醇溶液
2. 处方中压片用润滑剂是
   A. 甘露醇　　　　　B. 苹果酸　　　　　　C. 硬脂酸镁
   D. 乳糖　　　　　　E. 微晶纤维素
3. 本品临床用于
   A. 过敏性鼻炎　　　B. 十二指肠溃疡　　　C. 镇痛
   D. 平喘　　　　　　E. 降血压

[4-6]

复方磷酸可待因糖浆处方分析

【处方】

磷酸可待因　2g

盐酸异丙嗪　1.25g

pH调节剂　24g

维生素C　0.125g

焦亚硫酸钠　1g

防腐剂　2.5g

蔗糖　650g

乙醇　70ml

水适量

4. 处方中维生素C的作用为
   A. 主药　　　　　　B. 矫味剂　　　　　　C. 抑菌剂
   D. 抗氧化剂　　　　E. 溶剂
5. 本品临床用于
   A. 镇咳　　　　　　B. 镇痛　　　　　　　C. 解热
   D. 胃溃疡　　　　　E. 抗癌

6. 本品的质量要求中,含蔗糖量应不低于
   A. 30%(g/ml)　　　　B. 35%(g/ml)　　　　C. 45%(g/ml)
   D. 50%(g/ml)　　　　E. 60%(g/ml)

[7-9]

硝酸甘油片

【处方】

10%硝酸甘油乙醇溶液　0.6g

乳糖　88.8g

蔗糖　38.0g

18%淀粉浆　适量

硬脂酸镁　1.0g

制成1000片

7. 处方中硬脂酸镁作为
   A. 润滑剂　　　　B. 填充剂　　　　C. 矫味剂
   D. 主药　　　　　E. 防腐剂

8. 对硝酸甘油片的表述错误的是
   A. 硝酸甘油为小剂量舌下给药
   B. 制备过程中,防振、受热和吸入,以免造成爆炸和生产工作者的剧烈头痛
   C. 用于急救
   D. 本品不可以避免肝脏的首过效应
   E. 长期连续服用,有耐受性

9. 本品在临床上用于
   A. 抗高血压　　　　B. 抗心律失常　　　　C. 抗心绞痛
   D. 调节血脂　　　　E. 镇痛

[10-11]

克拉霉素胶囊

【处方】

克拉霉素　250g

淀粉　32g

低取代羟丙基纤维素(L-HPC)　6g

微粉硅胶　4.5g

硬脂酸镁　1.5g

淀粉浆(10%)　适量

制成1000粒

10. 处方中可以作为崩解剂的物质是
    A. 淀粉   B. L-HPC   C. 微粉硅胶
    D. 淀粉浆   E. 硬脂酸镁
11. 克拉霉素属于什么类型的抗生素
    A. β-内酰胺类   B. 氨基糖苷类   C. 喹诺酮类
    D. 四环素类   E. 大环内酯类

[12-14]
维生素C钙泡腾片
【处方】
维生素C 100g   葡萄糖酸钙 1000g
碳酸氢钠 1000g   柠檬酸 1333.3g
苹果酸 111.1g   富马酸 31.1g
碳酸钙 333.3g   无水乙醇 适量
甜橙香精 适量   制成 1000 片

12. 处方中最重要的附加剂是
    A. 崩解剂   B. 黏合剂   C. 填充剂
    D. 矫味剂   E. 润滑剂
13. 本品的崩解时限为
    A. 3 分钟   B. 5 分钟   C. 15 分钟
    D. 30 分钟   E. 60 分钟
14. 维生素C容易被氧化,是因为含有
    A. 酯键   B. 酰胺键   C. 酚羟基
    D. 烯醇式   E. 噻嗪环

[15-17]
鱼肝油乳剂
【处方】
鱼肝油   500ml
阿拉伯胶细粉 125g
西黄蓍胶细粉 7g
糖精钠   0.1g
挥发杏仁油 1ml
羟苯乙酯 0.5g
纯化水加至 1000ml

15. 处方中乳化剂为

A. 阿拉伯胶　　　　B. 糖精钠　　　　C. 挥发杏仁油
   D. 鱼肝油　　　　　E. 纯化水
16. 羟苯乙酯在处方中用作
   A. 乳化剂　　　　　B. 油相　　　　　C. 防腐剂
   D. 水相　　　　　　E. 矫味剂
17. 本品临床用于
   A. 防治坏血酸　　　B. 脚气病　　　　C. 凝血
   D. 巨幼红细胞贫血　E. 佝偻病

四、多项选择题(每题1分,每题的备选项中,至少有2个或2个以上选项是正确答案,错选或少选均不得分)

1. 颗粒剂质量检查包括
   A. 干燥失重　　　　B. 粒度　　　　　C. 溶化性
   D. 热原检查　　　　E. 装量差异
2. 属于非均相液体制剂的有
   A. 乳剂　　　　　　B. 混悬剂　　　　C. 溶胶剂
   D. 低分子溶液剂　　E. 高分子溶液剂
3. 肠溶型薄膜包衣材料有
   A. HPMC　　　　　　B. HPMCP　　　　 C. EC
   D. CAP　　　　　　 E. PVP
4. 片剂中常用的填充剂有
   A. 淀粉　　　　　　B. 糊精　　　　　C. 预胶化淀粉
   D. 羧甲基淀粉钠　　E. 滑石粉
5. 片剂中常用的黏合剂有
   A. 淀粉浆　　　　　B. HPC　　　　　 C. CMS-Na
   D. CMC-Na　　　　　E. L-HPC
6. 表面活性剂具备的用途是
   A. 增溶剂　　　　　B. 助溶剂　　　　C. 润湿剂
   D. 乳化剂　　　　　E. 去污剂
7. 可用于混悬剂中稳定剂的有
   A. 增溶剂　　　　　B. 助悬剂　　　　C. 乳化剂
   D. 润湿剂　　　　　E. 絮凝剂
8. 下列哪种物质能作为混悬剂的助悬剂
   A. 阿拉伯胶　　　　B. 触变胶　　　　C. 硬脂酸钠
   D. 羧甲基纤维素钠　E. 聚维酮

9. 下列辅料中,可作为液体药剂防腐剂的有
   A. 甘露醇　　　　　B. 苯甲酸钠　　　　　C. 甜菊苷
   D. 尼泊金乙酯　　　E. 琼脂
10. 下列质量评价方法中,哪些方法能用于对混悬剂的评价
   A. 再分散实验　　　B. 微粒大小的测定　　C. 沉降容积比的测定
   D. 絮凝度的测定　　E. 浊度的测定
11. 乳剂的变化包括
   A. 分层　　　　　　B. 絮凝　　　　　　　C. 转相
   D. 合并　　　　　　E. 破坏
12. 下列属于动力学稳定体系的是
   A. 低分子溶液　　　B. 高分子溶液　　　　C. 溶胶剂
   D. 混悬液　　　　　E. 乳剂

答案与解析

一、最佳选择题(每题1分,每题备选项中只有1个最符合题意)

1. 【答案】B
   【解析】泡腾片系指含有碳酸氢钠和有机酸,遇水可产生气体(CO_2)而呈泡腾状的片剂。

2. 【答案】C
   【解析】CMS-Na 为羧甲基淀粉钠,作为片剂的崩解剂。

3. 【答案】C
   【解析】薄膜衣片的崩解时限是30分钟。

4. 【答案】D
   【解析】制备5%碘的水溶液,加入碘化钾作为助溶剂。

5. 【答案】B
   【解析】亲水亲油平衡值(HLB)值在3~8的表面活性剂适用于作 W/O 型乳化剂;HLB 值在8~16的表面活性剂可用作 O/W 型乳化剂。

6. 【答案】A
   【解析】阳离子表面活性剂由于其毒性较大,主要外用杀菌防腐,常用品种有苯扎氯铵(商品名为洁尔灭)、苯扎溴铵(商品名为新洁尔灭)。

7. 【答案】E
   【解析】散剂的特点:①粒径小、比表面积大、易分散、起效快;②外用时其覆盖面大,且兼具保护、收敛等作用;③制备工艺简单,剂量易于控制,便于特殊群

体如婴幼儿与老人服用;④包装、贮存、运输及携带较方便;⑤由于散剂的分散度较大而造成吸湿性、化学活性、气味、刺激性、挥发性等方面的不良影响。

8. 【答案】B

   【解析】泡腾片:系指含有碳酸氢钠和有机酸,遇水可产生气体而呈泡腾状的片剂。

9. 【答案】B

   【解析】片剂常用黏合剂:淀粉浆、甲基纤维素(MC)、羟丙纤维素(HPC)、羟丙甲纤维素(HPMC)、羧甲纤维素钠(CMC-Na)、乙基纤维素(EC)和聚维酮(PVP)。

10. 【答案】B

    【解析】微晶纤维素(MCC),常用的稀释剂(填充剂),具有较强的结合力与良好的可压性,亦有"干黏合剂"之称。

11. 【答案】D

    【解析】蔗糖是常用的稀释剂(填充剂)。

12. 【答案】A

    【解析】片剂中加入过量的硬脂酸镁,很可能会造成片剂的崩解迟缓。

13. 【答案】B

    【解析】聚乙二醇类属于水溶性的润滑剂,常用于溶液片中。

14. 【答案】C

    【解析】舌下片:系指置于舌下能迅速溶化,药物经舌下黏膜吸收发挥全身作用的片剂,可避免肝脏的首过效应。

15. 【答案】D

    【解析】聚乙烯吡咯烷酮(PVP)是胃溶性包衣材料。

16. 【答案】B

    【解析】①隔离层目的是防止水分透入片芯,常用材料有邻苯二甲酸醋酸纤维素乙醇溶液;②粉衣层目的是消除片芯边缘棱角,多采用交替加入糖浆和滑石粉的方法。③糖衣层是在粉衣层外包上蔗糖衣膜,使其表面光滑、细腻,常用材料是适宜浓度的糖浆;④包有色糖衣层目的是为了片剂的美观和便于识别,常用材料是添加了食用色素的糖浆;⑤打光的目的是为了增加片剂的光泽和表面的疏水性,一般用川蜡。

17. 【答案】B

    【解析】黏冲的主要原因:颗粒不够干燥或物料易于吸湿、润滑剂选用不当或用量不足以及冲头表面锈蚀或刻字粗糙不光。

18. 【答案】E

280

【解析】此题解析为"隔离层目的是防止水分透入片芯,常用材料有10%邻苯二甲酸醋酸纤维素(CAP)乙醇溶液。"

19.【答案】A

【解析】见下图：

《中国药典》规定的片剂的崩解时限

片剂种类	崩解时限	片剂种类	崩解时限
普通片剂	15分钟	薄膜衣片	30分钟
分散片、可溶片	3分钟	肠溶衣片(肠液)	1小时
舌下片、泡腾片	5分钟	肠溶衣片(胃液)	2小时

20.【答案】A

【解析】胃溶型:系指在水或胃液中可以溶解的材料,主要有羟丙甲纤维素(HPMC)、羟丙纤维素(HPC)、丙烯酸树脂Ⅳ号、聚乙烯吡咯烷酮(PVP)和聚乙烯缩乙醛二乙氨乙酸(AEA)等。

21.【答案】A

【解析】肠溶型:系指在胃中不溶,但在肠液中溶解的成膜材料,主要有虫胶、醋酸纤维素酞酸酯(CAP)、丙烯酸树脂类(Ⅰ、Ⅱ、Ⅲ类)、羟丙甲纤维素酞酸酯(HPMCP)。

22.【答案】B

【解析】水不溶型:系指在水中不溶解的高分子薄膜材料,主要有乙基纤维素(EC)、醋酸纤维素。

23.【答案】E

【解析】裂片的主要原因:物料中细粉太多;物料的塑性较差;颗粒过干;黏合剂黏性较弱或用量不足。

24.【答案】A

【解析】硬脂酸镁是疏水性的润滑剂。

25.【答案】C

【解析】脆碎度:反映片剂的抗磨损和抗振动能力,要求<1%。

26.【答案】C

【解析】胶囊剂的特点:①掩盖药物的不良臭味,提高药物稳定性;②起效快、生物利用度高;③帮助液态药物固体剂型化;④药物缓释、控释和定位释放。

27.【答案】C

【解析】胶囊剂的质量要求:外观、装量差异、崩解时限和水分。

28.【答案】D

【解析】软胶囊剂的崩解时限是60min。

29. 【答案】B

【解析】液体制剂的优点：①药物以分子或微粒状态分散在介质中，分散度高，吸收快，作用较迅速；②给药途径广泛，可以内服、外用；③易于分剂量，使用方便，尤其适用于婴幼儿和老年患者；④通过调节液体制剂的浓度，能减少某些药物的刺激性；⑤某些固体制剂制成液体制剂后，能提高生物利用度。缺点：①药物分散度较大，易引起药物的化学降解；②体积较大，携带运输不方便；③非均相液体制剂的药物分散度大，易产生一系列物理稳定性问题；④水性液体制剂容易霉变，需加入防腐剂。

30. 【答案】D

【解析】均相液体制剂包括低分子溶液剂和高分子溶液剂。

31. 【答案】B

【解析】常用的溶剂：①极性溶剂：主要有水、甘油、二甲基亚砜；②半极性溶剂：主要有乙醇、丙二醇、聚乙二醇；③非极性溶剂：主要有脂肪油、液状石蜡、油酸乙酯、乙酸乙酯。

32. 【答案】D

【解析】醑剂系指挥发性药物的浓乙醇溶液，可以内服、外用。

33. 【答案】B

【解析】苯甲酸与尼泊金类合用，特别适用于中药液体制剂。

34. 【答案】D

【解析】山梨酸与山梨酸钾：需在酸性溶液中使用，在pH 4时防腐效果最好。在含有聚山梨酯的液体制剂中仍有较好的防腐效力。

35. 【答案】B

【解析】苯甲酸与苯甲酸钠：在pH 4的介质中作用最好，适用于内服和外用制剂作防腐剂。

36. 【答案】C

【解析】毒性：阳离子表面活性剂>阴离子表面活性剂>非离子表面活性剂。两性离子表面活性剂的毒性和刺激性均小于阳离子表面活性剂。非离子表面活性剂口服一般认为无毒性。

37. 【答案】D

【解析】非离子表面活性剂：脂肪酸山梨坦类、聚山梨酯、蔗糖脂肪酸酯、聚氧乙烯脂肪酸酯、聚氧乙烯脂肪醇醚类、聚氧乙烯-聚氧丙烯共聚物(泊洛沙姆或普朗尼克)。

38. 【答案】D

【解析】阴离子表面活性剂：①高级脂肪酸盐：系肥皂类，以硬脂酸、油酸、月桂酸等较常用；②硫酸化物：主要是硫酸化油和高级脂肪醇硫酸酯类，常用品种有十二烷基硫酸钠(月桂醇硫酸钠)；③磺酸化物：常用品种有十二烷基苯磺酸钠。

39. 【答案】B

【解析】阳离子表面活性剂：常用品种有苯扎氯铵(商品名为洁尔灭)、苯扎溴铵（商品名为新洁尔灭）。

40. 【答案】B

【解析】增溶是指难溶性药物在表面活性剂的作用下，在溶剂中增加溶解度并形成溶液的过程，具增溶能力的表面活性剂称为增溶剂。常用增溶剂为聚山梨酯类、聚氧乙烯脂肪酸酯类等。

41. 【答案】E

【解析】咖啡因在苯甲酸钠的存在下溶解度由1∶50增至1∶1是助溶原理。

42. 【答案】E

【解析】苯巴比妥在90%的乙醇溶液中溶解度最大，90%的乙醇溶液是潜溶剂。

43. 【答案】D

【解析】表面活性剂的应用：增溶剂、乳化剂、润湿剂、起泡剂、消泡剂、去污剂、消毒剂及杀菌剂。

44. 【答案】C

【解析】糖浆剂为低分子溶液剂。

45. 【答案】E

【解析】毒性：阳离子表面活性剂＞阴离子表面活性剂＞非离子表面活性剂。两性离子表面活性剂的毒性和刺激性均小于阳离子表面活性剂。非离子表面活性剂口服一般认为无毒性。

46. 【答案】E

【解析】高分子溶液剂的特点：①荷电性；②渗透压；③黏度；④聚结特性；⑤胶凝性。

47. 【答案】B

【解析】水包油型乳剂中的液滴分散度大，可以掩盖药物的不良臭味。

48. 【答案】A

【解析】碘加碘化钾可形成络合物KI_3，而增加碘在水中的溶解度，属于助溶原理。

49. 【答案】D

【解析】脂肪酸山梨坦类：脂肪酸山梨坦是失水山梨醇脂肪酸酯，商品名为司盘。本品一般用作W/O型乳化剂或O/W型乳剂的辅助乳化剂。

50. 【答案】D

【解析】一般O/W型乳剂专供静脉注射用。

51. 【答案】B

【解析】絮凝指乳剂中分散相的乳滴由于某些因素的作用使其荷电减少，出现可逆性的聚集现象。

52. 【答案】D

【解析】合并是指乳剂中乳滴周围的乳化膜出现部分破裂导致液滴合并变大的现象。

53. 【答案】C

【解析】混悬剂的质量要求：沉降容积比、重新分散性、微粒大小、絮凝度和流变学。

54. 【答案】D

【解析】助悬剂系指能增加混悬剂中分散介质的黏度，降低药物微粒的沉降速度或增加微粒亲水性的附加剂。

55. 【答案】E

【解析】增加药物溶解度的方法：加入助溶剂、加入增溶剂（非离子表面活性剂）、应用潜溶剂和制成盐类。

56. 【答案】C

【解析】不宜制成胶囊剂的情况：①填充的药物不能是水溶液或稀乙醇溶液药物，以防囊壁溶化；②若填充易风化的药物，可使囊壁软化；③若填充易潮解的药物，可使囊壁脆裂；④胶囊壳多以明胶为原料，故不宜填充导致明胶变性的醛类药物；⑤胶囊壳在体内溶化后，局部药量很大，因此易溶性的刺激性药物也不宜制成胶囊剂。

二、配伍选择题（每题1分，题目分为若干题。每组题均对应同一组备选项，备选项可重复选用，也可不选用。每题只有一个最符合题意）

[1-2]

【答案】1. A、2. D

【解析】①溶液剂系指小分子药物以分子或离子状态分散在溶剂中形成的均匀的可供内服或外用的液体制剂；②混悬剂系指难溶性固体药物以微粒状态分散在分散介质中形成的非均相的液体制剂。

[3-5]

【答案】3. B、4. C、5. A

【答案】①胃溶型包衣材料主要有羟丙甲纤维素（HPMC）、羟丙纤维素（HPC）、丙烯酸树脂Ⅳ号、聚乙烯吡咯烷酮（PVP）和聚乙烯缩乙醛二乙氨乙酸(AEA)等；②肠溶型包衣材料主要有虫胶、醋酸纤维素酞酸酯(CAP)、丙烯酸树脂类（Ⅰ、Ⅱ、Ⅲ类）、羟丙甲纤维素酞酸酯（HPMCP）；③水不溶型包衣材料主要有乙基纤维素（EC）、醋酸纤维素。

[6-9]
【答案】6. C、7. D、8. E、9. B
【解析】①阳离子表面活性剂主要有苯扎氯铵(商品名为洁尔灭)、苯扎溴铵(商品名为新洁尔灭)；②阴离子表面活性剂主要有硬脂酸、油酸、月桂酸等的盐、十二烷基硫酸钠、十二烷基苯磺酸钠；③两性离子表面活性剂主要有卵磷脂；④非离子表面活性剂主要有脂肪酸山梨坦类(商品名为司盘)、聚山梨酯(商品名为吐温)、泊洛沙姆(商品名为普朗尼克)。

[10-12]
【答案】10. A、11. B、12. C
【解析】①肠溶型包衣材料主要有虫胶、醋酸纤维素酞酸酯(CAP)、丙烯酸树脂类（Ⅰ、Ⅱ、Ⅲ类）、羟丙甲纤维素酞酸酯（HPMCP）；②增塑剂：常用的有水溶性增塑剂(如丙二醇、甘油、聚乙二醇)和非水溶性增塑剂(如甘油三醋酸酯、乙酰化甘油酸酯、邻苯二甲酸酯)；③遮光剂：常用的有二氧化钛。

[13-14]
【答案】13. A、14. E
【解析】①颗粒剂需检查，散剂不用检查的项目为溶化性；②颗粒剂、散剂均需检查的项目为微生物限度。

[15-16]
【答案】15. C、16. E
【解析】①泡腾颗粒以碳酸氢钠和有机酸为主要辅料；②控释颗粒系指能够恒速释放药物的颗粒剂。

[17-18]
【答案】17. C、18. E
【解析】①羟丙基纤维素既可以作湿法制粒黏合剂，也可以作粉末直接压片黏合剂；②微晶纤维素既可以作片剂的填充剂(稀释剂)，也可作为粉末直接压片黏合剂。

[19-21]
【答案】19. D、20. B、21. A
【解析】①可溶片要求在3分钟内崩解或溶化；②舌下片要求在5分钟内崩解

或溶化;③普通片要求在15分钟内崩解或溶化。

[22-24]

【答案】22. E、23. C、24. A

【解析】①糖粉黏合力强,可用来增加片剂硬度,但吸湿性较强;②微晶纤维素可作为粉末直接压片的"干黏合剂";③羟丙甲纤维素可作为黏合剂使用和胃溶型薄膜包衣。

[25-27]

【答案】25. C、26. D、27. B

【解析】①肠溶型:系指在胃中不溶,但在肠液中溶解的成膜材料,主要有虫胶、醋酸纤维素酞酸酯(CAP)、丙烯酸树脂类(Ⅰ、Ⅱ、Ⅲ类)、羟丙甲纤维素酞酸酯(HPMCP);②常用黏合剂:淀粉浆、甲基纤维素(MC)、羟丙纤维素(HPC)、羟丙甲纤维素(HPMC)、羧甲基纤维素钠(CMC-Na)、乙基纤维素(EC)和聚维酮(PVP);③常用水溶性润滑剂:聚乙二醇(PEG)类等。

[28-30]

【答案】28. E、29. C、30. D

【解析】①常用的润滑剂有硬脂酸镁、微粉硅胶、滑石粉、氢化植物油、聚乙二醇类、十二烷基硫酸钠等;②常用稀释剂(填充剂)有淀粉、乳糖、糊精、蔗糖、预胶化淀粉、微晶纤维素(MCC)、无机盐类(硫酸钙)和甘露醇;③常用的润湿剂有蒸馏水和乙醇。

[31-32]

【答案】31. C、32. E

【解析】①微晶纤维素是粉末直接压片常选用的干黏合剂;②微粉硅胶是粉末直接压片常选用的助流剂。

[33-34]

【答案】33. D、34. A

【解析】①PEG6000是亲水性的润滑剂,主要用于制备溶液片;②泡腾崩解剂指碳酸氢钠与枸橼酸。

[35-36]

【答案】35. B、36. C

【解析】①包粉衣系指交替加入高浓度糖浆、滑石粉的操作过程;②包糖衣系指加入稀的糖浆并逐次减少用量的操作过程。

[37-38]

【答案】37. B、38. B

【解析】①舌下片系指置于舌下能迅速溶化,药物经舌下黏膜吸收发挥全身作用的片剂；②滴眼剂的给药途径是黏膜给药。

[39-41]

【答案】39. A、40. D、41. B

【解析】略。

[42-44]

【答案】42. A、43. C、44. B

【解析】常用的溶剂：
①极性溶剂：主要有水、甘油、二甲基亚砜；②半极性溶剂：主要有乙醇、丙二醇、聚乙二醇；③非极性溶剂：主要有脂肪油、液状石蜡、油酸乙酯、乙酸乙酯。

[45-47]

【答案】45. C、46. B、47. A

【解析】①司盘80属于脂肪酸山梨坦类非离子表面活性剂；②吐温80属于聚山梨酯类非离子表面活性剂；③卵磷脂属于两性离子表面活性剂。

[48-49]

【答案】48. C、49. E

【解析】①芳香水剂系指芳香挥发性药物的饱和或近饱和的水溶液；②溶液剂系指低分子药物溶解于溶剂中所形成的澄明液体剂型。

[50-51]

【答案】50. D、51. A

【解析】①涂膜剂系指原料药物溶解或分散于含有膜材料溶剂中,涂布患处后形成薄膜的外用液体制剂；②搽剂系指原料药物用乙醇、油或适宜的溶剂制成的溶液、乳状液或混悬液,供无破损皮肤揉擦用的液体制剂。

[52-54]

【答案】52. A、53. D、54. A

【解析】略。

[55-57]

【答案】55. D、56. A、57. C

【解析】①乳剂絮凝的原因是Zeta电位降低；②乳剂转相的原因是乳化剂类型改变；③乳剂分层的原因是分散相与连续相存在密度差。

[58-60]

【答案】58. D、59. C、60. B

【解析】布洛芬为主药,甘油为润湿剂,羟丙甲纤维素为助悬剂,山梨醇为甜味剂,枸橼酸为pH调节剂,水为溶剂。

[61-63]

【答案】61. C、62. A、63. E

【解析】①崩解剂能够使片剂在胃肠液中迅速破裂成细小颗粒；②表面活性剂能够影响生物膜通透性；③黏合剂若使用过量可能导致片剂崩解迟缓。

三、综合分析选择题(每题1分,题目分为若干组,每组题目基于同一个临床情景、病例、实例或者案例的背景信息逐题展开。每道题的备选项中,只有一个最符合题意)

[1-3]

【答案】1. E、2. C、3. A

【解析】盐酸西替利嗪为主药,微晶纤维素、预胶化淀粉、乳糖为填充剂,甘露醇为稀释剂,兼有矫味的作用,苹果酸、阿司帕坦为矫味剂,聚维酮乙醇溶液为黏合剂,硬脂酸镁为润滑剂,临床用于过敏性鼻炎。

[4-6]

【答案】4. D、5. A、6. C

【解析】磷酸可待因和盐酸异丙嗪为主药,维生素C和焦亚硫酸钠为抗氧化剂,蔗糖为矫味剂,乙醇和水为溶剂。临床用于镇咳、祛痰平喘。糖浆剂中含蔗糖量应不低于45%(g/ml)。

[7-9]

【答案】7. A、8. D、9. C

【解析】①硝酸甘油为主药,乳糖为填充剂,蔗糖为稀释剂,兼有矫味作用,18%淀粉浆为黏合剂,硬脂酸镁为润滑剂；②硝酸甘油片可以避免肝脏的首过效应；③本品在临床上用于抗心绞痛。

[10-11]

【答案】10. B、11. E

【解析】①克拉霉素为主药,淀粉为稀释剂和崩解剂,L-HPC为崩解剂,微粉硅胶、硬脂酸镁为润滑剂；②克拉霉素属于大环内酯类抗生素。

[12-14]

【答案】12. A、13. B、14. D

【解析】①维生素C和葡萄糖酸钙为主药,碳酸氢钠、碳酸钙和柠檬酸、苹果酸、富马酸为泡腾崩解剂,甜橙香精为矫味剂；②泡腾片的崩解时限为5分钟；③维生素C容易被氧化,是因为含有烯醇式结构。

[15-17]

【答案】15. A、16. C、17. E

【解析】①鱼肝油为主药、油相,阿拉伯胶和西黄蓍胶为乳化剂,糖精钠、杏仁油为矫味剂,羟苯乙酯为防腐剂,纯化水为水相;②本品临床用于佝偻病。

四、多项选择题(每题 1 分,每题的备选项中,至少有 2 个或 2 个以上选项是正确答案,错选或少选均不得分)

1. 【答案】ABCE
   【解析】略。

2. 【答案】ABC
   【解析】非均相液体制剂包括乳剂、混悬剂和溶胶剂。均相液体制剂包括低分子溶液剂和高分子溶液剂。

3. 【答案】BD
   【解析】肠溶型:系指在胃中不溶,但在肠液中溶解的成膜材料,主要有虫胶、醋酸纤维素酞酸酯(CAP)、丙烯酸树脂类(Ⅰ、Ⅱ、Ⅲ类)、羟丙甲纤维素酞酸酯(HPMCP)。

4. 【答案】ABC
   【解析】常用稀释剂(填充剂)有淀粉、糊精、蔗糖、预胶化淀粉、微晶纤维素(MCC)、无机盐类(硫酸钙)和甘露醇。

5. 【答案】ABD
   【解析】常用黏合剂主要有淀粉浆、甲基纤维素(MC)、羟丙纤维素(HPC)、羟丙甲纤维素(HPMC)、羧甲基纤维素钠(CMC-Na)、乙基纤维素(EC)和聚维酮(PVP)。

6. 【答案】ACDE
   【解析】表面活性剂用于增溶剂、乳化剂、润湿剂、起泡剂、消泡剂、去污剂、消毒剂及杀菌剂。

7. 【答案】BDE
   【解析】混悬剂常用的稳定剂:润湿剂、助悬剂、絮凝剂与反絮凝剂。

8. 【答案】ABDE
   【解析】常用的助悬剂主要有:①低分子助悬剂:如甘油、糖浆等;②高分子助悬剂;③天然高分子助悬剂:果胶、琼脂、白及胶、西黄蓍胶、阿拉伯胶或海藻酸钠;④合成或半合成高分子助悬剂:纤维素类,如甲基纤维素、羧甲基纤维素钠、羟丙基甲基纤维素、聚维酮、聚乙烯醇等;⑤其他:硅皂土和触变胶。

9. 【答案】BD
   【解析】常用的防腐剂:①苯甲酸与苯甲酸钠;②对羟基苯甲酸酯类;③山梨酸与山梨酸钾;④苯扎溴铵。

10. 【答案】ABCD
    【解析】混悬剂的质量要求:沉降容积比、重新分散性、微粒大小、絮凝度和流变学。

11. 【答案】ABCDE
    【解析】乳剂的变化包括分层、絮凝、转相、合并和破坏。

12. 【答案】ABC
    【解析】低分子溶液、高分子溶液和溶胶剂属于动力学稳定体系。

第五章

本章分值 9分左右

药物灭菌制剂和其他制剂与临床应用

考纲点睛

单元	要点	细目	考试要求
（一）灭菌制剂	1.灭菌制剂和无菌制剂	灭菌与无菌制剂的分类、特点与一般质量要求	了解
	2.注射剂	分类、特点与质量要求	掌握
		注射剂常用溶剂的质量要求和特点	掌握
		注射剂常用附加剂的类型和作用	掌握
		热原的组成与性质、污染途径与除去方法	掌握
		溶解度和溶出速度的影响因素	熟悉
		增加溶解度和溶出速度的方法	掌握
		临床应用与注意事项	熟悉
	3.输液	典型处方分析	掌握
		分类、特点与质量要求	熟悉
		输液主要存在的问题及解决方法	了解
		输液的临床应用、注意事项	了解
		营养输液的种类、作用与典型处方分析	掌握
		血浆代用液及典型处方分析	熟悉
	4.注射用无菌粉末	分类、特点与质量要求	掌握
		冻干制剂常见问题与产生原因	掌握
		临床应用与注意事项	了解
	5.眼用制剂	典型处方分析	了解
		分类、特点与质量要求	掌握
		眼用液体制剂附加剂的种类和作用	熟悉
		临床应用与注意事项	了解
	6.植入剂	典型处方分析	掌握
		分类、特点与质量要求	掌握
		临床应用与注意事项	了解
	7.冲洗剂	典型处方分析	掌握
		特点与质量要求	了解
		临床应用与注意事项	了解
		典型处方分析	掌握

续表

单元	细目	要点	考试要求
（二）其他制剂	1. 栓剂	分类、特点与质量要求	掌握
		常用基质和附加剂的种类与作用	掌握
		临床应用与注意事项	掌握
		典型处方分析	了解
	2. 乳膏剂	分类、特点与质量要求	了解
		乳膏剂常用基质和附加剂种类与作用	掌握
		临床应用与注意事项	了解
		典型处方分析	掌握
	3. 凝胶剂	分类、特点与质量要求	了解
		临床应用与注意事项	了解
		典型处方分析	掌握
	4. 气雾剂	分类、特点与质量要求	了解
		常用抛射剂与附加剂种类与作用	掌握
		临床应用与注意事项	熟悉
		典型处方分析	了解
	5. 喷雾剂	分类、特点与质量要求	掌握
		临床应用与注意事项	熟悉
		典型处方分析	了解
	6. 粉雾剂	分类、特点与质量要求	了解
		临床应用与注意事项	了解
		典型处方分析	了解

第一节 灭菌制剂

考点荟萃

要点 1 概述

1. 灭菌制剂与无菌制剂概念

（1）灭菌制剂：指用某一物理、化学方法杀灭或除去制剂中所有活的微生物的一类药物制剂。

(2)无菌制剂:指在无菌环境中采用无菌操作法或无菌技术制备不含任何活的微生物的一类药物制剂。

2. 灭菌制剂和无菌制剂的分类

(1)注射剂:包括小容量注射剂、大型输液、冻干粉针。

(2)植入型制剂:包括植入片、植入棒、植入微球、原位凝胶。

(3)眼用制剂:包括滴眼液、眼用膜剂、眼膏和眼用凝胶。

(4)局部外用制剂:用于外伤、烧伤以及溃疡等创面用制剂。

(5)其他用制剂:手术时使用的制剂,包括冲洗剂、止血海绵剂。

要点 2　注射剂

1. 概述

(1)定义:系指原料药物或与适宜的辅料制成的供注入体内的无菌制剂。

(2)分类

①溶液型注射剂:对于易溶于水而且在水溶液中稳定的药物,则制成水溶液型注射剂,如氯化钠注射液、葡萄糖注射液、黄体酮注射液、右旋糖酐注射液。

②乳状液型注射剂:水不溶性液体药物或油性液体药物,可以制成乳剂型注射剂,如静脉注射脂肪乳。

③混悬型注射剂:水难溶性药物或注射后要求延长药效作用的药物,可制成水或油混悬液,如醋酸可的松注射液。

④注射用无菌粉末:系将供注射用的无菌粉末状药物装入安瓿或其他适宜容器中,临用前加入适当的溶剂(通常为灭菌注射用水)溶解或混悬而成的制剂,例如遇水不稳定的药物青霉素 G 钠等无菌粉末。

⑤注射用浓溶液:系指原料药物与适宜辅料制成的供临用前稀释后静脉滴注用的无菌浓溶液,生物制品一般不宜制成注射用浓溶液。

(3)特点

①药效迅速、剂量准确、作用可靠。

②适用于不宜口服给药的患者和不宜口服的药物。

③可产生局部和定向作用。

④使用不方便,注射时易引起疼痛。

⑤易发生交叉污染,安全性不及口服制剂。

⑥制造过程复杂,对生产的环境及设备要求高,生产费用较大,价格较高。

(4)质量要求

①无菌。

②无热原。
③pH(4~9)。
④渗透压。
⑤稳定性。
⑥安全性。
⑦澄明度。

🔵 雷 区

　　同学们请注意：注射剂的分类、特点和质量要求是考试重点，尤其注意质量要求中无热原在试卷中多次考到，大家一定要掌握。

2.制药用水
(1)分类
《中国药典》所收载的制药用水包括饮用水、纯化水、注射用水和灭菌注射用水。
①饮用水：指天然水经净化处理所得的水。
②纯化水：为饮用水经蒸馏法、离子交换法、反渗透法或其他适宜方法制得的水。纯化水可作为配制普通药物制剂用的溶剂或试验用水；可作为中药注射剂、中药滴眼剂等灭菌制剂所用饮片的提取溶剂。纯化水不得用于注射剂的配制与稀释。
③注射用水：为纯化水经蒸馏所得到的水。注射用水可作为注射剂、滴眼剂等的溶剂或稀释剂及容器的精洗。
④灭菌注射用水：为注射用水按照注射剂生产工艺制备所得。灭菌注射用水主要用于注射用灭菌粉末的溶剂或注射剂的稀释剂。

(2)注射用水的质量要求
　　除一般蒸馏水的检查项目，如pH、氯化物、硫酸盐与钙盐、硝酸盐与亚硝酸盐、二氧化碳、不挥发物及重金属等均应符合规定外，还必须检查细菌内毒素(热原)和无菌。

🔵 雷 区

　　同学们请注意：制药用水属于高频考点的内容，尤其要注意饮用水、纯化水、注射用水和灭菌注射用水的定义及用途是考试的出题点，大家一定要小心。

3.注射用油
(1)注射用油应无异臭，无酸败味，常用的有大豆油、茶油、麻油等植物油。
(2)酸值、碘值、皂化值是评定注射用油的重要指标。

①酸值说明油中游离脂肪酸的多少,可看出酸败的程度。
②碘值说明油中不饱和键的多少,碘值高,则不饱和键多,油易氧化,不适合注射用。
③皂化值表示油中游离脂肪酸和结合成酯的脂肪酸的总量多少,可看出油的种类和纯度。

4.其他注射用溶剂
(1)乙醇;(2)丙二醇;(3)聚乙二醇;(4)甘油。

5.注射剂的附加剂
详见表5-1。

表 5-1　注射剂常用的附加剂

附加剂种类	附加剂名称	附加剂种类	附加剂名称
抗氧剂	焦亚硫酸钠	金属螯合剂	乙二胺四乙酸二钠（EDTA·2Na）
	亚硫酸氢钠	pH 调节剂	醋酸,醋酸钠
	亚硫酸钠		枸橼酸,枸橼酸钠
	硫代硫酸钠		乳酸
增溶剂、润湿剂或乳化剂	聚山梨酯 20、40、80		酒石酸,酒石酸钠
	聚维酮	抑菌剂	苯酚
	聚乙二醇-40-蓖麻油		甲酚
	卵磷脂		氯甲酚
	脱氧胆酸钠		苯甲醇
	普朗尼克 F-68		三氯叔丁醇
等渗调节剂	氯化钠		硝酸苯汞
	葡萄糖		尼泊金类
	甘油	助悬剂	羧甲基纤维素
保护剂	乳糖		明胶
	蔗糖		果胶
	麦芽糖	局麻剂	盐酸普鲁卡因
	人血红蛋白		利多卡因

6. 注射剂的临床应用与注意事项
(1)临床应用
①患者存在吞咽困难或明显的吸收障碍一般使用注射剂。
②口服生物利用度低的药物,如庆大霉素一般使用注射剂。
③在紧急情况下,注射剂能较快地发挥药效。
④没有合适的口服剂型的药物,如氨基酸类或胰岛素制剂。
(2)注意事项
①当其他给药途径能够达到治疗效果时就尽量不要注射给药。
②应尽可能减少注射次数,积极采取序贯疗法。
③应尽量减少注射剂的联合用药,以避免不良反应和配伍禁忌的出现。

7. 典型处方分析
维生素 C 注射液
【处方组成】
维生素 C 104g   依地酸二钠 0.05g
碳酸氢钠 49g   亚硫酸氢钠 2g
注射用水加至 1000ml
【处方分析】
维生素 C 为主药,碳酸氢钠为 pH 调节剂,依地酸二钠为金属螯合剂,亚硫酸氢钠为抗氧剂,注射用水为溶剂。

要点 3 热原

1. 概述
(1)定义:热原是微生物产生的一种内毒素,它是能引起恒温动物体温异常升高的致热物质。
(2)组成
内毒素是由磷脂、脂多糖和蛋白质组成的复合物,其中脂多糖(lipopolysaccharide)是内毒素的主要成分,具有特别强的热原活性,因而大致可以认为"内毒素=热原=脂多糖"。
(3)热原反应
含有热原的注射剂,特别是输液注入人体内会引起发冷、寒战、体温升高、身痛、发汗、恶心呕吐等不良反应,有时体温可高达 40℃,严重者还会出现昏迷甚至危及生命,临床称为"热原反应"。

2. 热原的性质
(1)水溶性:由于磷脂结构上连接有多糖,所以热原能溶于水。

(2)不挥发性:热原可随水蒸气雾滴进入蒸馏水中,故蒸馏水器应防止热原污染。

(3)耐热性:热原的耐热性较强,100℃也不会发生热解,但180℃加热2小时或250℃加热30分钟可破坏热原。

(4)过滤性:热原体积较小,约在1~5nm之间,一般滤器不能被截留,但活性炭可吸附热原。

(5)其他性质:热原能被强酸、强碱、强氧化剂如高锰酸钾、过氧化氢以及超声波破坏。

3. 热原的污染途径

(1)溶剂带入。

(2)原辅料带入。

(3)容器或用具带入。

(4)制备过程带入。

(5)使用过程带入。

4. 热原的去除方法

(1)除去药液或溶剂中热原的方法

①吸附法。

②离子交换法。

③凝胶滤过法。

④超滤法。

⑤反渗透法。

(2)除去容器或用具上热原的方法

①高温法。

②酸碱法。

> **雷区**
>
> 同学们请注意:热原属于高频考点的内容,尤其要注意热原的性质和去除方法在历年试卷中多次出题,大家一定要掌握这个知识点。

要点 4 溶解度与溶出速率

1. 溶解度及其影响因素

(1)定义:系指在一定温度(气体在一定压力)下,在一定量溶剂中达到饱和时溶解的最大药量。

(2)影响溶解度的因素

①药物分子结构与溶剂;②温度;③药物的晶型;④粒子大小;⑤加入第三种物质。

2.增加药物溶解度的方法

(1)加入增溶剂;(2)加入助溶剂;(3)制成盐类;(4)使用混合溶剂;(5)制成共晶。

3.溶出速率

(1)定义:指单位时间药物溶解进入溶液主体的量。

(2)溶出速度可用 Noyes-Whitney 方程表示:

$$\frac{dC}{dt}=KS(C_s-C)$$

式中,$\frac{dC}{dt}$为溶出速度;S为固体的表面积;C_s为溶质在溶出介质中的溶解度;C为t时间溶液中溶质的浓度;K为溶出速率常数。

要点 5 输液

1.概述

(1)定义:是指由静脉滴注输入体内的大剂量注射液。

(2)分类

①电解质输液:用于补充体内水分、电解质,纠正体内酸碱平衡等。常用的有氯化钠注射液、复方氯化钠注射液、乳酸钠注射液等。

②营养输液:主要用来补充供给体内热量、蛋白质和人体必需的脂肪酸和水分等。常用的有葡萄糖注射液、氨基酸输液、脂肪乳剂输液等。

③胶体输液:与血液等渗的胶体溶液,可产生增加血容量和维持血压的效果。常用的有右旋糖酐、淀粉衍生物、明胶、聚维酮等。

④含药输液:含有治疗药物的输液,如氧氟沙星葡萄糖输液。

雷 区

同学们请注意:输液的分类是考试重点,尤其脂肪乳的处方分析在考试中多次出题,大家一定要掌握本部分的相关考点。

2.质量要求

(1)无菌、无热原或细菌内毒素、不溶性微粒等项目,必须符合规定。

(2)pH尽可能与血液相近。

(3)渗透压应为等渗或偏高渗。

(4)不得添加任何抑菌剂。
(5)使用安全,不引起血象的任何变化,不引起过敏反应,不损害肝、肾功能。

3.输液存在的主要问题及解决方法
(1)输液存在的问题
①染菌问题:在输液生产过程中严重污染、灭菌不彻底、漏气等原因,致使输液出现浑浊、霉团、云雾状、产气等染菌现象。
②热原问题:使用过程中污染会引起热原反应,如输液器等的污染。
③可见异物与不溶性微粒:微粒包括炭黑、纸屑、黏土、玻璃屑、细菌、真菌等。
(2)解决办法
①按照输液用的原辅料质量标准,严格控制原辅料的质量。
②提高丁基胶塞及输液容器质量。
③尽量减少制备生产过程中的污染,严格灭菌条件,严密包装。
④合理安排工序,加强工艺过程管理,采取单向层流净化空气,提高输液的澄明度。
⑤尽量使用全套或一次性输液器,在输液器中安置终端过滤器(0.8μm孔径的滤膜),可解决使用过程中微粒污染问题。

4.输液的临床应用与注意事项
(1)临床应用
静脉输液速度随临床需求而改变,如:
①静滴氧氟沙星注射液速度宜慢,否则易发生低血压。
②复方氨基酸滴注过快,可致恶心呕吐。
(2)注意事项
保证疗效和减少不良反应,故一般提倡临配临用。

5.营养输液典型处方分析
(1)复方氨基酸输液
【处方组成】

L-赖氨酸盐酸盐 19.2g　　　L-缬氨酸 6.4g

L-精氨酸盐酸盐 10.9g　　　L-苯丙氨酸 8.6g

L-组氨酸盐酸盐 4.7g　　　　L-苏氨酸 7.0g

L-半胱氨酸盐酸盐 1.0g　　　L-色氨酸 3.0g

L-异亮氨酸 6.6g　　　　　　L-蛋氨酸 6.8g

L-亮氨酸 10.0g　　　　　　甘氨酸 6.0g

亚硫酸氢钠 0.5g　　　　　　注射用水 1000ml

【处方分析】

氨基酸均为主药,亚硫酸氢钠为抗氧剂。

(2)静脉注射脂肪乳剂

①原料一般选用植物油,如大豆油、麻油、红花油等,所用油必须符合药典的要求。

②乳化剂常用的有卵磷脂、豆磷脂及普朗尼克 F-68 等。一般以卵磷脂为好。稳定剂常用油酸钠。卵磷脂在-20℃条件下保存有效期 6 个月,现用现购。

③静脉注射脂肪乳剂【处方组成】和【处方分析】详见本书第四章—第二节—要点 7。

(3)葡萄糖注射液

【处方组成】

浓度	5%	10%	25%	50%
注射用葡萄糖	50g	100g	250g	500g
1%盐酸	适量	适量	适量	适量
注射用水加至	1000ml	1000ml	1000ml	1000ml

【处方分析】

葡萄糖为主药,盐酸为 pH 调节剂。

6. 血浆代用液典型处方分析

(1)血浆代用液在有机体内有代替血浆的作用,但不能代替全血,在血液循环系统内,可保留较长时间,易被机体吸收,不得在脏器组织中蓄积。

(2)羟乙基淀粉注射液,又名 706 代血浆,在血液循环系统中,以原形保持较长时间,过大则易在体内蓄积,过小则易从血管中排出。

(3)右旋糖酐输液

【处方组成】

右旋糖酐 60g　氯化钠 9g　注射用水加至 1000ml

【处方分析】

右旋糖酐为主药,氯化钠为渗透压调节剂,注射用水为溶剂。

要点 6　注射用无菌粉末

1. 概述

(1)定义:是指药物制成的供临用前用适宜的无菌溶液配制成澄清溶液或均匀混悬液的无菌粉末或无菌的块状物。

(2)分类

①注射用无菌粉末直接分装制品:主要用于抗生素药品,如青霉素。

②注射用冻干无菌粉末制品:主要用于生物制品,如辅酶类。

(3)特点

该制剂主要适用于水中不稳定药物,尤其是对湿热敏感的抗生素和生物制品。

2.质量要求

(1)粉末无异物,配成溶液后异物检查合格。

(2)粉末细度或结晶度需适宜,便于分装。

(3)无菌、无热原或细菌内毒素。

(4)冻干制品是完整块状物或海绵状物。

(5)不溶性微粒、装量差异、含量均匀度等检查符合规定。

3.冻干制剂常见问题及产生原因

(1)含水量偏高:主要原因是装入液层厚、真空度不够、干燥时间不够、冷凝器温度偏高等。

(2)喷瓶:预冻温度过高或时间太短、产品冻结不实、升华供热过快、局部过热等。

(3)产品外观不饱满或萎缩:冻干过程首先形成的外壳结构较致密,水蒸气很难升华出去,致使部分药品潮解,引起外观不饱满和体积收缩。

4.典型处方分析

注射用辅酶A的无菌冻干制剂

【处方组成】

辅酶A 56.1单位　水解明胶 5mg　甘露醇 10mg　葡萄糖酸钙 1mg　半胱氨酸 0.5mg

【处方分析】

辅酶A为主药,水解明胶、甘露醇、葡萄糖酸钙是填充剂,半胱氨酸是稳定剂(抗氧剂)。

要点 7　眼用制剂

1.分类

(1)眼用液体制剂:主要有滴眼剂、洗眼剂、眼内注射溶液。

(2)眼用半固体制剂:主要有眼膏剂、眼用乳膏剂、眼用凝胶剂。

(3)眼用固体制剂:主要有眼膜剂、眼丸剂、眼内插入剂。

2.质量要求

(1)pH:正常眼可耐受的pH为 5.0~9.0。

(2)渗透压:除另有规定外,应与泪液等渗。
(3)无菌:用于眼外伤或术后的眼用制剂必须满足无菌,并不得加入抑菌剂。
(4)黏度:合适的黏度范围为4.0~5.0mPa·s。
(5)混悬型眼用制剂大于50μm的粒子不超过2个,且不得检出超过90μm的粒子;沉降体积比≥0.9。
(6)除另有规定外,滴眼剂每个容器的装量不得超过10ml;洗眼剂每个容器的装量应不得超过200ml。
(7)应密封避光贮存,启用后最多可用4周。

3.眼用液体制剂的附加剂
(1)调整pH的附加剂
常用的缓冲液主要有:①磷酸盐缓冲液;②硼酸缓冲液;③硼酸盐缓冲液。
(2)调整渗透压的附加剂
调节渗透压的附加剂主要有氯化钠、葡萄糖、硼酸、硼砂。
(3)抑菌剂
常用的抑菌剂主要有硝酸苯汞、硫柳汞等。
(4)调整黏度的附加剂
常用的包括甲基纤维素、聚乙二醇、聚维酮、聚乙烯醇等。

4.眼用制剂的临床应用与注意事项
(1)临床应用
①尽量单独使用一种滴眼剂,若有需要需至少间隔10分钟以上再使用两种不同的滴眼剂。
②应一人单用。
(2)注意事项
①使用前后需清洁双手,并将眼内分泌物用消毒棉签拭去,从而避免减少药物浓度。
②眼用半固体制剂涂布之后需按摩眼球以便药物扩散。
③使用混悬型滴眼剂前需充分混匀。

5.典型处方分析
(1)醋酸可的松滴眼液(混悬液)
【处方组成】
醋酸可的松5.0g 吐温80 0.8g 硝酸苯汞0.02g
硼酸20.0g 羧甲基纤维素钠2.0g 蒸馏水加至1000ml
【处方分析】
醋酸可的松为主药,羧甲基纤维素钠为助悬剂,硼酸为pH与等渗调节剂,吐温80为增溶剂,硝酸苯汞为抑菌剂,蒸馏水为溶剂。

(2)凝胶型氧氟沙星眼膏

【处方组成】

氧氟沙星0.3g　　　卡波姆0.6g　　　氯化钠0.5g　　　硼酸1.0g

氢化硬化蓖麻油1.0g　　羟苯乙酯0.025g　　丙二醇1.0g

透明质酸钠0.05g　　　蒸馏水加至100g

【处方分析】

氧氟沙星是主药,卡波姆、氢化硬化蓖麻油是基质,氯化钠是渗透压调节剂,硼酸是pH调节剂,丙二醇、透明质酸钠是保湿剂,羟苯乙酯是防腐剂。

(3)含有奥磺酸钠的眼用膜剂

【处方组成】

奥磺酸钠0.1g　　聚乙烯醇30g　　甘油5ml　　液状石蜡2g

灭菌水加至1000ml

【处方分析】

奥磺酸钠是主药,聚乙烯醇是成膜剂,甘油是增塑剂,液状石蜡是脱模剂。

雷区

同学们请注意:眼用制剂的典型处方分析是考试重点,尤其醋酸可的松滴眼液在试卷中多次考到,大家一定要小心。

要点8　植入剂

1. 概述

(1)定义:系指由原料药物或与辅料制成的供植入人体内的无菌固体制剂。

(2)分类

植入泵、高分子聚合物植入系统(最多)、可降解型注射式原位植入给药系统。

(3)特点

具有定位给药、用药次数少、给药剂量小、长效恒速作用等特点,它适用于半衰期短、代谢快,尤其是不能口服的药物。

2. 临床应用与注意事项

(1)临床应用

该制剂主要用于抗肿瘤药、胰岛素给药、激素给药、心血管疾病的治疗等。

①氟尿嘧啶植入剂用于食管癌、结肠癌、直肠癌和胃癌等。

②醋酸戈舍瑞林缓释植入剂主要治疗前列腺癌、乳腺癌和子宫内膜异位症。
(2)注意事项
①所用辅料必须生物相容,若材料降解性不好,易引发炎症反应,需手术取出。
②可能会出现多聚物的毒性反应。
3.典型处方分析
地塞米松植入剂
【处方组成】
醋酸地塞米松 30 份　聚 D-乳酸(数均分子量 9000)58 份
聚乙二醇(数均分子量 1000)12 份
【处方分析】
醋酸地塞米松是主药,聚 D-乳酸是植入剂的骨架材料,聚乙二醇是亲水性高分子材料。

要点 9　冲洗剂

1.概述
(1)定义:系指用于冲洗开放性伤口或腔体的无菌溶液。
(2)质量要求
①需在标签中注明供冲洗用。
②冲洗剂应等渗。
③目测应澄清。
2.临床应用与注意事项
(1)临床应用
主要用于冲洗开放性伤口或者腔体的无菌溶液,如鼻腔冲洗剂可用于慢性鼻窦炎、鼻腔肿瘤放、化疗后的清洗;妇炎洁可以起到消炎、杀菌和清洁的作用。
(2)注意事项
冲洗剂开启后应立即使用,不得在开启后保存或再次使用。
3.典型处方分析
伤口消炎冲洗剂
【处方组成】
七叶一枝花 10 份　白及 2 份　千里光 25 份　一扫光 5 份　冰片 10 份
【处方分析】
本品为中成药,临床用于消炎生肌、伤口感染、烫伤、烧伤、疔疮溃疡、缝合后的伤口外洗,具有防止伤口感染、促进愈合的功效。

第二节

其他制剂

考点荟萃

要点 1 栓剂

1. 概述

（1）定义：系指药物与适宜基质制成的具有一定形状供腔道给药的固体外用制剂。

（2）分类

①按给药途径分类：分为直肠栓、阴道栓、尿道栓等，其中最常用的是直肠栓和阴道栓。

②按制备工艺与释药特点分类：分为双层栓，中空栓，缓、控释栓（微囊型、骨架型、渗透泵型、凝胶缓释型）。

（3）特点

①局部作用栓剂：主要起滑润、收敛、抗菌消炎、杀虫、止痒、局麻等作用，如甘油栓和蛇黄栓。

②全身作用栓剂：作用于全身的主要栓剂是直肠栓，如吗啡栓、苯巴比妥钠栓。

③栓剂的全身作用主要是通过直肠给药，吸收进入血液循环而达到。吸收途径主要有两条，一条是经直肠上静脉经门静脉而入肝脏，在肝脏代谢后转运至全身。另一条是通过直肠中静脉和直肠下静脉及肛管静脉而入下腔静脉，绕过肝脏而直接进入体循环，故栓剂能部分避免肝脏首过效应。

2. 栓剂的质量要求

（1）药物与基质应混合均匀，栓剂外形应完整光滑，无刺激性。

（2）塞入腔道后，与分泌液混合，逐渐释放出药物，产生局部或全身作用。

（3）有适宜的硬度。

（4）制备栓剂用的固体药物应制成细粉或最细粉。

3. 栓剂的常用基质

（1）油脂性基质

①可可豆脂：是从植物可可树种仁中得到的一种固体脂肪，常温下为脆性蜡状固体，无刺激性，可塑性好，熔点30℃~35℃，具有多晶型，有 α、β、γ、δ 等四种晶型，因其多晶型和含油酸有不稳定性，已渐渐被半合成或合成油脂性基

质取代。

②半合成或全合成脂肪酸甘油酯：该类基质具有适宜的熔点，不易酸败，为目前取代天然油脂的较理想的栓剂基质，常用的有椰油酯、棕榈酸酯、混合脂肪酸甘油酯。

（2）水溶性基质

①甘油明胶：系用明胶、甘油与水制成，甘油与水的含量越高，越易溶解；通常用水∶明胶∶甘油＝10∶20∶70的配比；本品也易滋长霉菌等微生物，故需加抑菌剂；凡与蛋白质能产生配伍变化的药物，如鞣酸、重金属盐等均不能用甘油明胶作基质。

②聚乙二醇：为乙二醇的高分子聚合物（聚乙二醇1000、聚乙二醇4000、聚乙二醇6000）的总称。通常将两种或两种以上的不同分子量的聚乙二醇加热熔融、混匀，制得栓剂基质。本品不需冷藏，贮存方便，但吸湿性较强，对黏膜产生刺激性，加入约20%的水润湿或在栓剂表面涂鲸蜡醇、使用硬脂醇薄膜可减轻刺激。聚乙二醇基质不宜与奎宁、乙酰水杨酸、磺胺类等药物配伍。

③泊洛沙姆：本品为一种表面活性剂，易溶于水，多用于制备液体栓剂。

4. 栓剂的附加剂

（1）抗氧剂：主要有叔丁基羟基茴香醚（BHA）、2,6-二叔丁基对甲酚（BHT）等。

（2）防腐剂：主要有对羟基苯甲酸酯类。

（3）硬化剂：主要有白蜡、鲸蜡醇、硬脂酸、巴西棕榈蜡。

（4）增稠剂：主要有氢化蓖麻油、单硬脂酸甘油酯、硬脂酸铝。

（5）吸收促进剂：主要有非离子型表面活性剂、尿素、水杨酸钠、苯甲酸钠、羟甲基纤维素钠、环糊精类衍生物。

雷区

> 同学们请注意：栓剂的基质和附加剂属于高频考点的内容，在考试中多以配伍选择题出现，大家一定要掌握。

5. 栓剂的临床应用与注意事项

（1）临床应用

①阴道栓：一种外观类似球形、卵形或鸭嘴形供塞入阴道的固体，临床用于治疗妇科炎症，应注意：在给药后1~2小时内尽量不排尿；最好在临睡前给药，以使药物充分吸收。

②直肠栓：是一种外观似圆锥形或鱼雷形的固体，临床用于治疗痔疮，应注意：深度距肛门口幼儿约2厘米，成人约3厘米；在用药后1~2小时内尽量不要

大小便,以保证药效。

(2)注意事项

①使用前最好置于冷水或冰箱中冷却后再剪开取用。

②用药部位如有烧灼感、红肿等情况应停药,并将局部药物洗净。

③用药期间注意个人卫生,防止二次感染。

6. 典型处方分析

甲硝唑栓

【处方组成】

甲硝唑细粉 4.5g　　磷酸二氢钠 1.6g　　碳酸氢钠 1.4g

香果脂适量　　　　共制成阴道栓 10 枚

【处方分析】

本品属于中空栓剂,分速效和缓释两部分,甲硝唑为主药,香果脂为基质,碳酸氢钠和磷酸二氢钠为泡腾剂。

要点 2　乳膏剂

1. 概述

(1)定义

乳膏剂系指原料药物溶解或分散于乳状液型基质中形成的均匀半固体制剂。

(2)分类

主要由水相、油相和乳化剂三部分组成,根据机制不同,可分为 O/W 和 W/O 型乳膏剂。

(3)特点

①热敏性:反映遇热熔化而流动。

②触变性:反映施加外力时黏度降低,静止时黏度升高,不利于流动。

2. 乳膏剂常用的基质与附加剂种类

(1)常用的油相基质:硬脂酸、石蜡、蜂蜡、凡士林、羊毛脂、液状石蜡等。

(2)O/W 型乳化剂:三乙醇胺皂类、脂肪醇硫酸(酯)钠类(十二烷基硫酸钠)和聚山梨酯类。

(3)W/O 型乳化剂:单硬脂酸甘油酯、高级脂肪醇(十六醇、十八醇)。

(4)其他:保湿剂、抑菌剂、增稠剂、抗氧剂及透皮吸收促进剂等。

3. 乳膏剂的临床应用与注意事项

(1)临床应用

使用时要清洗皮肤,擦干,涂药,按摩给药部位,使药物进入皮肤,直到药消失。

(2)注意事项

用药部位如有烧灼感、红肿等情况应停药,并将局部药物洗净。

4.典型处方分析

水杨酸乳膏

【处方组成】

水杨酸 50g　单硬脂酸甘油酯 70g　硬脂酸 100g　白凡士林 120g　甘油 120g　液状石蜡 100g　十二烷基硫酸钠 10g　羟苯乙酯 1g　蒸馏水 480ml

【处方分析】

本品为O/W型乳膏,液状石蜡、硬脂酸和白凡士林为油相,十二烷基硫酸钠及单硬脂酸甘油酯为混合乳化剂,甘油为保湿剂,羟苯乙酯为防腐剂。

要点 3　凝胶剂

1.概述

(1)定义:系指原料药物与能形成凝胶的辅料制成的具凝胶特性的稠厚液体或半固体制剂。

(2)凝胶剂的分类

根据形态不同可分为:

①乳胶剂;②胶浆剂;③混悬型凝胶剂。

(3)特点

凝胶具有良好的生物相容性,有缓释、控释作用,制备工艺简单且形状美观,局部给药后易吸收、不污染衣物,稳定性较好。

(4)质量要求

①应均匀、细腻,在常温时保持胶状,不干涸或液化。

②根据需要可加入保湿剂、抑菌剂、抗氧剂、乳化剂、增稠剂和透皮吸收促进剂等。

③一般应检查pH。

2.临床应用与注意事项

(1)临床应用

凝胶剂在临床上的合理使用需要掌握正确的方法并严格按照说明使用。

(2)注意事项

①皮肤破损处不宜使用。

②避免接触眼睛和其他黏膜(如口、鼻等)。

③用药部位如有烧灼感、瘙痒、红肿等情况应停药,必要时向医师咨询。
④使用前需先清洁皮肤表面患处,按痛处面积使用剂量,反复按摩直至药物均匀涂展开。

3. 典型处方分析

吲哚美辛软膏

【处方组成】

吲哚美辛　10.0g　　交联型聚丙烯酸钠(SDB-L400)　10.0g
PEG4000　80.0g　　甘油　100.0g　　苯扎溴铵　10.0ml
蒸馏水加至 1000g

【处方分析】

吲哚美辛为主药,PEG4000 为透皮吸收促进剂,SDB-L400 是一种高吸水性树脂材料,甘油为保湿剂,苯扎溴铵为杀菌防腐剂。

要点 4　气雾剂

1. 概述

(1)定义:系指原料药物或原料药和附加剂与适宜的抛射剂共同封装于具有特制阀门系统的耐压容器中,使用时借助抛射剂的压力将内容物以雾状物喷出,用于肺部吸入或直接喷至腔道黏膜、皮肤的制剂。

(2)分类

①按分散系统

可分为溶液型、混悬型和乳剂型气雾剂。

②按给药途径

可分为吸入气雾剂、非吸入气雾剂及外用气雾剂。

③按处方组成

可分为二相气雾剂(气-液两相)和三相气雾剂(气-液-固或气-液-液三相)。

④按给药定量与否

可分为定量气雾剂和非定量气雾剂。

2. 特点

(1)优点

①能使药物直接到达作用部位,分布均匀,奏效快。
②药物密闭于不透明的容器中,不与空气中的氧或水分接触,提高了稳定性。
③可避免胃肠道的破坏作用和肝脏的首过效应,提高生物利用度。
④使用方便,无需饮水,一揿即可,有助于提高病人的用药顺应性。
⑤外用时由于不用接触患部,可以减少刺激性。

⑥装有定量阀门,给药剂量准确。
(2)缺点
①气雾剂需要耐压容器、阀门系统以及特殊的生产设备,成本较高。
②气雾剂具有一定的压力,遇热和受撞击后可能发生爆炸。
③吸入气雾剂在肺部吸收,干扰因素较多。
④由于含有抛射剂,具有一定的毒性,故不适宜心脏病患者作为吸入气雾剂使用。

3. 质量要求
(1)气雾剂容器应能耐受所需的压力,保证释放出准确的剂量。
(2)泄露和压力检查应符合规定。
(3)应置凉暗处保存,并避免暴晒、受热、敲打、撞击。

4. 气雾剂的抛射剂
(1)抛射剂的一般要求
①在常温下的蒸气压大于大气压。
②无毒、无致敏反应和刺激性。
③具有惰性,不与药物发生反应。
④不易燃、不易爆。
⑤价廉易得。
(2)常用的抛射剂
①氢氟烷烃:是目前最有应用前景的一类氯氟烷烃的替代品,主要为 HFA-134a(四氟乙烷)和 HFA-227(七氟丙烷)。
②碳氢化合物:主要品种有丙烷、正丁烷和异丁烷。
③压缩气体:主要有二氧化碳、氮气、一氧化氮等。

5. 气雾剂的附加剂
(1)潜溶剂
详见本书第四章—第二节。
(2)润湿剂
详见本书第四章—第二节。

6. 气雾剂的临床应用与注意事项
(1)临床应用
应用广泛,可用于呼吸道吸入给药,或直接喷至腔道黏膜、皮肤给药,也可用于空间消毒。
(2)注意事项
①使用前应充分摇匀储药罐,首次使用前或距上次使用超过 1 周时,先向

空中试喷一次。

②患者吸药前需张口、头略后仰、缓慢地呼气，直到不再有空气可以从肺中呼出。

③吸入结束后用清水漱口，以清除口腔残留的药物，尤其注意激素类药物。

④气雾剂药物遇热和受撞击有可能发生爆炸，使用要非常小心。

7. 典型处方分析

盐酸异丙肾上腺素气雾剂

【处方组成】

盐酸异丙肾上腺素　2.5g　　　二氯二氟甲烷（F12）适量

维生素 C　1.0g　　　　　　　乙醇　296.5g

共制成 1000g

【处方分析】

盐酸异丙肾上腺素为主药，二氯二氟甲烷（F12）为抛射剂，乙醇为潜溶剂，维生素 C 为抗氧剂。

雷区

> 同学们请注意：气雾剂是考试重点，尤其是气雾剂的特点、常用的抛射剂在试卷中多次考到，大家一定掌握本部分的相关考点。

要点 5　喷雾剂

1. 概述

（1）定义：系指原料药物或与适宜辅料填充于特制的装置中，使用时借助手动泵的压力或其他方法将内容物呈雾状物释出，用于肺部吸入或直接喷至腔道黏膜及皮肤等的制剂。

（2）特点

①药物直达作用部位，局部浓度高，起效迅速。

②给药剂量准确，给药剂量比注射或口服小，故毒副作用小。

③药物呈雾状直达病灶，使用方便，并可减少疼痛。

2. 临床应用与注意事项

（1）临床应用

喷雾剂多数是根据病情需要临时配制，既可作局部用药，也可治疗全身性疾病。

（2）注意事项

①药物是否能达到或留置在肺泡中，亦或能否经黏膜吸收，主要取决于雾

粒的大小。

②药物保存时间过久易变质,故喷雾剂多临配临用。

要点 6 粉雾剂

1. 概述

(1) 分类及定义

①吸入粉雾剂:系指微粉化药物或与载体以胶囊、泡囊或多剂量贮库形式,采用特制的干粉吸入装置,由患者主动吸入雾化药物至肺部的制剂。

②非吸入粉雾剂:系指药物或与载体以胶囊或泡囊形式,采用特制的干粉给药装置,将雾化药物喷至腔道黏膜的制剂。

③外用粉雾剂:系指药物或与适宜的附加剂灌装于特制的干粉给药器具中,使用时借助外力将药物喷至皮肤或黏膜的制剂。

(2) 特点

①无肝脏首过效应。

②药物吸收迅速,给药后起效快,达到全身治疗的目的。

③可用于胃肠道难以吸收的水溶性大的药物。

④顺应性好,特别适用于需进行长期给药的患者。

2. 典型处方分析

色甘酸钠粉雾剂

【处方组成】

色甘酸钠　20g　乳糖　20g　制成 1000 粒

【处方分析】

本品为胶囊型粉雾剂,色甘酸钠为主药,乳糖为填充剂,作为药物的载体。

2018年考点预测

1. 灭菌制剂和无菌制剂的分类
2. 制药用水
3. 注射剂的附加剂
4. 热原的性质、污染途径和去除方法
5. 输液的分类
6. 栓剂的基质和附加剂
7. 气雾剂典型处方分析

靶 场

一、最佳选择题(每题1分,每题备选项中只有1个最符合题意)

1. 下列哪种方法不能增加药物的溶解度
   A. 加增溶剂　　　　　B. 加助溶剂　　　　　C. 使用混合溶剂
   D. 成盐　　　　　　　E. 搅拌

2. 下列哪项不是污染热原的途径
   A. 从溶剂中带入　　　B. 从原辅料中带入　　C. 包装时带入
   D. 制备过程中的污染　E. 从容器、用具、管道和装置等带入

3. 下列不属于油脂性基质的是
   A. 聚乙二醇　　　　　B. 凡士林　　　　　　C. 石蜡
   D. 二甲基硅油　　　　E. 羊毛脂

4. 关于注射剂特点的说法,错误的是
   A. 药效迅速　　　　　B. 剂量准确　　　　　C. 使用方便
   D. 作用可靠　　　　　E. 适用于不宜口服的药物

5. 注射剂的质量要求不包括的是
   A. 无菌　　　　　　　B. 无热原　　　　　　C. 融变时限
   D. 澄明度　　　　　　E. 渗透压

6. 制备易氧化药物注射剂应加入抗氧剂
   A. 碳酸氢钠　　　　　B. 氯化钠　　　　　　C. 焦亚硫酸钠
   D. 枸橼酸钠　　　　　E. 依地酸钠

7. 注射剂 pH 一般控制在
   A. 3~10　　　　　　　B. 4~9　　　　　　　 C. 7~9
   D. 5~8　　　　　　　 E. 7.4

8. 中国药典规定的注射用水应该是
   A. 无热原的蒸馏水　　B. 蒸馏水　　　　　　C. 灭菌蒸馏水
   D. 去离子水　　　　　E. 反渗透法制备的水

9. 用于注射用灭菌粉末的溶剂或注射液的稀释剂
   A. 纯化水　　　　　　B. 注射用水　　　　　C. 灭菌蒸馏水
   D. 灭菌注射用水　　　E. 制药用水

10. 不属于热原性质的是
    A. 起浊性　　　　　　B. 耐热性　　　　　　C. 水溶性
    D. 不挥发性　　　　　E. 滤过性

11. 关于热原性质的说法,错误的是

A. 具有不挥发性　　　　B. 具有耐热性　　　　C. 具有氧化性
D. 具有水溶性　　　　　E. 具有滤过性

12. 热原的除去方法不包括
    A. 高温法　　　　　　B. 酸碱法　　　　　　C. 吸附法
    D. 微孔滤膜过滤法　　E. 离子交换法

13. 配制药物溶液时,将溶媒加热、搅拌的目的是增加药物的
    A. 溶解度　　　　　　B. 稳定性　　　　　　C. 润湿性
    D. 溶解速度　　　　　E. 保湿性

14. 在制剂中作为金属离子络合剂使用的是
    A. 碳酸氢钠　　　　　B. 碳酸钠　　　　　　C. 焦亚硫酸钠
    D. 氢氧化钠　　　　　E. 依地酸二钠

15. 影响溶解度的因素不包括
    A. 药物的极性　　　　B. 溶剂　　　　　　　C. 温度
    D. 药物的颜色　　　　E. 药物的晶型

16. 下列给药途径中,一次注射量应在0.2ml以下的是
    A. 静脉注射　　　　　B. 脊椎腔注射　　　　C. 肌内注射
    D. 皮内注射　　　　　E. 皮下注射

17. 注射剂的优点不包括
    A. 药效迅速、剂量准确、作用可靠
    B. 适用于不能口服给药的病人
    C. 适用于不宜口服的药物
    D. 可迅速终止药物作用
    E. 可产生定向作用

18. 只能肌内注射给药的是
    A. 低分子溶液型注射剂
    B. 高分子溶液型注射剂
    C. 乳剂型注射剂
    D. 混悬型注射剂
    E. 注射用冻干粉针剂

19. 可用于静脉注射脂肪乳的乳化剂是
    A. 阿拉伯胶　　　　　B. 西黄蓍胶　　　　　C. 豆磷脂
    D. 脂肪酸山梨坦　　　E. 十二烷基硫酸钠

20. 关于输液叙述不正确的是
    A. 输液中不得添加任何抑菌剂

315

B. 输液对无菌、无热原及澄明度这三项,更应特别注意

C. 渗透压可为等渗或低渗

D. 输液的滤过、精滤目前多采用微孔滤膜

E. 输液 pH 在 4~9

21. 关于血浆代用液叙述错误的是

　　A. 血浆代用液在有机体内有代替全血的作用

　　B. 代血浆应不妨碍血型试验

　　C. 不妨碍红血球的携氧功能

　　D. 在血液循环系统内,可保留较长时间,易被机体吸收

　　E. 不得在脏器组织中蓄积

22. 有关滴眼剂叙述不正确的是

　　A. 滴眼剂是直接用于眼部的外用液体制剂

　　B. 正常眼可耐受的 pH 为 5.0~9.0

　　C. 混悬型滴眼剂要求粒子大小不得超过 50μm

　　D. 滴入眼中的药物首先进入角膜内,通过角膜至前房再进入虹膜

　　E. 增加滴眼剂的黏度,使药物扩散速度减小,不利于药物的吸收

23. 有关植入剂的特点错误的是

　　A. 定位给药　　　　B. 长效恒速作用　　　　C. 减少用药次数

　　D. 给药剂量小　　　E. 适用于半衰期长的,尤其是不能口服的药物

24. 气雾剂的质量评定不包括

　　A. 喷雾剂量　　　　B. 喷次检查　　　　　　C. 粒度

　　D. 泄露率检查　　　E. 抛射剂用量检查

25. 气雾剂的抛射剂是

　　A. 氯氟烷烃类　　　B. 氮酮　　　　　　　　C. 卡波姆

　　D. 泊洛沙姆　　　　E. 聚维酮

26. 下列关于栓剂概念的叙述不正确的是

　　A. 栓剂系指药物与适宜基质制成的具有一定形状的供人体腔道给药的固体制剂

　　B. 栓剂在常温下为固体,塞入人体腔道后,在体温下能迅速软化、熔融或溶解于分泌液

　　C. 栓剂的形状因使用腔道不同而异

　　D. 使用腔道不同而有不同的名称

　　E. 目前,常用的栓剂有直肠栓和尿道栓

27. 下列属于栓剂水溶性基质的是

A. 聚乙二醇类　　　　　　B. 可可豆脂　　　　　　C. 半合成椰子油酯
D. 半合成脂肪酸甘油酯　　E. 硬脂酸丙二醇酯

28. 可可豆脂为栓剂常用基质,其熔点为
A. 20℃~25℃　　　　　　B. 25℃~30℃　　　　　　C. 30℃~35℃
D. 35℃~40℃　　　　　　E. 40℃~45℃

29. 注射于真皮和肌肉之间,注射剂量通常为1~2ml的注射途径是
A. 静脉注射　　　　　　　B. 脊椎腔注射　　　　　　C. 肌内注射
D. 皮下注射　　　　　　　E. 皮内注射

30. 关于输液(静脉注射用大容量注射液)的说法,错误的是
A. 静脉注射用脂肪乳剂中,90%微粒的直径应小于1μm
B. 为避免输液贮存过程中滋生微生物,输液中应添加适宜的抑菌剂
C. 渗透压应为等渗或偏高渗
D. 不溶性微粒检查结果应符合规定
E. pH值应尽可能与血液的pH值相近

31. 在气雾剂中不需要使用的附加剂是
A. 抛射剂　　　　　　　　B. 遮光剂　　　　　　　　C. 抗氧剂
D. 润湿剂　　　　　　　　E. 潜溶剂

32. 用作栓剂水溶性基质的是
A. 可可豆脂　　　　　　　B. 甘油明胶　　　　　　　C. 椰油酯
D. 棕榈酸酯　　　　　　　E. 混合脂肪酸酯

二、配伍选择题(每题1分,题目分为若干题。每组题均对应同一组备选项,备选项可重复选用,也可不选用。每题只有一个最符合题意)

[1-2]
A. 纯化水　　　　　　　　B. 注射用水　　　　　　　C. 灭菌注射用水
D. 原水　　　　　　　　　E. 饮用水

1. 用于配制普通制剂的水
2. 用于注射用无菌粉末的溶剂为

[3-5]
A. 乙醇　　　　　　　　　B. 七氟丙烷　　　　　　　C. 聚山梨酯
D. 维生素C　　　　　　　E. 液状石蜡

3. 可作为气雾剂抗氧剂的是
4. 可作为气雾剂抛射剂的是
5. 可作为气雾剂潜溶剂的是

[6-8]

 A. 防腐剂   B. 矫味剂   C. 乳化剂

 D. 抗氧剂   E. 助悬剂

6. 制备静脉注射乳时,加入的豆磷脂是作为

7. 制备维生素 C 注射剂时,加入的亚硫酸氢钠是作为

8. 制备醋酸可的松滴眼液时,加入的亚硫酸氢钠是作为

[9-11]

 A. 硝酸苯汞   B. 硼酸   C. 羧甲基纤维素钠

 D. 聚山梨酯 80   E. 注射用水

9. 在醋酸可的松注射液中作为抑菌剂的是

10. 在醋酸可的松注射液中作为助悬剂的是

11. 在醋酸可的松注射液中作为渗透压调节剂的是

[12-14]

 A. pH 调节剂   B. 抗氧剂   C. 金属螯合剂

 D. 溶剂   E. 主药

维生素 C 注射液中各成分的作用

12. $NaHCO_3$

13. EDTA-2Na

14. 维生素 C

[15-17]

下列辅料在乳膏中的作用

 A. 单硬脂酸甘油酯   B. 甘油   C. 白凡士林

 D. 十二烷基磺酸钠   E. 对羟基苯甲酸乙酯

15. 保湿剂

16. 油脂性基质

17. W/O 型乳化剂

[18-19]

 A. 大豆油   B. 大豆磷脂   C. 甘油

 D. 羟苯乙酯   E. 注射用水

18. 属于静脉注射脂肪乳剂中乳化剂的是

19. 属于静脉注射脂肪乳剂中渗透压调节剂的是

[20-23]

 A. 氟利昂   B. 可可豆脂   C. 月桂氮䓬酮

 D. 司盘 85   E. 硬脂酸镁

20. 气雾剂中作抛射剂
21. 气雾剂中作稳定剂
22. 软膏剂中作透皮促进剂
23. 栓剂中作基质

[24-26]
　A. 微囊　　　　　　　B. 滴丸　　　　　　　C. 栓剂
　D. 小丸　　　　　　　E. 软胶囊
24. 药物与适当基质加热熔化后,在冷凝液中收缩冷凝而成的小丸状制剂称为
25. 药物与辅料构成的直径小于 2.5mm 的球状实体称为
26. 药物与适宜基质制成的具有一定形状的供人体腔道内给药的固体制剂称为

[27-29]
　A. 白蜡　　　　　　　B. 聚山梨酯 80　　　　C. 叔丁基对甲酚
　D. 单硬脂酸甘油酯　　E. 凡士林
27. 可作为栓剂吸收促进剂的是
28. 可作为栓剂抗氧化剂的是
29. 既可作为栓剂增稠剂,又可作为 W/O 软膏基质的是

[30-32]
　A. 巴西棕榈蜡　　　　B. 尿素　　　　　　　C. 甘油明胶
　D. 叔丁基羟基茴香醚　E. 羟苯乙酯
30. 可作为栓剂水溶性基质的是
31. 可作为栓剂抗氧剂的是
32. 可作为栓剂硬化剂的是

[33-35]
　A. F12　　　　　　　B. 丙二醇　　　　　　C. 吐温 80
　D. 蜂蜡　　　　　　　E. 维生素 C
33. 在气雾剂的处方中,可作为乳化剂的辅料是
34. 在气雾剂的处方中,可作为潜溶剂的辅料是
35. 在气雾剂的处方中,可作为抛射剂的辅料是

三、综合分析选择题(每题 1 分,题目分为若干组,每组题目基于同一个临床情景、病例、实例或者案例的背景信息逐题展开。每道题的备选项中,只有一个最符合题意)

[1-3]
静脉注射用脂肪乳

【处方】

精制大豆油　150g

精制大豆磷脂　15g

注射用甘油　25g

注射用水加至 1000ml

1. 有关静脉注射用脂肪乳的表述错误的是
   A. 精制大豆油为油相
   B. 精制大豆磷脂为乳化剂
   C. 注射用甘油为溶剂
   D. 本品属于营养输液
   E. 使用前应先检查是否有变色或沉淀，启封后应 1 次用完

2. 静脉注射用脂肪乳制备时所用玻璃容器除去热原可采用的方法为
   A. 高温法　　　　　　B. 超滤法　　　　　　C. 吸附法
   D. 离子交换法　　　　E. 反渗透法

3. 下列哪一个还可以用作静脉注射用脂肪乳的乳化剂
   A. 吐温类　　　　　　B. 司盘类　　　　　　C. 泊洛沙姆
   D. 苯扎氯铵　　　　　E. 十二烷基硫酸钠

[4-6]

水杨酸乳膏

【处方】

水杨酸　50g

硬脂酸甘油酯　70g

硬脂酸　100g

白凡士林　120g

液状石蜡　100g

甘油　120g

十二烷基硫酸钠　10g

羟苯乙酯　1g

蒸馏水　480ml

4. 水杨酸乳膏处方中乳化剂为
   A. 硬脂酸　　　　　　B. 白凡士林　　　　　C. 液状石蜡
   D. 甘油　　　　　　　E. 十二烷基硫酸钠

5. 羟苯乙酯在处方中用作
   A. 乳化剂　　　　　　B. 水相　　　　　　　C. 保湿剂

D. 防腐剂　　　　　　　　E. 油相

6. 有关水杨酸乳膏的叙述错误的是
   A. 加入凡士林有利于角质层的水合而有润滑作用
   B. 加入水杨酸时,基质温度宜低以免水杨酸挥发损失
   C. 应避免与铁或其他重金属器皿接触,以防水杨酸变色
   D. 本品为 W/O 型乳膏
   E. 本品用于治疗手、足癣及体、股癣,忌用于糜烂或继发性感染部位

[7-9]
醋酸可的松滴眼液
【处方】
醋酸可的松（微晶）　5.0g
吐温80　0.8g
硝酸苯汞　0.02g
硼酸　20.0g
羧甲基纤维素钠　2.0g
蒸馏水加至 1000ml

7. 处方中渗透压调节剂为
   A. 吐温80　　　　　　B. 硝酸苯汞　　　　　　C. 硼酸
   D. 羧甲基纤维素钠　　E. 蒸馏水

8. 硝酸苯汞在处方中用作
   A. 抑菌剂　　　　　　B. 主药　　　　　　　　C. 渗透压调节剂
   D. 溶剂　　　　　　　E. 乳化剂

9. 醋酸可的松滴眼液属于什么类型滴眼液
   A. 高分子溶液型　　　B. 混悬型　　　　　　　C. 低分子溶液型
   D. 乳剂型　　　　　　E. 胶体型

[10-12]
盐酸异丙肾上腺素气雾剂
【处方】
盐酸异丙肾上腺素　2.5g
二氯二氟甲烷(F12)　适量
维生素C　1.0g
乙醇　296.5g
共制成 1000g

10. 乙醇在处方中用作
    A. 抛射剂　　　　　　B. 潜溶剂　　　　　　C. 增溶剂
    D. 抗氧剂　　　　　　E. 助溶剂
11. 处方中抛射剂为
    A. 异丙肾上腺素　　　B. 二氯二氟甲烷(F12)　C. 维生素C
    D. 乙醇　　　　　　　E. 蒸馏水
12. 本品临床用于
    A. 解痉药　　　　　　B. 镇咳　　　　　　　C. 支气管哮喘
    D. 消化道溃疡　　　　E. 祛痰药

[13-15]
凝胶型氧氟沙星眼膏
【处方】
氧氟沙星　　　　0.3g　　　卡波姆　　　0.6g
氯化钠　　　　　0.5g　　　硼酸　　　　1.0g
氢化硬化蓖麻油　1.0g
羟苯乙酯　　　　0.25g
丙二醇　　　　　1.0g
透明质酸钠　　　0.05g
蒸馏水加至100g

13. 处方中渗透压调节剂为
    A. 丙二醇　　　　　　B. 氢化硬化蓖麻油　　C. 硼酸
    D. 卡波姆　　　　　　E. 氯化钠
14. 处方中保湿剂为
    A. 丙二醇　　　　　　B. 蒸馏水　　　　　　C. 氯化钠
    D. 卡波姆　　　　　　E. 硼酸
15. 卡波姆在处方中用作
    A. 主药　　　　　　　B. 基质　　　　　　　C. 抑菌剂
    D. pH调节剂　　　　　E. 保湿剂

四、多项选择题(每题1分,每题的备选项中,至少有2个或2个以上选项是正确答案。错选或少选均不得分)
1. 下列哪些输液是血浆代用液
    A. 碳水化合物的输液　B. 静脉注射脂肪乳剂　C. 复方氨基酸输液
    D. 右旋糖酐注射液　　E. 羟乙基淀粉注射液
2. 在生产注射用冻干制品时,常出现的异常现象是

A. 成品含水量偏高 B. 冻干物萎缩成团 C. 喷瓶
D. 冻干物不饱满 E. 絮凝

3. 生产注射剂时常加入适量活性炭,其作用为
   A. 吸附热原 B. 能增加主药稳定性 C. 脱色
   D. 脱盐 E. 提高澄明度

4. 静脉注射用脂肪乳剂的乳化剂常用的有
   A. 卵磷脂 B. 豆磷脂 C. 吐温 80
   D. 普朗尼克 F-68 E. 司盘 80

5. 制备注射用水的方法有
   A. 离子交换法 B. 电渗析法 C. 反渗透法
   D. 重蒸馏法 E. 凝胶过滤法

6. 关于注射用水的说法正确的有
   A. 注射用水指蒸馏水或去离子水再经蒸馏而制得的无热原水
   B. 注射用水应在 80℃ 以上或灭菌后密封保存
   C. 为经过灭菌的蒸馏水
   D. 蒸馏的目的是除去细菌
   E. 应使用新鲜的注射用水,最好随蒸随用

7. 可以作为注射用溶媒的有
   A. 乙醇 B. 丙二醇 C. 二甲基亚砜
   D. PEG 400 E. 甘油

8. 玻璃器皿除热原可采用
   A. 高温法 B. 蒸馏法 C. 吸附法
   D. 酸碱法 E. 凝胶过滤法

9. 栓剂常用的油脂性基质有
   A. 可可豆脂 B. 椰油酯 C. 山苍子油酯
   D. 甘油明胶 E. 聚乙二醇

10. 栓剂处方设计中常用的附加剂有
    A. 崩解剂 B. 增稠剂 C. 防腐剂
    D. 致孔剂 E. 絮凝剂

答案与解析

一、最佳选择题（每题1分，每题备选项中只有1个最符合题意）

1. 【答案】E
   【解析】搅拌只能增加溶解速度，不能增加溶解度。

2. 【答案】C
   【解析】略。

3. 【答案】A
   【解析】聚乙二醇属于水溶性基质。

4. 【解析】C
   【解析】注射剂的特点：①药效迅速、剂量准确、作用可靠；②适用于不宜口服给药的患者和不宜口服的药物；③可产生局部和定向作用；④使用不方便，注射时易引起疼痛；⑤易发生交叉污染，安全性不及口服制剂；⑥制造过程复杂，对生产的环境及设备要求高，生产费用较大，价格较高。

5. 【答案】C
   【解析】注射剂的质量要求：①无菌；②无热原；③pH（4~9）；④渗透压；⑤稳定性；⑥安全性；⑦澄明度。

6. 【答案】C
   【解析】注射剂的抗氧剂主要有：焦亚硫酸钠、亚硫酸氢钠、亚硫酸钠和硫代硫酸钠。

7. 【答案】B
   【解析】注射剂pH一般控制在pH为4~9。

8. 【答案】A
   【解析】中国药典规定的注射用水是无热原的蒸馏水。

9. 【答案】D
   【解析】灭菌注射用水用于注射用灭菌粉末的溶剂或注射液的稀释剂。

10. 【答案】A
    【解析】热原的性质主要有水溶性、不挥发性、耐热性和滤过性。

11. 【答案】C
    【解析】详见第10题解析。

12. 【答案】D
    【解析】除去药液或溶剂中热原的方法：①吸附法；②离子交换法；③凝胶滤过法；④超滤法；⑤反渗透法。除去容器或用具上热原的方法：①高温法；

②酸碱法。

13. 【答案】D

【解析】配制药物溶液时,将溶媒加热、搅拌的目的是增加药物的溶解速度。

14. 【答案】E

【解析】在注射剂的处方中,依地酸二钠为金属离子络合剂。

15. 【答案】D

【解析】影响溶解度的因素:①药物分子结构与溶剂;②温度;③药物的晶型;④粒子大小;⑤加入第三种物质。

16. 【答案】D

【解析】一次注射量应在0.2ml以下的是皮内注射。

17. 【答案】D

【解析】注射剂的优点:①药效迅速、剂量准确、作用可靠;②适用于不宜口服给药的患者和不宜口服的药物;③可产生局部和定向作用。

18. 【答案】D

【解析】混悬型注射剂只能肌内注射给药,不能静脉注射。

19. 【答案】C

【解析】静脉注射脂肪乳的乳化剂常用的有卵磷脂、豆磷脂及普朗尼克F-68等。一般以卵磷脂为好。

20. 【答案】C

【解析】输液的质量要求:①无菌、无热原或细菌内毒素、不溶性微粒等项目,必须符合规定;②pH尽可能与血液相近;③渗透压应为等渗或偏高渗;④不得添加任何抑菌剂;⑤使用安全,不引起血象的任何变化,不引起过敏反应,不损害肝、肾功能。

21. 【答案】A

【解析】血浆代用液在有机体内有代替血浆的作用,但不能代替全血,在血液循环系统内,可保留较长时间,易被机体吸收,不得在脏器组织中蓄积。

22. 【答案】E

【解析】增加滴眼剂的黏度,使药物扩散速度减小,有利于药物的吸收。

23. 【答案】E

【解析】植入剂的特点:具有定位给药、用药次数少、给药剂量小、长效恒速作用等特点,它适用于半衰期短、代谢快,尤其是不能口服的药物。

24. 【答案】E

【解析】气雾剂的质量要求:①气雾剂容器应能耐受所需的压力,保证释放出准确的剂量;②泄露和压力检查应符合规定;③应置凉暗处保存,并避免暴晒、受热、敲打、撞击。

25. 【答案】A

【解析】常用的抛射剂：
①氢氟烷烃：是目前最有应用前景的一类氯氟烷烃的替代品，主要为HFA-134a(四氟乙烷)和HFA-227(七氟丙烷)；②碳氢化合物：主要品种有丙烷、正丁烷和异丁烷；③压缩气体：主要有二氧化碳、氮气、一氧化氮等。

26. 【答案】E

【解析】目前，常用的栓剂有直肠栓、阴道栓和尿道栓。

27. 【答案】A

【解析】栓剂的水溶性基质：①甘油明胶；②聚乙二醇；③泊洛沙姆。

28. 【答案】C

【解析】可可豆脂的熔点为30℃～35℃。

29. 【答案】D

【解析】注射于真皮和肌肉之间，注射剂量通常为1～2ml的注射途径为皮下注射。

30. 【答案】B

【解析】输液中不得添加任何的抑菌剂。

31. 【答案】B

【解析】气雾剂中需要加入的附加剂有抛射剂、抗氧剂、润湿剂和潜溶剂。

32. 【答案】B

【解析】甘油明胶属于水溶性基质。

二、配伍选择题(每题1分，题目分为若干题。每组题均对应同一组备选项，备选项可重复选用，也可不选用。每题只有一个最符合题意)

[1-2]

【答案】1. A、2. C

【解析】①纯化水：为饮用水经蒸馏法、离子交换法、反渗透法或其他适宜方法制得的水。纯化水可作为配制普通药物制剂用的溶剂或试验用水；可作为中药注射剂、中药滴眼剂等灭菌制剂所用饮片的提取溶剂。纯化水不得用于注射剂的配制与稀释；②注射用水可作为注射剂、滴眼剂等的溶剂或稀释剂及容器的精洗；③灭菌注射用水主要用于注射用灭菌粉末的溶剂或注射剂的稀释剂。

[3-5]

【解析】3. D、4. B、5. A

【解析】略。

[6-8]

【答案】6. C、7. D、8. D

【解析】①脂肪乳注射液处方分析：中链甘油三酸酯为主药，注射用大豆油为油相，卵磷脂为乳化剂，甘油为渗透压调节剂，注射用水为水相；②维生素C注射液处方分析：维生素C为主药，碳酸氢钠为pH调节剂，依地酸二钠为金属螯合剂，亚硫酸氢钠为抗氧剂，注射用水为溶剂；③醋酸可的松滴眼液处方分析：醋酸可的松为主药，羧甲基纤维素钠为助悬剂，硼酸为pH与等渗调节剂，吐温80为增溶剂，硝酸苯汞为抑菌剂，蒸馏水为溶剂。

[9-11]

【答案】9. A、10. C、11. B

【解析】醋酸可的松为主药，羧甲基纤维素钠为助悬剂，硼酸为pH与等渗调节剂，吐温80为增溶剂，硝酸苯汞为抑菌剂，蒸馏水为溶剂。

[12-14]

【答案】12. A、13. C、14. E

【解析】维生素C为主药，碳酸氢钠为pH调节剂，依地酸二钠为金属螯合剂，亚硫酸氢钠为抗氧剂，注射用水为溶剂。

[15-17]

【答案】15. B、16. C、17. A

【解析】液状石蜡、硬脂酸和白凡士林为油相，十二烷基硫酸钠及单硬脂酸甘油酯为混合乳化剂，甘油为保湿剂，羟苯乙酯为防腐剂。

[18-19]

【答案】18. B、19. C

【解析】中链甘油三酸酯为主药，注射用大豆油为油相，卵磷脂为乳化剂，甘油为渗透压调节剂，注射用水为水相。

[20-23]

【答案】20. A、21. D、22. C、23. B

【解析】略。

[24-26]

【答案】24. B、25. D、26. C

【解析】①滴丸系指药物与适当基质加热熔化后，在冷凝液中收缩冷凝而成的小丸状制剂；②小丸系指药物与辅料构成的直径小于2.5mm的球状实体；③栓剂系指药物与适宜基质制成的具有一定形状的供人体腔道内给药的固体制剂。

[27-29]

【答案】27. B、28. C、29. D

【解析】栓剂的附加剂：
①抗氧剂：主要有叔丁基羟基茴香醚(BHA)、2,6-二叔丁基对甲酚(BHT)等；
②防腐剂：主要有对羟基苯甲酸酯类；③硬化剂：主要有白蜡、鲸蜡醇、硬脂酸、巴西棕榈蜡；④增稠剂：主要有氢化蓖麻油、单硬脂酸甘油酯、硬脂酸铝；⑤吸收促进剂：主要有非离子型表面活性剂、尿素、水杨酸钠、苯甲酸钠、羟甲基纤维素钠、环糊精类衍生物；⑥水溶性基类：甘油明胶、聚乙二醇、泊洛沙姆。

[30-32]

【答案】30. C、31. D、32. A

【解析】详见第27-29题解析。

[33-35]

【答案】33. C、34. B、35. A

【解析】①吐温80可作为气雾剂的乳化剂；②丙二醇可作为气雾剂的潜溶剂；③F12可作为气雾剂的抛射剂。

三、综合分析选择题(每题1分,题目分为若干组,每组题目基于同一个临床情景、病例、实例或者案例的背景信息逐题展开。每道题的备选项中,只有一个最符合题意)

[1-3]

【答案】1. C、2. A、3. C

【解析】①注射用甘油是渗透压调节剂；②除去玻璃容器中热原的方法是高温法和酸碱法；③脂肪乳的乳化剂是泊洛沙姆、卵磷脂和豆磷脂。

[4-6]

【答案】4. E、5. D、6. D

【解析】①十二烷基硫酸钠及单硬脂酸甘油酯为混合乳化剂；②羟苯乙酯为防腐剂；③水杨酸乳膏为O/W型乳膏。

[7-9]

【答案】7. C、8. A、9. B

【解析】醋酸可的松为主药,羧甲基纤维素钠为助悬剂,硼酸为pH与等渗调节剂,吐温80为增溶剂,硝酸苯汞为抑菌剂,蒸馏水为溶剂,为混悬型滴眼液。

[10-12]

【答案】10. B、11. B、12. C

【解析】盐酸异丙肾上腺素为主药,二氯二氟甲烷(F12)为抛射剂,乙醇为潜溶剂,维生素C为抗氧剂,本品临床用于支气管哮喘。

[13-15]

【答案】13. E、14. A、15. B

【解析】氧氟沙星是主药,卡波姆、氢化硬化蓖麻油是基质,氯化钠是渗透压调节剂,硼酸是pH调节剂,丙二醇、透明质酸钠是保湿剂,羟苯乙酯是防腐剂。

四、多项选择题(每题1分,每题的备选项中,至少有2个或2个以上选项是正确答案。错选或少选均不得分)

1. 【答案】DE

   【解析】①电解质输液:常用的有氯化钠注射液、复方氯化钠注射液、乳酸钠注射液等;②营养输液:常用的有葡萄糖注射液、氨基酸输液、脂肪乳剂输液等;③胶体输液:常用的有右旋糖酐、淀粉衍生物、明胶、聚维酮等;④含药输液:如氧氟沙星葡萄糖输液。

2. 【答案】ABCD

   【解析】冻干制剂常见问题:①含水量偏高;②喷瓶;③产品外观不饱满或萎缩。

3. 【答案】ACE

   【解析】生产注射剂时常加入适量活性炭的目的是吸附热原、脱色和提高澄明度。

4. 【答案】ABD

   【解析】注射用脂肪乳的乳化剂常用的有卵磷脂、豆磷脂及普朗尼克F-68等,一般以卵磷脂为好。

5. 【答案】ABCD

   【解析】制备注射用水的方法有蒸馏法、离子交换法、反渗透法和电渗析法。

6. 【答案】ABE

   【解析】灭菌注射用水为经过灭菌的蒸馏水,蒸馏的目的是除去热原。

7. 【答案】ABDE

   【解析】其他注射用溶剂:乙醇、丙二醇、聚乙二醇和甘油。

8. 【答案】AD

   【解析】除去容器或用具上热原的方法:①高温法;②酸碱法。

9. 【答案】ABC

   【解析】栓剂常用的油脂性基质有可可豆脂、椰油酯和山苍子油酯。

10. 【答案】BC

    【解析】栓剂处方设计中常用的附加剂有抗氧剂、防腐剂、硬化剂、增稠剂和吸收促进剂。

第六章

本章分值 8分左右

药物递送系统与临床应用

考纲点睛

单元	要点	细目	考试要求
（一）快速释放制剂	1. 口服速释片剂	分散片的特点与质量要求	了解
		分散片典型处方分析	掌握
		口崩片的特点与质量要求	熟悉
		口崩片典型处方分析	熟悉
		速释技术与释药原理	了解
		临床应用与注意事项	了解
	2. 滴丸剂	分类、特点与质量要求	掌握
		临床应用与注意事项	了解
		典型处方分析	熟悉
	3. 吸入制剂	分类、特点与质量要求	了解
		吸入制剂的附加剂种类和作用	了解
		临床应用与注意事项	熟悉
		典型处方分析	熟悉
（二）缓释、控释制剂	1. 缓释、控释制剂的基本要求	分类、特点与一般质量要求	掌握
		缓释、控释制剂的释药原理	熟悉
		临床应用与注意事项	掌握
		典型处方分析	掌握
	2. 常用辅料和剂型特点	缓释、控释制剂的常用辅料和作用	熟悉
		骨架型片、膜控型片、渗透泵型控释片的剂型特点	掌握
	3. 经皮给药制剂	特点和质量要求	掌握
		经皮给药制剂的基本结构与类型	熟悉
		经皮给药制剂的处方材料	熟悉

续表

单元	要点	细目	考试要求
（三）靶向制剂	1. 靶向制剂的基本要求	分类、特点与一般质量要求	掌握
		靶向性评价的指标和参数	掌握
	2. 脂质体	脂质体的分类和新型靶向脂质体	熟悉
		性质、特点与质量要求	掌握
		脂质体的组成与结构	掌握
		脂质体的作用机制和作为药物载体的用途	了解
		脂质体存在的问题	了解
		脂质体的给药途径	熟悉
		典型处方分析	熟悉
	3. 微球	分类、特点与质量要求	熟悉
		微球的载体材料和微球的用途	了解
		微球存在的问题	了解
		典型处方分析	了解
	4. 微囊	特点与质量要求	掌握
		药物微囊化的材料	掌握
		微囊中药物的释放	了解
		典型处方分析	了解

第一节

快速释放制剂

考点荟萃

要点 1 口服速释片剂

1. 概述

（1）定义：系指口服后能快速崩解或者溶解的固体制剂，通过口腔或胃肠道迅速吸收，具有起效快、生物利用度高等特点。

（2）临床常用剂型

主要包括口服速释片剂、滴丸剂、吸入制剂等。

2. 分散片

（1）定义

分散片系指在水中能迅速崩解并均匀分散的片剂。

（2）特点

①主要适用于要求快速起效的难溶性药物和生物利用度低的药物。

②不适用于毒副作用较大、安全系数较低和易溶于水的药物。

③分散片可加水分散后口服，也可将分散片含于口中吮服或吞服。

（3）质量要求

除一般片剂规定的要求，增加了分散均匀性。

分散均匀性：即在15℃~25℃的水中3分钟之内完全崩解。

（4）典型处方分析

阿奇霉素分散片

【处方组成】

阿奇霉素250g　　羧甲基淀粉钠50g　　乳糖100g　　微晶纤维素100g

甜蜜素5g　　2%HPMC水溶液 适量　　滑石粉25g　　硬脂酸镁2.5g

【处方分析】

阿奇霉素为主药，羧甲基淀粉钠为崩解剂，乳糖和微晶纤维素为填充剂，甜蜜素为矫味剂，2%HPMC水溶液为黏合剂，滑石粉和硬脂酸镁为润滑剂。

3. 口崩片

（1）定义：系指在口腔内不需要用水即能迅速崩解或溶解的片剂。

（2）特点

①吸收快，生物利用度高。

②服用方便，患者顺应性高。

③胃肠道反应小，副作用低。

④避免了肝脏的首过效应。

（3）质量要求

①应在口腔内迅速崩解或溶散、无沙砾感、口感良好、容易吞咽，对口腔黏膜无刺激性。

②口崩片应进行崩解时限检查。

③冻干口崩片可不进行片剂脆碎度检查。

（4）典型处方分析

辛伐他汀口腔崩解片

【处方组成】

辛伐他汀10g　　微晶纤维素64g　　　直接压片用乳糖59.4g

甘露醇 8g　　　交联聚维酮 12.8g　　阿司帕坦 1.6g　橘子香精 0.8g
2,6-二叔丁基对甲酚(BHT)0.032g　　硬脂酸镁 1g　　微粉硅胶 2.4g
【处方分析】
辛伐他汀为主药,直接压片用乳糖、甘露醇为填充剂,甘露醇兼有矫味作用,交联聚维酮为崩解剂,阿司帕坦为甜味剂,橘子香精为芳香剂,硬脂酸镁为润滑剂,微粉硅胶为助流剂,2,6-二叔丁基对甲酚(BHT)为抗氧剂。

4. 固体分散技术
(1)定义:固体分散体系指药物高度分散在适宜的载体材料中形成的固态分散物。药物在载体材料中以分子、胶态、微晶或无定形状态分散,这种分散技术称为固体分散技术。
(2)固体分散体的分类
①低共熔混合物:药物仅以微晶状态分散于载体中,为物理混合物。
②固态溶液:药物呈分子状态分散,为均相体系。
③共沉淀物:也称共蒸发物,药物以无定形状态分散。
(3)固体分散体的特点
①利用包蔽作用,可延缓药物的水解和氧化,掩盖药物的不良气味,使液态药物固体化。
②难溶性药物以分子状态分散在水溶性载体中,提高药物的生物利用度。
③当采用难溶性载体制备固体分散体时,可以达到缓释作用。
④固体分散体久贮易发生老化。

5. 包合技术
(1)定义:系指一种分子被包藏于另一种分子的空穴结构内,形成包合物的技术。
(2)特点
①可增加药物溶解度和生物利用度。
②掩盖药物的不良气味。
③减少挥发性成分的挥发损失,并使液体药物粉末化。
④对易受热、湿、光照等影响的药物,可增加稳定性。

要点 2　滴丸剂

1. 概述
(1)定义:系指固体或液体药物与适宜的基质加热熔融溶解、乳化或混悬于基质中,再滴入不相混溶、互不作用的冷凝介质中,由于表面张力的作用使液滴收缩成球状而制成的制剂,主要供口服用。

(2)特点
①设备简单、操作方便、工艺周期短、生产率高。
②工艺条件易于控制,质量稳定,剂量准确。
③可使液态药物固形化。
④用固体分散技术制备的滴丸具有吸收迅速、生物利用度高的特点。
⑤发展了耳、眼科用药的新剂型,可起到延效作用。
2. 常用基质
(1)水溶性基质:常用的有聚乙二醇类、硬脂酸钠、甘油明胶、泊洛沙姆、聚氧乙烯单硬脂酸酯(S-40)等。
(2)脂溶性基质:常用的有硬脂酸、单硬脂酸甘油酯、氢化植物油、虫蜡、蜂蜡等。
3. 滴丸剂的临床应用与注意事项
(1)临床应用
①滴丸多为舌下含服,药物通过舌下黏膜直接吸收,进入血液循环。
②如加入缓释剂,可明显延长药物的半衰期,达到长效的目的。
③滴丸还可用于局部用药,如耳部用药、眼部用药等。
(2)注意事项
①清开灵滴丸:风寒感冒者不适用,高血压、心脏病患者慎用。
②穿心莲内酯滴丸:脾胃虚寒、大便溏者慎用。
③麝香通心滴丸:含有毒性药材蟾酥,须按规定剂量服用。
4. 典型处方分析
联苯双酯滴丸
【处方组成】
联苯双酯 15g　PEG6000 120g　吐温 80 5g　液状石蜡 适量
共制成 10000 粒
【处方分析】
联苯双酯为主药,PEG6000 为基质,吐温 80 为表面活性剂,液状石蜡为冷凝液。

要点 3 吸入制剂

1. 概述
(1)定义:系原料药物溶解或分散于合适介质中,以蒸气或气溶胶形式给药至肺部发挥局部或全身作用的液体或固体制剂。
(2)分类
吸入制剂分为可转变成蒸气的制剂、供雾化用的液体制剂、吸入气雾剂和吸入粉雾剂四种。主要介绍吸入气雾剂和吸入粉雾剂。

①吸入气雾剂:系指含药溶液、混悬液或乳液,与适宜抛射剂或液化混合抛射剂共同装封于具有定量阀门系统和一定压力的耐压容器中,使用时借助抛射剂的压力,将内容物呈雾状物喷出,用于肺部吸入的制剂。

②吸入粉雾剂:系指固体微粉化药物单独或与适宜载体混合后,以胶囊、泡囊或多剂量贮库形式,采用特制的干粉吸入装置,由患者吸入雾化药物至肺部的制剂。给药剂量大,尤其适用于多肽和蛋白质类药物的给药。

(3)特点

①吸入制剂的优点是吸收速度很快,几乎与静脉注射相当。

②由于很多患者未能熟练掌握给药装置的使用方法,没有达到预期疗效,增加了不良反应。

2.典型处方分析

溴化异丙托品气雾剂

【处方组成】

| 溴化异丙托品 0.374g | 无水乙醇 150.000g | 四氟乙烷 844.586g |
| 柠檬酸 0.040g | 蒸馏水 5.000g | 共制成 1000g |

【处方分析】

本品为溶液型气雾剂,溴化异丙托品为主药,四氟乙烷为抛射剂,无水乙醇为潜溶剂,柠檬酸调节体系 pH。

第二节 缓释、控释制剂

考点荟萃

要点 1 缓释、控释制剂概述

1.定义

(1)缓释制剂:系指在规定释放介质中,按要求缓慢地非恒速释放药物的制剂。

(2)控释制剂:系指在规定释放介质中,按要求缓慢地恒速释放药物的制剂。

2.特点

(1)优点

①对于半衰期短的或需要频繁给药的药物,可以减少给药次数,方便使用,

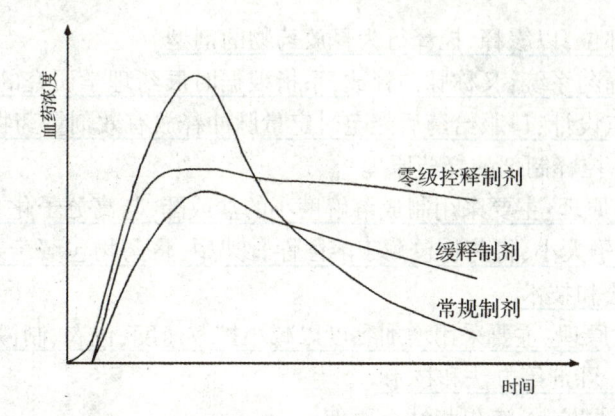

图 6-1　普通制剂、缓释制剂与控释制剂的血药浓度-时间曲线

从而大大提高患者的顺应性,特别适用于需要长期服药的慢性病患者。

②血药浓度平稳,避免或减小峰谷现象,有利于降低药物的不良反应。

③减少用药的总剂量,因此可用最小剂量达到最大药效。

(2)缺点

①在临床应用中剂量调节的灵活性降低。

②制备缓(控)释制剂的设备和工艺费用较常规制剂复杂,产品成本较高。

③易产生体内药物的蓄积。

● 雷　区

　　同学们请注意:缓释、控释制剂的定义及特点是考试重点,一定要理解记忆。

3.分类

(1)根据药物的存在状态

①骨架型缓(控)释制剂主要有:亲水性凝胶骨架片、生物溶蚀性骨架片、不溶性骨架片、胃内滞留片、生物黏附片。

②膜控型缓(控)释制剂主要有:微孔膜包衣片、膜控释小片(丸)、肠溶膜控释片。

③渗透泵控释制剂。

(2)根据释药类型

①定速释药系统:系指以恒速或接近恒速在体内释放药物的制剂,基本符合零级释放动力学规律,口服后在一定时间内能使药物释放。

②定位释药系统:系指口服给药后能将药物选择性地递送到口腔或胃肠道

的某一特定部位,以缓释、控释行为释放药物的剂型。

③定时释药系统:又称脉冲释放,系指根据时辰药理学研究的原理,按生物时间节律特点设计,口服给药后能定时定量脉冲释放有效剂量药物的剂型。

4.缓释、控释制剂的释药原理

(1)溶出原理:主要采用制成溶解度小的盐或酯、与高分子化合物生成难溶性盐、控制粒子大小、将药物包藏于溶蚀性骨架中、将药物包藏于亲水性高分子材料中等方法和技术。

(2)扩散原理:主要采用增加黏度以减小扩散速度、包衣、制微囊、不溶性骨架片、植入剂、乳剂等方法和技术。

(3)溶蚀与扩散、溶出相结合原理。

(4)渗透泵原理。

(5)离子交换作用。

要点 2 缓释、控释制剂的常用辅料和剂型特点

1.常用辅料

(1)骨架型缓释材料

①亲水性凝胶骨架材料:常有的有羧甲基纤维素钠(CMC-Na)、甲基纤维素(MC)、羟丙甲纤维素(HPMC)、聚维酮(PVP)、卡波姆、海藻酸盐等。

②不溶性骨架材料:常用的有乙基纤维素(EC)、聚乙烯、无毒聚氯乙烯、乙烯-醋酸乙烯共聚物、硅橡胶等。

③生物溶蚀性骨架材料:常用的有动物脂肪、蜂蜡、巴西棕榈蜡、氢化植物油、硬脂醇、单硬脂酸甘油酯等。

(2)包衣膜型缓释材料

①不溶性高分子材料:常用的有乙基纤维素。

②肠溶性高分子材料:常用的有丙烯酸树脂L和S型、醋酸纤维素酞酸酯(CAP)、醋酸羟丙甲纤维素琥珀酸酯(HPMCAS)和羟丙甲纤维素酞酸酯(HPMCP)等。

(3)增稠剂

常用的有明胶、PVP、CMC、聚乙烯醇(PVA)、右旋糖酐等。

2.缓释、控释制剂的剂型特点

(1)骨架型片

①亲水凝胶骨架片:该骨架片的骨架材料在遇水后形成凝胶,最后完全溶解,药物全部释放。

②生物溶蚀性骨架片:由可溶蚀的蜡质材料制成,通过孔道扩散与溶蚀控制释放。

③不溶性骨架片:消化液渗入骨架内,溶解药物,药物自骨架孔道扩散释放。

④骨架型小丸:采用骨架型材料和药物混合,经适当方法制成光滑圆整、大小均一的小丸。

(2)膜控型片(微孔膜包衣片)

通常采用乙基纤维素、醋酸纤维素、乙烯-醋酸乙烯共聚物、聚丙烯酸树脂等胃肠道中不溶解的聚合物包衣膜材料。包衣液中加入少量致孔剂,如PEG类、PVA、PVP、十二烷基硫酸钠、糖和盐等水溶性的物质,用这样的包衣液包在普通片剂上即成微孔膜包衣片。

(3)渗透泵型控释片的剂型特点

①利用渗透泵原理制成的控释制剂,能均匀恒速地释放药物,其释药速率不受胃肠道可变因素如蠕动、pH、胃排空时间等的影响。

②该制剂药物以零级速率释放。

③渗透泵片是由药物、半透膜材料、渗透压活性物质和推动剂等组成。常用的半透膜材料有纤维素类、聚乙烯醇类、聚丙烯酸树脂类等。

④渗透活性物质起调节室内外渗透压的作用,常用乳糖、果糖、葡萄糖、甘露糖的不同混合物。

⑤推动剂亦称为促渗透聚合物或助渗剂,能吸水膨胀,产生推动力,常用聚羟甲基丙烯酸烷基酯等。

⑥单室渗透泵适合于大多数水溶性药物,可将药物与适宜的渗透压活性物质制成片芯后,用醋酸纤维素等不溶性聚合物材料包衣,然后用激光或机械方式在膜上制成孔径适宜的释药小孔,即得单室渗透泵片。

⑦双层渗透泵片一层为含药层,另一层为推动层或助动层,它是药物释放的主要动力。

雷区

同学们请注意:缓释、控释制剂的剂型特点属于高频考点,尤其是渗透泵型控释片的剂型特点在试卷中多次出题,大家一定要牢牢记住相关考点。

要点 3 口服缓释、控释制剂的临床应用及注意事项

1.用药次数

(1)用药次数过多

口服缓释、控释制剂的用药次数过多的差错率占品种的60%以上。

(2)用药次数过少
用药次数不够使药物的血药浓度过低,达不到应有的疗效。
2. 服用方法
所有的口服缓、控释制剂一般均要求患者不要压碎或咀嚼,以免破坏剂型失去其缓、控释作用。
3. 服药间隔时间
为维持有效血药浓度,避免或减少不良反应的发生,口服缓释、控释制剂的服药间隔时间一般为 12 小时或 24 小时,患者应注意不要漏服。

要点 4 缓、控释制剂的典型处方分析

1. 茶碱微孔膜缓释小片
【处方组成】
片芯:茶碱 15g(10%乙醇 2.95ml)　5%CMC 浆液 适量　硬脂酸镁 0.1g
包衣液 1:乙基纤维素 0.6g　聚山梨酯 20 0.3g
包衣液 2:Eudragit RL100 0.3g　Eudragit RS100 0.6g
制成 1000 片
【处方分析】
茶碱为主药,5%CMC 浆液为黏合剂,硬脂酸镁为润滑剂,乙基纤维素为一种包衣材料,聚山梨酯 20 为致孔剂,Eudragit RL100 和 Eudragit RS100 为另一种包衣材料。

2. 硝苯地平渗透泵片
【处方组成】
药物层:硝苯地平 100g　氯化钾 10g　聚环氧乙烷 355g
　　　　HPMC 25g　硬脂酸镁 10g
助推层:聚环氧乙烷 170g　氯化钠 72.5g　硬脂酸镁 适量
包衣液:醋酸纤维素 95g　PEG4000 5g　三氯甲烷 1960ml　甲醇 820ml
【处方分析】
硝苯地平为主药,氯化钾和氯化钠为渗透压活性物质,聚环氧乙烷为助推剂,HPMC 为黏合剂,硬脂酸镁为润滑剂,醋酸纤维素为包衣材料,PEG 为致孔剂,三氯甲烷和甲醇为溶剂。

要点 5 经皮给药制剂

1. 概述
(1)定义:又称透皮给药制剂(TDDS),系指药物由皮肤吸收进入全身血液循环并达到有效血药浓度的一类制剂。

(2)优点

①可避免肝脏的首过效应和胃肠道对药物的降解,减少了胃肠道给药的个体差异。

②可以延长药物的作用时间,减少给药次数。

③可以维持恒定的血药浓度,避免口服给药引起的峰谷现象,降低了不良反应。

④使用方便,可随时中断给药,适用于婴儿、老人和不宜口服的病人。

(3)局限性

①由于皮肤的屏障作用,仅限于剂量小、药理作用强的药物。

②大面积给药可能对皮肤产生刺激性和过敏性。

③存在皮肤的代谢与储库作用。

2. 基本结构

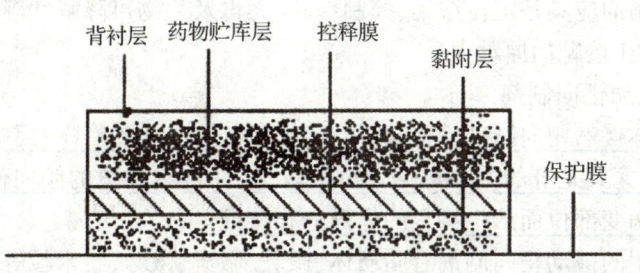

(1)背衬层:是由不易渗透的铝塑复合膜、玻璃纸、尼龙或醋酸纤维素等材料制成。

(2)药物贮库层:是由聚乙烯醇或聚醋酸乙烯酯或其他高分子材料制成的一层膜。

(3)控释膜:利用高分子材料的渗透性和膜的厚度可以控制药物的释放速率。

(4)胶黏膜:是由无刺激和无过敏性的黏合剂如天然树胶、合成树脂类等组成。

(5)保护膜:是一种可剥离衬垫膜,具有保护药膜的作用。

3. 处方材料

(1)骨架材料:常用的有疏水性的聚硅氧烷与亲水性的聚乙烯醇。

(2)控释膜材料:常用作均质膜的高分子材料有乙烯-醋酸乙烯共聚物和聚硅氧烷,微孔膜有聚丙烯拉伸微孔膜。

(3)压敏胶:常用的有聚异丁烯类、丙烯酸类和硅橡胶压敏胶。

(4)背衬材料:常用的有复合铝箔。

(5)防黏材料:常用的有聚乙烯、聚苯乙烯、聚丙烯、聚碳酸酯、聚四氟乙烯等高聚物。

(6)药库材料:常用的有卡波姆、HPMC、PVA。

第三节 靶向制剂

考点荟萃

要点 1 概述

1. 定义：又称靶向给药系统，是指借助载体、配体或抗体将药物通过局部给药、胃肠道给药或全身血液循环而选择性地浓集定位于靶组织、靶器官、靶细胞或细胞内结构的给药系统。

2. 特点

靶向制剂应具备定位浓集、控制释药、无毒及生物可降解性等特点。

3. 分类（按靶向原动力）

（1）被动靶向制剂

①也称自然靶向制剂，靶向载体药物微粒在体内被单核-巨噬细胞系统的巨噬细胞（尤其是肝的 Kupffer 细胞）摄取，这种自然吞噬的倾向使药物选择性地浓集于病变部位而产生特定的体内分布特征。

②常用的被动靶向制剂有脂质体、微乳、微囊、微球、纳米粒等。

③被动靶向制剂经静脉注射后在体内的分布首先取决于其粒径的大小。

④通常粒径在 2.5~10μm 时，大部分积集于巨噬细胞；小于 7μm 时一般被肝、脾中的巨噬细胞摄取；200~400nm 的纳米粒集中于肝后迅速被肝清除；小于 10nm 的纳米粒则缓慢积集于骨髓；大于 7μm 的微粒通常被肺的最小毛细血管床以机械滤过方式截留，被单核白细胞摄取进入肺组织或肺气泡。

（2）主动靶向制剂

①是用修饰的药物载体作为"导弹"，将药物定向地运送到靶区浓集发挥药效。亦可将药物修饰成前体药物，即能在病变部位被激活的药理惰性物，在特定靶区发挥作用。

②修饰性脂质体（长循环脂质体、免疫脂质体、糖基修饰的脂质体）、修饰的纳米乳、修饰的微球、修饰的纳米球（聚乙二醇修饰的纳米球、免疫纳米球）属于主动靶向制剂。

③前体药物也属于主动靶向制剂，其机理是药物经过化学结构改造后在体内起先无活性或活性很低，经酶促或非酶促作用又释放出原药而发挥药理效应。

（3）物理化学靶向制剂：是应用物理化学方法使靶向制剂在特定部位发挥药效。

①磁性靶向制剂:利用体外磁场将磁性载药微粒导向靶部位的制剂,常用的有磁性微球和磁性纳米囊。

②热敏靶向制剂:能携载药物并且在高温条件下有效地释放药物的靶向制剂。常用温度敏感脂质体载药结合病变部位升温来实现药物的靶向输送。

③pH 敏感靶向制剂:利用肿瘤附近及炎症部位的 pH 比周围正常组织低,采用 pH 敏感微粒载体可将药物靶向释放到这些部位,常用的有 pH 敏感脂质体。

④栓塞靶向制剂:用于阻断靶区的血供与营养,起到栓塞和靶向化疗的双重作用,常用的有栓塞微球和栓塞复乳。

4. 靶向性评价

(1) 相对摄取率

①相对摄取率 $r_e = (AUC_i)_p / (AUC_i)_s$

式中,AUC_i 表示第 i 个器官或组织的药时曲线下面积;脚注 p 和 s 分别表示靶向药物制剂和普通药物溶液。

②$r_e > 1$ 表示药物制剂在该器官或组织有靶向性,且 r_e 愈大靶向效果愈好;$r_e \leq 1$ 表示无靶向性。

(2) 靶向效率

①靶向效率 $t_e = (AUC)_{靶} / (AUC)_{非靶}$

式中,t_e 表示药物制剂和药物溶液对靶器官的选择性。

②$t_e > 1$ 表示对靶器官比某非靶器官有选择性;t_e 值愈大,选择性愈强。

(3) 峰浓度比

①峰浓度比 $C_e = (C_{max})_p / (C_{max})_s$,式中,$C_{max}$ 表示峰浓度。

②C_e 表示药物制剂改变药物分布的效果,C_e 愈大,表示改变药物分布的效果愈明显。

雷 区

> 同学们请注意:靶向制剂属于高频考点,尤其是靶向制剂的分类在历年试卷中多次考到,大家一定要小心。

要点 2　脂质体

1. 概述

(1) 定义

脂质体系指将药物包封于类脂质双分子层内而形成的微小囊泡,又称类脂小球。

(2)分类

①按结构分类:包括单室脂质体、多室脂质体、大多孔脂质体。

②按性能分类:包括常规脂质体和特殊性能脂质体。

③按荷电性分类:包括中性脂质体、负电性脂质体、正电性脂质体。

(3)新型靶向脂质体

①前体脂质体:将脂质吸附在极细的水溶性载体如氯化钠、山梨醇等聚合糖类(增加脂质分散面积)制成前体脂质体。

②长循环脂质体:PEG修饰可增加脂质体的柔顺性和亲水性,从而降低与单核巨噬细胞的亲和力,延长循环时间。

③免疫脂质体:脂质体表面联接抗体,对靶细胞进行识别,提高脂质体的靶向性。如在丝裂霉素(MMC)脂质体上结合抗胃癌细胞表面抗原的单克隆抗体制成免疫脂质体。

④热敏脂质体:利用在相变温度时,脂质体的类脂质双分子层膜从胶态过渡到液晶态,脂质膜的通透性增加,药物释放速度增大的原理制成热敏脂质体。例如将二棕榈酸磷脂(DPPC)和二硬脂酸磷脂(DSPC)按一定比例混合,制成的甲氨蝶呤热敏脂质体。

⑤pH敏感性脂质体:由于肿瘤间质的pH比周围正常组织细胞的pH低,选用对pH敏感的类脂材料,如二棕榈酸磷脂或十七烷酸磷脂为膜材制备成载药脂质体。

2.脂质体的组成和膜材

(1)组成

脂质体由类脂双分子层构成(如图5-1所示),类脂的主要成分为磷脂和胆固醇,结构上类似生物膜,故被称为"人工生物膜"。磷脂具有两亲性,结构中含有一个磷酸基和一个季铵盐基,均为亲水基团,另外还有两个较长的烃基为疏水链。胆固醇也是两亲物质,其结构中亦具有疏水与亲水两种基团,其疏水性较亲水性强。形成脂质体时,磷脂分子的两条疏水链指向内部,亲水基在膜的内、外两个表面上,构成一个双层封闭小室。

(2)膜材

脂质体的膜材主要由磷脂与胆固醇构成。磷脂包括天然的卵磷脂、豆磷脂以及合成磷脂等,胆固醇是脂质体的"流动性缓冲剂"。

3.脂质体的性质与特点

(1)性质

①相变温度:脂质体的物理性质与介质温度有密切关系。

②荷电性:脂质体表面电性与其包封率、稳定性、靶器官分布及对靶细胞作

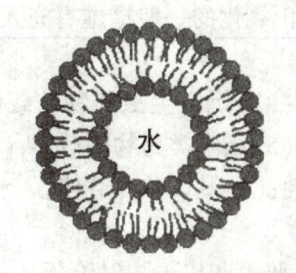

图 5-1 脂质体结构示意图

用有关。

(2)特点

①靶向性和淋巴定向性:药物脂质体静脉注射后,主要聚集在肝、脾、肺、骨髓、淋巴结等网状内皮系统中。

②缓释和长效性:药物制成脂质体,减少了肾排泄和代谢而延长药物的滞留时间,延长了药效。

③细胞亲和性与组织相容性:脂质体是具有类似生物膜结构的囊泡。

④降低药物毒性:对心、肾有毒性的药物或对正常细胞有毒性的抗肿瘤药制成脂质体,可以明显降低药物的毒性。

⑤提高药物稳定性:脂质体的双层膜可以保护一些不稳定的药物,免受体内外环境的影响,在很大程度上提高了药物的稳定性。

4.脂质体的质量要求

(1)包封率

①包封率=[脂质体中的药量/(介质中的药量+脂质体中的药量)]×100%。

②一般要求脂质体的药物包封率达80%以上。

(2)载药量

①载药量=[脂质体中药物量/(脂质体中药量+载体总量)]×100%。

②载药量的大小直接影响到药物的临床应用剂量,故载药量愈大,愈易满足临床需要。

(3)物理稳定性

①主要用渗漏率表示,即在贮存期间脂质体的包封率变化情况。

②渗漏率=(贮存后渗漏到介质中的药量/贮存前包封的药量)×100%。

(4)化学稳定性

①磷脂氧化指数:一般要求磷脂氧化指数应小于0.2。

②磷脂量的测定:采用化学法将样品中磷脂转变为无机磷后测定磷摩尔量(或重量),即可推算出磷脂量。

③防止氧化的措施:防止氧化的一般措施有充入氮气,添加抗氧剂。

5. 作为药物载体的用途

(1)抗肿瘤药物的载体;(2)抗寄生虫药物的载体;(3)抗生素类药物的载体;(4)抗结核药物的载体;(5)激素类药物的载体;(6)酶类药物的载体;(7)解毒剂的载体;(8)免疫增强剂;(9)基因治疗载体。

6. 给药途径

(1)静脉注射给药;(2)肌内和皮下注射给药;(3)口服给药;(4)眼部给药;(5)肺部给药;(6)经皮给药;(7)鼻腔给药。

7. 典型处方分析

两性霉素 B 脂质体冻干制品

【处方组成】

两性霉素 B 50mg	氢化大豆卵磷脂(HSPC)	213mg
胆固醇 52mg	二硬脂酰磷脂酰甘油(DSPG)	84mg
α-维生素 E 640mg	蔗糖 1000mg 六水琥珀酸二钠 30mg	

【处方分析】

两性霉素 B 为主药,氢化大豆卵磷脂与二硬脂酰磷脂酰甘油为脂质体骨架材料,胆固醇用于改善脂质体膜流动性,提高制剂稳定性。蔗糖配制成溶液用于制备脂质体。维生素 E 为抗氧剂,六水琥珀酸二钠为缓冲剂。

> **雷区**
>
> 同学们请注意:脂质体属于高频考点,尤其是脂质体的定义、膜材和质量要求在考试中多次出题,大家一定要掌握这个知识点。

要点 3 微球

1. 概述

(1)定义:系指药物溶解或者分散在高分子材料基质中形成的微小球状实体,粒径范围一般为 $1\sim500\mu m$。

(2)分类

①普通注射微球;②栓塞性微球;③磁性微球;④生物靶向性微球。

(3)特点

①缓释性;②靶向性;③降低毒副作用。

2. 质量要求

(1)粒子大小与粒度分布

微球靶向作用很大程度上取决于粒子大小,粒径分布的表示法有质量分布、体积分布、数目分布等。

(2)载药量

微球载药量有限,对用药量大的药物不易制成微球注射剂,如治疗糖尿病的药物二甲双胍。

(3)有机溶剂残留检查

有机溶剂可能导致毒副作用,故需控制微球中残留有机溶剂量。

(4)体外释放度

大多数微球体外释药规律符合 Higuichi($M_t/M_\infty = Kt^{1/2}$)方程。

3. 微球的载体材料

(1)微球的载体材料

①天然聚合物:淀粉、白蛋白、明胶、壳聚糖、葡聚糖等。

②合成聚合物:聚乳酸(PLA)、聚丙交酯、聚乳酸-羟乙酸(PLGA)、聚丙交酯乙交酯(PLCG)、聚己内酯、聚羟丁酸等。

(2)药物在微球中的分散状态

①溶解在微球内。

②以结晶状态镶嵌在微球内。

③吸附或镶嵌在微球表面。

4. 微球的用途

(1)抗肿瘤药物载体:如阿霉素明胶微球、丝裂霉素明胶微球、顺铂聚乳酸微球、甲氨蝶呤明胶微球、阿霉素聚乳酸微球等,为治疗晚期癌症提供有效途径。

(2)多肽载体

目前已上市的有注射用亮丙瑞林、奥曲肽、生长激素、曲普瑞林等生物技术药物的微球制剂或埋植剂。

(3)疫苗载体

包括类毒素疫苗如白喉、破伤风、气性坏疽、霍乱等,病毒疫苗如乙肝疫苗等,核酸疫苗及人工合成疫苗等。

(4)局部麻醉药实现长效缓释

例如聚乳酸、聚乙醇酸及聚乳酸-2-乙醇酸共聚物微球的研制。

5. 典型处方分析

注射用利培酮微球

【处方组成】

利培酮 1g 聚乳酸-羟乙酸 适量

【处方分析】

利培酮为主药,聚乳酸-羟乙酸为生物可降解载体材料。

要点 4 微囊

1. 概述

(1)定义:系指将固态或液态药物(称为囊心物)包裹在天然的或合成的高分子材料(称为囊材)中而形成的微小囊状物,称为微型胶囊,简称微囊,粒径在 1~250μm。微囊可进一步制成片剂、胶囊、注射剂等制剂,用微囊制成的制剂称为微囊化制剂。

(2)分类

①亚微囊:粒径在 0.1~1μm 之间的微囊。

②纳米囊:粒径在 10~100nm 之间的微囊。

(3)特点

①提高药物的稳定性,如易氧化药物 β-胡萝卜素、易水解药物阿司匹林制成微囊。

②掩盖药物的不良臭味,如大蒜素、鱼肝油、氯贝丁酯等药物制成微囊。

③防止药物在胃内失活,减少药物对胃的刺激性,如尿激酶、红霉素、氯化钾制成微囊。

④控制药物的释放,如复方甲地孕酮微囊注射剂、美西律微囊骨架片等。

⑤使液态药物固态化,如油类、香料和脂溶性维生素制成微囊。

⑥减少药物的配伍变化,如阿司匹林与氯苯那敏配伍后阿司匹林的降解加速,分别包囊后可以避免这种配伍变化。

⑦使药物浓集于靶区,如抗肿瘤药物制成微囊型靶向制剂。

(4)质量要求

①微囊的囊形;②粒径;③载药量;④包封率;⑤药物释放速率。

2. 药物微囊化的材料

(1)天然高分子囊材:具有稳定、无毒、成模性好等优点。

①明胶:明胶是氨基酸与肽交联形成的直链聚合物。

②阿拉伯胶:由糖苷酸与阿拉伯酸的钾、钙、镁盐所组成。

③海藻酸盐:采用稀碱从褐藻中提出的多糖类化合物。

④壳聚糖:由甲壳素脱乙酰化后得到的一种天然聚阳离子多糖。

(2)半合成高分子囊材:半合成高分子囊材多系纤维素衍生物。

①羧甲基纤维素盐。

②醋酸纤维素酞酸酯(CAP)。

③乙基纤维素。

④甲基纤维素。

⑤羟丙甲纤维素。

（3）合成高分子囊材

①非生物降解：聚丙烯酸树脂、聚乙烯醇。

②可生物降解：聚乳酸（PLA）、丙交酯乙交酯共聚物（PLGA）、聚碳酯、聚氨基酸、聚乳酸-聚乙二醇嵌段共聚物等。

3. 药物的释药机制

（1）药物透过囊壁扩散：微囊进入体内后，体液向微囊中渗透而逐渐使微囊中药物溶解透过囊壁扩散，属于物理过程。

（2）囊壁的消化降解：微囊进入胃肠道后，囊壁受胃肠道酶的消化，囊膜逐渐被溶化而使药物释放出来，属于生化过程。

（3）囊壁的破裂或溶解：微囊囊壁溶解，或因外力或摩擦引起囊壁的裂缝和破裂，而使药物释放，属于物理化学过程。

4. 典型处方分析

吲哚美辛微囊

【处方组成】

吲哚美辛 1.2g　　明胶 1g　阿拉伯胶 1g

10%醋酸溶液 适量　37%甲醛溶液 1.6ml

【处方分析】

吲哚美辛为主药，明胶和阿拉伯胶为囊材。10%醋酸溶液为 pH 调节剂，甲醛溶液作为固化剂，使囊膜变性固化制得成品。

2018年考点预测

1. 缓释、控释制剂的定义及特点
2. 缓释、控释制剂的常用辅料
3. 缓释、控释制剂的剂型特点
4. 缓释、控释制剂的典型处方分析
5. 靶向制剂的分类及靶向性评价
6. 脂质体的定义、特点、膜材和质量要求
7. 微球的特点及用途

靶 场

一、最佳选择题(每题1分,每题备选项中只有1个最符合题意)

1. 下列属于控释制剂的是
   A. 阿奇霉素分散片
   B. 硫酸沙丁胺醇口崩片
   C. 硫酸特布他林气雾剂
   D. 复方丹参滴丸
   E. 硝苯地平渗透泵片

2. 通过避免生理过程的自然吞噬使药物选择性地浓集于病变部位的靶向制剂称为
   A. 被动靶向制剂　　B. 主动靶向制剂　　C. 物理靶向制剂
   D. 化学靶向制剂　　E. 物理化学靶向制剂

3. 属于天然高分子成囊材料的是
   A. 羧甲基纤维素钠　　B. 乙基纤维素　　C. 聚乳酸
   D. 甲基纤维素　　　　E. 海藻酸盐

4. 有关分散片的叙述错误的是
   A. 分散片中的药物应是难溶性的
   B. 不适用于毒副作用较大、安全系数较低的药物
   C. 易溶于水的药物不能应用
   D. 分散片可加水分散后口服,但不能含于口中吮服或吞服
   E. 生产成本低,适合于老、幼和吞服困难患者

5. 能够避免肝脏首过效应的片剂为
   A. 泡腾片　　　B. 肠溶片　　　C. 薄膜衣片
   D. 口崩片　　　E. 可溶片

6. 有关口崩片特点的叙述错误的是
   A. 吸收快,生物利用度高
   B. 胃肠道反应小,副作用低
   C. 避免了肝脏的首过效应
   D. 服用方便,患者顺应性高
   E. 体内有蓄积作用

7. 固体分散体的特点不包括
   A. 可延缓药物的水解和氧化
   B. 可掩盖药物的不良气味和刺激性

C. 可提高药物的生物利用度

D. 采用水溶性载体材料可达到缓释作用

E. 可使液态药物固体化

8. 固体分散体提高难溶性药物的溶出速率是因为

A. 药物溶解度大

B. 载体溶解度大

C. 固体分散体溶解度大

D. 药物在载体中高度分散

E. 药物进入载体后改变了剂型

9. 包合物能提高药物稳定性,那是由于

A. 药物进入立体分子空间中

B. 主客体分子间发生化学反应

C. 立体分子很不稳定

D. 主体分子溶解度大

E. 主客体分子间相互作用

10. 滴丸剂的特点不正确的是

A. 设备简单,操作方便,利于劳动保护,工艺周期短、生产率高

B. 工艺条件不易控制

C. 基质容纳液态药物量大,故可使液态药物固化

D. 用固体分散技术制备的滴丸具有吸收迅速、生物利用度高的特点

E. 发展了耳、眼科用药新剂型

11. 以水溶性基质制备滴丸时应选用的冷凝液是

A. 水与醇的混合液

B. 乙醇与甘油的混合液

C. 液体石蜡

D. 液体石蜡与乙醇的混合液

E. 以上都不行

12. 控制颗粒的大小其缓、控释制剂释药原理是

A. 溶出原理   B. 扩散原理   C. 溶蚀与扩散相结合原理

D. 渗透泵原理   E. 离子交换作用原理

13. 关于口服缓、控释制剂描述错误的是

A. 剂量调整的灵活性降低

B. 药物的剂量、溶解度和脂水分配系数都会影响口服缓、控释制剂的设计

C. 生物半衰期短于1小时的药物不宜制成缓、控释制剂

D. 口服缓、控释制剂应与相应的普通制剂生物等效

E. 稳态时血药浓度的峰谷浓度之比,口服缓、控释制剂应大于普通制剂

14. 利用扩散原理达到缓(控)释作用的方法不包括

　　A. 制成包衣小丸　　　　B. 制成微囊　　　　C. 制成植入剂

　　D. 制成不溶性骨架片　　E. 制成渗透泵片

15. 缓、控释制剂不包括下列哪种

　　A. 分散片　　　　　　　B. 胃内漂浮片　　　C. 渗透泵片

　　D. 骨架片　　　　　　　E. 植入剂

16. 可用于制备生物溶蚀性骨架片的材料是

　　A. 羟丙甲纤维素　　　　B. 单硬脂酸甘油酯　　C. 大豆磷脂

　　D. 无毒聚氯乙烯　　　　E. 乙基纤维素

17. 控释小丸或膜控型片剂的包衣中加入 PEG 的目的是

　　A. 助悬剂　　　　　　　B. 致孔剂　　　　　　C. 成膜剂

　　D. 乳化剂　　　　　　　E. 增塑剂

18. 经皮给药制剂的基本组成不包括

　　A. 控释膜　　　　　　　B. 药物贮库　　　　　C. 隔离层

　　D. 黏附层　　　　　　　E. 背衬层

19. 关于 TTDS 的叙述不正确的是

　　A. 可避免肝脏的首过效应

　　B. 可以减少给药次数

　　C. 可以维持恒定的血药浓度

　　D. 使用方便,但不可随时给药或中断给药

　　E. 减少胃肠给药的副作用

20. 通过生理过程的自然吞噬使药物选择性地浓集于病变部位的靶向制剂称为

　　A. 被动靶向制剂　　　　B. 主动靶向制剂　　　C. 物理靶向制剂

　　D. 化学靶向制剂　　　　E. 物理化学靶向制剂

21. 被动靶向制剂经静脉注射后,其在体内的分布首先取决于

　　A. 粒径大小　　　　　　B. 荷电性　　　　　　C. 疏水性

　　D. 表面张力　　　　　　E. 相变温度

22. 属于主动靶向制剂的是

　　A. 磁性靶向制剂

　　B. 栓塞靶向制剂

　　C. 抗原(或抗体)修饰的靶向制剂

　　D. pH 敏感靶向制剂

352

E. 热敏感靶向制剂

23. 不属于物理化学靶向制剂的是
   A. 磁性靶向制剂　　　　　B. 栓塞靶向制剂　　　　　C. 热敏靶向制剂
   D. 免疫靶向制剂　　　　　E. pH 敏感靶向制剂

24. 《中国药典》2015 年版规定,脂质体的包封率不得低于
   A. 50%　　　　　　　　　B. 60%　　　　　　　　　C. 70%
   D. 80%　　　　　　　　　E. 90%

25. 评价药物制剂靶向性的参数有
   A. 包封率　　　　　　　　B. 相对摄取率　　　　　　C. 载药量
   D. 峰面积比　　　　　　　E. 清除率

26. 制备脂质体常用的材料是
   A. 聚乙烯吡咯烷酮　　　　B. 乙基纤维素　　　　　　C. β-环糊精
   D. 磷脂和胆固醇　　　　　E. 聚乳酸

27. 属于被动靶向给药系统的是
   A. 丝裂霉素栓塞微球
   B. 阿昔洛韦免疫脂质体
   C. 5-氟尿嘧啶 W/O 型乳剂
   D. 甲氨蝶呤热敏脂质体
   E. 5-氨基水杨酸结肠靶向制剂

28. 药物微囊化的特点不包括
   A. 可改善制剂外观
   B. 可提高药物稳定性
   C. 可掩盖药物不良臭味
   D. 可达到控制药物释放的目的
   E. 可减少药物的配伍变化

29. 关于微囊技术的说法错误的是
   A. 将对光、湿度和氧不稳定的药物制成微囊,可防止药物降解
   B. 利用缓释材料将药物微囊化后,可延缓药物释放
   C. 油类药物或挥发性药物不适宜制成微囊
   D. PLA 是可生物降解的高分子囊材
   E. 将不同药物分别包囊后,可减少药物之间的配伍变化

30. 下列辅料中,可生物降解的人工合成的高分子囊材是
   A. CMC-Na　　　　　　　B. HPMC　　　　　　　　C. EC
   D. PLA　　　　　　　　　E. CAP

31. 关于固体分散物的说法,错误的是
    A. 固体分散物中药物通常是分子、胶态、微晶和无定型状态分散
    B. 固体分散物作为制剂中间体可以做成颗粒剂、片剂和胶囊剂
    C. 固体分散物不易发生老化现象
    D. 固体分散物可提高药物的溶出度
    E. 固体分散物利用载体的包蔽作用,可延缓药物水解和氧化

32. 不属于靶向制剂的是
    A. 药物-抗体结合物   B. 纳米囊   C. 微球
    D. 环瑚精包合物   E. 脂质体

33. 物理化学靶向制剂是指
    A. 是用物理方法使靶向制剂在特定部位发挥药效
    B. 是用化学方法使靶向制剂在特定部位发挥药效
    C. 是用某些物理和化学方法使靶向制剂在特定部位发挥药效
    D. 是用修饰药物的载体将药物定向地运送到靶区浓集发挥药效
    E. 是用载体将药物包裹制成混悬微粒,由生物体的生理作用定向地选择病变部位

34. 下列属于被动靶向制剂的是
    A. 糖基修饰脂质体   B. 修饰微球   C. 免疫脂质体
    D. 脂质体   E. 靶向乳剂

35. 不属于固体分散技术和包合技术共有的特点是
    A. 掩盖不良气味   B. 改善药物溶解度   C. 易发生老化现象
    D. 液体药物固体化   E. 提高药物稳定性

36. 根据释药类型,按生物时间节律特点设计的口服缓控释制剂是
    A. 定速释药系统   B. 胃定位释药系统   C. 小肠定位释药系统
    D. 结肠定位释药系统   E. 包衣脉冲释药系统

37. 微球具有靶向性和缓释性的特点,但载药量较小。下列药物不宜制成微球的是
    A. 阿霉素   B. 亮丙瑞林   C. 乙型肝炎疫苗
    D. 生长激素   E. 二甲双胍

二、配伍选择题(每题1分,题目分为若干题。每组题均对应同一组备选项,备选项可重复选用,也可不选用。每题只有一个最符合题意)

[1-3]
    A. 载药量   B. 渗漏率   C. 磷脂氧化指数
    D. 释放度   E. 包封率

1. 在脂质体的质量要求中,表示微粒(靶向)制剂中所含药物量的项目是
2. 在脂质体的质量要求中,表示脂质体化学稳定性的项目是
3. 在脂质体的质量要求中,表示脂质体物理稳定性的项目是

[4-6]
    A. 微囊　　　　　　　　B. 滴丸　　　　　　　　C. 包合物
    D. 小丸(微丸)　　　　　E. 固体分散体
4. 药物与适当基质加热熔化后,在冷凝液中收缩冷凝而制成的小丸状制剂称为
5. 药物与辅料构成的直径小于 0.5~3.5mm 的球状实体称为
6. 一种分子被包嵌在另一种分子的空穴结构中而形成的复合物为

[7-8]
    A. 普通脂质体　　　　　B. 免疫脂质体　　　　　C. 普通乳
    D. 普通纳米粒　　　　　E. 热敏感脂质体
7. 属于主动靶向制剂的是
8. 属于物理化学靶向制剂的是

[9-11]
    A. 蜡类　　　　　　　　B. 醋酸纤维素酞酸酯　　C. 微晶纤维素
    D. 乙基纤维素　　　　　E. 羟丙甲纤维素
9. 可用于生物溶蚀性骨架片的材料为
10. 可用于不溶性骨架片的材料为
11. 可用于亲水凝胶骨架片的材料为

[12-13]
    A. 明胶　　　　　　　　B. EC　　　　　　　　　C. 聚乳酸
    D. β-CYD　　　　　　　E. 枸橼酸
12. 生物可降解性合成高分子囊材
13. 水不溶性合成高分子囊材

[14-15]
    A. 相变温度　　　　　　B. 渗漏率　　　　　　　C. 峰浓度比
    D. 注入法　　　　　　　E. 聚合法
14. 脂质体的物理稳定性的质量评价指标
15. 药物制剂的靶向性指标

[16-18]
    A. 硝苯地平渗透泵片
    B. 利培酮口崩片
    C. 利巴韦林胶囊

D. 注射用紫杉醇脂质体

E. 水杨酸乳膏

16. 属于靶向制剂的是
17. 属于缓、控释制剂的是
18. 属于口服速释制剂的是

[19-21]

　　A. 聚苯乙烯

　　B. 微晶纤维素

　　C. 乙烯-醋酸乙烯共聚物

　　D. 硅橡胶

　　E. 低取代羟丙基纤维素

19. 在经皮给药制剂中，可用作控释膜材料的是
20. 在经皮给药制剂中，可用作背衬层材料的是
21. 在经皮给药制剂中，可用作贮库层材料的是

三、综合分析选择题(每题 1 分，题目分为若干组，每组题目基于同一个临床情景、病例、实例或者案例的背景信息逐题展开。每道题的备选项中，只有一个最符合题意)

[1-3]

阿奇霉素分散片

【处方】

阿奇霉素　250g　　羧甲基淀粉钠　50g

乳糖　100g　　　微晶纤维素　100g

甜蜜素　5g

2%HPMC 水溶液　适量

滑石粉　25g　　硬脂酸镁　2.5g

1. 可用于处方中崩解剂的是

　　A. 乳糖　　　　　　　B. 羧甲基淀粉钠　　　　C. 微晶纤维素

　　D. 硬脂酸镁　　　　　E. 甜蜜素

2. 处方中压片用做黏合剂的是

　　A. 硬脂酸镁　　　　　B. 滑石粉　　　　　　　C. 2%HPMC 水溶液

　　D. 乳糖　　　　　　　E. 微晶纤维素

3. 本品的崩解时限为

　　A. 3 分钟　　　　　　B. 5 分钟　　　　　　　C. 15 分钟

　　D. 30 分钟　　　　　 E. 60 分钟

[4~5]

硝苯地平渗透泵片

【处方】

药物层：

硝苯地平　100g

氯化钾　10g

聚环氧乙烷　355g

HPMC　25g

硬脂酸镁　10g

助推层：

聚环氧乙烷　170g

氯化钠　72.5g

硬脂酸镁　适量

包衣液：

醋酸纤维素　95g

PEG4000　5g

三氯甲烷　1960ml

甲醇　820ml

4. 硝苯地平渗透泵片处方中助推剂为

　　A. 氯化钾　　　　　　B. 氯化钠　　　　　　C. HPMC

　　D. 三氯甲烷　　　　　E. 聚环氧乙烷

5. 有关硝苯地平渗透泵片叙述错误的是

　　A. 处方中 PEG 作致孔剂

　　B. 硬脂酸镁作润滑剂

　　C. 氯化钾和氯化钠为渗透压活性物质

　　D. 服用时压碎或咀嚼

　　E. 患者应注意不要漏服，服药时间必须一致

[6~8]

辛伐他汀口腔崩解片

【处方】

辛伐他汀　10g

微晶纤维素　64g

直接压片用乳糖　59.4g

甘露醇　8g

交联聚维酮　12.8g
阿司帕坦　1.6g
橘子香精　0.8g
2,6-二叔丁基对甲酚(BHT)　0.032g
硬脂酸镁　1g
微粉硅胶　2.4g

6. 处方中起崩解剂作用的是
　　A. 微晶纤维素　　　　B. 直接压片用乳糖　　　C. 甘露醇
　　D. 交联聚维酮　　　　E. 微粉硅胶

7. 可以做抗氧剂的是
　　A. 甘露醇　　　　　　B. 硬脂酸镁　　　　　　C. 甘露醇
　　D. 2,6-二叔丁基对甲酚　E. 阿司帕坦

8. 本品临床用于
　　A. 降血压　　　　　　B. 调节血脂　　　　　　C. 抗心律失常
　　D. 抗心绞痛　　　　　E. 抗心力衰竭

[9-12]
盐酸多柔比星,又称阿霉素,是广谱抗肿瘤药,其化学结构如下:

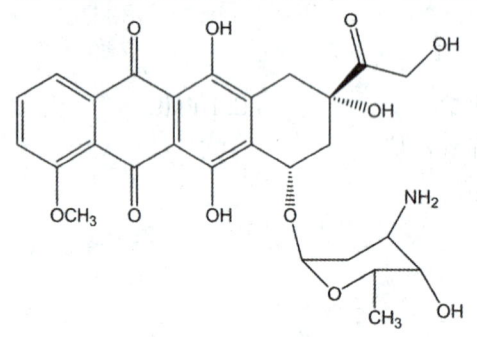

临床上,使用盐酸多柔比星注射液时,常发生骨髓抑制和心脏毒性等严重不良反应,解决方法之一是将其制成脂质体制剂。盐酸多柔比星脂质体注射液的辅料有 PEG-DSPE、氢化大豆卵磷脂、胆固醇、硫酸铵、蔗糖、组氨酸等。

9. 盐酸多柔比星产生抗肿瘤活性的作用机制是
　　A. 抑制 DNA 拓扑异构酶 Ⅱ
　　B. 与 DNA 发生烷基化
　　C. 拮抗胸腺嘧啶的生物合成
　　D. 抑制二氢叶酸还原酶
　　E. 干扰肿瘤细胞的有丝分裂

10. 盐酸多柔比星的毒性作用主要是骨髓抑制和心脏毒性,产生这一毒副作用的原因可能是
   A. 在体内发生脱甲基反应,生成的羟基代谢物具有较大毒性
   B. 在体内容易进一步氧化,生成的醛基代谢物具有较大毒性
   C. 在体内醌环易被还原成半醌自由基,诱发脂质过氧化反应
   D. 在体内发生氨基糖开环反应,诱发脂质过氧化反应
   E. 在体内发生脱水反应,代谢物具有较大毒性

11. 脂质体是一种具有多功能的药物载体,不属于其特点的是
   A. 具有靶向性 B. 降低药物毒性 C. 提高药物稳定性
   D. 组织相容性差 E. 具有长效性

12. PEG-DSPE 是一种 PEG 化脂质材料,常用于对脂质体进行 PEG 化修饰,降低与单核巨噬细胞的亲和力,盐酸多柔比星脂质体以 PEG-DSPE 为膜材料,该脂质体属于
   A. 前体脂质体 B. pH 敏感脂质体 C. 免疫脂质体
   D. 热敏脂质体 E. 长循环脂质体

四、多项选择题(每题 1 分,每题的备选项中,至少有 2 个或 2 个以上选项是正确答案,错选或少选均不得分)

1. 评价靶向制剂靶向性的参数是
   A. 相对摄取率 B. 波动度 C. 靶向效率
   D. 峰浓度比 E. 平均稳态血药浓度

2. 骨架型缓释、控释制剂包括
   A. 骨架片 B. 压制片 C. 泡腾片
   D. 生物黏附片 E. 骨架型小丸

3. 固体分散物类型主要有
   A. 低共熔混合物 B. 复方散 C. 共沉淀物
   D. 气雾剂 E. 固体溶液

4. 用 PEG 类作为基质制备滴丸剂可选用的冷凝液有
   A. 液状石蜡 B. 水 C. 甲基硅油
   D. 乙醇 E. 植物油

5. 是缓、控释制剂释药原理的为
   A. 溶出原理 B. 扩散原理 C. 渗透泵原理
   D. 离子交换作用 E. 毛细管作用

6. 与普通口服制剂相比,口服缓(控)释制剂的优点有
   A. 可以减少给药次数

B. 提高患者的顺应性

C. 避免或减少峰谷现象,有利于降低药物的不良反应

D. 根据临床需要,可灵活调整给药方案

E. 制备工艺成熟,产业化成本较低

7. 有关经皮给药制剂优点的正确表述是

A. 可避免肝脏的首过效应

B. 可延长药物作用时间,减少给药次数

C. 可维持恒定的血药浓度,避免口服给药引起的峰谷现象

D. 适用于给药剂量大、药理作用较弱的药物

E. 使用方便,可随时中断给药

8. 在经皮给药系统(TDDS)中,可作为防黏材料的有

A. 聚乙烯醇　　　　　B. 醋酸纤维素　　　　　C. 聚苯乙烯

D. 聚乙烯　　　　　　E. 羟丙基甲基纤维素

9. 靶向制剂按靶向原动力可分为

A. 主动靶向制剂　　　B. 被动靶向制剂　　　　C. 物理化学靶向制剂

D. 热敏感靶向制剂　　E. 结肠靶向制剂

10. 药物被脂质体包封后的主要特点有

A. 具有靶向性

B. 具有速释性

C. 具有细胞亲和性与组织相容性

D. 降低药物毒性

E. 提高药物稳定性

11. 关于渗透泵片,表述正确的是

A. 释药机理是半透膜内渗透压小于膜外渗透压

B. 半透膜材常用醋酸纤维素、乙基纤维素等,水和药物可透过此膜

C. 渗透泵片内药物以零级速度过程释放

D. 渗透泵释药速度在胃中与肠中相等

E. 渗透压活性物质用量关系到零级释药时间长短

答案与解析

一、最佳选择题(每题1分,每题备选项中只有1个最符合题意)

1. **【答案】** E

【解析】 渗透泵片属于控释制剂。

360

2. 【答案】B

   【解析】略。

3. 【答案】E

   【解析】①天然高分子囊材包括明胶、阿拉伯胶、海藻酸盐、壳聚糖；②半合成高分子囊材包括羧甲基纤维素盐、醋酸纤维素酞酸酯（CAP）、乙基纤维素、甲基纤维素、羟丙甲纤维素；③合成高分子囊材包括聚丙烯酸树脂、聚乙烯醇、聚乳酸(PLA)、丙交酯乙交酯共聚物(PLGA)。

4. 【答案】D

   【解析】分散片可加水分散后口服，也可将分散片含于口中吮服或吞服。

5. 【答案】D

   【解析】口崩片能够避免肝脏的首过效应。

6. 【答案】E

   【解析】口崩片的特点：①吸收快，生物利用度高；②服用方便，患者顺应性高；③胃肠道反应小，副作用低；④避免了肝脏的首过效应。

7. 【答案】D

   【解析】采用难溶性载体材料可达到缓释作用。

8. 【答案】D

   【解析】固体分散体提高难溶性药物的溶出速率是因为药物在载体中高度分散。

9. 【答案】A

   【解析】包合物能提高药物稳定性，是因为药物进入立体分子空间中。

10. 【答案】B

    【解析】滴丸剂的特点：①设备简单、操作方便、工艺周期短、生产率高；②工艺条件易于控制，质量稳定，剂量准确；③可使液态药物固形化；④用固体分散技术制备的滴丸具有吸收迅速、生物利用度高的特点；⑤发展了耳、眼科用药的新剂型，可起到延效作用。

11. 【答案】C

    【解析】以水溶性基质制备滴丸时应选用油溶性的冷凝液即液体石蜡。

12. 【答案】A

    【解析】溶出原理：主要采用制成溶解度小的盐或酯、与高分子化合物生成难溶性盐、控制粒子大小、将药物包藏于溶蚀性骨架中、将药物包藏于亲水性高分子材料中等方法和技术。

13. 【答案】E

    【解析】缓、控释制剂的优点：①对于半衰期短的或需要频繁给药的药物，可以减少给药次数，方便使用，从而大大提高患者的顺应性，特别适用于需要长期服药的慢性病患者;②血药浓度平稳,避免或减小峰谷现象,有利于降低药物的不良反应;③减少用药的总剂量,因此可用最小剂量达到最大药效。缺点:①在临床应用中对剂量调节的灵活性降低;②制备缓(控)释制剂的设备和工艺费用较常规制剂复杂,产品成本较高;③易产生体内药物的蓄积。

14. 【答案】E

【解析】扩散原理:主要采用增加黏度以减小扩散速度、包衣、制微囊、不溶性骨架片、植入剂、乳剂等方法和技术。

15. 【答案】A

【解析】分散片属于速释制剂。

16. 【答案】B

【解析】生物溶蚀性骨架材料:常用的有动物脂肪、蜂蜡、巴西棕榈蜡、氢化植物油、硬脂醇、单硬脂酸甘油酯等。

17. 【答案】B

【解析】控释小丸或膜控型片剂的包衣中加入PEG的目的是致孔剂。

18. 【答案】C

【解析】经皮给药制剂的基本结构有背衬层、药物贮库层、控释膜、胶黏层和保护膜。

19. 【答案】D

【解析】TTDS的优点:①可避免肝脏的首过效应和胃肠道对药物的降解,减少了胃肠道给药的个体差异;②可以延长药物的作用时间,减少给药次数;③可以维持恒定的血药浓度,避免口服给药引起的峰谷现象,降低了不良反应;④使用方便,可随时中断给药,适用于婴儿、老人和不宜口服的病人。局限性:①由于皮肤的屏障作用,仅限于剂量小、药理作用强的药物;②大面积给药,可能对皮肤产生刺激性和过敏性;③存在皮肤的代谢与储库作用。

20. 【答案】A

【解析】被动靶向制剂亦称自然靶向;靶向载体药物微粒在体内被单核-巨噬细胞系统的巨噬细胞摄取,这种自然吞噬的倾向使药物选择性把浓集于病变部位而产生特定的体内分布特征。

21. 【答案】A

【解析】被动靶向制剂经静脉注射后在体内的分布首先取决于其粒径的大小。

22. 【答案】C

【解析】修饰性脂质体(长循环脂质体、免疫脂质体、糖基修饰的脂质体)、修饰的纳米乳、修饰的微球、修饰的纳米球(聚乙二醇修饰的纳米球、免疫纳米球)属于主动靶向制剂。

23. 【答案】D

【解析】物理化学靶向制剂包括：①磁性靶向制剂；②热敏靶向制剂；③pH敏感靶向制剂；④栓塞靶向制剂。

24. 【答案】D

【解析】一般要求脂质体的药物包封率达80%以上。

25. 【答案】B

【解析】靶向性评价参数有相对摄取率、靶向效率和峰浓度比。

26. 【答案】D

【解析】脂质体的膜材主要由磷脂与胆固醇构成。

27. 【答案】C

【解析】常用的被动靶向制剂有脂质体、微乳、微囊、微球、纳米粒等。

28. 【答案】A

【解析】药物微囊化的特点：①提高药物的稳定性；②掩盖药物的不良臭味；③防止药物在胃内失活，减少药物对胃的刺激性；④控制药物的释放；⑤使液态药物固态化；⑥减少药物的配伍变化；⑦使药物浓集于靶区。

29. 【答案】C

【解析】油类药物或挥发性药物可以制成微囊。

30. 【答案】D

【解析】可生物降解的合成高分子囊材为聚乳酸(PLA)。

31. 【答案】C

【解析】固体分散体的特点：①利用包蔽作用，可延缓药物的水解和氧化，掩盖药物的不良气味，使液态药物固体化；②难溶性药物以分子状态分散在水溶性载体中，提高药物的生物利用度；③当采用难溶性载体制备固体分散体时，可以达到缓释作用；④固体分散体久贮易发生老化现象。

32. 【答案】D

【解析】略。

33. 【答案】C

【解析】物理化学靶向制剂：是应用物理化学方法使靶向制剂在特定部位发挥药效。

34. 【答案】D

【解析】常用的被动靶向制剂有脂质体、微乳、微囊、微球、纳米粒等。

35. 【答案】C

【解析】易发生老化现象是固体分散技术的特点。

36. 【答案】E

【解析】定时释药系统:又称脉冲释放,系指根据时辰药理学研究的原理,按生物时间节律特点设计,口服给药后能定时定量脉冲释放有效剂量药物的剂型。

37.【答案】E
【解析】微球载药量有限,对用药量大的药物不易制成微球注射剂,如治疗糖尿病的药物二甲双胍。

二、配伍选择题(每题1分,题目分为若干题。每组题均对应同一组备选项,备选项可重复选用,也可不选用。每题只有一个最符合题意)

[1-3]
【答案】1. A、2. C、3. B
【解析】①载药量表示微粒(靶向)制剂中所含药物量;②磷脂氧化指数表示脂质体化学稳定性;③渗漏率表示脂质体物理稳定性。

[4-6]
【答案】4. B、5. D、6. C
【解析】①滴丸系指药物与适当基质加热熔化后,在冷凝液中收缩冷凝而制成的小丸状制剂;②小丸(微丸)系指药物与辅料构成的直径小于0.5~3.5mm的球状实体;③包合物系指一种分子被包嵌在另一种分子的空穴结构中而形成的复合物。

[7-8]
【答案】7. B、8. E
【解析】①修饰性脂质体(长循环脂质体、免疫脂质体、糖基修饰的脂质体)、修饰的纳米乳、修饰的微球、修饰的纳米球(聚乙二醇修饰的纳米球、免疫纳米球)属于主动靶向制剂;②物理化学靶向制剂:磁性靶向制剂、热敏靶向制剂、pH敏靶向制剂和栓塞靶向制剂。

[9-11]
【答案】9. A、10. D、11. E
【解析】①亲水性凝胶骨架材料:常用的有羧甲基纤维素钠(CMC-Na)、甲基纤维素(MC)、羟丙甲纤维素(HPMC)、聚维酮(PVP)、卡波姆、海藻酸盐等;②不溶性骨架材料:常用的有乙基纤维素(EC)、聚乙烯、无毒聚氯乙烯、乙烯-醋酸乙烯共聚物、硅橡胶等;③生物溶蚀性骨架材料:常用的有动物脂肪、蜂蜡、巴西棕榈蜡、氢化植物油、硬脂醇、单硬脂酸甘油酯等。

[12-13]
【答案】12. C、13. B
【解析】①可生物降解合成高分子囊材:聚乳酸(PLA)、丙交酯乙交酯共聚物

（PLGA）、聚碳酯、聚氨基酸、聚乳酸-聚乙二醇嵌段共聚物等；②水不溶性合成高分子囊材：乙基纤维素、甲基纤维素和羟丙甲纤维素。

[14-15]
【答案】14. B、15. C
【解析】①物理稳定性主要用渗漏率表示，即在贮存期间脂质体的包封率变化情况；②靶向性评价参数有相对摄取率、靶向效率和峰浓度比。

[16-18]
【答案】16. D、17. A、18. B
【解析】①注射用紫杉醇脂质体属于靶向制剂；②硝苯地平渗透泵片属于缓、控释制剂；③利培酮口崩片属于口服速释制剂。

[19-21]
【答案】19. C、20. A、21. E
【解析】经皮给药制剂处方材料：①骨架材料：常用的有疏水性的聚硅氧烷与亲水性的聚乙烯醇；②控释膜材料：常用作均质膜的高分子材料有乙烯-醋酸乙烯共聚物和聚硅氧烷，微孔膜有聚丙烯拉伸微孔膜；③压敏胶：常用的有聚异丁烯类、丙烯酸类和硅橡胶；④背衬材料：常用的有复合铝箔，其他可以使用的有PET、高密度PE、聚苯乙烯等；⑤防黏材料：常用的有聚乙烯、聚苯乙烯、聚丙烯、聚碳酸酯、聚四氟乙烯；⑥药库材料：常用的有卡波姆、HPMC、PVA，各种压敏胶和骨架膜材。

三、综合分析选择题(每题1分,题目分为若干组,每组题目基于同一个临床情景、病例、实例或者案例的背景信息逐题展开。每道题的备选项中,只有一个最符合题意)

[1-3]
【答案】1. B、2. C、3. A
【解析】①阿奇霉素为主药,羧甲基淀粉钠为崩解剂,乳糖和微晶纤维素为填充剂,甜蜜素为矫味剂,2%HPMC水溶液为黏合剂,滑石粉和硬脂酸镁为润滑剂；②分散片的崩解时限为3分钟。

[4-5]
【答案】4. E、5. D
【解析】①硝苯地平为主药,氯化钾和氯化钠为渗透压活性物质,聚环氧乙烷为助推剂,HPMC为黏合剂,硬脂酸镁为润滑剂,醋酸纤维素为包衣材料,PEG为致孔剂,三氯甲烷和甲醇为溶剂；②硝苯地平渗透泵片不可以压碎或咀嚼服用。

[6~8]

【答案】6. D、7. D、8. B

【解析】辛伐他汀为主药,直接压片用乳糖、甘露醇为填充剂,甘露醇兼有矫味作用,交联聚维酮为崩解剂,阿司帕坦为甜味剂,橘子香精为芳香剂,硬脂酸镁为润滑剂,微粉硅胶为助流剂,2,6-二叔丁基对甲酚(BHT)为抗氧剂。本品临床用于调节血脂。

[9~12]

【答案】9. B、10. C、11. D、12. E

【解析】盐酸多柔比星产生抗肿瘤活性的作用机制是与DNA发生烷基化,破坏DNA。

蒽醌类抗肿瘤抗生素的毒性主要为骨髓抑制和心脏毒性,作用机制可能是醌环被还原成半醌自由基,诱发了脂质过氧化反应,引起心肌损伤。

脂质体的特点:①靶向性和淋巴定向性;②缓释和长效性;③细胞亲和性与组织相容性;④降低药物毒性;⑤提高药物稳定性。

长循环脂质体指PEG修饰可增加脂质体的柔顺性和亲水性,从而降低与单核巨噬细胞的亲和力,延长循环时间。

四、多项选择题(每题1分,每题的备选项中,至少有2个或2个以上选项是正确答案,错选或少选均不得分)

1.【答案】ACD

【解析】靶向性评价包括相对摄取率、靶向效率、峰浓度比。

2.【答案】ADE

【解析】骨架型缓(控)释制剂主要有:亲水性凝胶骨架片、生物溶蚀性骨架片、不溶性骨架片、胃内滞留片、生物黏附片、骨架型小丸。

3.【答案】ACE

【解析】固体分散体的分类:①低共熔混合物:药物仅以微晶状态分散于载体中,为物理混合物;②固态溶液:药物呈分子状态分散,为均相体系;③共沉淀物:也称共蒸发物,药物以无定形状态分散。

4.【答案】ACE

【解析】用PEG类作为基质要选用脂溶性基质,常用的有硬脂酸、单硬脂酸甘油酯、氢化植物油、虫蜡、蜂蜡等。

5.【答案】ABCD

【解析】缓释、控释制剂的释药原理:①溶出原理;②扩散原理;③溶蚀与扩散、溶出相结合原理;④渗透泵原理;⑤离子交换作用。

6.【答案】ABC

【解析】优点：①对于半衰期短的或需要频繁给药的药物，可以减少给药次数，方便使用，从而大大提高患者的顺应性，特别适用于需要长期服药的慢性病患者；②血药浓度平稳，避免或减小峰谷现象，有利于降低药物的不良反应；③减少用药的总剂量，因此可用最小剂量达到最大药效。

7.【答案】ABCE

【解析】经皮给药制剂优点：①可避免肝脏的首过效应和胃肠道对药物的降解，减少了胃肠道给药的个体差异；②可以延长药物的作用时间，减少给药次数；③可以维持恒定的血药浓度，避免口服给药引起的峰谷现象，降低了不良反应。④使用方便，可随时中断给药，适用于婴儿、老人和不宜口服的病人。局限性：①由于皮肤的屏障作用，仅限于剂量小、药理作用强的药物；②大面积给药，可能对皮肤产生刺激性和过敏性；③存在皮肤的代谢与储库作用。

8.【答案】CD

【解析】防黏材料：常用的有聚乙烯、聚苯乙烯、聚丙烯、聚碳酸酯、聚四氟乙烯。

9.【答案】ABC

【解析】按靶向原动力，靶向制剂可分为主动靶向制剂、被动靶向制剂和物理化学靶向制剂。

10.【答案】ACDE

【解析】脂质体的特点：①靶向性和淋巴定向性；②缓释和长效性；③细胞亲和性与组织相容性；④降低药物毒性；⑤提高药物稳定性。

11.【答案】CDE

【解析】①释药机理是半透膜内渗透压大于膜外渗透压；②半透膜材常用醋酸纤维素、乙基纤维素等，水分子可透过此膜，药物不能透过。

第七章

本章分值 7分左右

药品质量与药品标准

考纲点睛

单元	要点	细目	考试要求
(一)药品标准与药典	1.国家药品标准	国家药品标准的组成及效力	熟悉
		国家药品标准的制定原则	了解
	2.中国药典	中国药典的主要内容和结构	掌握
		凡例内容(类别、规格、贮藏、检验方法和限度、标准品、对照品、计量单位、名称和符号、精确度)	掌握
		通则和正文的结构与内容	了解
	3.国际药品标准	美国、英国、欧洲、日本等药典的主要内容和特点	熟悉
(二)药物质量检验	1.药品检验程序与项目	取样和性状	掌握
		鉴别和检查	掌握
		含量与效价测定	掌握
		非无菌产品微生物限度检查	了解
	2.药品质量检验	药品监督机构	熟悉
		药品检验类别	熟悉
		药品检验报告	掌握
(三)体内药物检测	1.体内样品的种类	血样	掌握
		尿液	熟悉
	2.体内样品的测定	免疫分析法和色谱分析法	了解
	3.药动学参数的测定	体内样品采集及测定示例	了解

第一节

药品标准与药典

考点荟萃

要点 1 国家药品标准

(一) 国家药品标准的概念及组成

1. 定义：是国家为保证药品质量所制定的关于药品的规格、检验方法以及生产工艺的技术要求，也是药品的生产、经营、使用、检验和监督管理部门共同遵循的法定依据。

2. 组成：主要包括《中国药典》《药品标准》(局颁标准或部颁标准)和药品注册标准。

(二) 国家药品标准的制定原则

1. 针对性：检测项目的制订要有针对性。
2. 科学性：检验方法的选择要有科学性。
3. 合理性：标准限度的规定要有合理性。

要点 2 中国药典

(一) 概况

1. 我国的药典为《中华人民共和国药典》，简称《中国药典》，其英文缩写为 ChP。

2. 《中国药典》由国家药典委员会编制和修订，国家食品药品监督管理总局颁布执行。

3. 现行版《中国药典》每 5 年出版 1 版，2015 年版的药典记为《中国药典》(2015 年版)，英文表示为 ChP(2015)。

4. 《中国药典》(2015 年版)由一部、二部、三部、四部及增补本组成。一部分为两部分，第一部分收载药材和饮片、植物油脂和提取物，第二部分收载成方制剂和单味制剂；二部也分为两部分，第一部分收载化学药、抗生素、生化药品，第二部分收载放射性药品及其制剂；三部收载生物制品；四部收载凡例、通则、药用辅料品种正文。

5. 《中国药典》一经颁布实施，其同品种上版标准或其原国家标准即同时停止使用，如《中国药典》(2015 年版)收载的"双氯芬酸钠标准"。

6. 但要注意，现行版《中国药典》未收载的品种，若该品种尚未退市，则其质量监督与管理仍然使用上版标准或其现行国家标准，如安乃近及其制剂仍执行

《中国药典》(2010年版)标准。

> **雷 区**
>
> 　　同学们请注意:《中国药典》的概况是考试重点,尤其是药典的版本、组成在试卷中多次考到,大家一定要掌握。

(二) 凡例

"凡例"是为正确使用《中国药典》进行药品质量检定的基本原则,"凡例"中的有关规定具有法定的约束力。

1. 名称及编排

(1)《中国药典》正文收载的中文药品名称系按照《中国药品通用名称》(Chinese Approved Drug Name,CADN)收载的名称及其命名原则命名,《中国药典》收载的中文药品名称均为药品的法定名称。

(2)英文名称除另有规定外,均采用国际非专利药品名称(International Nonproprietary Names,INN)。

2. 项目与要求

(1)规格:即制剂的标示量,系指每一支、片或其他每一单位制剂中含有主药的重量(或效价)或含量(%)或装量。注射液项下,如为"1ml:10mg",系指注射液装量为1ml,其中含有主药10mg。

(2)贮藏　以下列名词术语表示:

①避光系指用不透光的容器包装,例如棕色容器或黑纸包裹的无色透明、半透明容器。

②密闭系指将容器密闭,以防止尘土及异物进入。

③密封系指将容器密封以防止风化、吸潮、挥发或异物进入。

④熔封或严封系指将容器熔封或用适宜的材料严封,以防止空气与水分的侵入并防止污染。

⑤阴凉处系指贮藏处温度不超过20℃。

⑥凉暗处系指贮藏处避光并温度不超过20℃。

⑦冷处系指贮藏处温度为2℃~10℃。

⑧常温系指温度为10℃~30℃。

3. 检验方法和限度

(1)"凡例"规定,《中国药典》正文收载的所有品种,均应按规定的方法进行检验。

(2)原料药的含量(%),如规定上限为100%以上时,系指用药典规定的分析方法测定时可能达到的数值,它为药典规定的限度或允许偏差,并非真实含有量;如未规定上限时,系指不超过101.0%。

4.标准物质

(1)标准品与对照品系指用于鉴别、检查、含量测定的标准物质。

(2)标准品系指用于生物检定或效价测定的标准物质,一般按效价单位(或µg)计。

(3)对照品系指采用物理化学方法进行鉴别、检查或含量测定时使用的标准物质,一般按纯度计。

5.计量　详见表7-1。

表7-1　法定计量单位的名称和单位符号

名称	单位
长度	米(m)、分米(dm)、厘米(cm)、毫米(mm)、微米(µm)、纳米(nm)
体积	升(L)、毫升(ml)、微升(µl)
质(重)量	千克(kg)、克(g)、毫克(mg)、微克(µg)、纳克(ng)
动力黏度	帕秒(Pa·s)
波数	厘米的倒数(cm^{-1})
密度	千克每立方米(kg/m^3)、克每立方厘米(g/cm^3)

6.精确度

试验中供试品与试药等"称重"或"量取"的量,均以阿拉伯数码表示。

(1)称重

①称取"0.1g",系指称取重量可为0.06~0.14g。

②称取"2g",指称取重量可为1.5~2.5g。

③称取"2.0g",指称取重量可为1.95~2.05g。

④称取"2.00g",指称取重量可为1.995~2.005g。

(2)量取

①"精密称定"指称取重量应准确至所取重量的千分之一。

②"称定"指称取重量应准确至所取重量的百分之一。

③"精密量取"指量取体积的准确度应符合国家标准中对该体积移液管的精密度要求。

④取用量为"约"时,指该量不得超过规定量的±10%。

⑤"恒重"系指供试品经连续两次干燥或炽灼后的重量差异在0.3mg以下。

⑥试验时的温度,未注明者,应以 25℃±2℃ 为准。

7. 试药、试液、指示剂

(1)试验用水,除另有规定外,指纯化水。

(2)酸碱度检查所用的水,均系指新沸并放冷至室温的水。

雷 区

同学们请注意:《中国药典》中凡例的主要内容属于高频考点的内容,尤其是项目与要求部分在历年试卷中多次考到,大家一定要掌握相关考点。

(三)通则

通则主要收载制剂通则、通用方法/检测方法和指导原则。

(四)正文

正文为药品标准的主体,按顺序分别列有:品名(包括中文名、汉语拼音与英文名)、有机药物的结构式、分子式与分子量、来源或有机药物的化学名称、含量或效价的规定、处方、制法、性状、鉴别、检查、含量或效价测定、类别、规格、贮藏及制剂等。

1. 名称

详见《凡例》。

2. 有机药物的结构式

3. 分子式和分子量

(1)元素符号按国际惯例排列,C 排在首位,H 排在第二,其余元素符号按英文字母顺序排列,原子数以下标的形式写在该元素符号右侧,如阿司匹林分子式为 $C_9H_8O_4$。

(2)分子量数字书写至小数点后第二位,即 180.16。

4. 来源或有机药物的化学名称

5. 含量或效价的规定

详见《凡例》。

6. 性状

主要记载药品的外观、臭味、溶解度以及物理常数。

(1)外观与臭味

要对药品的外观与臭味作描述。

(2)溶解度

溶解度是药品的一种物理性质,在《中国药典》中以"极易溶解""易溶""溶解""略溶""微溶""极微溶解""几乎不溶或不溶"等名词术语表示。

①极易溶解:系指溶质1g能在溶剂不到1ml中溶解。

②易溶:系指溶质1g能在溶剂1ml至不到10ml中溶解。

③溶解:系指溶质1g能在溶剂10ml至不到30ml中溶解。

④微溶:系指溶质1g能在溶剂100ml至不到1000ml中溶解。

⑤几乎不溶或不溶:系指溶质1g(ml)在溶剂10000ml中不能完全溶解。

(3)物理常数

①物理常数是药品的特征常数,其测定结果不仅对药品具有鉴别意义,也可反映药品的纯度。

②主要有相对密度、馏程、熔点、凝点、比旋度、折光率、黏度、吸收系数、碘值、皂化值和酸值等。

7.鉴别

(1)鉴别是指用规定的试验方法辨识药品与名称的一致性,即辨识药品的真伪。

(2)鉴别的方法有化学法、物理化学法和生物学方法等。化学法有显色反应、沉淀反应、气体生成反应及焰色反应等;物理化学法主要有紫外-可见分光光度法、红外分光光度法、色谱法等;生物学方法主要用于抗生素和生化药品的鉴别。

8.检查

(1)安全性检查的项目:热原、细菌内毒素、无菌、升压物质和过敏反应。

(2)有效性检查的项目:抗酸药物需检查制酸力;含氟的有机药物要检查含氟量;含乙炔基的药物要检查乙炔基;片剂要检查崩解时限或测定溶出度。

(3)均一性检查的项目:片剂等固体制剂的重量差异、含量均匀度检查。

(4)纯度检查是对药品中的杂质进行检查。药品中杂质的检查方法一般为限量检查,即仅检查药品中的杂质是否超过限量,而不需要准确测定其含量。药品中的杂质按来源可分为一般杂质和特殊杂质。

①一般杂质是指在自然界中分布广泛,在多种药品的生产中可能引入的杂质,如氯化物、砷盐、易炭化物、干燥失重、炽灼残渣、重金属等。

②特殊杂质是指个别药品在其生产和贮藏中引入的杂质,如阿司匹林的游离水杨酸。

9.含量或效价测定

10.类别

按药品的主要作用与主要用途或学科的归属划分。

11.贮藏

根据药品的稳定性,对药品贮存与保管的基本要求。

要点 3 国际药品标准

(一) 美国药典

1.《美国药典》全称为 The United States Pharmacopeia，缩写为 USP，由美国药典委员会编辑出版；《美国国家处方集》全称为 The National Formulary，缩写为 NF，NF 并入 USP，简称为《美国药典》，英文缩写为 USP-NF。

2. USP-NF 每年 1 版，最新版本为 USP(39)-NF(34)，于 2016 年 5 月 1 日生效。

(二) 英国药典

1. 英文全称为 British Pharmacopoeia，缩写为 BP，由英国药典委员会编制，是英国制药标准的唯一法定来源。

2. 最新版为 BP(2016)，于 2016 年 1 月 1 日生效。

(三) 欧洲药典

1. 英文全称为 European Pharmacopoeia，缩写为 Ph. Eur. 或 EP，由欧洲药品质量理事会编辑出版。

2.《欧洲药典》具有法律约束力，每 3 年 1 版。

(四) 日本药局方

1. 英文全称为 Japanese Pharmacopoeia，缩写为 JP，由日本药局方编辑委员会编制。

2. 最新版是 2016 年出版的第 17 版，记为 JP(17)。

第二节 药品质量检验

考点荟萃

药品检验工作的基本程序有取样、检验和出具检验报告等环节。检验的项目包括：性状(物理常数)、鉴别、检查、含量或效价测定。

要点 1 取样

1. 定义：系指从一批产品中按一定规则抽取样品的过程。

2. 取样原则　设药品包装(如箱、桶、袋、盒等)总件数为 n，

(1) 当 $n \leq 3$ 时，应每件取样。

(2) 当 $3 < n \leq 300$ 时，取样的件数应为 $\sqrt{n}+1$。

(3)当 $n>300$ 时,件数的取样应为 $\frac{\sqrt{n}}{2}+1$。

3.取样要求

所抽取的样品应具有代表性,一次取得的样品至少可供3次检验用。

要点 2 性状

1.外观

系根据药品标准规定对药品质量的初步感官评价,在药品质量评价中作为参考依据。

2.物理常数测定法

(1)熔点

①测定方法

《中国药典》分为三种方法:第一法用于测定易粉碎的固体药品;第二法用于测定不易粉碎的固体药品,如脂肪、脂肪酸、石蜡、羊毛脂等;第三法用于测定凡士林或其他类似物质。

②应用

盐酸普鲁卡因的熔点用第一法测定为 154℃~157℃;乙琥胺用第三法测定为 43℃~47℃。

(2)旋光度

①旋光度的概念

当平面偏振光通过含有某些光学活性物质的液体或溶液时,能引起偏振光的振动面向左或向右旋转,偏振光旋转的度数称为旋光度（α）。偏振光向右旋转(顺时针方向)称为"右旋",用符号"+"表示;偏振光向左旋转称为"左旋",用符号"-"表示。

②比旋度的概念:偏振光透过长 1dm,且每 1ml 中含有旋光性物质 1g 的溶液,在一定波长与温度下,测得的旋光度称为比旋度,以 $[\alpha]_D^t$ 表示。

③比旋度是旋光物质的重要物理常数,可以用来区别药物或检查药物的纯杂程度,也可用来测定含量。

④《中国药典》规定,除另有规定外,测定温度为 20℃,测定管长度为 1dm,使用钠光谱的 D 线(589.3 nm)作光源。

⑤应用:《中国药典》规定,需要测定比旋度的药物有肾上腺素、硫酸奎宁、葡萄糖、阿莫西林、氢化可的松等。

要点 3 鉴别

1. 化学鉴别法

(1) 颜色反应

①三氯化铁成色反应:具有酚羟基的对乙酰氨基酚,或经水解可生成酚羟基的阿司匹林的鉴别。

②重氮化偶合反应:具有芳伯氨基的磺胺甲噁唑的鉴别,即在酸性条件下芳伯氨基与亚硝酸钠反应生成重氮盐,再与碱性β-萘酚缩合可生成橙黄色至猩红色的偶氮化合物。

③双缩脲反应:具有氨基醇结构的盐酸麻黄碱的鉴别,即在碱性条件下与硫酸铜形成蓝色配位化合物。

④Vitali 反应:含有莨菪酸结构的硫酸阿托品的鉴别,即与硝酸共热后在醇制氢氧化钾溶液中显深紫色。

⑤Marquis 反应:含有异喹啉类生物碱的吗啡的鉴别,即与甲醛-硫酸试液反应显紫堇色。

⑥硫色素反应:维生素 B_1 在碱性条件下与铁氰化钾反应生成具有蓝色荧光的硫色素。

(2) 沉淀反应

①银盐反应:含有丙二酰脲结构的苯巴比妥的鉴别,即供试品加碳酸钠试液滤过,滤液中逐滴加入硝酸银试液,即生成白色沉淀,振摇,沉淀即溶解;继续滴加过量的硝酸银试液,沉淀不再溶解。

②与碱性酒石酸铜试液的反应:葡萄糖的醛基具有还原性,在碱性条件下可将铜离子还原,生成红色的氧化亚铜沉淀。

(3) 气体生成反应:尼可刹米的鉴别,即取本品10滴,加氢氧化钠试液3ml,加热,即产生二乙胺臭气,能使湿润的红色石蕊试纸变蓝色。

(4) 焰色反应:适用于含钠(Na)、钾(K)、钙(Ca)、钡(Ba)、锂(Li)等金属离子的盐类药物的鉴别。

①鉴别方法:取铂丝,用盐酸湿润后,蘸取供试品,在无色火焰中燃烧,观察火焰颜色。

②钠盐显鲜黄色;钾盐显紫色;钙盐显砖红色;钡盐显黄绿色。

2. 光谱鉴别法

分光光度法常用的波长范围中,200nm~400nm 为紫外光区,400nm~760nm 为可见光区,760nm~2500nm 为近红外光区,2.5μm~25μm(按波数计为 $4000cm^{-1}$~$400cm^{-1}$)为中红外光区。在药物鉴别中,常用的分光光度法主要有紫外-可见分光光度法和红外分光光度法。

(1) 紫外-可见分光光度法

①本法波长范围为200nm～760nm，用于药物鉴别的通常为紫外吸收光谱(200nm～400nm)。

②《中国药典》用于鉴别的方法：核对吸收光谱的特征参数，即核对供试品溶液的最大吸收波长(λ_{max})、吸收系数($E_{1cm}^{1\%}$)、吸光度(A)是否符合规定；比较吸光度比值，即如物质的吸收峰较多时，可规定几个波长处的吸光度比值作为鉴别依据。

③紫外吸收光谱的纵坐标一般用吸光度表示，横坐标为紫外光的波长。布洛芬的紫外吸收光谱见图7-1。

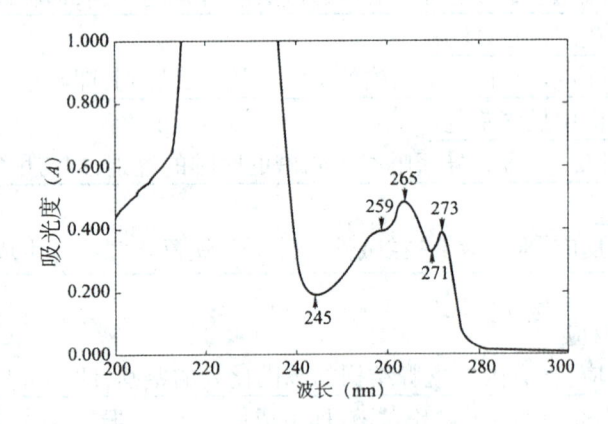

图7-1 布洛芬的紫外吸收光谱

(2) 红外分光光度法 (Infrared Spectrometry, IR)

①常见的吸收峰可分为官能团区($4000cm^{-1}$～$1300cm^{-1}$)和指纹区($1300cm^{-1}$～$400cm^{-1}$)。

②某些化学基团的红外吸收特征峰，详见表7-2。

表7-2 典型化学基团的红外吸收特征峰

波数(cm^{-1})	归属基团或化学键	波数(cm^{-1})	归属基团或化学键
3750～3000	O-H、N-H	1900～1650	C=O(醛、酮、羧酸及其衍生物)
3000～2700	C-H(烷基)、-CHO	1670～1500	C=C、C=N、N-H
2400～2100	C≡C、C≡N	1300～1000	C-O(醚、酯、羧酸)

③鉴别方法采用对照品法或标准图谱法进行比较鉴别。

④红外吸收光谱的纵坐标用透光率($T\%$)表示，横坐标用波数表示。盐酸普鲁卡因的红外吸收光谱见图7-2。

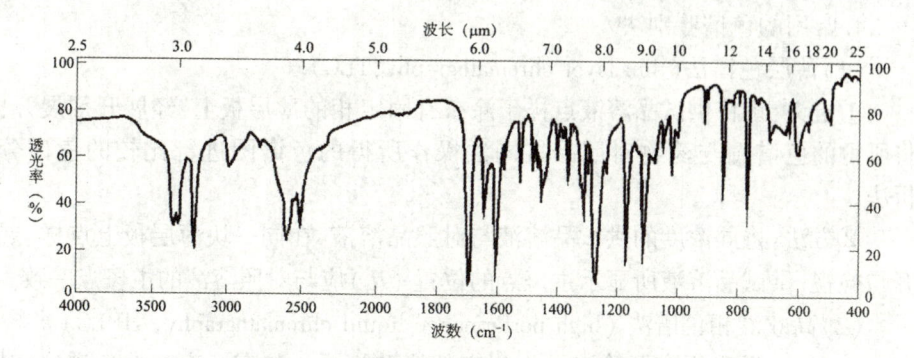

图7-2　盐酸普鲁卡因的红外吸收光谱

3. 色谱鉴别法概述

（1）特点：色谱法具有高灵敏度、高选择性、高效能、应用范围广等优点，是分析混合物的最有效手段。

（2）色谱图常见术语　详见图7-3。

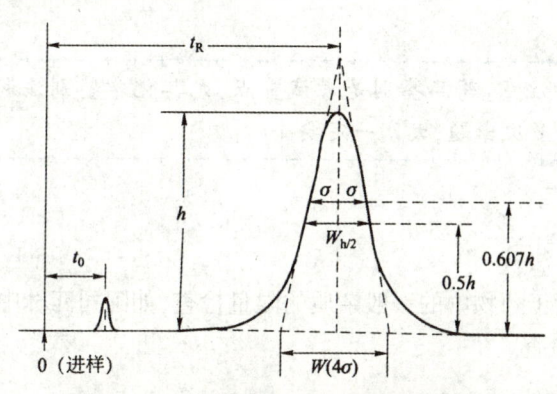

图7-3　色谱图及色谱峰参数示意图

①保留时间（t_R）：从进样开始到组分色谱峰顶点的时间间隔称为该组分的保留时间，单位通常为分钟（min）。

②半高峰宽（$W_{h/2}$）：峰高一半处的峰宽称为半高峰宽，主要用于色谱柱柱效的评价。

③峰宽（W）：通过色谱峰两侧的拐点作切线，在基线上的截距称为峰宽。

④峰高（h）：组分色谱峰顶点至时间轴的垂直距离称为峰高。

⑤峰面积（A）：组分色谱峰与基线围成的区域的面积称为峰面积。

（3）保留时间主要用于组分的鉴别；半高峰宽或峰宽主要用于色谱柱柱效的评价；峰高或峰面积主要用于组分的含量测定。

4.常用的色谱鉴别法

(1)薄层色谱法(thin layer chromatography,TLC)

①定义:系将供试品溶液点样于涂布有固定相的薄层板上,经展开剂展开,将所得的色谱图与药物对照品按同法操作所得的色谱图进行比较的色谱分析法。

②方法:将同浓度的供试品溶液与对照品溶液,在同一块薄层板上点样、展开与检视,供试品溶液所显示主斑点的位置(R_f)应与对照溶液的主斑点一致。

(2)高效液相色谱法(high performance liquid chromatography, HPLC)

①定义:系采用高压输液泵将规定的流动相泵入装有填充剂的色谱柱,对已注入色谱柱的供试品进行分离测定的色谱方法。流动相极性大于固定相极性的反相分配色谱法是应用最广泛的高效液相色谱法。

②方法:记录的色谱图中,供试品溶液主峰的保留时间应与对照品溶液主峰的保留时间一致。

雷区

同学们请注意:药品鉴别是考试重点,尤其化学鉴别法和色谱鉴别法概述在考试中多次出题,大家一定要小心。

要点4 检查

1.化学分析法

该法主要用于药物中的一般杂质的限量检查,如阿司匹林中"重金属"检查和"炽灼残渣"检查。

2.光谱分析法

该法主要用于药物中特殊杂质的检查。

(1)肾上腺素中的酮体、地蒽酚中二羟基蒽醌的检查,可用紫外-可见分光光度法。

(2)硫酸阿托品中的莨菪碱的检查,可用旋光度法。

3.色谱分析法

(1)薄层色谱法

①杂质对照法:制备一定浓度的供试品溶液和相应的杂质对照品溶液,点样、展开、检测并比较。供试品溶液色谱图中除主斑点外的其他斑点(杂质斑点)与相应的杂质对照品溶液色谱图中的主斑点比较,颜色(或荧光)不得更深。

②自身稀释对照法:制备一定浓度的供试品溶液,取供试品溶液一定量,按

照限度规定,稀释制成另一低浓度溶液作为对照溶液,点样、展开、检测并比较。供试品溶液色谱图中除主斑点外的其他斑点(杂质斑点)与相应的自身稀释对照溶液色谱图中的主斑点比较,颜色(或荧光)不得更深。

（2）高效液相色谱法：主要用于特定杂质和有关物质的检查,方法有内标法、外标法、加校正因子的主成分自身对照法、不加校正因子的主成分自身对照法、面积归一化法。

（3）气相色谱法：主要用于残留溶剂的检查,方法有内标法、外标法和标准加入法。

要点 5 含量测定

1. 酸碱滴定法

（1）是以酸碱化学反应为基础的滴定分析方法。

（2）酸碱滴定法中,通常采用酸碱指示剂来指示滴定终点,详见表7-3。

表7-3 常用的酸碱指示剂

指示剂	变色范围（pH）	颜色	
		酸式色	碱式色
甲基橙	3.1~4.4	红	黄
溴酚蓝	3.0~4.6	黄	紫
溴甲酚绿	3.8~5.4	黄	蓝
甲基红	4.4~6.2	红	黄
溴百里酚蓝	6.2~7.6	黄	蓝
酚酞	8.0~10.0	无	红

2. 非水溶液滴定法

（1）非水碱量法

①概述：一般是以冰醋酸或冰醋酸-醋酐为溶剂,用高氯酸的冰醋酸溶液为滴定液,以结晶紫指示滴定终点的一类方法。

②应用：主要用于测定有机弱碱及其氢卤酸盐、硫酸盐、磷酸盐、有机酸盐,以及有机酸的碱金属盐等药物。例如,地西泮、肾上腺素、盐酸麻黄碱、氢溴酸东莨菪碱、硫酸阿托品、硫酸奎宁、马来酸氯苯那敏、重酒石酸去甲肾上腺素、水杨酸二乙胺、枸橼酸钾等药物的含量测定。

③注意：有机碱的氢卤酸盐由于氢卤酸的酸性较强,往往能够使滴定反应进行不完全。因此,在用高氯酸滴定液滴定之前,有时应先加入醋酸汞试液3~

5ml，使形成难电离的卤化汞，以消除氢卤酸对滴定的干扰，然后再滴定。

（2）非水酸量法

①概述：一般是以乙二胺或二甲基甲酰胺为溶剂，用甲醇钠为滴定液，麝香草酚蓝作指示剂的非水溶液滴定法。

②应用：主要用于测定有机弱酸或显酸性的酰亚胺类药物，如乙琥胺的含量测定。

3. 氧化还原滴定法

（1）碘量法

①直接碘量法是用碘滴定液直接滴定还原性药物的方法。直接碘量法在酸性或中性溶液中进行，用淀粉指示剂指示终点。

②置换碘量法是先在供试品溶液中加入碘化钾，供试品将碘化钾氧化，置换出定量的碘，然后用硫代硫酸钠滴定液滴定置换出来的碘，用淀粉指示剂指示终点，近终点时加入。

③剩余碘量法是在供试品溶液中先加入过量的碘滴定液，待碘与被测组分反应完全后，再用硫代硫酸钠滴定液回滴定剩余的碘，淀粉指示剂应在近终点时加入。

④应用：维生素 C 的含量测定采用直接碘量法；复方对乙酰氨基酚片中咖啡因的含量采用剩余碘量法。

（2）铈量法

①概述：是以硫酸铈 $Ce(SO_4)_2$ 为滴定剂，在酸性条件下测定还原性物质的滴定方法，用邻二氮菲为指示剂。

②应用：硫酸亚铁片、葡萄糖酸亚铁及其制剂、富马酸亚铁及其制剂、硝苯地平等的测定。

（3）亚硝酸钠滴定法

①概述：用亚硝酸钠滴定液在盐酸溶液中与芳伯氨基定量发生重氮化反应，生成重氮盐以测定药物含量的方法。

②指示终点的方法：电位法、永停滴定法、内指示剂法和外指示剂法。《中国药典》采用永停滴定法。

③应用：盐酸普鲁卡因的含量测定。

④注意：由于重氮化反应速度较慢，若在滴定时向供试溶液中加入适量溴化钾，可加速重氮化反应速度。

4. 紫外-可见分光光度法

（1）理论依据

单色光辐射穿过对光有吸收的药物溶液时，在一定的浓度范围内被药物分子吸收的量与药物分子的浓度和液层的厚度成正比。其关系式如下：

$$A = -\lg \frac{I}{I_0} = -\lg T = Ecl$$

式中,A 为吸光度,I_0 为入射光强度,I 为透射光强度,T 为透光率,E 为吸收系数,c 为被测药物溶液的浓度,l 为液层厚度。药物分子对光的选择性吸收波长以及相应的吸收系数是该药物的物理常数。故由上式得出,在一定条件下,吸光度(A)与溶液浓度(c)和光路长度(l)成正比,这是紫外-可见分光光度法用于药物定量测定的依据。

当已知某药物纯品在一定条件下的吸收系数后,可用同样条件将药物供试品制成溶液,测定其吸光度,即可根据上式计算出供试品中该药物的含量。

(2)测定方法

主要有对照品比较法和吸收系数法,目前各国药典主要采用对照品比较法。

①对照品比较法:分别配制供试品和对照品溶液,在规定波长处分别测定它们的吸光度,按下式计算供试品溶液中被测组分的浓度:

$$C_X = (A_X/A_R)C_R$$

式中,C_X 和 C_R 分别表示供试品和对照品溶液的浓度;A_X 和 A_R 分别表示供试品和对照品溶液的吸光度。

②吸收系数法:按各品种项下方法配制供试品溶液,在规定的波长处测定其吸光度,再以该品种在规定条件下的吸收系数,按下式计算供试品溶液的浓度:

$$c = \frac{A}{E_{1cm}^{1\%} \times l}$$

5. 高效液相色谱法

用于药物的含量测定,主要有内标法与外标法。

(1)内标法

①方法:按各品种项下的规定,精密称(量)取对照品和内标物质,分别制成溶液,精密量取各溶液,混合配成校正因子测定用的对照溶液。取一定量注入仪器,记录色谱图。测量对照品和内标物质的峰面积或峰高,计算校正因子(f),再取各品种项下含有内标物质的供试品溶液,注入仪器,记录色谱图,测量供试品溶液中待测成分和内标物质的峰面积或峰高,按下式计算含量:

$$(C_X) = f \cdot \frac{A_X}{A_S/C_S}$$

式中,A_X、A_S 分别表示待测组分与内标物质的峰面积或峰高;C_S 为内标物质的浓度。

②应用:《中国药典》采用内标法测定甲地高辛含量;采用加校正因子的内标法测定布洛伪麻胶囊含量。

(2)外标法

①方法:按各品种项下的规定,精密称(量)取对照品和供试品,分别制成溶液,各精密取一定量,注入仪器,记录色谱图,测量对照品溶液和供试品溶液中待测成分的峰面积(或峰高),按下式计算含量:

$$(C_X) = C_R \cdot \frac{A_X}{A_R}$$

式中,A_X 和 A_R 分别为待测组分和对照品的峰面积或峰高;C_X 和 C_R 分别为待测组分和对照品溶液的浓度。

②应用:《中国药典》采用外标法测定炔诺酮含量。

6. 抗生素微生物检定法

(1)原理:本法系在适宜的条件下,根据量反应平行线原理设计,通过检测抗生素对微生物的抑制作用,计算抗生素活性(效价)的方法。

(2)应用:《中国药典》采用本法测定硫酸庆大霉素的含量。

要点 6 非无菌产品微生物限度检查法

1. 微生物计数法

(1)概述

①定义:系用于能在有氧条件下生长的嗜温细菌和真菌的计数。

②适用范围:用于检查非无菌制剂及其原、辅料是否符合规定的微生物限度标准,不适用于活菌制剂的检查。

③计数方法:主要包括平皿法、薄膜过滤法和最可能数法(MPN 法),其中,MPN 法用于微生物计数时精确度较差,但对于某些微生物污染量很小的供试品,MPN 法是更适合的方法。

(2)供试品检查

按计数方法适用性试验确认的计数方法进行供试品中需氧菌总数、霉菌和酵母菌总数的测定。

①平皿法

A. 除另有规定外,取规定量供试品,按方法适用性试验确认的方法进行供试液制备和菌数测定,每稀释级每种培养基至少制备 2 个平板。

B. 培养和计数

除另有规定外,胰酪大豆胨琼脂培养基平板在 30℃~35℃ 培养 3 天,沙氏葡萄糖琼脂培养基平板在 20℃~25℃ 培养 5 天,观察菌落生长情况,点计平板上生长的所有菌落数,计数并报告。若同稀释级两个平板的菌落数平均值不小于 15,则两个平板的菌落数不能相差 1 倍或以上。

C.菌数报告规则

需氧菌总数测定宜选取平均菌落数小于 300cfu 的稀释级、霉菌和酵母菌总数测定宜选取平均菌落数小于 100cfu 的稀释级,作为菌数报告(取两位有效数字)的依据。取最高的平均菌落数,计算 1g、1ml 或 10cm^2 供试品中所含的微生物数,取两位有效数字报告。

如各稀释级的平板均无菌落生长,或仅最低稀释级的平板有菌落生长,但平均菌落数小于 1 时,以 <1 乘以最低稀释倍数的值报告菌数。

②薄膜过滤法

A.除另有规定外,按计数方法适用性试验确认的方法进行供试液制备。取相当于 1g、1ml 或 10cm^2 供试品的供试液,若供试品所含的菌数较多时,可取适宜稀释级的供试液,照方法适用性试验确认的方法加至适量稀释液中,立即过滤,冲洗,冲洗后取出滤膜,菌面朝上贴于胰酪大豆胨琼脂培养基或沙氏葡萄糖琼脂培养基上培养。

B.培养和计数:培养条件和计数方法同平皿计数法,每张滤膜上的菌落数应不超过 100cfu。

C.菌数报告规则:以相当于 1g、1ml 或 10cm^2 供试品的菌落数报告菌数;若滤膜上无菌落生长,以 <1 报告菌数(每张滤膜过滤 1g、1ml 或 10cm^2 供试品),或 <1 乘以最低稀释倍数的值报告菌数。

③MPN 法:取规定量供试品,按方法适用性试验确认的方法进行供试液制备和供试品接种,所有试验管在 30℃~35℃ 培养 3~5 天,如果需要确认是否有微生物生长,按方法适应性试验确定的方法进行。记录每一稀释级微生物生长的管数,从微生物最可能数检索表查每 1g 或 1ml 供试品中需氧菌总数的最可能数。

(3)结果判断

①需氧菌总数是指胰酪大豆胨琼脂培养基上生长的总菌落数(包括真菌菌落数),若采用 MPN 法,测定结果为需氧菌总数。

②霉菌和酵母菌总数是指沙氏葡萄糖琼脂培养基上生长的总菌落数(包括细菌菌落数)。

③若供试品的需氧菌总数、霉菌和酵母菌总数的检查结果均符合该品种项下的规定,判供试品符合规定;若其中任何一项不符合该品种项下的规定,判供试品不符合规定。

2.控制菌检查法

（1）概述

①定义：系用于在规定的试验条件下，检查供试品中是否存在特定的微生物。

②供试品检出控制菌或其他致病菌时，按一次检出为准，不再复试。

（2）供试液制备和预培养

取供试品，用胰酪大豆胨液体培养基作为稀释剂，照"非无菌产品微生物限度检查：微生物计数法"制成1:10供试液，混匀，在20℃~25℃培养，培养时间应使供试品中的细菌充分恢复但不增殖（约2小时）。

（3）供试品检查：按方法适用性试验确认的计数方法进行。

（4）结果判断

①定性试验：除另有规定外，取相当于1g或1ml供试品的上述预培养物接种至肠道菌增菌液体培养基中，30℃~35℃培养24~48小时后，划线接种于紫红胆盐葡萄糖琼脂培养基平板上，30℃~35℃培养18~24小时。如果平板上无菌落生长，判供试品未检出耐胆盐革兰阴性菌。

②定量试验：取相当于0.1g、0.01g和0.001g（或0.1ml、0.01ml和0.001ml）供试品的预培养物或其稀释液分别接种至肠道菌增菌液体培养基中，30℃~35℃培养24~48小时。上述每一培养物分别划线接种于紫红胆盐葡萄糖琼脂培养基平板上，30℃~35℃培养18~24小时，若紫红胆盐葡萄糖琼脂培养基平板上有菌落生长，则对应培养管为阳性，否则为阴性。

3.非无菌产品微生物限度标准

（1）应符合无菌检查规定的情况

①制剂通则、品种项下要求无菌的制剂及标示无菌的制剂和原辅料。

②用于手术、烧伤或严重创伤的局部给药制剂。

③非无菌化学药品制剂、生物制品制剂、不含药材原粉的中药制剂。

④其他制剂如非无菌含药材原粉的中药制剂、非无菌药用原料及辅料、中药提取物及中药饮片。

⑤有兼用途径的制剂：应符合各给药途径的标准。

（2）各品种项下规定的需氧菌总数、霉菌和酵母菌总数标准解释

①$10^1$cfu：可接受的最大菌数为20。

②$10^2$cfu：可接受的最大菌数为200。

③$10^3$cfu：可接受的最大菌数为2000，依此类推。

要点 7 药品质量检验

1. 药品监督检验机构

(1) 国家食品药品监督管理总局(CFDA)下设的中国食品药品检定研究院,承担各省级(省、自治区、直辖市)药品检验所的技术考核与业务指导,国家药品标准物质的标定,药品注册检验及进口药品的注册检验与药品监督(评价性)检验和复验(仲裁检验)等工作。

(2) 各省级(食品)药品检验所承担辖区内药品的抽验与委托检验(口岸药检所承担药品进出口检验)以及药品的注册检验。

(3) 各市(县)级药品检验所承担辖区内的药品监督检查与管理工作。

2. 药品检验的类别

(1) 出厂检验

系指药品生产企业对放行出厂的产品按企业药品标准进行的质量检验过程。

(2) 委托检验

药品生产企业由于缺少使用频次较少的检验仪器设备而无法完成的检验项目,可以实行委托检验。

(3) 抽查检验

是国家依法对生产、经营和使用的药品质量进行有目的的调查和检查的过程,抽查检验分为评价抽验和监督抽验。国家药品抽验以评价抽验为主,省级药品抽验以监督抽验为主。

① 评价抽验:是药品监督管理部门为掌握、了解辖区内药品质量总体水平与状态而进行的抽查检验工作。

② 监督抽验:是药品监督管理部门在药品监督管理工作中,为保证用药安全而对监督检查中发现的质量可疑药品所进行的有针对性的抽验。

(4) 复核检验

① 复核检验(简称复验)系对抽验结果有异议时,由药品检验仲裁机构对有异议的药品进行的再次抽验(仲裁检验)。

② 复核检验也包括对药品注册标准的审核检验。

(5) 进口药品检验

对已经获得《进口药品注册证》或批件的进口药品进行的检验,并核发《进口药品检验报告书》。

3. 药品检验报告书

(1) 检验记录与检验卡

① 检验记录:应原始、真实,记录完整、简明、具体,书写字迹应清晰,色调一

致,不得任意涂改。若发现记录有误,可用单线或双线划去(删除),但应保持原有字迹可辨,并在修改处签名或盖章,以示负责。

②检验卡:核查检品编号、品名、规格、批号和有效期,生产单位、检验目的和收样日期,以及样品数量和封装情况。

(2)检验报告书

①内容:<u>品名、规格、批号、数量、包装、有效期、生产单位、检验依据;取样日期、报告日期;检验项目、标准规定、检验结果;检验结论。还须有检验者、复核者和部门负责人的签章及检验机构公章,签章应写全名。</u>

②检验报告书举例

××××××(药品企业名称)
药品检验报告书

报告书编号:20160212

检品名称	左氧氟沙星片		
批号	20160201	规格	0.1g
生产单位	××××××	剂型	片剂
供样单位	××××××	包装	铝塑板
检品数量	6盒×12片×2板/盒	有效期	20180930
检验目的	出厂检验	检验日期	20160209
检验项目	全检	报告日期	20160223
检验依据	《中国药典》(2015年版)二部		
检验项目	标准规定	检验结果	
[性 状]	薄膜衣片,除去包衣后显白色至淡黄色	薄膜衣片,除去包衣后显白色	
[鉴 别]			
液相色谱	主峰保留时间应与对照品保留时间一致	主峰保留时间与对照品保留时间一致	
紫外光谱	226、294nm波长处有最大吸收,263nm波长处有最小吸收	226、294nm波长处有最大吸收,263nm波长处有最小吸收	
[检 查]			
有关物质	杂质 A≤0.3%	杂质 A 0.1%	
	其他单杂≤0.3%	其他单杂 0.2%	

续表

检品名称	左氧氟沙星片	
	其他总杂≤0.7%	其他总杂 0.5%
溶出度	限度为标示量的 80%	86.0%；81.0%；90.6% 94.7%；84.6%；88.1% 平均值 87.5%
重量差异	±7.5%	-3.8%~+5.6%
[含量测定]	应为标示量的 90.0%~110.0%	99.8%
结论	本品按《中国药典》检验,结果符合规定	

QA 批准： QC 审核： 检验员：

雷 区

同学们请注意：药品质量检验属于高频考点,学会看检验报告书是执业药师应该具备的知识技能,在考试中多次出题,大家一定要牢牢记住相关考点。

第三节 体内药物检测

考点荟萃

要点 1 体内样品的种类

用于体内药物检测的体内样品包括各种生物体液和组织,最常用的样本是血液。血药浓度监测,一般都是指血浆或血清中药物浓度的测定。尿液中因含有丰富的代谢物,也被较多地应用。

1. 血样

(1) 采集

对于患者或健康志愿者,通常采取静脉血,也可于耳垂或指尖用毛细管采血。全血采集后置含有抗凝剂(如肝素、EDTA、草酸盐、枸橼酸盐等)的试管中,

389

混合均匀即得。

(2) 血浆的制备

将采集的全血置含有抗凝剂的离心管中,混匀后,离心 5~10 分钟,分离后取上清液即得。

(3) 血清的制备

将采集的全血置不含抗凝剂的试管中,在室温或 37℃ 下放置 0.5~1 小时,待血液凝固后,离心 5~10 分钟,分离后取上清液即得。

(4) 血样的保存

①血样采集后应及时分离血浆或血清,并最好立即进行检测。

②短期保存时可置冰箱冷藏(4℃),长期保存时需在 -20℃ 或 -80℃ 下冷冻贮藏。

③特别注意,全血未经分离时,不宜直接冷冻保存。

2. 尿液

(1) 采集目的

尿液药物浓度测定主要用于药物尿液累积排泄量、尿清除率或生物利用度的研究,以及药物代谢物及其代谢途径、类型和速率等的研究。

(2) 尿液的保存

①尿液采集后最好立即测定。

②若不能立即测定,需低温保存或加入防腐剂(如二甲苯、氯仿、醋酸或盐酸)后冷藏保存。

③若需长时间保存,应冰冻贮藏。

要点 2 体内样品的测定方法

1. 免疫分析法

(1) 定义:是基于抗体与抗原或半抗原之间的高选择性竞争反应而建立的一种生物化学分析法。具有很高的选择性和很低的检出限,可以应用于测定各种抗原、半抗原或抗体。

(2) 应用:本法多配有专用设备和试剂,操作相对简便,适合常规实验室使用,被普遍应用于临床治疗药物监测与临床生物化学研究和病理检验。

2. 色谱分析法

(1) 常用方法:气相色谱法(GC)、高效液相色谱法(HPLC)和色谱-质谱联用法(GC-MS、LC-MS)。

(2) 应用:适用于体内复杂样品中微量药物的专属准确定量。

要点 3　药物动力学参数的测定

1. 体内样品的采集

（1）急性药物中毒诊断时，应立即取样。

（2）治疗药物监测时，可根据临床需要取样。

（3）测定药物动力学参数时，大多采集给药前与给药后。

2. 在药物动力学参数的应用

地高辛的有效浓度（0.8~2.0ng/ml）与中毒浓度（>2.4ng/ml）接近，需要进行治疗药物监测。如以洋地黄毒苷为内标，对人血浆和尿中地高辛浓度进行 LC-MS 测定，受试者口服 0.25mg 地高辛后的血浆药物浓度-时间曲线见图 7-4。

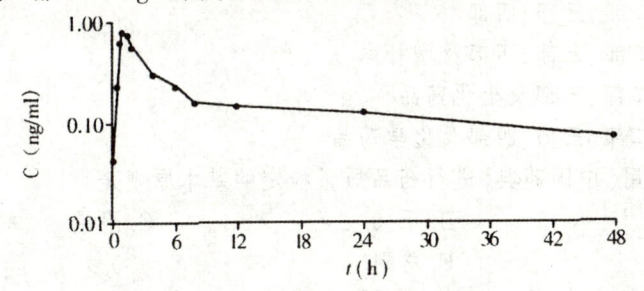

图 7-4　受试者口服 0.25mg 地高辛后的血浆药物浓度-时间曲线

2018年考点预测

1.《中国药典》概况、凡例和正文
2. 国际药品标准的英文简写
3. 药品的检验、鉴别和含量测定
4. 药品质量检验报告书
5. 体内样品的种类

靶　场

一、最佳选择题（每题 1 分，每题备选项中只有 1 个最符合题意）

1.《中国药典》（2015 年版）规定，"精密称定"系指

　　A. 称取重量应准确至所取重量的十万分之一

　　B. 称取重量应准确至所取重量的万分之五

　　C. 称取重量应准确至所取重量的万分之一

　　D. 称取重量应准确至所取重量的千分之一

E. 称取重量应准确至所取重量的千分之五

2. 《中国药典》采用符号 cm^{-1} 表示的计量单位名称是
   A. 长度   B. 体积   C. 波数
   D. 黏度   E. 密度

3. 下列药物中,在临床上需要监测血药浓度的是
   A. 阿司匹林   B. 对乙酰氨基酚   C. 维生素 C
   D. 葡萄糖   E. 地高辛

4. 现行版《中国药典》的组成
   A. 一部、二部
   B. 一部、二部、三部、四部
   C. 一部、二部、三部、四部及增补本
   D. 一部、二部、三部及生化药品
   E. 一部、二部、三部、四部及化学药品

5. 为正确使用《中国药典》进行药品质量检定的基本原则是
   A. 凡例   B. 正文   C. 附录
   D. 索引   E. 总则

6. 药品贮藏项下规定的"阴凉处"系指贮藏处的温度不超过
   A. 0℃   B. 10℃   C. 20℃
   D. 30℃   E. 40℃

7. 在《中国药典》"凡例"中,贮藏项下规定的"凉暗处"是指
   A. 不超过 30℃   B. 不超过 20℃   C. 避光并不超过 30℃
   D. 避光并不超过 20℃   E. 2℃~10℃

8. 《中国药典》规定称取"0.1g"系指
   A. 称取重量可为 0.05~0.15g
   B. 称取重量可为 0.06~0.14g
   C. 称取重量可为 0.07~0.13g
   D. 称取重量可为 0.08~0.12g
   E. 称取重量可为 0.09~0.11g

9. 药典规定取用量为"约"时,系指取用量不得超过规定量的
   A. ±0.1%   B. ±1%   C. ±5%
   D. ±10%   E. ±2%

10. 《英国药典》的英文简称是
    A. JP   B. EP   C. Ch. P
    D. BP   E. USP

11. 药品质量标准中,收载外观、臭味等内容的项目是
   A. 性状   B. 鉴别   C. 检查
   D. 含量测定   E. 类别

12. 《中国药典》"凡例"规定,防止药品在贮藏过程中风化、吸潮、挥发或异物进入,需采用的贮藏条件是
   A. 密闭   B. 密封   C. 严封
   D. 熔封   E. 避光

13. 《中国药典》中,收载阿司匹林"含量测定"的部分是
   A. 一部凡例   B. 一部正文   C. 一部附录
   D. 二部凡例   E. 二部正文

14. 取样要求,当样品数为 n 时,一般就按
   A. $n \leq 300$ 时,按 n 的 1/30 取样
   B. $n \leq 300$ 时,按 n 的 1/10 取样
   C. $n \leq 3$ 时,只取 1 件
   D. $n \leq 3$ 时,每件取样
   E. $n > 300$ 时,随便取样

15. 药物鉴别试验中属于化学方法的是
   A. 紫外光谱法   B. 红外光谱法   C. 用微生物进行试验
   D. 色谱法   E. 显色反应

16. 药品检验工作程序
   A. 性状、检查、含量测定、检验报告
   B. 鉴别、检查、含量测定、原始记录
   C. 取样、检验(性状鉴别、检查、含量测定)、记录与报告
   D. 取样、鉴别、检查、含量测定
   E. 性状、鉴别、含量测定、报告

17. 为使所取样品具有代表性,当产品总件数为 100 时,则取样件数为
   A. 100   B. 50   C. 11
   D. 9   E. 12

18. 《中国药典》收载的熔点测定方法有几种,测定易粉碎固体药品的熔点应采用哪一法
   A. 2种,第一法   B. 4种,第二法   C. 3种,第一法
   D. 4种,第一法   E. 3种,第二法

19. 比旋度是指
   A. 在一定条件下,偏振光透过长 1dm 且含 1g/ml 旋光物质的溶液时的旋光度

393

B. 在一定条件下,偏振光透过长 1cm 且含 1g/ml 旋光物质的溶液时的旋光度

C. 在一定条件下,偏振光透过长 1dm 且含 1% 旋光物质的溶液时的旋光度

D. 在一定条件下,偏振光透过长 1mm 且含 1mg/ml 旋光物质的溶液时的旋光度

E. 在一定条件下,偏振光透过长 1dm 且含 1mg/ml 旋光物质的溶液时的旋光度

20. 旋光度检查时测定温度是

　　A. 20℃　　　　　　　　B. 40℃　　　　　　　　C. 60℃

　　D. 50℃　　　　　　　　E. 80℃

21. 铈量法中常用的滴定剂是

　　A. 碘　　　　　　　　　B. 高氯酸　　　　　　　C. 硫酸铈

　　D. 亚硝酸钠　　　　　　E. 硫代硫酸钠

22. 用非水滴定法测定杂环类药物氢卤酸盐时,一般须加入醋酸汞,其目的是

　　A. 增加酸性　　　　　　B. 除去杂质干扰　　　　C. 消除氢卤酸根影响

　　D. 消除微量水分影响　　E. 增加碱性

23. 碘量法测定药物时,淀粉指示剂加入的时间为

　　A. 近终点时加入

　　B. 直接碘量法于滴定前加入,间接碘量法须在近终点时加入

　　C. 剩余滴定法中,溶液显碱性时应在近终点时加入

　　D. 间接碘量法中,溶液呈中性时可在滴定前加入

　　E. 无论直接法还是间接法均应滴定至黄色时加入

24. $NaNO_2$ 滴定法测定芳伯氨基化合物时,需加入固体 KBr 的作用是

　　A. 使重氮盐稳定

　　B. 防止偶氮氨基化合物形成

　　C. 作为催化剂,加速重氮化反应速度

　　D. 使 $NaNO_2$ 滴定液稳定

　　E. 便于观察终点

25. 色谱法用于定量的参数是

　　A. 峰面积　　　　　　　B. 保留时间　　　　　　C. 保留体积

　　D. 峰宽　　　　　　　　E. 死时间

26. 紫外-可见分光光度法常用的波长范围

　　A. 200~400nm　　　　　 B. 400~760nm　　　　　 C. 200~760nm

　　D. 760~2500nm　　　　　E. 2.5~25μm

27. 红外光谱图中,1650~1900cm^{-1} 处具有强吸收峰的基团是

　　A. 甲基　　　　　　　　B. 羰基　　　　　　　　C. 羟基

D. 氰基　　　　　　　　E. 苯环

28. 非水碱量法用的溶剂是
   A. 硝酸　　　　　　　B. 高氯酸　　　　　　C. 盐酸
   D. 冰醋酸　　　　　　E. 氨水

29. 乙酰半胱氨酸分子结构中具有巯基,因此可采用的含量测定方法是
   A. 铈量法　　　　　　B. 银量法　　　　　　C. 碘量法
   D. 中和法　　　　　　E. 非水滴定法

30. 《中国药典》所收载的亚硝酸钠滴定法中指示终点的方法为
   A. 电位法　　　　　　B. 永停滴定法　　　　C. 外指示剂法
   D. 内指示剂法　　　　E. 自身指示剂法

31. 当溶液的厚度不变,吸光度一定时,吸收系数的大小取决于
   A. 光的波长　　　　　B. 溶液的浓度　　　　C. 光线的强弱
   D. 溶液的颜色　　　　E. 仪器的性能

32. 体内药物分析中最难、最繁琐,而且也最重要的一个环节是
   A. 样品的采集　　　　B. 蛋白质的去除　　　C. 样品的分析
   D. 样品的制备　　　　E. 样品的贮存

33. 在体内药物分析中最为常用的样本是
   A. 尿液　　　　　　　B. 血液　　　　　　　C. 唾液
   D. 脏器　　　　　　　E. 组织

34. 非无菌药物被某些微生物污染后可能导致其活性降低,所以多数非无菌制剂需进行微生物限度检查,常用于药品微生物限度检查的方法是
   A. 平皿法　　　　　　B. 铈量法　　　　　　C. 碘量法
   D. 色谱法　　　　　　E. 比色法

二、配伍选择题(每题1分,题目分为若干题。每组题均对应同一组备选项,备选项可重复选用,也可不选用。每题只有一个最符合题意)

[1-3]
   A. 保留时间　　　　　B. 峰面积　　　　　　C. 峰宽
   D. 半高峰宽　　　　　E. 标准差

1. 用高效液相色谱法鉴别药物时应选用的色谱法参数是
2. 用高效液相色谱法检查杂质限量时应选用的色谱法参数是
3. 用高效液相色谱法测定药物含量时应选用的色谱法参数是

[4-6]
   A. JP　　　　　　　　B. USP　　　　　　　C. BP
   D. ChP　　　　　　　E. EP

以下外国药典的缩写是

4. 美国药典

5. 日本药局方

6. 欧洲药典

[7-8]

    A. 不超过25℃   B. 不超过20℃   C. 避光并不超过25℃

    D. 避光并不超过20℃   E. 2℃~10℃

药品质量标准"贮藏"项下的规定

7. "阴凉处"系指

8. "凉暗处"系指

[9-11]

    A. 3750~3000cm^{-1} B. 2400~2100cm^{-1} C. 1900~1650cm^{-1}

    D. 1300~1000cm^{-1} E. 1000~650cm^{-1}

红外吸收光谱主要特征峰的波数是

9. v_{O-H}

10. $v_{C=O}$

11. v_{C-O}

[12-14]

A. 色谱峰高或峰面积   B. 死时间   C. 色谱峰保留时间

D. 色谱峰宽   E. 色谱基线

12. 用于定性的参数是

13. 用于定量的参数是

14. 用于衡量柱效的参数是

[15-17]

滴定分析法中所用的指示液

    A. 结晶紫   B. 淀粉   C. 麝香草酚蓝

    D. 酚酞   E. 邻二氮菲

15. 非水酸量法

16. 非水碱量法

17. 酸碱滴定法

[18-19]

    A. 气相色谱法   B. 高效液相色谱法   C. 十八烷基硅烷键合硅胶

    D. 红外分光光度法   E. 差示扫描量热法

以下缩写是指

18. IR

19. HPLC

[20-21]

　A. 液体药物的物理性质

　B. 不加供试品的情况下,按样品测定方法,同法作

　C. 用对照品代替样品同法操作

　D. 用作药物的鉴别,也可反映药物的纯度

　E. 可用于药物的鉴别、检查和含量测定

20. 熔点

21. 旋光度

[22-23]

　A. <200nm

　B. 200~400nm

　C. 400~760nm

　D. 760~2500nm

　E. 2.5μm~25μm

22. 药物测量紫外分光光度的范围是

23. 药物近红外光谱的范围是

三、多项选择题(每题1分,每题的备选项中,至少有2个或2个以上选项是正确答案,错选或少选均不得分)

1. 以下为左氧氟沙星的部分报告书

检查项目	标准	检验结果
【鉴别】		
液相色谱	主峰保留时间应与对照品保留时间一致	主峰保留时间与对照品保留时间一致
紫外色谱	应在226nm、294nm波长处有最大吸收,263nm波长处有最小吸收	在226nm、294nm波长处有最大吸收,263nm波长处有最小吸收
【检查】		
杂质A	≤0.3%	0.3%
其他杂质	≤0.3%	0.2%
其他总杂	≤0.7%	0.8%
【含量测定】	标示量90.0%~110.0%	110.1%

397

以下合格的项目有

　　A. 紫外光谱　　　　　　B. 杂质 A　　　　　　　C. 其他杂质

　　D. 其他总杂　　　　　　E. 含量测定

2.《中国药典》要求测定比旋度的药物有

　　A. 葡萄糖　　　　　　　B. 肾上腺素　　　　　　C. 硫酸奎宁

　　D. 青霉素钠　　　　　　E. 阿莫西林

3. 药品的命名应按照

　　A.《中国药典》(2015 年版) B. 国际非专利药品名　　C. 中国药品通用名称

　　D. 药品名称词典　　　　E. 国际药典

4. 检验报告书应有以下内容

　　A. 供试品名称　　　　　B. 外观性状　　　　　　C. 取样日期

　　D. 送检人签章　　　　　E. 复核人签章

5. 进行药物分析时取样量也要因数量的多少而不同,如样品总件数为 n,则

　　A. 当 $n≤3$ 时,每件取样

　　B. 当 $n≤6$ 时,每件取样

　　C. 当 $3<n≤300$ 时,按 $\sqrt{n}+1$ 的取样量随机取样

　　D. 当 $300<n≤500$ 时,按 $\sqrt{n}$ 的取样量随机取样

　　E. 当 $n>300$ 时,按 $\sqrt{n}/2+1$ 的取样量随机取样

6. 氧化还原滴定法一般包括

　　A. 碘量法　　　　　　　B. 间接滴定法　　　　　C. 铈量法

　　D. 亚硝酸钠法　　　　　E. 直接滴定法

7. 常用的酸碱指示剂有

　　A. 甲基橙　　　　　　　B. 酚酞　　　　　　　　C. 淀粉

　　D. 甲基红　　　　　　　E. 荧光黄

8. 关于中国药典规定的药物贮藏条件的说法,正确的有

　　A. 在阴凉处贮藏系指贮藏处温度不超过 20℃

　　B. 在凉暗处贮藏系指贮藏处避光并温度不超过 20℃

　　C. 在冷处贮藏系指贮藏处温度为 2℃~10℃

　　D. 当未规定贮藏温度时,系指在常温贮藏

　　E. 常温系指温度为 10℃~30℃

9. 药物中的杂质按来源可分为

　　A. 正常杂质　　　　　　B. 非正常杂质　　　　　C. 一般杂质

　　D. 非一般杂质　　　　　E. 特殊杂质

10. 下列杂质中,属于一般杂质的是
   A. 氯化物　　　　　B. 硫酸盐　　　　　C. 铁盐
   D. 砷盐　　　　　　E. 游离肼
11. TLC检查特殊杂质的具体方法为
   A. 峰面积归一化法　B. 内标法　　　　　C. 高低浓度对比法
   D. Rf值法　　　　　E. 杂质对照品对照法
12. 一个色谱峰的主要参数有
   A. 峰高　　　　　　B. 峰面积　　　　　C. 峰位
   D. 峰宽　　　　　　E. 峰形
13. 下列何种形体药品可测其熔点
   A. 易粉碎的固体药品
   B. 不易粉碎的固体药品,如脂肪、石蜡、羊毛脂等
   C. 凡士林
   D. 低凝点的液体
   E. 超临界液体
14. 药品检验内容主要包括
   A. 性状　　　　　　B. 鉴别　　　　　　C. 检查
   D. 含量测定　　　　E. 类别

答案与解析

一、最佳选择题(每题1分,每题备选项中只有1个最符合题意)

1.【答案】D
【解析】"精密称定"指称取重量应准确至所取重量的千分之一。

2.【答案】C
【解析】长度的单位是米(m)、分米(dm)、厘米(cm)、毫米(mm)、微米(μm)、纳米(nm);体积的单位是升(L)、毫升(ml)、微升(μl);波数的单位是厘米的倒数(cm^{-1});动力黏度的单位是帕秒(Pa·s);密度的单位是千克每立方米(kg/m^3)、克每立方厘米(g/cm^3)。

3.【答案】E
【解析】地高辛的有效浓度(0.8~2.0ng/ml)与中毒浓度(>2.4ng/ml)接近,需要进行治疗药物监测。

4.【答案】C
【解析】《中国药典》(2015年版)由一部、二部、三部、四部及增补本组成。

国家执业药师资格考试要点轻松练：药学专业知识（一）

5. 【答案】A

【解析】"凡例"是为正确使用《中国药典》进行药品质量检定的基本原则，"凡例"中的有关规定具有法定的约束力。

6. 【答案】C

【解析】阴凉处系指贮藏处温度不超过20℃。

7. 【答案】D

【解析】凉暗处系指贮藏处避光并温度不超过20℃。

8. 【答案】B

【解析】称取"0.1g"，系指称取重量可为0.06~0.14g。

9. 【答案】D

【解析】取用量为"约"时，指该量不得超过规定量的±10%。

10. 【答案】D

【解析】《英国药典》的英文简称是BP。

11. 【答案】A

【解析】性状主要记载药品的外观、臭味、溶解度以及物理常数。

12. 【答案】B

【解析】密封系指将容器密封以防止风化、吸潮、挥发或异物进入。

13. 【答案】E

【解析】二部正文分为两部分，第一部分收载化学药、抗生素、生化药品，第二部分收载放射性药品及其制剂。

14. 【答案】D

【解析】设药品包装(如箱、桶、袋、盒等)总件数为 n，①当 $n \leq 3$ 时，应每件取样；②当 $3 < n \leq 300$ 时，取样的件数应为 $\sqrt{n}+1$；③当 $n > 300$ 时，件数的取样应为 $\frac{\sqrt{n}}{2}+1$。

15. 【答案】E

【解析】鉴别的方法有化学法、物理化学法和生物学方法等。化学法有显色反应、沉淀反应、气体生成反应及焰色反应等；物理化学法主要有紫外-可见分光光度法、红外分光光度法、色谱法等；生物学方法主要用于抗生素和生化药品的鉴别。

16. 【答案】C

【解析】药品检验工作程序：取样、检验(性状鉴别、检查、含量测定)、记录与报告。

17. 【答案】C

【解析】设药品包装(如箱、桶、袋、盒等)总件数为 n，当 $3<n \leq 300$ 时，取样的件数应为 $\sqrt{n}+1$。

18. 【答案】C

【解析】《中国药典》分为三种方法：第一法用于测定易粉碎的固体药品；第二法用于测定不易粉碎的固体药品，如脂肪、脂肪酸、石蜡、羊毛脂等；第三法用于测定凡士林或其他类似物质。

19. 【答案】A

【解析】比旋度的概念：偏振光透过长 1dm，且每 1ml 中含有旋光性物质 1g 的溶液，在一定波长与温度下，测得的旋光度称为比旋度，以 $[\alpha]_D^t$ 表示。

20. 【答案】A

【解析】《中国药典》规定，除另有规定外，测定温度为 20℃，测定管长度为 1dm，使用钠光谱的 D 线(589.3nm)作光源。

21. 【答案】C

【解析】铈量法是以硫酸铈 $Ce(SO_4)_2$ 为滴定剂，在酸性条件下测定还原性物质的滴定方法，用邻二氮菲为指示剂。

22. 【答案】C

【解析】非水碱量法注意：有机碱的氢卤酸盐由于氢卤酸的酸性较强，往往能够使滴定反应进行不完全。因此，在用高氯酸滴定液滴定之前，有时应先加入醋酸汞试液 3~5ml，使形成难电离的卤化汞，以消除氢卤酸对滴定的干扰，然后再滴定。

23. 【答案】B

【解析】直接碘量法于滴定前加入，间接碘量法须在近终点时加入。

24. 【答案】C

【解析】由于重氮化反应速度较慢，若在滴定时向供试溶液中加入适量溴化钾，可加速重氮化反应速度。

25. 【答案】A

【解析】保留时间主要用于组分的鉴别；半高峰宽或峰宽主要用于色谱柱柱效的评价；峰高或峰面积主要用于组分的含量测定。

26. 【答案】C

【解析】紫外-可见分光光度法波长范围为 200nm~760nm，用于药物鉴别的通常为紫外吸收光谱(200nm~400nm)。

27. 【答案】B

【解析】羰基在 1650~1900cm^{-1} 处具有强吸收峰。

28. 【答案】D

【解析】非水碱量法一般是以冰醋酸或冰醋酸-醋酐为溶剂,用高氯酸的冰醋酸溶液为滴定液,以结晶紫指示滴定终点的一类方法。

29. 【答案】C

【解析】乙酰半胱氨酸分子结构中具有巯基,因此可采用的含量测定方法是碘量法。

30. 【答案】B

【解析】亚硝酸钠滴定法中,《中国药典》采用永停滴定法指示终点。

31. 【答案】B

【解析】当溶液的厚度不变,吸光度一定时,吸收系数的大小取决于溶液的浓度。

32. 【答案】D

【解析】体内药物分析中最难、最繁琐,而且也最重要的一个环节是样品的制备。

33. 【答案】B

【解析】用于体内药物检测的体内样品包括各种生物体液和组织,最常用的样本是血液。血药浓度监测,一般都是指血浆或血清中药物浓度的测定。

34. 【答案】A

【解析】略。

二、配伍选择题(每题1分,题目分为若干题。每组题均对应同一组备选项,备选项可重复选用,也可不选用。每题只有一个最符合题意)

[1-3]

【答案】1. A、2. B、3. B

【解析】略。

[4-6]

【答案】4. B、5. A、6. E

【解析】①美国药典的英文缩写 USP;②日本药局方的英文缩写 JP;③欧洲药典的英文缩写 EP。

[7-8]

【答案】7. B、8. D

【解析】①阴凉处系指贮藏处温度不超过20℃;②凉暗处系指贮藏处避光并温度不超过20℃。

[9-11]

【答案】9. A、10. C、11. D

【解析】详见下表：

典型化学基团的红外吸收特征峰

波数(cm^{-1})	归属基团或化学键	波数(cm^{-1})	归属基团或化学键
3750~3000	O—H、N—H	1900~1650	C=O(醛、酮、羧酸及其衍生物)
3000~2700	C—H(烷基)、—CHO	1670~1500	C=C、C=N、N—H
2400~2100	C≡C、C≡N	1300~1000	C—O(醚、酯、羧酸)

[12-14]

【答案】12. C、13. A、14. D

【解析】保留时间主要用于组分的鉴别；半高峰宽或峰宽主要用于色谱柱柱效的评价；峰高或峰面积主要用于组分的含量测定。

[15-17]

【答案】15. C、16. A、17. D

【解析】①非水酸量法的指示液为麝香草酚蓝；②非水碱量法的指示液为结晶紫；③酸碱滴定法的指示液为酚酞。

[18-19]

【答案】18. D、19. B

【解析】①红外分光光度法的英文缩写为 IR；②高效液相色谱法的英文缩写为 HPLC。

[20-21]

【答案】20. D、21. E

【解析】①熔点用作药物的鉴别，也可反映药物的纯度；②旋光度可用于药物的鉴别、检查和含量测定。

[22-23]

【答案】22. B、23. D

【解析】分光光度法常用的波长范围中，200nm~400nm 为紫外光区，400nm~760nm 为可见光区，760nm~2500nm 为近红外光区，2.5μm~25μm(按波数计为 $4000cm^{-1}$~$400cm^{-1}$)为中红外光区。药物测量紫外分光光度的范围是 200~400nm。

三、多项选择题(每题1分，每题的备选项中，至少有2个或2个以上选项是正确答案，错选或少选均不得分)

1.【答案】ABC

【解析】略。

2.【答案】ABCE

【解析】《中国药典》规定,需要测定比旋度的药物有肾上腺素、硫酸奎宁、葡萄糖、阿莫西林、氢化可的松等。

3. 【答案】BC

【解析】①《中国药典》正文收载的中文药品名称系按照《中国药品通用名称》(Chinese Approved Drug Name,CADN)收载的名称及其命名原则命名,《中国药典》收载的中文药品名称均为药品的法定名称;②英文名称除另有规定外,均采用国际非专利药品名称(International Nonproprietary Names,INN)。

4. 【答案】ABCE

【解析】检验报告书内容:品名、规格、批号、数量、包装、有效期、生产单位、检验依据;取样日期、报告日期;检验项目、标准规定、检验结果;检验结论。还须有检验者、复核者和部门负责人的签章及检验机构公章,签章应写全名。

5. 【答案】ACE

【解析】设药品包装(如箱、桶、袋、盒等)总件数为 n,①当 $n \leq 3$ 时,应每件取样;②当 $3<n \leq 300$ 时,取样的件数应为 $\sqrt{n}+1$;③当 $n>300$ 时,取样的件数应为 $\frac{\sqrt{n}}{2}+1$。

6. 【答案】ACD

【解析】氧化还原滴定法一般包括碘量法、铈量法和亚硝酸钠法。

7. 【答案】ABD

【解析】常用的酸碱指示剂有甲基橙、甲基红和酚酞。

8. 【答案】ABCDE

【解析】略。

9. 【答案】CE

【解析】药物中的杂质按来源可分为一般杂质和特殊杂质。

10. 【答案】ABCD

【解析】一般杂质是指在自然界中分布广泛、在多种药品的生产中可能引入的杂质,如氯化物、砷盐、易炭化物、干燥失重、炽灼残渣、重金属等。

11. 【答案】CE

【解析】薄层色谱法检查特殊杂质的具体方法为杂质对照法和自身稀释对照法。

12. 【答案】ABCD

【解析】一个色谱峰的主要参数有峰高、峰面积、峰位和峰宽。

13. 【答案】ABC

【解析】《中国药典》分为三种方法:第一法用于测定易粉碎的固体药品;第二法用于测定不易粉碎的固体药品,如脂肪、脂肪酸、石蜡、羊毛脂等;第三法用于测定凡士林或其他类似物质。

14. 【答案】ABCD

【解析】检验的项目包括:性状(物理常数)、鉴别、检查、含量或效价测定。

第八章

本章分值 10分左右

生物药剂学

考纲点睛

单元	要点	细目	考试要求
(一)药物的体内过程	1.药物从吸收到消除的过程	药物吸收、分布、代谢、排泄、转运、处置、消除的定义和意义	掌握
	2.药物的跨膜转运	生物膜的结构与性质	了解
		药物的跨膜转运方式	掌握
(二)药物的胃肠道吸收	1.影响吸收的生理因素	胃肠道的生理环境	掌握
		循环系统的生理因素	了解
		食物对药物吸收的影响	了解
		胃肠道代谢作用	了解
	2.影响吸收的药物因素	药物理化性质对药物吸收的影响	掌握
	3.影响吸收的剂型因素	药物剂型与制剂因素对药物吸收的影响	掌握
(三)药物的非胃肠道吸收	1.注射部位的吸收	注射途径与吸收的关系	掌握
		影响注射给药吸收的因素	熟悉
	2.肺部吸收	肺部吸收的特点	熟悉
		影响肺部药物吸收的因素	了解
	3.黏膜吸收	鼻腔黏膜的生理环境与影响药物吸收的因素	熟悉
		口腔黏膜的生理环境与影响药物吸收的因素	了解
		眼部的生理环境与影响药物吸收的因素	掌握
	4.皮肤吸收	皮肤吸收的特点	了解
		影响药物经皮渗透吸收的因素	熟悉
(四)药物的分布、代谢与排泄	1.药物分布	药物的分布及其影响因素	掌握
		药物淋巴转运的特点	了解
		血脑屏障及转运机制	熟悉
		胎盘屏障及胎盘转运机制	了解
	2.药物代谢	药物的代谢与药理作用因素	掌握
		药物代谢的部位与首过效应	掌握
		药物的代谢特点、代谢过程及其影响	熟悉
	3.药物排泄	药物的肾排泄、胆汁排泄与肠肝循环	掌握

第一节

药物的体内过程基础知识

考点荟萃

要点 1 药物的体内过程

1. 内容

药物的体内过程包括吸收、分布、代谢和排泄四个过程。

2. 基本概念

(1) 吸收:系指药物从给药部位进入体循环的过程。

(2) 分布:药物进入体循环后向各组织、器官或者体液转运的过程。

(3) 代谢:药物在吸收过程或进入体循环后,受体内酶系统的作用,结构发生转变的过程。

(4) 排泄:药物及其代谢产物排出体外的过程。

(5) 转运:药物的吸收、分布和排泄的合称。

(6) 处置:分布、代谢和排泄的合称。

(7) 消除:代谢和排泄的合称。

要点 2 药物的跨膜转运方式

1. 被动转运

(1) 特点

①从高浓度向低浓度的转运。

②不需要载体,不消耗能量,无饱和现象和竞争抑制现象,也无部位特异性。

③药物大多数以这种方式通过生物膜。

(2) 类型

①滤过:水溶性的小分子物质依靠膜两侧的流体静压或渗透压通过膜孔道,如药物通过肾小球膜的滤过过程。

②简单扩散:未解离的分子型药物脂溶性较大,易通过脂质双分子层;离子型药物脂溶性小,不易透过生物膜,故解离度小、脂溶性大的药物易吸收。药物的扩散速度取决于膜两侧药物的浓度梯度、药物的脂水分配系数及药物在膜内的扩散速度。

2. 主动转运

(1) 特点

①从低浓度向高浓度的逆浓度梯度转运。

②需要消耗能量,能量的来源主要由细胞代谢产生的 ATP 提供。

③需要载体,转运速度与载体量有关,会出现饱和现象。

④可与结构类似的物质发生竞争抑制现象。

⑤具有结构特异性和部位特异性。

(2) 转运的物质:一些生命必需物质(如 K^+、Na^+、I^-、单糖、氨基酸、水溶性维生素)和有机酸、碱等弱电解质的离子型化合物。

3. 易化扩散(促进扩散)

(1) 特点

①不消耗能量。

②从高浓度向低浓度的顺浓度梯度转运。

③其他同主动转运。

(2) 转运的物质:单糖类和氨基酸等高极性物质。

4. 膜动转运

(1) 定义:系指通过细胞膜的主动变形,将某些物质摄入细胞内或从细胞内释放到细胞外的转运过程。

(2) 类型

①胞饮:细胞通过膜动转运摄取的药物是溶解物或液体。

②吞噬:细胞通过膜动转运摄取的药物为大分子或颗粒状物。

(3) 转运的物质:蛋白质和多肽。

雷 区

同学们请注意:药物的跨膜转运方式属于高频考点,在历年试卷中多次出题,大家一定要掌握本部分的相关考点。

第二节 药物的胃肠道吸收

考点荟萃

要点 1 胃肠道的结构与功能

1. 胃

（1）胃液含以胃蛋白酶为主的酶类和盐酸,具有稀释、消化食物的作用。口服的药物剂型在胃内的停留过程中大部分可被崩解、分散和溶解。

（2）胃黏膜表面缺乏绒毛,大多数药物吸收较差。

2. 小肠

（1）本部分由十二指肠、空肠和回肠组成,小肠液的 pH 约 5~7,是弱碱性药物吸收的理想环境。

（2）大多数药物的最佳吸收部位是十二指肠或小肠上部,小肠也是药物主动转运吸收的特异性部位。

3. 大肠

（1）本部分由盲肠、结肠和直肠组成,黏膜上没有绒毛,有效吸收表面积比小肠小得多,药物吸收也差。

（2）多肽类药物可以结肠作为口服的吸收部位,直肠是栓剂给药的吸收部位。

要点 2 影响药物吸收的生理因素

1. 胃肠液的成分和性质

（1）胃液的 pH 约为 1.0 左右,有利于弱酸性药物吸收。

（2）大多数有机药物都是弱酸性或弱碱性物质,故消化道中 pH 的变化会影响药物的解离状态。

（3）胃肠液中的胆盐可与一些药物形成难溶性盐,从而降低药物吸收,如新霉素、制霉菌素和多黏菌素 E 等口服不吸收。

2. 胃肠道运动

（1）胃肠道蠕动

胃蠕动可使与胃黏膜充分接触,有利于胃中药物的吸收,同时将内容物向十二指肠方向推进。

（2）胃排空:胃排空的快慢对药物在消化道中的吸收有一定影响。

①在胃吸收的药物吸收会减少,如水杨酸盐。
②在肠道吸收的药物吸收会加快,如阿司匹林、地西泮。
③易在胃内破坏的药物破坏减少,吸收增加,如红霉素。
④作用点在胃的药物,疗效可能下降,如氢氧化铝凝胶、胃蛋白酶、硫糖铝。
⑤需要胃内溶解的药物和某些难以溶解的药物吸收会减少,如螺内酯、氢氯噻嗪。

3.循环系统转运
循环系统的循环途径及其流量的大小都对药物吸收及血药浓度产生影响。
(1)药物的首过效应越大,药物被代谢越多,其血药浓度也越小,药效受到明显的影响。
(2)在胃的吸收中,血流量可影响胃的吸收速度,服药同时饮酒,药物吸收量可能增加。

4.食物
(1)食物要消耗胃肠内水分,固体制剂的崩解、药物的溶出变慢。
(2)食物的存在增加胃肠道内容物的黏度,使药物吸收变慢。
(3)食物可延长胃排空时间。
(4)食物促进胆汁分泌,能增加一些难溶性药物的吸收量。
(5)食物改变胃肠道pH,影响弱酸、弱碱性药物吸收。
(6)食物与药物产生物理或化学相互作用,影响吸收。

5.疾病因素
疾病引起的胃肠道pH的改变会干扰药物吸收,如胃酸缺乏、腹泻、甲状腺功能不足、部分或全部胃切除、肝脏疾病等。

要点 3 影响药物吸收的剂型因素

1.影响药物吸收的理化因素
(1)脂溶性和解离度
详见本书第二章—第一节药物的理化性质与药物活性。
(2)溶出速率
固体药物制剂必须经崩解,药物溶解释放后才可能被吸收。对一些难溶性药物或溶出速度很慢的药物,药物从固体制剂中的溶解释放很慢,溶出速率成为影响药物吸收的主要原因。
①粒子大小:药物粒子越小,与体液的接触面积越大,溶出速度增大,吸收也加快。因此,为增加溶出速率和吸收,可采用药物微粉化技术。
②湿润性:疏水性药物接触角大,表面难以被水润湿,有效溶出表面积小,影响

药物的溶出。故往往加入表面活性剂以促进粉末表面的润湿,提高药物的溶出。

③多晶型:一般稳定型的结晶溶解度小、溶出速度慢;无定型却与此相反,亚稳定型介于上述二者之间,具有较高的溶解度和溶出速度。

④溶剂化物(水合物):一般情况下,溶解的速率以水合物<无水物<有机溶剂化物的顺序增加。

(3)药物在胃肠道中的稳定性

①利用包衣技术能防止胃酸中不稳定药物的降解和失效。

②制成药物的衍生物或前体药物,如氨苄西林在胃酸中也远比青霉素稳定,故它可口服给药。

2. 剂型与制剂因素对药物吸收的影响

(1)剂型对药物吸收的影响

①除静脉给药外,药物的剂型因素对药物的吸收有很大的影响。不同口服剂型,药物从制剂中的释放速度不同,其吸收的速度和程度也往往相差很大。

②一般认为口服剂型药物的生物利用度的顺序为:溶液剂>混悬剂>胶囊剂>片剂>包衣片。

(2)制剂处方对药物吸收的影响

①液体制剂中的药物和辅料的理化性质对吸收的影响

主要包括增黏剂、络合物与络合作用、吸附剂与吸附作用、表面活性剂。

②固体制剂中的药物和辅料的理化性质对吸收的影响

主要包括药物颗粒大小、固体制剂辅料(如稀释剂、黏合剂、崩解剂、润滑剂)、制剂包衣。

(3)制剂制备工艺对药物吸收的影响

主要包括原辅料混合方法、制粒操作和颗粒质量、压片时的压力。

第三节 药物的非胃肠道吸收

考点荟萃

要点 1 注射给药

1. 给药部位与吸收途径

(1)给药部位

注射途径有静脉、肌内、皮下、鞘内与关节腔内注射等。除关节腔内注射及局部麻醉药外,注射给药一般产生全身作用。注射途径不同,药物吸收的快慢不一样。

(2)吸收途径

①静脉注射药物直接进入血液循环,无吸收过程,生物利用度为100%。

②肌内注射的容量一般为2~5ml,油溶液或混悬剂肌内注射,能达到缓慢释放药物的目的。

③需延长作用时间的药物可采用皮下注射,注射量在1~2ml。如治疗糖尿病的胰岛素,植入剂常植入皮下。

④皮内注射只用于诊断与过敏试验,注射量在0.2ml以内。

⑤动脉内注射将药物或诊断药直接输入靶组织或器官,如抗肿瘤药经动脉作区域性滴注。

⑥腹腔注射后药物经门静脉首先进入肝脏,可能影响药物的生物利用度。

⑦鞘内注射可克服血-脑屏障,使药物向脑内分布。

2.影响注射给药吸收的因素

(1)生理因素

注射部位的血流状态影响药物的吸收快慢,三角肌、大腿外侧、臀部吸收速度依次减慢。肌内或皮下注射后,注射部位的按摩与热敷亦能促进药物的吸收。

(2)药物的理化性质

①分子量很大的药物以淋巴吸收为主要吸收途径。

②混悬型注射液和非水溶剂注射液中药物的溶解度是影响吸收的主要因素。

③体液中含有蛋白质等大分子,它们可能与药物产生结合,蛋白结合能显著影响药物的吸收。

(3)制剂处方组成

各种注射剂中药物的释放速率的排列:水溶液>水混悬液>油溶液>O/W型乳剂>W/O型乳剂>油混悬液。

雷区

同学们请注意:注射给药是考试重点,尤其是吸收途径的不同特点在历年试卷中多次考到,大家一定要牢牢记住。

要点 2 吸入给药

1.概述

(1)吸入给药能产生局部或全身治疗作用。

（2）主要在肺部吸收，吸收后的药物直接进入血液循环，不受首过效应的影响。

2.影响药物肺部吸收的因素

（1）生理因素

①支气管患者，腔道往往较正常人窄，更易截留药物。

②药物可能被呼吸道黏膜中的代谢酶（如磷酸酯酶和肽酶）代谢，从而失去活性。

③患者不能熟练掌握吸入性药物喷雾药械的使用方法也是一个影响因素。

（2）药物的理化性质

①药物的脂溶性（脂水分配系数）影响药物的吸收。

②小分子药物吸收快，大分子药物吸收相对慢。

③药物粒子大小影响药物到达的部位，大于 $10\mu m$ 的粒子沉积于气管中，$2\sim10\mu m$ 的粒子可到达支气管与细支气管，$2\sim3\mu m$ 的粒子可到达肺泡。

（3）制剂因素

主要包括制剂的处方组成、粒子大小和性质、粒子的喷出速度。

要点 3　鼻腔给药

1.优点

（1）为蛋白多肽类药物提供一条非注射的给药途径。

（2）可避免肝脏首过效应。

（3）某些药物吸收程度和速度有时可与静脉注射相当。

（4）鼻腔内给药方便易行。

2.影响鼻黏膜吸收的因素

（1）脂溶性药物易于吸收，水溶性药物吸收差。

（2）分子量越大吸收越差。

（3）鼻黏膜带负电荷，故带正电荷的药物易于透过。

（4）pH 影响药物的解离，未解离型吸收最好，部分解离也有吸收，完全解离则吸收差。

要点 4　口腔黏膜给药

1.口腔黏膜的结构与生理

（1）口腔黏膜给药可发挥局部或全身治疗作用，可避开肝脏的首过效应。

（2）局部作用剂型多为溶液型或混悬型漱口剂、气雾剂、膜剂，全身作用常采用舌下片、黏附片、贴片等剂型。

2.药物口腔黏膜的吸收途径

（1）一般颊黏膜吸收的药物和生物利用度不如舌下黏膜，但前者受口腔中唾液冲洗作用影响小,能够在黏膜上保持相当长时间,有利于多肽、蛋白质类药物吸收。

(2)舌下黏膜渗透能力强,药物吸收迅速,给药方便,能显著提高生物利用度。

要点 5 眼部给药

1. 眼部药物吸收途径

(1)角膜渗透

角膜渗透是眼局部用药的有效吸收途径,主要用于眼局部疾病的治疗。

(2)结膜渗透

药物经结膜吸收,并经巩膜转运至眼球后部,可以治疗全身性疾病。

2. 影响眼部吸收的因素

(1)角膜的通透性

药物分子需具有适宜的亲水亲油性才易透过角膜。

(2)药物理化性质

脂溶性药物容易经角膜渗透吸收,亲水性药物及多肽、蛋白质类药物不易通过角膜,因而主要通过结膜途径吸收。亲水性药物的渗透系数与其分子量相关,分子量增大,渗透系数降低。

(3)制剂的 pH 和渗透压

①眼用药物大多是有机弱碱形成的水溶性盐,制剂中为增加药物溶解度和稳定性,pH 常调节至弱酸性,滴入结膜囊中有可能刺激泪液分泌,造成药物流失。

②高渗溶液易导致泪液分泌增加,从而影响其生物利用度;等渗和低渗溶液对流泪无明显影响,但低渗溶液易引起疼痛。

要点 6 皮肤给药

1. 概述

(1)皮肤给药能起到局部治疗作用和全身治疗作用,常用的经皮给药剂型有凝胶、乳膏、涂剂和透皮贴片等。

(2)角质层细胞富含类脂,是皮肤屏障的主要所在部位。

2. 影响药物经皮渗透的因素

(1)生理因素

①当皮肤上覆盖薄膜或软膏,妨碍水分蒸发,使角质层水化,水化的角质层密度降低,渗透性变大。

②皮肤破损或烫伤时,角质层破坏,药物易渗透皮肤,大面积烧伤患者的局部用药应考虑药物吸收后的全身反应。

③皮肤病变时,如牛皮癣、湿疹及一些皮肤炎症都会引起皮肤渗透性的改变。

(2)剂型因素

药物经皮渗透速率与药物理化性质有关,剂型能影响药物的释放性能。

①脂溶性大的药物,易进入角质层。

②药物分子体积大,通过角质层的扩散系数小。

③分子型药物容易渗透通过皮肤,而离子型药物不易进入角质层。

④低熔点的药物容易渗透通过皮肤。

⑤药物从给药系统中容易释放,有利于药物的经皮渗透,同一剂型不同的处方组成,药物的透皮速率亦可能有很大的不同。

第四节 药物的分布、代谢和排泄

考点荟萃

要点 1 药物分布

1. 影响分布的因素

(1)药物与组织的亲和力

①蓄积定义:当药物对某些组织有很强的亲和性时,药物从该组织中返回血液循环的速度比进入该组织的速度慢,连续应用时该组织中的药物浓度逐渐升高的现象。

②亲脂性药物易进入脂肪组织。脂肪组织中血液流量小,药物蓄积也较慢,药物在脂肪组织中产生蓄积后,移出速度也非常慢。

(2)血液循环系统

①药物向体内各组织分布主要取决于血液循环的速度,其次为毛细血管的通透性。

②血液循环好、血流量大的器官与组织,药物转运速度快,反之则慢。

③大多数药物通过被动扩散透过毛细血管壁,小分子的水溶性药物分子可从毛细血管的膜孔中透出,脂溶性药物可通过血管的内皮细胞扩散。

(3)药物与血浆蛋白结合的能力

①血浆药物浓度通常指血浆中的药物总浓度,即游离药物与结合药物的总和。

②只有游离型的药物分子才能从血液向组织转运,并发挥疗效。药物与血浆蛋白可逆性结合,是药物在血浆中的一种贮存形式,能降低药物的分布。

③与蛋白质结合的药物和血浆中的全部药物的比例,称血浆蛋白结合率。血浆蛋白结合率高的药物,在血浆中的游离浓度小。

(4)微粒给药系统

将药物制成脂质体、纳米粒、胶束、微乳等微粒给药系统,可改变原药物在体内的分布情况。

①两性霉素 B 肾脏毒性大,制成脂质体改变体内分布,降低了肾脏毒性。

②阿霉素心脏毒性较大,制成 PEG 化脂质体,改变了阿霉素在体内分布,心脏中浓度降低,作用时间也比非 PEG 化脂质体长。

2. 淋巴系统转运

(1)意义

①淋巴循环可使药物不通过肝脏从而避免首过效应。

②脂肪和蛋白质等大分子物质转运依赖淋巴系统。

③传染病、炎症、癌转移等使淋巴系统成为靶组织时,药物需向淋巴系统转运。

(2)淋巴管转运药物的方式

①静脉注射时药物进入血液,药物由毛细血管进入组织液,后进入淋巴管。

②肌内注射、皮下注射时,药物可进入毛细血管或毛细淋巴管,组织液内的蛋白等大分子物质难进入血管,但易进入毛细淋巴管。

③利用脂质体、微球、毫微粒、乳剂等载体,能将药物带入淋巴系统。

3. 脑内分布

(1)血-脑屏障的定义

血液与脑组织之间存在屏障,脑组织对外来物质有选择地摄取的能力。

(2)影响血-脑屏障的因素

①药物的亲脂性是药物透过血-脑屏障的决定因素。如氯丙嗪有很高的脂溶性,故能迅速向脑内转运。

②大多数水溶性的及在血浆 pH 7.4 时能解离的抗生素不能进入中枢神经系统,但当脑内感染(如脑膜炎)存在时,膜通透性变大,使氨苄西林、青霉素 G、林可霉素和头孢噻吩钠等都能透入脑脊液,起到治疗作用。

4. 胎儿内分布

(1)在母体循环系统与胎儿循环系统之间存在着胎盘屏障。胎盘屏障对母体与胎儿间的体内物质和药物交换起着十分重要的作用。

(2)受孕后的 3~12 周是胎儿器官形成期,对药物损害敏感,易影响器官形成,引致器官畸形,故孕妇用药应特别慎重。

(3)当孕妇严重感染、中毒或其他疾病时,胎盘的正常机能受到破坏,药物的透过性也发生改变,甚至可使正常情况下不能渗透到胎儿内的许多物质也会进入胎盘。

要点 2 药物代谢

1. 药物代谢与药理作用

（1）药物被代谢后通常失去治疗活性，药物的代谢速度快，疗效不能持久或不能发挥应有药效。

（2）有些药物的代谢产物的活性比原药弱，如氯丙嗪代谢为氯丙嗪亚砜。

（3）有些药物的代谢产物的活性比原药强，如非那西汀代谢为对乙酰氨基酚。

（4）前药是在体内经代谢后产生有活性的代谢产物。

（5）有些药物代谢后形成有毒的物质。

2. 药物代谢的部位与首过效应

（1）药物代谢的主要部位是在肝脏，胃肠道也是常见的代谢部位。

（2）首过效应

①定义：口服药物在尚未吸收进入血液循环之前，在肠黏膜和肝脏被代谢而使进入血液循环的原形药量减少的现象。

②对药物产生的影响：使药物的生物利用度降低。

3. 药物代谢酶系统

（1）微粒体药物代谢酶系统

①哺乳动物肝微粒体中存在一类氧化反应类型极为广泛的氧化酶系，称为肝微粒体混合功能氧化酶系统或称细胞色素 P450 酶系，主要存在于肝脏。

②细胞色素 P450 酶系是一个超家族，种类繁多，参与药物的第 I 相代谢反应，可催化体内多种反应，包括氧化-还原作用、环氧化作用、N-脱烃基作用、O-脱烃基作用、S-氧化和羟基化作用。

③细胞色素 P450 的另一重要特征是可被底物诱导或抑制并加速或减缓底物和其他物质代谢。

（2）非微粒体酶：凡是结构类似于体内正常物质、脂溶性较小、水溶性较大的药物都由这组酶系代谢。

4. 药物代谢反应的类型　详见本书第二章—第三节药物化学结构与药物代谢。

5. 影响药物代谢的因素

（1）给药途径和剂型的影响

为避免首过效应，常采用注射、舌下、鼻腔、肺部、直肠下部给药或经皮给药，药物吸收过程不经肝脏，直接进入体循环，从而减少首过效应的损失。

（2）给药剂量的影响

药物代谢是在酶参与下完成，当体内药物量超过酶的代谢反应能力时，代谢反应会出现饱和现象，被代谢的药物量降低，导致不良反应发生。

（3）代谢反应的立体选择性

肝药酶与药物不同对映体的亲和力存在差异,尤其肝摄取率高的消旋体药物对映体生物利用度差异相当明显,导致不同异构体具有不同的药理活性和副作用。

（4）酶诱导作用和抑制作用

①某些化学物质能提高肝药酶活性,增加自身或其他药物的代谢速率,此现象称酶诱导。具有酶诱导作用的物质叫酶诱导剂。如苯巴比妥、苯妥英钠等是肝药酶诱导剂。

②能抑制肝药酶活性,减慢其他药物的代谢速率称酶抑制。具有酶抑制作用的物质叫酶抑制剂。如氯霉素、别嘌醇等是肝药酶抑制剂。

（5）生理因素

主要有性别、年龄、个体、疾病等。

要点 3 药物排泄

药物及其代谢产物可以通过肾脏、胆汁、消化道、呼吸系统、汗腺、唾液腺、乳汁、泪腺等途径排泄,肾脏是人体药物及其代谢物排泄的最重要器官。

1. 药物的肾排泄

（1）过程:包括肾小球滤过、肾小管分泌和肾小管重吸收。

（2）肾清除率:表示在一定时间内（通常以每分钟为单位）肾脏能使多少容积（通常以毫升为单位）的血浆中药物被清除的能力,能反映药物排泄的机制。

2. 药物的胆汁排泄

（1）胆汁排泄

①成年人一昼夜分泌的胆汁约 800~1000ml,药物从血液向胆汁排泄时,首先由血液进入肝细胞并继续向毛细胆管转运。药物向胆汁转运机制可分为被动扩散和主动转运,但前者所占比例小。

②维生素 A、D、E、B_{12},性激素,甲状腺素及这些药物的代谢产物都从胆汁排泄。

（2）肠肝循环

①定义:系指随胆汁排入十二指肠的药物或其代谢物,在肠道中重新被吸收,经门静脉返回肝脏,重新进入血液循环的现象。

②对药物的影响:有肠肝循环的药物在体内能停留较长时间。

③具有肠肝循环的药物:已烯雌酚、氯霉素、吲哚美辛、螺内酯、卡马西平等。

2018年考点预测

1. 药物的跨膜转运方式
2. 影响药物吸收的生理因素

3. 影响药物吸收的剂型(广义)因素

4. 注射给药的吸收途径

5. 影响药物分布的因素

6. 首过效应和肠肝循环定义及对药物的影响

靶 场

一、最佳选择题(每题 1 分,每题备选项中只有 1 个最符合题意)

1. 有肝脏首过效应的吸收途径是
   A. 胃黏膜吸收　　　B. 肺黏膜吸收　　　C. 鼻黏膜吸收
   D. 口腔黏膜吸收　　E. 阴道黏膜吸收

2. 适合于药物过敏试验的给药途径是
   A. 静脉滴注　　　　B. 肌内注射　　　　C. 皮内注射
   D. 皮下注射　　　　E. 动脉内注射

3. 药物排泄的主要部位是
   A. 肝脏　　　　　　B. 胆　　　　　　　C. 汗腺
   D. 肾脏　　　　　　E. 肺

4. 关于药物通过生物膜转运的特点的正确表述是
   A. 被动扩散的物质可由高浓度区向低浓度区转运
   B. 大多数药物的转运方式为促进扩散
   C. 主动转运借助于载体进行,不需消耗能量
   D. 被动扩散会出现饱和现象
   E. 胞饮作用对于蛋白质和多肽的吸收不是十分重要

5. 需载体参与,但不消耗能量的转运方式为
   A. 被动扩散　　　　B. 主动扩散　　　　C. 易化扩散
   D. 胞饮作用　　　　E. 膜动转运

6. 关于被动扩散(转运)特点的说法,错误的是
   A. 不需要载体
   B. 不消耗能量
   C. 是从高浓度区域向低浓度区域的转运
   D. 转运速度与膜两侧的浓度差成反比
   E. 无饱和现象

7. 大多数药物吸收的机理是

A. 逆浓度关进行的消耗能量过程

B. 消耗能量,不需要载体的高浓度向低浓度侧的移动过程

C. 需要载体,不消耗能量的高浓度向低浓度侧的移动过程

D. 不消耗能量,不需要载体的高浓度向低浓度侧的移动过程

E. 有竞争转运现象的被动扩散过程

8. 不影响药物胃肠道吸收的因素是

A. 药物的解离常数与脂溶性

B. 药物从制剂中的溶出速度

C. 药物的粒度

D. 药物旋光度

E. 药物的晶型

9. 影响药物胃肠道吸收的生理因素错误的是

A. 胃肠液的成分　　B. 胃排空　　　　C. 食物

D. 循环系统的转运　　E. 药物在胃肠道中的稳定性

10. 口服剂型在胃肠道中吸收快慢的顺序一般认为是

A. 混悬剂>溶液剂>胶囊剂>片剂>包衣片

B. 胶囊剂>混悬剂>溶液剂>片剂>包衣片

C. 片剂>包衣片>胶囊剂>混悬剂>溶液剂

D. 溶液剂>混悬剂>胶囊剂>片剂>包衣片

E. 包衣片>片剂>胶囊剂>混悬剂>溶液剂

11. 不存在吸收过程的给药途径是

A. 静脉注射　　　　B. 肌内注射　　　　C. 肺部给药

D. 腹腔注射　　　　E. 口服给药

12. 有关鼻黏膜给药的叙述不正确的是

A. 鼻黏膜内的丰富血管和鼻黏膜的高度渗透压有利于吸收

B. 可避开肝脏首过效应

C. 吸收程度和速度不如静脉注射

D. 鼻腔给药方便易行

E. 多肽类药物适宜以鼻黏膜给药

13. 影响药物体内分布的因素不包括

A. 组织器官的血液循环速度

B. 药物与血浆蛋白的结合

C. 药物的首过效应

D. 药物的理化性质

E. 药物相互作用
14. 易通过血-脑屏障的药物应具有的特点
A. 分子小,脂溶性低　　B. 分子小,脂溶性高　　C. 分子大,脂溶性低
D. 分子大,脂溶性高　　E. 分子小,水溶性大

二、配伍选择题(每题1分,题目分为若干题。每组题均对应同一组备选项,备选项可重复选用,也可不选用。每题只有一个最符合题意)

[1-3]
A. 被动扩散　　　　　B. 主动转运　　　　　C. 促进扩散
D. 吞噬作用　　　　　E. 胞饮作用
1. 借助细胞膜载体,一些物质由细胞膜高浓度一侧向低浓度转运的过程是
2. 不需要载体,一些物质由细胞膜高浓度一侧向低浓度转运的过程是
3. 细胞膜主动变形摄取的颗粒状物质的转运方式是

[4-7]
A. 肝脏　　　　　　　B. 肾脏　　　　　　　C. 肺
D. 胆　　　　　　　　E. 心脏
4. 药物排泄的主要器官是
5. 吸入气雾剂的给药部位是
6. 进入肠肝循环的药物的来源部位是
7. 药物代谢的主要器官是

[8-11]
A. 药物从用药部位进入体循环的过程
B. 药物进入体循环后向各组织、器官或体液转运的过程
C. 药物在吸收过程或者进入体循环后,受肠道菌丛或体内酶系统的作用,结构发生转变的过程
D. 药物或其代谢产物排出体外的过程
E. 药物在体内发挥药效的过程
8. 分布
9. 排泄
10. 吸收
11. 代谢

[12-15]
A. 血浆蛋白结合　　　B. 肝　　　　　　　　C. 肾
D. 胃肠液的成分和性质　E. 药物的解离度
12. 影响药物分布的因素是

13. 药物代谢的主要器官是
14. 药物排泄的主要器官是
15. 影响药物吸收的生理因素是

[16-17]
  A. 酶诱导作用   B. 膜动转运   C. 血-脑屏障
  D. 肠肝循环   E. 蓄积效应

16. 某些药物促进自身或其他合用药物代谢的现象属于
17. 通过细胞膜的主动变形将药物摄入细胞内或从细胞内部释放到细胞外的过程属于

[18-20]
  A. 胃排空速率   B. 肠肝循环   C. 首过效应
  D. 代谢   E. 吸收

18. 从胆汁中排出的药物或代谢物，在小肠中转运期间又重吸收返回门静脉的现象
19. 单位时间内胃内容物的排出量
20. 药物从给药部位向循环系统转运的过程

[21-23]
  A. 静脉注射给药 B. 肺部给药   C. 阴道黏膜给药
  D. 口腔黏膜给药 E. 肌内注射给药

21. 多以气雾剂给药，吸收面积大，吸收迅速且可避免首过效应的是
22. 不存在吸收过程，可以认为药物全部被机体利用的是
23. 药物先经结缔组织扩散，再经毛细血管和淋巴进入血液循环，一般吸收程度与静注相当的是

[24-25]
  A. 滤过   B. 简单扩散   C. 主动转运
  D. 易化扩散   E. 膜动转运

24. 维生素 B_{12} 在回肠末端部位的吸收方式属于
25. 微粒给药系统通过吞噬作用进入细胞的过程属于

[26-28]
  A. 首过效应   B. 肝肠循环   C. 血-脑屏障
  D. 胎盘屏障   E. 血眼屏障

26. 降低口服药物生物利用度的因素是
27. 影响药物进入中枢神经系统发挥作用的因素是
28. 影响药物排泄，延长药物体内滞留时间的因素是

三、多项选择题(每题1分,每题的备选项中,有2个或2个以上符合题意,错选或少选均不得分)

1. 某药物肝首过效应较大,其适宜的剂型有
   A. 肠溶衣片   B. 气雾剂   C. 直肠栓剂
   D. 透皮吸收贴剂   E. 口服乳剂

2. 下列属于药物胃肠道吸收机理的是
   A. 主动转运   B. 促进扩散   C. 渗透作用
   D. 胞饮作用   E. 被动扩散

3. 非经胃肠道给药的剂型有
   A. 注射给药剂型   B. 呼吸道给药剂型   C. 皮肤给药剂型
   D. 黏膜给药剂型   E. 阴道给药剂型

答案与解析

一、最佳选择题(每题1分,每题备选项中只有1个最符合题意)

1. 【答案】A
   【解析】口服药物在尚未吸收进入血液循环之前,在肠黏膜和肝脏被代谢而使进入血液循环的原形药量减少的现象。

2. 【答案】C
   【解析】①静脉注射药物无吸收过程;②肌内注射的容量一般为2~5ml,油溶液或混悬剂肌内注射,能达到缓慢释放药物的目的;③需延长作用时间的药物可采用皮下注射;④皮内注射只用于诊断与过敏试验,注射量在0.2ml以内;⑤动脉内注射将药物或诊断药直接输入靶组织或器官,如抗肿瘤药经动脉作区域性滴注。

3. 【答案】D
   【解析】肾脏是药物排泄的主要部位。

4. 【答案】A
   【解析】①被动扩散的物质可由高浓度区向低浓度区转运;②大多数药物的转运方式为被动扩散;③主动转运借助于载体进行,需消耗能量;④被动扩散不会出现饱和现象;⑤胞饮作用对于蛋白质和多肽的吸收十分重要。

5. 【答案】C
   【解析】易化扩散需载体参与,但不消耗能量。

6. 【答案】D
   【解析】被动扩散的特点是从高浓度向低浓度的转运,不需要载体,不消耗能

量,无饱和现象和竞争抑制现象,也无部位特异性。转运速度与膜两侧的浓度差成正比。

7. 【答案】D
【解析】大多数药物吸收的机理是不消耗能量,不需要载体的高浓度向低浓度侧的移动过程。

8. 【答案】D
【解析】药物旋光度不影响药物的吸收。

9. 【答案】E
【解析】影响药物吸收的生理因素:①胃肠液的成分和性质;②胃肠道运动;③循环系统转运;④食物;⑤疾病因素。

10. 【答案】D
【解析】一般认为口服剂型药物的生物利用度的顺序为:溶液剂>混悬剂>胶囊剂>片剂>包衣片。

11. 【答案】A
【解析】静脉注射不存在吸收过程。

12. 【答案】C
【解析】鼻黏膜给药的某些药物吸收程度和速度有时可与静脉注射相当。

13. 【答案】C
【解析】药物的首过效应不是影响分布的因素,是影响吸收的因素。

14. 【答案】B
【解析】分子小,脂溶性高的药物易通过血-脑屏障。

二、配伍选择题(每题1分,题目分为若干题。每组题均对应同一组备选项,备选项可重复选用,也可不选用。每题只有一个最符合题意)

[1-3]
【答案】1. C、2. A、3. D
【解析】①易化扩散(促进扩散)是不消耗能量,需要载体从高浓度向低浓度的顺浓度梯度转运;②被动转运是不需要载体,不消耗能量,无饱和现象和竞争抑制现象,也无部位特异性的从高浓度向低浓度的转运;③主动转运与被动转运相反;④胞饮作用指细胞通过膜动转运摄取的药物是溶解物或液体;⑤吞噬作用指细胞通过膜动转运摄取的药物为大分子或颗粒状物。

[4-7]
【答案】4. B、5. C、6. D、7. A
【解析】略。

[8-11]

【答案】8. B、9. D、10. A、11. C

【解析】①吸收：系指药物从给药部位进入体循环的过程；②分布：药物进入体循环后向各组织、器官或者体液转运的过程；③代谢：药物在吸收过程或进入体循环后，受体内酶系统的作用，结构发生转变的过程；④排泄：药物及其代谢产物排出体外的过程。

[12-15]

【答案】12. A、13. B、14. C、15. D

【解析】①影响分布的因素：药物与组织的亲和力、血液循环系统、药物与血浆蛋白结合的能力和微粒给药系统；②肝脏是药物代谢的主要器官；③肾脏是药物排泄的主要器官；④影响药物吸收的生理因素：胃肠液的成分和性质、胃肠道运动、循环系统转运、食物、疾病因素。

[16-17]

【答案】16. A、17. B

【解析】①酶诱导作用指某些药物促进自身或其他合用药物代谢的现象；②膜动转运指通过细胞膜的主动变形将药物摄入细胞内或从细胞内部释放到胞外的过程。

[18-20]

【答案】18. B、19. A、20. E

【解析】①肠肝循环指从胆汁中排出的药物或代谢物，在小肠中转运期间又重吸收返回门静脉的现象；②胃排空速率指单位时间内胃内容物的排出量；③吸收指药物从给药部位向循环系统转运的过程。

[21-23]

【答案】21. B、22. A、23. E

【解析】①肺部给药多以气雾剂给药，吸收面积大，吸收迅速且可避免首过效应；②静脉注射给药不存在吸收过程，可以认为药物全部被机体利用；③肌内注射给药药物先经结缔组织扩散，再经毛细血管和淋巴进入血液循环，一般吸收程度与静注相当。

[24-25]

【答案】24. C、25. E

【解析】①主动转运的物质：一些生命必需物质（如 K^+、Na^+、I^-、单糖、氨基酸、水溶性维生素）和有机酸、碱等弱电解质的离子型化合物；②微粒给药系统通过吞噬作用进入细胞的过程属于膜动转运。

426

[26-28]

【答案】26. A、27. C、28. B

【解析】①首过效应能够降低口服药物的生物利用度;②血-脑屏障影响药物进入中枢神经系统发挥作用;③肝肠循环影响药物排泄,延长药物体内滞留时间。

三、多项选择题(每题1分,每题的备选项中,有2个或2个以上符合题意,错选或少选均不得分)

1. 【答案】BCD

   【解析】气雾剂、直肠栓剂、透皮吸收贴剂可以避免肝脏的首过效应。

2. 【答案】ABDE

   【解析】药物胃肠道吸收机理包括主动转运、被动扩散、促进扩散和膜动转运(胞饮作用和吞噬作用)。

3. 【答案】ABCDE

   【解析】非经胃肠道给药的剂型有:注射给药剂型、呼吸道给药剂型、皮肤给药剂型、黏膜给药剂型和阴道给药剂型。

第九章

本章分值 8分左右

药物动力学

考纲点睛

单元	要点	细目	考试要求
(一)药动学参数及其临床意义	1.房室模型	单室模型、多室模型及其临床意义	了解
	2.药动学参数	速率常数、生物半衰期、表观分布容积、清除率的解释及其临床意义	掌握
(二)房室模型	1.单室模型	静脉注射、静脉滴注、血管外给药的药动学方程、基本参数求算及临床意义	掌握
		尿药排泄数据法的药动学方程、特点	熟悉
		静脉滴注稳态血药浓度和达坪分数	掌握
		静脉滴注负荷剂量的意义	熟悉
		残数法求算吸收速度常数	了解
	2.双室模型	静脉注射、静脉滴注、血管外给药的药动学参数的意义	了解
		静脉注射血药浓度与时间关系式	掌握
	3.非线性动力学	药物体内过程的非线性现象、特点和识别关系	熟悉
		米氏方程及米氏过程的药动学特征	熟悉
		血药浓度、时间关系式、K_m与V_m值估算	了解
		生物半衰期与血药浓度的关系	了解
		血药浓度-时间曲线下面积与剂量的关系	了解
(三)非房室模型	统计矩及矩量法	零阶矩、一阶矩、二阶矩及意义	了解
		半衰期、清除率与稳态表观分布容积及意义	了解
		平均滞留时间及意义	掌握
(四)给药方案设计与个体化给药	1.给药方案设计	一般原则	熟悉
		维持剂量与首剂量的关系	掌握
		根据半衰期、平均稳态血药浓度设计给药方案	熟悉
		静脉滴注给药方案设计	掌握
	2.个体化给药	血药浓度与给药方案个体化	了解
		给药方案个体化方法	熟悉
		肾功能减退患者的给药方案设计	熟悉
	3.治疗药物监测	需进行血药浓度监测的情况	掌握
		治疗药物监测的临床意义	熟悉

续表

单元	要点	细目	考试要求
(五)生物利用度	1.生物利用度的临床应用	生物利用度的临床意义	熟悉
	2.生物利用度的研究方法及生物等效性	生物利用度研究的主要方法	掌握
		绝对生物利用度、相对生物利用度和生物等效性的意义	掌握

第一节 药动学概述

考点荟萃

要点 1 概述

1.定义

药物动力学是研究药物的体内药量随时间变化规律的科学。它采用动力学的基本原理和数学的处理方法,结合机体的具体情况,推测体内药量(或浓度)与时间的关系,并求算相应的药物动力学参数,定量地描述药物在体内的变化规律。

2.房室模型

常用的房室模型是单室模型与双室模型。

(1)单室模型

①单室模型是一种最简单的药动学模型。当药物进入体循环后,能迅速向体内各组织器官分布,并很快在血液与各组织脏器之间达到动态平衡。

②单室模型并不意味着身体各组织药物浓度都一样,但机体各组织药物水平能随血浆药物浓度的变化平行地发生变化。

(2)双室模型

假设身体由两部分组成,即药物分布速率比较大的中央室与分布较慢的周边室。

①中央室包括血液及血流供应充沛的组织,如心、肝、肾、肺、内分泌腺及细胞外液。药物进入体循环后,能很快地分布在整个中央室,血液与这些组织中

的药物浓度可迅速达到平衡。

②周边室代表血流供应较少的组织,如肌肉、皮肤、脂肪组织,药物的分布比较缓慢。

要点 2 药动学参数

1.消除速率常数(k)

(1)药物消除速率常数是肝脏代谢速率常数k_b、排泄速率常数k_e及胆汁排泄速率常数k_{bi}之和,表示药物在体内消除的快慢,k值越大,体内药物的量或浓度消除的越快。

(2)$k = k_b + k_e + k_{bi}$ (9-1)

(3)符合线性药动学特征的药物的消除速率常数在健康人体内是一个常数。

2.生物半衰期

(1)定义:系指药物在体内的量或血药浓度降低一半所需要的时间,常以$t_{1/2}$表示。

(2)意义:生物半衰期表示药物从体内消除的快慢。

(3)大多数药物在一定剂量范围内符合一级消除,它的消除半衰期与消除速率常数有如下关系。

$$t_{1/2} = \frac{0.693}{k}$$ (9-2)

(4)符合线性药动学特征的药物的消除半衰期在健康人体内是一个常数。

3.表观分布容积

(1)定义:假设在药物充分分布的前提下,体内全部药物按血中同样浓度分布时所需的体液总体积,常用"V"表示。

(2)计算公式

$$V = X/C$$ (9-3)

式中,X为体内药物量;V为表观分布容积;C为血药浓度。

(3)表观分布容积不是药物在体内分布的真实容积,没有生理学意义。

(4)表观分布容积的单位是L或L/kg。

(5)对于具体药物来说,V是个确定值,其值的大小能够表示出该药物的分布特性,表观分布容积越大,表明药物在血浆中浓度越小。

4.清除率

(1)定义:系指单位时间内从体内消除的表观分布容积数,常用"Cl"表示。

(2)计算公式

$$Cl = kV \quad (9\text{-}4)$$

式中，Cl 为清除率；k 为消除速率常数；V 为表观分布容积。

> **雷区**
>
> 同学们请注意：药动学参数是考试重点，尤其是生物半衰期和表观分布容积在试卷中多次考到，大家一定要掌握。

第二节 单室模型静脉注射给药

考点荟萃

要点 1 血药浓度分析

1. 血药浓度与时间的关系

单室模型药物静脉注射给药后，能很快在体内达到动态平衡，药物在体内过程基本上只有消除过程，血药浓度与时间的关系式用下式表示：

$$X = X_0 e^{-kt} \quad (9\text{-}5)$$

$$C = C_0 e^{-kt} \quad (9\text{-}6)$$

式中，C_0 为静脉注射后的初始血药浓度；C 为 t 时刻的血药浓度，其对数方程为：

$$\lg C = -\frac{k}{2.303}t + \lg C_0 \quad (9\text{-}7)$$

2. 相关参数的求算

(1)消除速率常数(k)和初始血药浓度(C_0)

当静脉注射给药以后，测得不同时间 t_i 的血药浓度 C_i，根据(9-7)式，以 $\lg C$ 对 t 作图，可得一条直线，采用最小二乘法作直线回归，可求得斜率 b 和截距 a，根据直线斜率($-k/2.303$)和截距($\lg C_0$)求出 k 和 C_0。

$$k = -2.303b \quad (9\text{-}8)$$

$$C_0 = \lg^{-1} a \quad (9\text{-}9)$$

(2)半衰期和表观分布容积：分别根据(9-2)式和(9-3)式计算。

(3) 血药浓度-时间曲线下面积

以给药后测得的血药浓度为纵坐标,时间为横坐标,绘出的曲线为血药浓度-时间曲线(简称药-时曲线),血药浓度-时间曲线与横坐标轴之间所围成的面积称血药浓度-时间曲线下面积(AUC),计算公式:

$$AUC = \frac{C_0}{k} \tag{9-10}$$

$$AUC = \frac{X_0}{kV} \tag{9-11}$$

式中,X_0 为给药初始剂量;V 为表观分布容积;k 为消除速度常数。

(4) 清除率 计算公式:

$$Cl = \frac{X_0}{AUC} \tag{9-12}$$

3. 例题解析

给某患者静脉注射一单室模型药物,剂量 1050mg,测得不同时刻血药浓度数据见下表:

t(h)	C(μg/ml)	lg$C$	t(h)	C(μg/ml)	lg$C$
1.0	109.78	2.0405	6.0	23.05	1.3627
2.0	80.35	1.9050	8.0	12.35	1.0917
3.0	58.81	1.7695	10.0	6.61	0.8202
4.0	43.04	1.6339			

求该药的药动学参数 k、$t_{1/2}$、V、Cl、AUC。

【解析】

将血药浓度 C 的对数与时间 t 作线性回归,得到回归方程,即:lg$C$ = $-0.1355t + 2.176$,单室模型药物的药动学方程:lg$C = -\frac{k}{2.303}t + \lg C_0$,因此,参数计算如下:

(1) $k = -2.303 \times (-0.1355) = 0.312 (\text{h}^{-1})$

  lg$C_0 = 2.176$, $C_0 = 150 (\mu g/ml)$

(2) $t_{1/2} = \frac{0.693}{k} = \frac{0.693}{0.312} = 2.22 (\text{h})$

(3) $V = \frac{X_0}{C_0} = \frac{1050 \times 1000}{150} = 7000 (\text{ml}) = 7 (\text{L})$

(4) $Cl = kV = 0.312 \times 7 = 2.184 \, (L/h)$

(5) $AUC = \dfrac{C_0}{k} = \dfrac{150}{0.312} = 480.7 \, (\mu g/ml) \cdot h$

🔵 雷区

> 同学们请注意：单室模型静脉注射给药的血药浓度分析法属于高频考点，大家一定要牢牢记住本部分的相关内容。

要点 2 尿药排泄数据分析

某些情况下，血药浓度测定比较困难，如血药浓度过低，缺乏精密度较高的含量测定方法，不便对用药对象进行多次采血等，这时候可以考虑采用尿药排泄数据进行动力学分析。

已知尿药排泄速度符合一级速度过程，即 dX_u/dt 与体内药量成正比，尿药浓度与时间的关系式用下式表示：

$$\dfrac{dX_u}{dt} = k_e X \tag{9-13}$$

将(9-5)式中的 X 代入(9-13)式，得

$$\dfrac{dX_u}{dt} = k_e X_0 e^{-kt} \tag{9-14}$$

上式取对数，得：

$$\lg\left(\dfrac{dX_u}{dt}\right) = \left(-\dfrac{k}{2.303}\right)t + \lg(k_e X_0) \tag{9-15}$$

式中，dX_u/dt 为 t 时间的瞬时尿药排泄速率；k_e 为肾排泄速率常数。

第三节 单室模型静脉滴注给药

☁️ 考点荟萃

要点 1 血药浓度与时间关系

静脉滴注是指缓慢、近乎恒定的速度向静脉血管内给药的一种方式，单室模型药物静脉滴注后血药浓度与时间的关系式用下式表示：

$$C = \frac{k_0}{kV}\left(1-e^{-kt}\right) \tag{9-16}$$

式中,C 为 t 时刻的血药浓度;k_0 为零级静脉滴注速率;k 为一级消除速率常数。

要点 2 稳态血药浓度

1. 以血药浓度 C 为纵坐标,时间 t 为横坐标作图,其血药浓度-时间曲线见图 9-1。

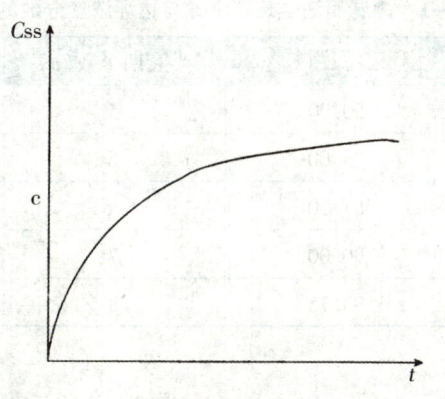

图 9-1 单室模型静脉滴注 C-t 图

由图可看出,静脉滴注开始的一段时间内,血药浓度逐渐上升,然后趋近于恒定水平。即药物的消除速度等于药物的输入速度,此时的血药浓度值称为稳态血药浓度或坪浓度,用 C_{ss} 表示,由式(9-16)可得:

$$C_{ss} = \frac{k_0(1-e^{-kt})}{Vk} = \frac{k_0(1-0)}{Vk} \tag{9-17}$$

即:
$$C_{ss} = \frac{k_0}{Vk} \tag{9-18}$$

2. 达稳态血药浓度的分数 f_{ss}

(1)含义:f_{ss} 是 t 时间体内血药浓度与达稳态血药浓度之比值,即:

$$f_{ss} = \frac{C}{C_{ss}} \tag{9-19}$$

(2)将(9-16)式和(9-18)式代入(9-19)式,得:

$$f_{ss} = \frac{\dfrac{k_0(1-e^{-kt})}{Vk}}{\dfrac{k_0}{Vk}} \tag{9-20}$$

整理后得： $f_{ss} = 1 - e^{-kt}$ (9-21)

式中的 k 和 t 分别用 $\dfrac{0.693}{t_{1/2}}$ 和 $nt_{1/2}$ 代替（n 为半衰期的个数），整理取对数得：

$$n = -3.32\lg(1-f_{ss})$$ (9-22)

式中，n 表示静脉滴注给药达到坪浓度某一分数所需 $t_{1/2}$ 的个数。由此式即可求出任何药物达稳态血药浓度时某一分数 f_{ss} 所需半衰期的个数，见表9-1。

表9-1 静脉滴注半衰期个数与达坪浓度分数的关系

半衰期个数(n)	达稳态浓度(C_{ss}%)	半衰期个数(n)	达稳态浓度(C_{ss}%)
1	50.00	5	96.88
2	75.00	6	98.44
3	87.50	6.64	99.00
3.32	90.00	7	99.22
4	93.75	8	99.61

雷 区

同学们请注意：稳态血药浓度是考试重点，这部分知识里面有大家都很头疼的计算题，一定要理解记忆。

要点 3 负荷剂量

在滴注开始时，需要静注一个负荷剂量（也称首剂量），使血药浓度迅速达到或接近稳态血药浓度，继之以静脉滴注来维持该浓度。计算公式如下：

$$X_0 = C_{ss}V$$ (9-23)

第四节 单室模型血管外给药

考点荟萃

要点 1 血药浓度与时间的关系

血管外给药存在吸收过程，药物逐渐进入血液循环。药物的吸收和消除用一级过程描述,血药浓度与时间的关系式可用下式表示：

$$C = \frac{k_a F X_0}{V(k_a - k)}(e^{-kt} - e^{-k_a t}) \tag{9-24}$$

式中,k_a 为一级吸收速率常数;F 为吸收系数($0 \leq F \leq 1$),或称为生物利用度。

要点 2 峰浓度、达峰时间与曲线下面积的计算

单室模型血管外途径给药,药物按一级速率吸收进入体内时,血药浓度-时间关系为单峰曲线,如图9-2所示。

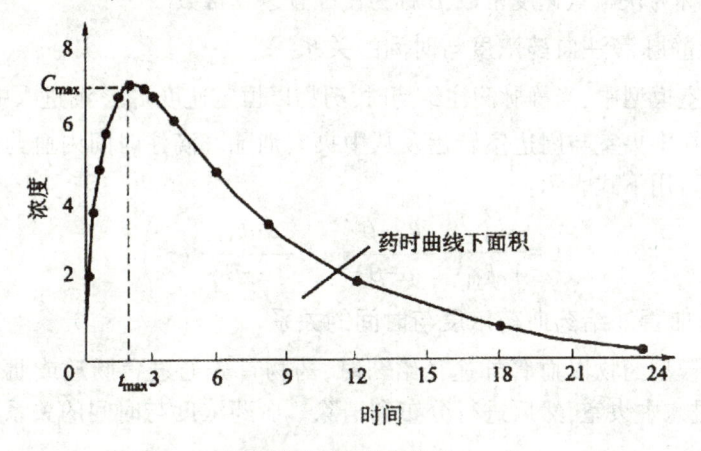

图9-2 单室模型血管外给药的 C_{max} 与 t_{max}

在该曲线中,峰左边称为吸收相,此时吸收速率大于消除速率,曲线呈上升状态,主要体现药物的吸收过程。峰的右边称为消除相,反映了药物的消除情况,此时的吸收速率小于消除速率;在到达峰顶的瞬间,吸收速率等于消除速率,其峰值就是峰浓度(C_{max}),这个时间称为达峰时间(t_{max})。

第五节

双室模型给药

考点荟萃

要点 1 静脉注射血药浓度与时间的关系

尽管中央室中各组织及体液中药物浓度一致,但假若中央室的各组织及体液中的药物浓度比例恒定,血药浓度与时间的关系可用下式表示：

$$C = Ae^{-\alpha t} + Be^{-\beta t} \tag{9-25}$$

式中，

$$A = \frac{X_0(\alpha - k_{21})}{V_c(\alpha - \beta)} \tag{9-26}$$

$$B = \frac{X_0(k_{21} - \beta)}{V_c(\alpha - \beta)} \tag{9-27}$$

A、B、α、β 是由几个药物动力学参数构成的，所以称为混杂参数。因 $\alpha > \beta$，所以 α 又称为快配置速度常数，β 称为慢配置速度常数。

要点 2 静脉滴注血药浓度与时间的关系

在双室模型中，当静脉滴注给药时，药物以恒定速度 k_0 逐渐进入中央室，药物同时也在中央室与周边室转运及从中央室消除。滴注时间内血药浓度与时间的关系可用下式表示：

$$C = \frac{k_0}{V_c k_{10}}\left(1 - \frac{k_{10} - \beta}{\alpha - \beta} \cdot e^{-\alpha t} - \frac{\alpha - k_{10}}{\alpha - \beta} \cdot e^{-\beta t}\right) \tag{9-28}$$

要点 3 血管外给药血药浓度与时间的关系

双室模型药物以血管外途径给药时，药物首先通过胃肠道或肌肉吸收之后，才能进入中央室，然后进行分布和消除。血药浓度与时间的关系可用下式表示：

$$C = Ne^{-k_a t} + Le^{-\alpha t} + Me^{-\beta t} \tag{9-29}$$

其中，

$$N = \frac{k_a F X_0(k_{21} - k_a)}{V_c(\alpha - k_a)(\beta - k_a)} \tag{9-30}$$

$$L = \frac{k_a F X_0(k_{21} - \alpha)}{V_c(k_a - \alpha)(\beta - \alpha)} \tag{9-31}$$

$$C = \frac{k_a F X_0(k_{21} - \beta)}{V_c(k_a - \beta)(\alpha - \beta)} \tag{9-32}$$

因为当 $t = 0$ 时，$C = 0$。所以 $L + M + N = 0$，其中必有一项为负值。

第六节 多剂量给药

考点荟萃

要点 1 血药浓度与时间关系

1. 单室模型静脉注射重复给药血药浓度与时间的关系为：

$$C_n = \frac{X_0}{v}\left(\frac{1-e^{-nk\tau}}{1-e^{-k\tau}}\right)e^{-kt} \tag{9-33}$$

式中，C_n 为 n 次给药后的血药浓度。

2. 单室模型血管外重复给药血药浓度与时间的关系为：

$$C_n = \frac{k_a F X_0}{V(k_a-k)}\left(\frac{1-e^{-nk\tau}}{1-e^{-k\tau}}e^{-kt} - \frac{1-e^{-nk_a\tau}}{1-e^{-k_a\tau}}e^{-k_a t}\right) \tag{9-34}$$

要点 2 多剂量给药平均稳态血药浓度

1. 平均稳态血药浓度的意义为：重复给药达稳态后，在一个给药间隔时间内血药浓度-时间曲线下的面积除以给药间隔时间的商值，它用符号"$\bar{C}_{ss}$"表示。

2. 具单室模型特征药物静脉注射给药达稳态时，其平均稳态血药浓度为：

$$\bar{C}_{SS} = \frac{X_0}{Vk\tau} \tag{9-35}$$

从上式得出，通过调整给药剂量及给药间隔时间，可以获得需要的平均稳态血药浓度。

3. 口服给药时的平均稳态血药浓度为：

$$\bar{C}_{ss} = \frac{FX_0}{Vk\tau} \tag{9-36}$$

要点 3 多剂量给药体内药量的蓄积

1. 蓄积系数定义

重复给药时，如果第 2 次给药前体内药量尚未清除完，则重复给药会产生药物在体内的蓄积，当达到稳态时，则体内蓄积量保持一个定值。不同药物，在体内蓄积程度不同，蓄积程度用蓄积系数表示。蓄积系数又称蓄积因子或积累系数，以 R 表示。

2. 计算公式

(1) 单室模型重复静脉注射给药:

$$R = \frac{1}{1-e^{-k\tau}} \qquad (9-37)$$

(2) 单室模型重复血管外给药:

$$R = \frac{1}{(1-e^{-k\tau})(1-e^{-k_a\tau})} \qquad (9-38)$$

(3) 若 $k_a \gg k$，且 τ 值较大，则 $e^{-k_a\tau} \to 0$:

$$R = \frac{1}{1-e^{-k\tau}} \qquad (9-39)$$

3. 意义

蓄积系数是一个很有价值的表示药物在体内蓄积程度的参数，它与消除速率常数(生物半衰期)和给药间隔时间有关。如给药间隔时间与生物半衰期相等，则 $R=2$，即稳态时体内药量为单剂量给药的二倍，如 $\tau = \frac{1}{2}t_{1/2}$，则 $R=3.4$，如 $\tau = 2t_{1/2}$，则 $R=1.33$。若已知药物的半衰期，则可计算出在任一给药间隔时间时该药在体内的蓄积系数。τ 越小，蓄积程度越大，半衰期较大的药物容易产生蓄积。

第七节 非线性药动学

考点荟萃

要点 1 非线性药动学的概念

当有些过程有酶或载体参与，在高浓度时酶或载体可能被饱和，如吸收过程中主动转运系统的饱和，分布过程中药物与血浆蛋白结合部位的饱和，排泄过程中肾小管重吸收的饱和，都可能使这些过程的速率与药物浓度不成正比。这些药物在体内的动力学过程不能用一级速率过程或线性过程表示，这种药动学特征称为非线性动力学。

要点 2 非线性药动学的特点

1. 药物的消除不呈现一级动力学特征,即消除动力学是非线性的。
2. 当剂量增加时,消除半衰期延长。
3. AUC 和平均稳态血药浓度与剂量不成正比。
4. 其他可能竞争酶或载体系统的药物,可影响其动力学过程。
5. 剂量增加,消除速率常数减少。

要点 3 非线性药动学方程

非线性药动学过程通常用米氏方程来表征。其方程式如下:

$$-\frac{dC}{dt} = \frac{V_m \cdot C}{K_m + C} \tag{9-40}$$

式中,$-\frac{dC}{dt}$ 为药物浓度在 t 时间的下降速度;V_m 为药物消除过程的理论最大速率;K_m 为米氏常数,是指药物消除速率为 V_m 一半时的血药浓度。

第八节

统计矩分析在药动学中的应用

考点荟萃

要点 1 统计矩的基本概念

药物输入机体后,其体内的转运是一个随机过程,具有概率性。用统计矩分析药物体内过程,主要依据血药浓度-时间曲线下面积,适用于任何房室模型,故为非房室分析法之一。

1. 零阶矩

血药浓度-时间曲线下面积定义为药-时曲线的零阶矩,零阶矩代表药物的血药浓度随时间的变化过程,可用下式表示:

$$AUC = \int_0^{t^*} C dt + \frac{C^*}{k} \tag{9-41}$$

曲线由零到 t^* 曲线下面积用梯形法求出。

2. 一阶矩

药物在体内的平均滞留时间(MRT)即一阶矩,一阶矩是在药物临床应用

中非常重要的一个参数,代表了药物在体内的滞留情况,与其作用时间等许多性质相关,可用下式表示:

$$MRT = \frac{AUMC}{AUC} \qquad (9-42)$$

式中,

$$AUMC = \int_0^\infty tCdt = \int_0^{t^*} tCdt + \int_{t^*}^\infty tCdt \qquad (9-43)$$

3. 二阶矩

平均滞留时间的方差(VRT)为二阶矩,表示药物在体内滞留时间的变异程度,可用下式表示:

$$VRT = \int_0^\infty (t-MRT)^2 Cdt / \int_0^\infty Cdt \qquad (9-44)$$

要点 2 矩量法研究吸收动力学

固体制剂药物在体内的平均滞留时间(MRT)应包括固体制剂的平均崩解时间(MDIT)、药物的平均溶出时间(MDT)、溶出药物的平均吸收时间(MAT)和药物在体内的平均处置(分布、代谢、排泄)时间(MRT_{iv})。

$$MRT_片 = MRT_{iv} + MAT_{溶液} + MDT_{颗粒} + MDIT_片$$

如果同一药物制成不同固体制剂,如片剂、散剂、溶液剂与注射剂同时进行体内试验,求出它们的 MRT,则可获得这个药物不同剂型的 MDIT、MDT、MAT。如片剂的平均崩解时间为:

$$MDIT_片 = MRT_片 - MRT_{散剂}$$

第九节
给药方案设计与个体化给药

考点荟萃

要点 1 给药方案设计

1. 一般原则

给药方案设计的目的是使药物在靶部位达到最佳治疗浓度,产生最佳的治疗作用和最小的副作用。

(1)安全范围广的药物不需要严格的给药方案。例如青霉素、头孢菌素等抗生素只要将血药浓度维持在最低有效血药浓度以上即可。

(2)对于治疗指数小的药物,要求血药浓度的波动范围在最低中毒浓度与最小有效浓度之间,因为患者的吸收、分布、消除的个体差异常常影响血药浓度水平,因而需要制定个体化给药方案。

(3)对于在治疗剂量即表现出非线性动力学特征的药物,剂量的微小改变,可能会导致治疗效果的显著差异,甚至会产生严重毒副作用,此类药物也需要制定个体化给药方案。

(4)给药方案设计和调整,常常需要进行血药浓度监测。

2. 根据半衰期确定给药方案

临床上常采用首次剂量加大,即采用负荷剂量使血药浓度迅速达到有效治疗浓度。维持剂量(X_0)与首剂量(X_0^*)的关系为:

$$X_0^* = \frac{1}{1-e^{-k\tau}}X_0 \quad (9-45)$$

若维持量 X_0 为有效剂量,且给药间隔 $\tau = t_{1/2}$ 时,将 $k = 0.693/t_{1/2}$ 代入上式,求得负荷剂量:

$$X_0^* = 2X_0 \quad (9-46)$$

即当首剂量等于维持剂量的 2 倍时,血药浓度迅速能够达到稳态血药浓度。

3. 根据平均稳态血药浓度制定给药方案

平均稳态血药浓度与给药剂量 X_0 和给药间隔 τ 的关系为:

$$\overline{C}_{ss} = \frac{FX_0}{kV\tau} \quad (9-47)$$

则给药间隔和给药剂量的制定为:

$$\tau = \frac{FX_0}{\overline{C}_{ss}kV} \quad (9-48)$$

$$X_0 = \frac{\overline{C}_{ss} \cdot k \cdot V \cdot \tau}{F} \quad (9-49)$$

4. 静脉滴注给药方案设计

对于具有单室模型特征的药物,静脉滴注给药后稳态血药浓度为:

$$C_{ss} = \frac{k_0}{kV} \quad (9-50)$$

上式整理后得为达到稳态血药浓度 C_{ss} 所需要的滴注速率:

$$k_0 = C_{ss}kV \quad (9-51)$$

【例】某患者,男,体重75kg,心律失常住院,用利多卡因治疗,已知利多卡因的表观分布容积为1.7L/kg,消除速率常数为0.46h^{-1},希望治疗一开始血药浓度达到2μg/ml,请计算静注的负荷剂量及静滴速率。

解:静注的负荷剂量

$$X_0 = C_0 V = 2\mu g/ml \times 1.7 L/kg \times 75 kg = 255 mg$$

静滴速率

$$k_0 = C_{ss} kV = 2\mu g/ml \times 0.46 h^{-1} \times 1.7 L/kg \times 75 kg = 117.3 mg/h$$

雷区

> 同学们请注意:给药方案设计属于高频考点,尤其静脉滴注给药方案设计在历年试卷中多次出题,大家一定要小心。

要点 2　个体化给药

1. 血药浓度与给药方案个体化

(1)给药方案个体化的情况

①对于治疗指数小的药物,要求血药浓度的波动范围在最低中毒浓度与最小有效浓度之间,而患者的吸收、分布、消除的个体差异又常常影响血药浓度水平,因而制定个体化给药方案十分重要。

②对于在治疗剂量即表现出非线性动力学特征的药物,剂量的微小改变,可能会导致治疗效果的显著差异,甚至会产生严重毒副作用,此类药物也需要制定个体化给药方案。

(2)给药方案个体化的步骤

①根据诊断结果及患者的身体状况等因素,拟定初始给药方案。

②按初始方案用药后,随时观察临床效果的同时按时采血,测定血药浓度,求出患者的药动学参数。

③根据患者的临床表现、药动学数据,结合临床经验和文献资料对初始给药方案做必要的修改,制订出调整后的给药方案。

2. 给药方案个体化方法

(1)比例法。

(2)一点法。

(3)重复一点法。

3. 肾功能减退患者的给药方案设计

(1)肌酐清除率是判断肾小球滤过功能的指标,肾功能正常的成年男性肌酐清除率为 100~120ml/min。

（2）轻度肾功能减退者为 50~80ml/min，中度肾功能减退者肌酐清除率可降至 10~50ml/min，严重肾功能减退者<10ml/min。

要点 3 治疗药物监测

1. 概述

治疗药物监测（TDM）主要任务是通过灵敏可靠的方法，检测患者血液或其他体液中的药物浓度，获取有关药动学参数，应用药动学理论，指导临床合理用药方案的制定和调整，以及药物中毒的诊断和治疗，以保证药物治疗的有效性和安全性。

2. 需进行血药浓度监测的情况

（1）个体差异很大的药物，如三环类抗抑郁药。

（2）具非线性动力学特征的药物，如苯妥英钠。

（3）治疗指数小、毒性反应强的药物，如强心苷类药、茶碱、锂盐、普鲁卡因胺等。

（4）毒性反应不易识别，用量不当或用量不足的临床反应难以识别的药物，如用地高辛控制心律失常时，药物过量也可引起心律失常。

（5）特殊人群用药与正常人会有较大的差别的药物，如肾功能不全的患者应用氨基糖苷类抗生素。

3. 常用的方法

主要有高效液相色谱法（HPLC）、气相色谱法（GC）、液-质联用法（LC-MS）、放射免疫法（RIA）、荧光偏振免疫法（FPLA）、酶联免疫法（ELISA）。

4. 临床意义

（1）指导临床合理用药、提高治疗水平。

（2）确定合并用药的原则。

（3）药物过量中毒的诊断。

（4）可作为医疗差错或事故的鉴定依据及评价患者用药依从性的手段。

第十节 生物利用度与生物等效性

考点荟萃

要点 1 生物利用度研究

1. 定义：系指药物被吸收进入血液循环的速度与程度。
2. 主要内容
(1) 生物利用速度：药物进入血液循环的快慢。
(2) 生物利用程度：药物进入血液循环的多少。
3. 主要参数

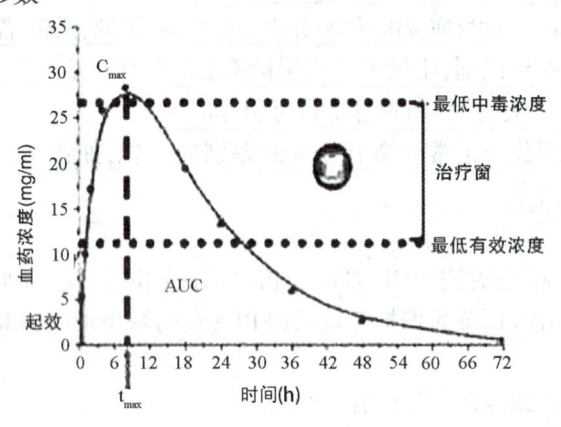

(1) 峰浓度 C_{max}：血管外给药后达到最高血药浓度，是药物吸收是否产生疗效的指标，也是评判是否出现药物中毒的指标。

(2) 达峰时间 t_{max}：血管外给药后达到最高血药浓度所对应的时间，是衡量生物利用速度的参数。

(3) AUC：血药浓度－时间曲线下面积，反映活性药物进入体循环的总量，是衡量生物利用程度的指标。

4. 研究方法

(1) 血药浓度法是生物利用度研究最常用的方法。受试者分别给予试验制剂与参比制剂后，测定血药浓度，估算生物利用度。

(2) 试验制剂（T）与参比制剂（R）的血药浓度－时间曲线下的面积的比率称相对生物利用度。当参比制剂是静脉注射剂时，则称绝对生物利用度。

①相对生物利用度计算公式：

$$F_{\text{Rel}} = \frac{AUC_T}{AUC_R} \times 100\% \quad (9-52)$$

②绝对生物利用度计算公式：

$$F_{Ab} = \frac{AUC_T}{AUC_{iv}} \times 100\% \quad (9-53)$$

雷 区

> 同学们请注意：生物利用度属于高频考点，尤其主要参数和研究方法在试卷中多次考到，大家一定要掌握。

要点 2 生物等效性研究

1. 定义：生物等效性系指一种药物的不同制剂在相同试验条件下，给以相同剂量，反映其吸收程度和速度的主要药动学参数，无统计学差异。

2. 主要参数

生物等效性评价是对求得的生物利用度参数进行统计分析，血药浓度法的评价参数与生物利用度的参数一样。

3. 生物等效的评判标准

供试制剂与参比制剂的 AUC 的几何均值比的 90% 置信区间在 80%~125% 范围内，且 $C_{\max}$ 几何均值比的 90% 置信区间在 75%~133% 范围内，则判定供试制剂与参比制剂生物等效。

2018年考点预测

1. 生物半衰期、表观分布容积的解释及其临床意义
2. 单室模型的静脉注射、静脉滴注、血管外给药的药动学方程
3. 静脉滴注稳态血药浓度和达坪分数
4. 静脉注射、静脉滴注、血管外给药的药动学参数的意义
5. 非线性药动学的特点和米氏方程
6. 生物利用度的定义、主要参数和研究方法
7. 生物等效性的定义和判定标准

靶场

一、最佳选择题（每题1分，每题备选项中只有1个最符合题意）

1. 单室模型药物恒速静脉滴注给药,达稳态血药浓度75%所需要的滴注给药时间是
   A. 1个半衰期　　　　B. 2个半衰期　　　　C. 3个半衰期
   D. 4个半衰期　　　　E. 5个半衰期

2. 静脉注射某药, $X_0 = 60$ mg, 若初始血药浓度为 15μg/ml, 其表观分布容积 V 是
   A. 0.25L　　　　　　B. 2.5L　　　　　　　C. 4L
   D. 15L　　　　　　　E. 40L

3. 制剂中药物进入体循环的相对数量和相对速度是
   A. 药物动力学　　　　B. 生物利用度　　　　C. 肠肝循环
   D. 单室模型药物　　　E. 表现分布容积

4. 药物通过血液循环向组织转移过程中相关的因素是
   A. 解离度　　　　　　B. 血浆蛋白结合　　　C. 溶解度
   D. 给药途径　　　　　E. 制剂类型

5. 影响药物代谢的因素不包括
   A. 给药途径　　　　　B. 药物的稳定性　　　C. 给药剂量和剂型
   D. 酶抑或酶促作用　　E. 合并用药

6. 下列有关药物表观分布容积的叙述中,正确的是
   A. 表观分布容积大,表明药物在血浆中浓度小
   B. 表观分布容积表明药物在体内分布的实际容积
   C. 表观分布容积不可能超过体液量
   D. 表观分布容积的单位是 L/h
   E. 表观分布容积具有生理学意义

7. 单室模型药物恒速静脉滴注给药,达稳态药物浓度90%需要的滴注给药时间是
   A. 1.12个半衰期　　　B. 2.24个半衰期　　　C. 3.32个半衰期
   D. 4.46个半衰期　　　E. 6.64个半衰期

8. 静注某单室模型药物,每10小时给药1次,已知该药 $V=10$L, $X_0=500$mg, $k=0.1$/h,其平均稳态血药浓度是
   A. 5mg/L　　　　　　B. 50mg/L　　　　　　C. 500mg/L
   D. 5000mg/L　　　　 E. 50000mg/L

9. 某药物的 $t_{1/2}$ 为1小时,有40%的原形药经肾排泄而消除,其余的受到生物转化,其生物转化速率常数约为

A. $0.05h^{-1}$	B. $0.78h^{-1}$	C. $0.14h^{-1}$
D. $0.99h^{-1}$	E. $0.42h^{-1}$

10. 某药的理想稳态浓度为3mg/L,表现分布容积为2.0L/kg,若患者体重为60kg,静脉滴注该药达稳态时,其体内的稳态药量是
    A. 30mg	B. 60mg	C. 120mg
    D. 180mg	E. 360mg

11. 血管外给药的 AUC 与静脉注射给药的 AUC 的比值称为
    A. 波动度	B. 相对生物利用度	C. 绝对生物利用度
    D. 脆碎度	E. 絮凝度

12. 关于非线性药物动力学特点的说法,正确的是
    A. 消除呈现一级动力学特征
    B. AUC 与剂量成正比
    C. 剂量增加,消除半衰期延长
    D. 平均稳态血药浓度与剂量成正比
    E. 剂量增加,消除速率常数恒定不变

13. 关于线性药物动力学的说法,错误的是
    A. 单室模型静脉注射给药,$\lg C$ 对 t 作图,得到直线的斜率为负值
    B. 单室模型静脉滴注给药,在滴注开始时可以静注一个负荷剂量,使血药浓度迅速达到或接近稳态浓度
    C. 单室模型口服给药,血药浓度波动与药物半衰期、给药间隔时间有关
    D. 多剂量给药,血药浓度波动与药物半衰期、给药间隔时间有关
    E. 多剂量给药,相同给药间隔下,半衰期短的药物容易蓄积

14. 关于消除速度常数的说法中,错误的是
    A. 代表单位时间内消除药物的分数
    B. 具有加和性
    C. 某个药物的消除速率常数对于正常人来说一般是恒定的
    D. 同一药物的不同剂型的消除速率常数不同
    E. 其数值大小反映药物在体内消除的快慢

15. 一室模型血管外给药的血药浓度-时间的关系式中,F 的含义是
    $$C = \frac{k_a F X_0}{V(k_a - k)}(e^{-kt} - e^{-k_a t})$$
    A. 吸收分数	B. 消除百分数	C. 给药剂量
    D. 溶出度	E. 吸收系数

二、配伍选择题(每题1分,题目分为若干题。每组题均对应同一组备选项,备选项可重复选用,也可不选用。每题只有一个最符合题意)

[1-4]

A. $C = Ae^{-\alpha t} + Be^{-\beta t}$

B. $C = \dfrac{k_a F X_0}{V(k_a - k)}(e^{-kt} - e^{-k_a t})$

C. $-\dfrac{dc}{dt} = \dfrac{V_m \cdot C}{K_m + C}$

D. $C = Ne^{-k_a t} + Le^{-\alpha t} + Me^{-\beta t}$

E. $MRT = \int_0^\infty \dfrac{AUMC}{AUC}$

1. 双室模型血管外给药血药浓度−时间关系式是
2. 单室模型血管外给药血药浓度−时间关系式是
3. 非线性药物动力学米氏方程是
4. 双室模型静脉注射给药血药浓度−时间关系式是

[5-6]

A. 表观分布容积　　B. 肠肝循环　　C. 生物半衰期
D. 生物利用度　　　E. 首过效应

5. 药物随胆汁进入小肠后被小肠重新吸收的现象
6. 体内药量或血药浓度下降一半所需要的时间

[7-10]

A. 波动度　　　　　B. 相对生物利用度　　C. 绝对生物利用度
D. 脆碎度　　　　　E. 絮凝度

7. 评价非包衣片在运输过程中,互相碰撞、摩擦损失情况的限量指标是
8. 评价混悬剂质量的参数是
9. 缓(控)释制剂重复多次给药后,峰浓度和谷浓度之差与稳态平均血药浓度的比值称为
10. 血管外给药的 AUC 与静脉注射给药的 AUC 的比值称为

[11-13]

A. $C = Ae^{-\alpha t} + Be^{-\beta t}$

B. $X_0^* = X_0 \dfrac{1}{(1-e^{-k\tau})(1-e^{-k_a \tau})}$

C. $\bar{C} = \dfrac{\int_0^\tau (C_{SS}) dt}{\tau} = \dfrac{X_0}{Vk\tau}$

D. $F_{Rel} = \dfrac{(X_u^\infty)_{试验}/X_{0(试验)}}{(X_u^\infty)_{参比}/X_{0(参比)}} \times 100\%$

E. $\dfrac{AUC_{po}/X_{o(po)}}{AUC_{IV}/X_{o(IV)}} \times 100\%$

11. 表示双室模型静脉注射给药血药浓度-时间关系式的方程是
12. 表示多剂量(重复)血管外给药首剂量与维持剂量关系的公式是
13. 表示以尿中排泄药物计算相对生物利用度的公式是

[14-16]

A. Cl　　　　　　　B. $t_{1/2}$　　　　　　　C. β

D. V　　　　　　　E. AUC

14. 生物半衰期
15. 血药浓度-时间曲线下的面积
16. 清除率

[17-18]

A. 消除率　　　　　B. 速率常数　　　　　C. 生物半衰期

D. 绝对生物利用度　　E. 相对生物利用度

17. 同一药物相同剂量的试验制剂 AUC 与参比制剂 AUC 的比值称为
18. 单位用"体积/时间"表示的药动学参数是

三、综合分析选择题(每题 1 分,题目分为若干组,每组题目基于同一个临床情景、病例、实例或者案例的背景信息逐题展开。每道题的备选项中,只有一个最符合题意)

[1-3]

洛美沙星结构如下:

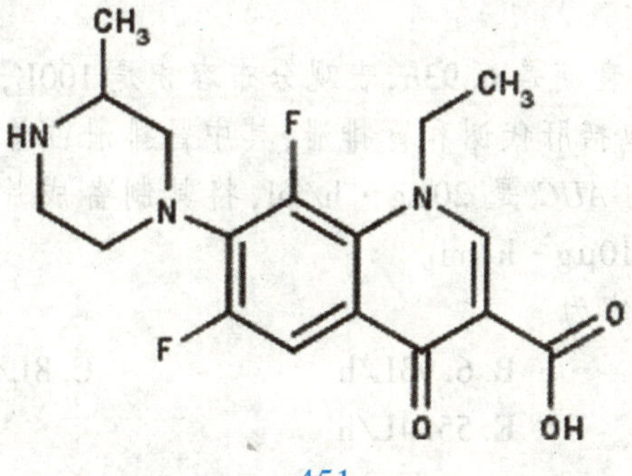

对该药进行人体生物利用度研究，采用静脉注射与口服给药方式，给药剂量均为400mg，静脉给药和口服给药的 AUC 分别为 40μg·h/ml 和 36μg·h/ml。

1. 基于上述信息分析，洛美沙星生物利用度计算正确的是
   A. 相对生物利用度为 55%
   B. 绝对生物利用度为 55%
   C. 相对生物利用度为 90%
   D. 绝对生物利用度为 90%
   E. 绝对生物利用度为 50%

2. 根据喹诺酮类抗菌药物的构效关系，洛美沙星的关键药效基团是
   A. 1-乙基，3-羧基   B. 3-羧基，4-酮基   C. 3-羧基，6-氟
   D. 6-氟，7-甲基哌嗪   E. 6,8-二氟代

3. 洛美沙星是在喹诺酮母核 8 位引入氟，构效分析，8 位引入氟后，使洛美沙星
   A. 与靶酶 DNA 聚合酶作用强，抗菌活性减弱
   B. 药物光毒性减少
   C. 口服利用度增加
   D. 消除半衰期 3~4 小时，需 1 日多次给药
   E. 水溶性增加，更易制成注射液

[4-5]
某男性患者，体重为75kg，用利多卡因治疗心律失常，利多卡因的表观分布容积 $V=1.7L/kg$，$k=0.46h^{-1}$，希望治疗一开始便达到 2μg/ml 的治疗浓度，请确定：

4. 负荷剂量为
   A. 255mg   B. 127.5mg   C. 25.5mg
   D. 510mg   E. 51mg

5. 静滴速率为
   A. 1.56mg/h   B. 117.30mg/h   C. 58.65mg/h
   D. 29.32mg/h   E. 15.64mg/h

[6-8]
某药物的生物半衰期是 6.93h，表观分布容积是 100L，该药物有较强的首过效应，其体内消除包括肝代谢和肾排泄，其中肾排泄占总消除率的 20%。静脉注射该药 200mg 的 AUC 是 20μg·h/ml，将其制备成片剂用于口服，给药 1000mg 后的 AUC 为 10μg·h/ml。

6. 该药物的肌肝清除率为
   A. 2L/h   B. 6.93L/h   C. 8L/h
   D. 10L/h   E. 55.4L/h

7. 该药物片剂的绝对生物利用度是
   A. 10%　　　　　　B. 20%　　　　　　C. 40%
   D. 50%　　　　　　E. 80%

8. 为避免该药的首过效应,不考虑其理化性质的情况下,可以考虑将其制成
   A. 胶囊剂　　　　　B. 口服缓释片剂　　C. 栓剂
   D. 口服乳剂　　　　E. 颗粒剂

四、多项选择题(每题1分,每题的备选项中,至少有2个或2个以上选项是正确答案,错选或少选均不得分)

1. 给药方案个体化的方法包括
   A. 比例法　　　　　B. 多元法　　　　　C. 一点法
   D. 重复一点法　　　E. 二点法

2. 给药方案设计的一般原则应包括
   A. 安全范围广的药物不需要严格的给药方案
   B. 对于治疗指数小的药物,需要制定个体化给药方案
   C. 对于表现出非线性动力学特征的药物,需要制定个体化给药方案
   D. 给药方案设计和调整,常需要进行血药浓度监测
   E. 给药方案设计和调整,需要在临床治疗以前进行

3. 治疗药物监测的目的是保证药物治疗的有效性和安全性,在血药浓度-效应关系已经确立的前提下,需要进行血药浓度监测的有
   A. 治疗指数小、毒性反应大的药物
   B. 具有线性动力学特征的药物
   C. 在体内容易蓄积而发生毒性反应的药物
   D. 合并用药易出现异常反应的药物
   E. 个体差异很大的药物

4. 下列有关药物表观分布容积的叙述,正确的是
   A. 表观分布容积大,表明药物在血浆中浓度小
   B. 表观分布容积表明药物在体内分布的实际容积
   C. 表观分布容积有可能超过体液量
   D. 表观分布容积的单位是升或升/千克
   E. 表观分布容积具有生理学意义

答案与解析

一、最佳选择题(每题1分,每题备选项中只有1个最符合题意)

1. 【答案】B

    【解析】将 $f_{ss}=75\%$ 带入公式 $n=-3.32\lg(1-f_{ss})$,得 $n=2$。

2. 【答案】C

    【解析】将 $X_0=60\text{mg}$,$C=15\mu\text{g/ml}$ 带入式 $V=X_0/C$,得 $V=4\text{L}$。

3. 【答案】B

    【解析】制剂中药物进入体循环的相对数量和相对速度称为生物利用度。

4. 【答案】B

    【解析】药物通过血液循环向组织转移过程中相关的因素是血浆蛋白结合。

5. 【答案】B

    【解析】影响药物代谢的因素:给药途径和剂型的影响、给药剂量的影响、代谢反应的立体选择性、酶诱导作用和抑制作用、生理因素。

6. 【答案】A

    【解析】①定义:假设在药物充分分布的前提下,体内全部药物按血中同样浓度分布时所需的体液总体积,常用"V"表示;②表观分布容积不是药物在体内分布的真实容积,没有生理学意义;③表观分布容积的单位是 L 或 L/kg;④对于具体药物来说,V 是个确定的值,其值的大小能够表示出该药物的分布特性,表观分布容积越大,表明药物在血浆中浓度越小。

7. 【答案】C

    【解析】将 $f_{ss}=90\%$ 带入公式 $n=-3.32\lg(1-f_{ss})$,得 $n=3.32$。

8. 【答案】B

    【解析】$k_0=\dfrac{X_0}{V}=\dfrac{500\text{mg}}{10\text{h}^{-1}}=50\text{mg/h}$

    $C_{ss}=\dfrac{k_0}{Vk}=\dfrac{50}{10\times 0.1}=50\text{mg/L}$。

9. 【答案】E

    【解析】$k=\dfrac{0.693}{t_{1/2}}=\dfrac{0.693}{1}=0.693\text{h}^{-1}$

    生物转化速率常数 $K_e=k\times 60\%=0.693\text{h}^{-1}\times 60\%=0.42\text{h}^{-1}$。

10. 【答案】E

【解析】$X_0 = CV = 3\text{mg/L} \times 2.0\text{L/kg} \times 60\text{kg} = 360\text{mg}$。

11.【答案】C

【解析】血管外给药的 AUC 与静脉注射给药的 AUC 的比值称为绝对生物利用度。

12.【答案】C

【解析】非线性药动学的特点:①药物的消除不呈现一级动力学特征,即消除动力学是非线性的;②当剂量增加时,消除半衰期延长;③AUC 和平均稳态血药浓度与剂量不成正比;④其他可能竞争酶或载体系统的药物,影响其动力学过程。

13.【答案】E

【解析】多剂量给药,相同给药间隔下,半衰期较大的药物容易产生蓄积。

14.【答案】D

【解析】同一药物的不同剂型的消除速度常数是恒定的。

15.【答案】A

【解析】一室模型血管外给药的血药浓度-时间的关系式中,F 是吸收分数。

二、配伍选择题(每题1分,题目分为若干题。每组题均对应同一组备选项,备选项可重复选用,也可不选用。每题只有一个最符合题意)

[1-4]

【答案】1. D、2. B、3. C、4. A

【解析】略。

[5-6]

【答案】5. B、6. C

【解析】①肠肝循环指药物随胆汁进入小肠后被小肠重新吸收的现象;②生物半衰期指体内药量或血药浓度下降一半所需要的时间。

[7-10]

【答案】7. D、8. E、9. A、10. C

【解析】①脆碎度是评价非包衣片在运输过程中,互相碰撞、磨擦损失情况的限量指标;②絮凝度是评价混悬剂质量的参数;③缓(控)释制剂重复多次给药后,峰浓度和谷浓度之差与稳态平均血药浓度的比值称为波动度;④血管外给药的 AUC 与静脉注射给药的 AUC 的比值称为绝对生物利用度。

[11-13]

【答案】11. A、12. B、13. D

【解析】略。

[14-16]

【答案】14. B、15. E、16. A

【解析】①生物半衰期符号为 $t_{1/2}$；②血药浓度–时间曲线下的面积用 AUC 表示；③清除率用 Cl 表示。

[17-18]

【答案】17. E、18. A

【解析】①同一药物相同剂量的试验制剂 AUC 与参比制剂 AUC 的比值称为相对生物利用度；②单位用"体积/时间"表示的药动学参数是消除率。

三、综合分析选择题(每题1分,题目分为若干组,每组题目基于同一个临床情景、病例、实例或者案例的背景信息逐题展开。每道题的备选项中,只有一个最符合题意)

[1-3]

1. 【答案】D

【解析】试验制剂(T)与参比制剂(R)的血药浓度–时间曲线下的面积的比率称相对生物利用度。当参比制剂是静脉注射剂时,则称绝对生物利用度,计算如下：$F_{Ab} = \dfrac{AUC_T}{AUC_{iv}} \times 100\% = \dfrac{36\mu g \cdot h/ml}{40\mu g \cdot h/ml} \times 100\% = 90\%$。

2. 【答案】B

【解析】喹诺酮类属于合成抗菌药,分子中的关键药效团是3位羧基和4位酮基。

3. 【答案】C

【解析】在喹诺酮类药物的6位和8位同时引入两个氟原子并在7位引入3-甲基哌嗪,得到洛美沙星,8位氟原子取代基可提高口服生物利用度,口服吸收迅速、完全且稳定性强,但8位氟原子取代可增加其光毒性。

[4-5]

4. 【答案】A

【解析】静注的负荷剂量 $X_0 = C_0 V = 2\mu g/ml \times 1.7 L/kg \times 75 kg = 255 mg$。

5. 【答案】B

【解析】静滴速率 $k_0 = C_{ss} kV = 2\mu g/ml \times 0.46 h^{-1} \times 1.7 L/kg \times 75 kg = 117.30 mg/h$。

[6-8]

6. 【答案】A

【解析】略。

7. 【答案】A

【解析】绝对生物利用度,计算如下：

$$F_{Ab} = \frac{AUC_T}{AUC_{iv}} \times 100\% = \frac{10\mu g \cdot h/ml}{100\mu g \cdot h/ml} \times 100\% = 10\%。$$

8. 【答案】C

【解析】栓剂可以部分避免肝脏的首过效应。

四、多项选择题(每题 1 分,每题的备选项中,至少有 2 个或 2 个以上选项是正确答案,错选或少选均不得分)

1. 【答案】ACD

【解析】给药方案个体化方法包括比例法、一点法和重复一点法。

2. 【答案】ABCD

【解析】①安全范围广的药物不需要严格的给药方案;②对于治疗指数小的药物,需要制定个体化给药方案;③对于表现出非线性动力学特征的药物,需要制定个体化给药方案;④给药方案设计和调整,常需要进行血药浓度监测;⑤血药浓度监测仅在血药浓度与临床疗效相关,或血药浓度与药物副作用相关时才有意义。

3. 【答案】ACDE

【解析】需进行血药浓度监测的情况:①个体差异很大的药物,如三环类抗抑郁药;②具非线性动力学特征的药物,如苯妥英钠;③治疗指数小、毒性反应强的药物,如强心苷类药、茶碱、锂盐、普鲁卡因胺等;④毒性反应不易识别,用量不当或用量不足的临床反应难以识别的药物,如用地高辛控制心律失常时,药物过量也可引起心律失常;⑤特殊人群用药与正常人会有较大的差别的药物,如肾功能不全的患者应用氨基糖苷类抗生素。

4. 【答案】ACD

【解析】①表观分布容积的定义:假设在药物充分分布的前提下,体内全部药物按血中同样浓度分布时所需的体液总体积,常用"V"表示;②表观分布容积不是药物在体内分布的真实容积,没有生理学意义;③表观分布容积的单位是 L 或 L/kg;④对于具体药物来说,V 是个确定的值,其值的大小能够表示出该药物的分布特性,表观分布容积越大,表明药物在血浆中浓度越小。

第十章

本章分值 16分左右

药品不良反应与药物滥用监控

考纲点睛

单元	要点	细目	考试要求
（一）药品不良反应与药物警戒	1.药品不良反应的定义和分类	药品不良反应的定义	熟悉
		药品不良反应的传统分类	掌握
		按药品不良反应性质分类	掌握
		世界卫生组织对药品不良反应的分类	了解
		药品不良反应新的分类	了解
	2.药品不良反应发生的原因	药物方面、机体方面及其他因素	掌握
	3.药品不良反应因果关系评价依据及评定方法	药品不良反应因果关系评定依据	掌握
		药品不良反应因果关系评定方法	掌握
	4.药物警戒	药物警戒的定义和主要内容	熟悉
		药物警戒的目的和意义	了解
		药物警戒与药品不良反应监测	掌握
（二）药源性疾病	1.药源性疾病的分类	病因学、病理学、给药剂量分类等	了解
	2.诱发药源性疾病的因素	不合理用药及机体易感因素	熟悉
	3.常见的药源性疾病	药源性肾病、肝病、皮肤病等	掌握
	4.药源性疾病的防治	药源性疾病的防治原则	掌握
（三）药物流行病学在药品不良反应监测中的作用	1.药物流行病学的定义和主要任务	药物流行病学研究对象和研究目的	熟悉
		药物流行病学的主要任务	掌握
	2.药物流行病学研究方法	描述性研究、分析性研究、实验性研究	熟悉
	3.药物流行病学的应用	应用的范围和局限性	了解

续表

单元	要点	细目	考试要求
（四）药物滥用与药物依赖性	1.精神活性物质	药物滥用	熟悉
		药物依赖性：精神依赖性和身体依赖性	掌握
		药物耐受性	掌握
	2.致依赖性药物的分类和特征	致依赖性药物的分类	掌握
		致依赖性药物的依赖性特征	熟悉
	3.药物滥用的危害	对个人和社会的危害	了解
	4.药物依赖性的治疗	药物依赖性治疗原则	熟悉
		阿片类依赖性的治疗	掌握
		可卡因和苯丙胺类依赖性的治疗	熟悉
		镇静催眠药依赖性的治疗	了解
	5.药物滥用的管制	我国及国际药物滥用的管制	了解

第一节

药品不良反应

考点荟萃

要点 1 有关药品不良反应用语的含义

1.药品不良反应（ADR）

（1）定义：系指合格药品在正常用法用量下出现的与用药目的无关的或意外的有害反应。

（2）药品不良反应发生率的表示方法

①十分常见：≥十分之一。

②常见：1/10～1/100。

③偶见：1/100～1/1000。

④罕见：1/1000～1/10000。

⑤十分罕见：<1/10000。

2. 药物不良事件(ADE)

(1)定义:在药物治疗过程中所发生的任何不良医学事件。

(2)药物不良事件可揭示不合理用药及医疗系统存在的缺陷,药物不良事件包括药品不良反应、药品标准缺陷、药品质量问题、用药失误和药物滥用等,是药物警戒关注的对象。

要点 2 药品不良反应的传统分类

1. A型不良反应

(1)定义:系指由于药物的药理作用增强而引起的不良反应。

(2)特点

①其程度轻重与用药剂量有关,一般容易预测。

②发生率较高而死亡率较低。

③主要包括副作用、毒性反应、后遗效应、首剂效应、继发反应和停药综合征。

(3)举例:普萘洛尔引起的心脏传导阻滞;阿托品引起口干。

2. B型不良反应

(1)定义:系指与药物常规药理作用无关的异常反应。

(2)特点

①一般难以预测,与用药剂量无关。

②发生率较低但死亡率较高。

③主要包括特异质反应和过敏反应。

(3)举例:氯霉素引起的过敏性休克。

3. C型不良反应

(1)定义:系指与药品本身药理作用无关的异常反应。

(2)特点

①一般在长期用药后出现,潜伏期较长。

②药品和不良反应之间没有明确的时间关系。

③其特点是背景发生率高,用药史复杂,难以用试验重复,其发生机制不清,有待于进一步研究和探讨。

(3)举例:非那西丁引起间质性肾炎。

要点 3 根据药品不良反应的性质分类

1. 副作用

(1)定义:系指在药物按正常用法用量使用时,出现的与治疗目的无关的不适反应。副作用一般反应较轻微,多数可以恢复。

461

(2)产生的原因:药物的选择性低、药理作用广泛。

(3)举例:阿托品用于解除胃肠痉挛时,会引起口干、心悸、便秘等副作用。

2. 毒性作用

(1)定义:系指在药物剂量过大或体内蓄积过多时发生的危害机体的反应。

(2)举例:氨基糖苷类抗生素链霉素、庆大霉素等具有耳毒性。

3. 后遗效应

(1)定义:系指在停药后血药浓度已降低至最低有效浓度以下时仍残存的药理效应,效应可为短暂的或是持久的。

(2)举例:苯二氮䓬类镇静催眠药服用后,在次晨仍有乏力、困倦等"宿醉"现象。

4. 首剂效应

(1)定义:系指一些患者在初服某种药物时,由于机体对药物作用尚未适应而引起不可耐受的强烈反应。

(2)举例:哌唑嗪等按常规剂量开始治疗常可致血压骤降,故要采用首剂减半。

5. 继发性反应

(1)定义:是由于药物的治疗作用所引起的不良后果,又称治疗矛盾。

(2)举例:长期应用四环素引起二重感染。

6. 变态反应(过敏反应)

(1)定义:系指机体受药物刺激所发生异常的免疫反应,引起机体生理功能障碍或组织损伤。

(2)举例:微量的青霉素可引起过敏性休克,故用药前需进行过敏试验,阳性反应者禁用或脱敏后使用。

7. 特异质反应

(1)定义:因先天性遗传异常,少数病人用药后发生与药物本身药理作用无关的有害反应,大多是由于机体缺乏某种酶,药物在体内代谢受阻所致反应。

(2)举例:红细胞葡萄糖-6-磷酸脱氢酶(G-6-PD)缺乏所致的溶血性贫血。

8. 停药反应(反跳现象)

(1)定义:系指长期服用某些药物,机体对这些药物产生了适应性,若突然停药或减量过快易使机体的调节功能失调而发生功能紊乱,导致病情加重或临床症状上的一系列反跳回升现象。

(2)举例:长期应用普萘洛尔突然停药,则会出现血压升高或心绞痛发作。

9. 药物依赖性

（1）精神依赖性：凡能引起令人愉快意识状态的任何药物即可引起精神依赖性，精神依赖者为得到欣快感而不得不定期或连续使用某种药物。

（2）身体依赖性：用药者反复应用某种药物造成一种适应状态，停药后产生戒断症状，使人非常痛苦，甚至危及生命。

（3）举例：阿片类和镇静催眠药在反复用药过程中，先产生精神依赖性，后产生身体依赖性。

10. 特殊毒性

（1）定义：致癌、致畸和致突变属于药物的特殊毒性，合称"三致"反应。

（2）特点：由于这些特殊作用发生延迟，在早期不易发现，而且由于其表现可能和非药源性疾病相似，很难将它与引起的药物联系起来，因此应特别引起注意。

（3）举例

①沙利度胺导致出现四肢短小的畸形胎儿。

②抗肿瘤药烷化剂、咖啡因会引起致突变作用。

③胎儿接触人工合成的己烯雌酚后，产出后如为女性，在青春期发生罕见的阴道腺癌；男性则发生功能性生殖异常。

💡 雷 区

> 同学们请注意：根据药品不良反应的性质分类属于高频考点，尤其是每个反应的定义和举例在药学专业知识一和药事管理与法规的历年试卷中多次考到，大家一定要掌握本部分的相关考点。

要点 4 世界卫生组织关于药品不良反应的分类

1. 副反应：药物常用剂量引起的与药理学特征有关但非用药目的的作用。

2. 不良反应：发生在作为预防、治疗、诊断疾病或改变生理功能使用于人体的正常剂量发生的有害的和非目的的药物反应。

3. 不良事件：在使用药物期间发生的任何不良医学事件，它不一定与治疗有因果关系。

4. 严重不良事件：是指在任何剂量下发生的不可预见的临床事件，如死亡、危及生命、需住院治疗或延长目前的住院时间、导致持续的或显著的功能丧失及导致先天性急性或出生缺陷。

5. 非预期不良反应：性质和严重程度与标记的或批准上市的药品不良反应

不符,或者是未能预料的不良反应。

6. 信号:是指一种药品和某一不良事件之间可能存在的因果关联性的报告信息,这种关联性应是此前未知的或尚未证实的。与我国《药品不良反应监测管理办法》中的"可疑不良反应"概念相近。

要点 5 药品不良反应新的分类

1. A 类反应

又称扩大反应,是不良反应中最常见的类型。该类反应是药物对人体呈剂量相关的反应,它可根据药物或赋形剂的药理学和作用模式来预知。这些反应仅在人体接受该制剂时发生,停药或剂量减少时则可部分或完全改善。

2. B 类反应

(1)又称过度反应或微生物反应,该类反应是由促进某些微生物生长引起的不良反应,在药理学上是可预测的,但与 A 类反应不同的是其直接的和主要的药理作用是针对微生物体而不是人体。

(2)举例:抗生素引起的肠道内耐药菌群的过度生长等。但值得注意的是,药物致免疫抑制而产生的感染不属于 B 类反应。

3. C 类反应

(1)定义:又称化学反应,许多不良反应取决于药物或赋形剂的化学性质而不是药理学作用,它们以化学刺激为基本形式,致使大多数病人在使用某制剂时会出现相似的反应。其严重程度主要与所用药物的浓度而不是剂量有关,这些反应不是药理作用所预知,但了解该药物的物理化学特性还是可以预测的。

(2)举例:药物外渗反应、静脉炎、药物或赋形剂刺激而致的注射部位疼痛、酸碱灼烧、接触性皮炎以及局部刺激引起的胃肠黏膜损伤。

4. D 类反应

(1)定义:又称给药反应,此类反应不依赖于制剂成分的化学或药理性质,而是剂型的物理性质和(或)给药方式所致,如果改变给药方式,不良反应即可停止发生。

(2)举例:植入药物周围的炎症或纤维化、注射液中微粒引起的血栓形成或血管栓塞等。

5. E 类反应

(1)定义:又称撤药反应,此类反应只发生在停止给药或剂量突然减小后,该药再次使用时可使症状得到改善,反应的可能性更多与给药时程有关,而不是与剂量有关。

(2)举例:常见的药物有阿片类、苯二氮䓬类、三环类抗抑郁药和可乐定等。

6. F类反应

(1) 定义：又称家族性反应，此类反应由家族性遗传疾病（或缺陷）决定。

(2) 举例：常见病症有苯丙酮酸尿症、G-6-PD缺乏症和镰状细胞贫血病等。

7. G类反应

又称基因毒性反应，一些药物能损伤基因，出现致癌、致畸等不良反应。值得注意的是，有些是潜在的致癌物或遗传毒物，有些（并非全部）致畸物在胎儿期即可导致遗传物质受损。

8. H类反应

又称过敏反应，可能是继A类反应后最常见的不良反应，类别很多。它们不是药理学所能预测的，也与剂量无关，因此减少剂量通常不会改善症状，必须停药。

9. U类反应

又称未分类反应，此类不良反应机制不明，如药源性味觉障碍、辛伐他汀的肌肉反应和吸入性麻醉药引起的恶心呕吐等。

要点 6 引起药品不良反应的原因

1. 药物因素

(1) 药物作用的选择性

由于许多药物缺乏高度的选择性，在治疗的同时，对人体也有伤害。如抗恶性肿瘤药物，在杀死肿瘤细胞的同时，也杀伤宿主功能活跃的正常细胞。

(2) 药物作用延伸

很多药物应用一段时间后，由于其药理作用导致一些不良反应。例如长期大剂量使用糖皮质激素，能使毛细血管出血，皮肤、黏膜出现红斑、瘀点，出现肾上腺皮质功能亢进。

(3) 药物的附加剂

药物在生产过程中加入的稳定剂、赋形剂、着色剂会引起不良反应。如胶囊染料常会引起固定性皮疹。

(4) 药物的剂量与剂型

不同的药物生产成不同的剂型其生物利用度不同，不良反应发生的可能性也不同。

(5) 药物的质量

同一种药物，因生产厂家不同，制剂技术差别，杂质去除率不同，其不良反应的发生率也不同。如氯贝丁酯中的对氯苯酚是发生皮炎的原因，氨苄西林中的蛋白质是发生药疹的原因。

2. 机体因素

（1）种族差别

如结核患者可根据其对抗结核病药异烟肼乙酰化速度的快慢分为异烟肼慢代谢者（PM）和快代谢者（EM），异烟肼慢代谢者由于肝脏中 N-乙酰基转移酶不足甚至缺乏，服用相同剂量异烟肼，其血药浓度比快代谢者高，药物蓄积而导致体内维生素 B_6 缺乏引起周围神经炎，而异烟肼快代谢者则易发生药物性肝炎甚至肝坏死。欧美白种人多为异烟肼慢代谢者，而中国人、日本人和爱斯基摩人则多为异烟肼快代谢者，所以异烟肼在白种人中易诱发神经炎，而在黄种人中则易引起肝损害。

（2）性别

对于药品的不良反应，女性较男性更为敏感，当然也有的不良反应男性发生率高于女性，如药物性皮炎等。

（3）年龄

婴幼儿的脏器发育不全，对药物的敏感性高，药物代谢速度慢，肾脏排泄功能差，药物易通过血-脑屏障，所以不良反应发生率较高。老年人由于脏器功能退化，药物代谢速度较慢，血浆蛋白含量下降，较成年人更易发生不良反应。

（4）用药者的病理状况

慢性支气管炎的患者，对阿司匹林的过敏反应发生率比较高。抑郁症、溃疡病、震颤麻痹、创伤或手术等使胃排空延长，延缓口服药物吸收等。

（5）其他

患者生活环境、生活习性、饮食习惯等可影响药物的作用，尤以烟酒嗜好最为突出。

3. 其他因素

主要包括给药途径、联合用药、用药时间间隔和医师药师的职业道德问题等。

要点 7 药品不良反应因果关系评定依据

由于药品不良反应的机理和影响因素错综复杂，报告药品不良反应，应对发生药品不良反应的因果关系进行认真分析研究，以确定其发生是否由所用药品引起，主要评定依据是以下5个方面：

1. 时间相关性

用药时间与不良反应出现的时间有无合理的先后关系。即要有用药在前，不良反应在后的关系，出现反应的时间间隔要合理。报告时要注明用药时间和药品不良反应的出现时间。

2. 文献合理性

指与现有资料(或生物学上的合理性)是否一致,即从其他相关文献中已知的观点看因果关系的合理性。可疑不良反应是否符合药物已知的不良反应类型,出现的药品不良反应符合药物已知的 ADR 类型,有助于确定,但是如果不符合,也不能轻易否定,因为许多药物(尤其是新药)的不良反应还没有被完全了解,使用多年的老药也常有新的不良反应出现。

3. 影响因素分析

所怀疑的 ADR 是否可用患者的病理状态、并用药、并用疗法的影响来解释。许多 ADR 是由于原患疾病本身、药物的相互作用,或药物与其他疗法的相互作用所引起。因此应详细了解并用药物及其他疗法,进行综合分析。

4. 撤药反应

停药或减少剂量后,可疑 ADR 是否减轻或消失。发现可疑 ADR,尤其严重的反应,应停药或降低剂量,若不良反应消失或减轻,则有利于因果关系的分析判断。

5. 再次用药结果

再次接触可疑药物是否再次出现同样反应。ADR 的再出现可以肯定因果关系,但再次给药可能会给患者带来风险,应慎用此法。

要点 8 药品不良反应因果关系评定方法

1. 微观评价方法

根据上述 5 条评定依据,不良反应的评价结果有 6 级,即肯定、很可能、可能、可能无关、待评价、无法评价。

(1) 肯定

①用药及反应发生时间顺序合理。

②停药以后反应停止,或迅速减轻或好转(根据机体免疫状态,某些药品不良反应的反应症状可出现在停药数天以后)。

③再次使用,反应再现,并可能明显加重。

④有文献资料佐证。

⑤排除原患疾病等其他混杂因素影响。

(2) 很可能

①无重复用药史,余同"肯定"。

②虽然有合并用药,但基本可排除合并用药导致反应发生的可能性。

(3) 可能

①用药与反应发生时间关系密切,同时有文献资料佐证。

②但引发 ADR 的药品不止一种,或原患疾病病情进展因素不能除外。

(4)可能无关

①药品不良反应与用药时间相关性不密切。

②反应表现与已知该药药品不良反应不相吻合。

③原患疾病发展同样可能有类似的临床表现。

(5)待评价

①报表内容填写不齐全,等待补充后再评价。

②或因果关系难以定论,缺乏文献资料佐证。

(6)无法评价

①报表缺项太多,因果关系难以定论。

②资料又无法补充。

雷区

> 同学们请注意:药品不良反应的微观评价方法属于高频考点,这个知识点在药学专业知识一和药学综合知识与技能的试卷中多次出题,大家一定要牢牢记住。

2.宏观评价(数据集中后评价)

(1)信号出现期:从不良反应潜伏到发现疑问。

(2)信号加强期:微弱的信号发展成强烈的疑问(或信号)。在该期的末尾,将出现对数据的基本估计,即对该药的药政管理措施(说明书的修正、用药指征的限制等)的出台或是医学刊物有关文章的发表。

(3)信号评价期:即大量信号产生需对该产品采取相应措施的时期,即不良反应可被确认、解释与定量,也可以说是信号检验期或随访期,一般需通过深入研究,如进行药物流行病学调查、专题研究,做出结论并发布公告等。

第二节 药物警戒

考点荟萃

要点 1 药物警戒的概述

1.定义:是与发现、评价、理解和预防药品不良反应或其他任何可能与药物有关问题的科学研究与活动。

2. 工作内容
(1) 涉及药物的不良反应。
(2) 其他与该学科相关的内容或与该学科相关的其他内容。
①与不合格药品。
②药物治疗错误。
③缺乏药物有效性的报告。
④在科学数据缺乏的情况下扩大适应证用药。
⑤急、慢性中毒的病例报告。
⑥与药物相关的病死率的评价。
⑦药物的滥用与错用。
⑧药物与化学药物或食品使用时的不良相互作用。

3. 目的
对已上市药品进行风险/效益评价和交流，对患者进行培训、教育，并及时反馈相关信息，药物警戒的最终目标是合理、安全地使用药品。

4. 意义
(1) 药物警戒可以完善我国药品监管法律法规体制。
(2) 药品不良反应监测工作需要药物警戒的引导。
(3) 药物警戒工作既可以节约资源，又能挽救生命，加强保障我国公民安全健康用药。

要点 2　药物警戒与药品不良反应监测

1. 共同点
目的都是为了提高临床合理用药的水平，保障公众用药安全，改善公众身体健康状况，提高公众的生活质量。

2. 不同点
(1) 工作范围：药物警戒涵盖了药物从研发到上市使用的整个过程，而药品不良反应仅仅指药品上市后的监测。
(2) 监测对象：药品不良反应监测的是质量合格的药品，而药物警戒涉及除质量合格药品之外的其他药品，如低于标准的药品，药物与化合物、药物及食物的相互作用等。
(3) 工作内容：药物警戒工作包括药品不良反应监测工作以及其他工作。
(4) 工作本质：药品不良反应监测工作集中在药物不良信息的收集、分析与监测等方面，是一种相对被动的手段。而药物警戒则是积极主动地开展药物安全性相关的各项评价工作，药物警戒是对药品不良反应监测的进一步完善。

第三节 药源性疾病

考点荟萃

要点 1 药源性疾病概述

1. 定义:又称药物诱发性疾病,是指人们在应用药物时,因药物的原因而导致机体组织器官发生功能性或器质性损害,引起生理功能、生化代谢紊乱和组织结构变化所引起的一系列临床症状。

2. 药源性疾病的内容
(1)药物在正常用法、用量情况下所产生的不良反应。
(2)由于超量、误服、错用以及不正常使用药物而引起的疾病。
(3)不包括药物过量导致的急性中毒。

要点 2 引起药源性疾病的因素

1. 不合理用药
(1)不了解患者的用药史,如药物过敏史、遗传缺陷、家族史等。
(2)联合用药时,不重视药物间的相互作用。
(3)不了解患者原有疾病及机体重要脏器的病理基础。
(4)不了解药物的药效学和药动学规律。
(5)患者未经医师许可擅自用药,如多种药物同时应用。
(6)用药时间过长,剂量偏大,导致药物中毒。
(7)对老年患者、体弱患者未作适当的剂量调整。
(8)用药方法和剂量选择不当,引起过敏反应。
(9)由于经济利益驱使,处方者用药面较少或过杂,未能考虑用药者利益。

2. 机体易感因素
(1)葡萄糖-6-磷酸脱氢酶(G-6-PD)缺陷:我国缺乏 G-6-PD 人群的分布很广。当有此种缺陷者应用氧化性药物后,极易引起药源性氧化性溶血性贫血。
(2)红细胞生化异常:如服用止痛药引起高铁血红蛋白血症的报告。
(3)性别:不同性别,由于生理、心理及精神等因素,其药源性疾病发生情况不同。
(4)年龄:不同年龄人群药源性疾病的发生率不同。

要点 3 常见的药源性疾病

1. 药源性肾病

（1）急性肾衰竭：常见药物有非甾体抗炎药、血管紧张素转换酶抑制剂、环孢素等。

（2）急性过敏性间质性肾炎：常见药物有青霉素类、头孢菌素类、磺胺类、噻嗪类利尿药。

（3）急性肾小管坏死：常见药物有氨基糖苷类抗生素、两性霉素B、造影剂和环孢素等。

（4）肾小管梗阻：常见尿酸盐沉淀后阻塞肾小管。

（5）肾病综合征：常见药物有青霉胺、卡托普利等。

2. 药源性肝病

（1）常见药物有四环素类、他汀类、抗肿瘤药等。

（2）常见复方制剂有磺胺甲噁唑-甲氧苄啶、阿莫西林-克拉维酸、异烟肼-利福平等。

3. 药源性皮肤病

（1）斯-琼（Steven-Johnson）综合征和中毒性表皮坏死

常见药物有磺胺类、抗惊厥药、别嘌醇、非甾体抗炎药等。

（2）血管炎和血清病

①血管炎：常见药物有别嘌醇、青霉素、氨茶碱、磺胺类、噻嗪类利尿药、丙硫氧嘧啶、雷尼替丁、喹诺酮类和免疫抑制剂。

②血清病：常见药物有头孢氨苄、米诺环素、普萘洛尔和链激酶。

（3）血管神经性水肿

常见药物有卡托普利、依那普利、赖诺普利、喹那普利和雷米普利。

4. 药源性心血管系统损害

（1）引起心律失常：常见药物有强心苷、胺碘酮、普鲁卡因胺、钾盐。

（2）引起心动过速：常见药物有麻黄碱、多巴胺、苯丙胺、异丙肾上腺素。

（3）引起尖端扭转型室性心动过速：常见药物有奎尼丁、利多卡因、美心律、胺碘酮、溴苄胺、硝苯地平、洋地黄类、异丙肾上腺素、氯丙嗪、阿米替林及一些新型的H_1受体阻断药（如阿司咪唑）。

5. 药源性耳聋与听力障碍

（1）氨基糖苷类抗生素、高效利尿药、抗疟药和抗肿瘤药等皆有潜在的耳毒性。

（2）大环内酯类、万古霉素、四环素也可导致听力障碍。

（3）非甾体抗炎药如布洛芬和萘普生也有耳毒性的报道。

雷 区

> 同学们请注意：常见的药源性疾病属于考试重点，这个知识点在药学专业知识一和药学综合知识与技能的考试中多次出题，大家一定要小心。

要点 4 药源性疾病的防治

1. 加强认识，慎重用药

加强对药源性疾病的认识，普及药源性疾病的知识，重视药源性疾病的危害，慎重选用药物。

2. 加强管理

认真贯彻《药品管理法》，加强药品的监督管理，是预防药源性疾病的法律措施。

3. 加强临床药学服务

药学与临床工作相结合是预防药源性疾病的重要措施。

4. 坚持合理用药

（1）要明确诊断，依据病情和药物适应证，正确选用药物。

（2）根据治疗对象的个体差异，建立合理用药方案。

（3）监督患者的用药行为，及时调整治疗方案和处理不良反应。

（4）要慎重使用新药，进行个体化用药。

（5）根据病情缓急、用药目的及药物性质，确定给药方案。

（6）尽量减少联合用药。

（7）药师、护士发放药物应做到"四查十对"，避免发错药物。

5. 加强医药科普教育

运用大众传播媒体及一切可能的场合，提高全民族的卫生防病知识是预防药源性疾病的基本措施。

6. 加强药品不良反应监测报告制度

向 CFDA 报告药物引起的任何严重或意外变化是预防药源性疾病再发生的必要措施。

第四节

药物流行病学

考点荟萃

要点 1 药物流行病学概述

1. 定义：运用流行病学的原理和方法，研究大量人群中药物的利用及其效应的应用科学，为安全、有效、经济地进行药物治疗提供依据。

2. 研究对象：人群。

3. 研究范畴主要有药物利用研究、药物有利作用研究、药物经济学研究、药物相关事件和决定因素的分析及药物安全性研究等。

要点 2 药物流行病学的主要任务

1. 药品上市前临床试验的设计。
2. 上市后药品有效性再评价。
3. 上市后药品的不良反应或非预期作用的监测。
4. 国家基本药物的遴选。
5. 药物利用情况的调查研究。
6. 药物经济学研究。

要点 3 药物流行病学的主要研究方法

1. 描述性研究

（1）描述性研究是研究的起点，为进一步的分析性研究打下基础。

（2）研究内容包括病例报告、生态学研究和横断面调查。

①病例报告即可疑的药品不良反应的自发报告，是最早发现严重事件的最有效途径。

②生态学研究是指在药品不良反应调查中，描述某种疾病和具有某些特征者。

③横断面调查是指研究在特定时间与特定范围人群中的药物与相关事件的关系。

2. 分析性研究

（1）队列研究又称定群研究，是将样本分为两个组，将暴露于某一药物的患者与不暴露于该药物的患者进行对比观察，验证不良事件的发生率或疗效。

(2)病例对照研究是对比有某病的患者与未患此病的对照组,对某种药物的暴露进行回顾性研究,找出两组对该药物的差异。

3.实验性研究

(1)实验性研究是按照随机分配的原则将研究人群分为实验组和对照组。

(2)实验组使用一种试验药物,对照组使用另一种已知效应的药物,或安慰剂或空白对照,比较临床疗效或不良反应。

要点 4 药物流行病学的应用

1.药物流行病学的研究作用

(1)可以回答药物对特定人群(某种疾病患者的群体)的效应与价值,是合理用药的依据。

(2)可通过药物利用情况的调查分析,了解药物在广大人群中的实际使用情况,查明药品使用不当的原因,促进人民群众的合理用药。

2.药物流行病学

(1)药物流行病学研究是以大量数据为基础的研究,这种数据库可以在前瞻性研究时建立起来,可有效地用于回顾性研究,但目前来说这种大型的数据库在我国非常缺乏。

(2)在研究设计中,与临床随机试验相比,很难按随机的原则设立对照组。因此在选择研究对象时往往存在偏性,同时信息的精确程度与理想要求也差距很大。

第五节

药物滥用与药物依赖性

考点荟萃

要点 1 概述

1.相关概念

(1)精神活性物质(精神活性药物)系可显著影响人们精神活动的物质,包括麻醉药品、精神药品和烟草、酒精及挥发性溶剂等不同类型的物质。

(2)毒品:《中国刑法》所称毒品,是指鸦片、海洛因、甲基苯丙胺(冰毒)、吗啡、大麻、可卡因以及国家规定管制的其他能够使人形成瘾癖的麻醉药品和精神药品。

(3)药物滥用系指非医疗目的地使用具有致依赖性精神活性物质的行为,是国际上通用的术语。

2. 药物依赖性

(1)定义:指在这类药物滥用的条件下,药物与机体相互作用所形成的一种特殊精神状态和身体状态。以前称药物成瘾性,为了使内涵更加确切,世界卫生组织(WHO)建议使用"药物依赖性",分为精神依赖性(心理依赖性)和身体依赖性。

(2)依赖性药物具有以下共同特征

①对所滥用药物的心理渴求及周期性强迫定时用药行为。

②具有复吸现象,即一旦染上毒瘾就很难摆脱成瘾药物,以至于多次戒毒,多次再染毒品。

(3)精神依赖性

①精神依赖性又称心理依赖性,是一种以反复发作为特征的慢性脑病,精神依赖性一旦产生很难祛除。

②滥用者通常表现出强烈的心理渴求和周期性、强迫性觅药和用药行为。

③精神依赖性是由于滥用致依赖性药物对脑内奖赏系统产生反复的非生理性刺激所致的一种特殊精神状态。

(4)身体依赖性

①身体依赖性又称生理依赖性,是指药物滥用造成机体对所滥用药物的适应状态。

②一旦突然停止使用或减少用药剂量,呈现极为痛苦的感受及明显的生理功能紊乱,甚至可能危及生命,即药物戒断综合征。

③可以产生身体依赖性的药物有阿片类(如阿片、吗啡、海洛因等)、镇静催眠药(巴比妥类、苯二氮䓬类)和酒精等。

● 雷 区

同学们请注意:药物依赖性是考试重点,尤其要注意身体依赖性会出现戒断综合征是重要出题点,大家一定要掌握相关考点。

(5)交叉依赖性

人体对一种药物产生身体依赖性时,停用该药所引发的戒断综合征可能为另一性质相似的药物所抑制,并维持原已形成的依赖性状态,称为两药的交叉依赖性。

3. 药物耐受性

（1）定义：系指人体在重复用药条件下形成的一种对药物的反应性逐渐减弱的状态。

（2）对药物的影响：该药原用剂量的效应明显减弱，要想达到临床效果，必须增加剂量。

（3）耐受性具有可逆性，因此要特别注意，药物滥用者经相对长时间停用药物后，若再度滥用，并施用停药前相同大剂量，可导致药物的急性中毒。

要点 2 致依赖性药物的分类和特征

1. 分类

（1）麻醉药品

①阿片类：主要包括阿片粗制品、吗啡、可待因、海洛因、哌替啶、美沙酮和芬太尼。

②可卡因类：主要包括可卡因、古柯树叶中的粗制品古柯叶和古柯糊。

③大麻类：主要包括印度大麻、粗制品大麻浸膏、四氢大麻酚。

（2）精神药品

①镇静催眠药和抗焦虑药：主要包括巴比妥类和苯二氮䓬类。

②中枢兴奋药：主要包括苯丙胺、右苯丙胺、甲基苯丙胺（冰毒）和亚甲二氧基甲基苯丙胺（摇头丸或迷魂药）。

③致幻药：主要包括麦角二乙胺、苯环利定和氯胺酮（"K"粉）。

（3）其他：主要包括烟草、酒精及挥发性有机溶剂。

2. 致依赖性药物的依赖性特征

（1）阿片类

①阿片类药物依赖性者一旦停药，即产生明显戒断综合征，此类症状可持续至停药后半年以上，是导致戒毒后复吸毒品的主要原因。

②海洛因具高度致依赖性特征，是当前最为严重的毒品之一，过量海洛因引起肌肉痉挛、瞳孔缩小呈针尖样、嘴唇和指甲发绀、舌头褪色等毒性反应。海洛因滥用静脉注射尚可造成病毒感染性疾病如乙肝、艾滋病的传播等严重后果。

（2）苯丙胺类兴奋药

①该类药物曾用于消除疲劳和作为食欲抑制药用于治疗肥胖症，目前成为国际上广泛滥用的新型毒品。

②滥用可引起中毒性精神病，表现为幻觉、妄想、焦虑、行为呆板等症状，类似精神分裂症。滥用者精神依赖性严重，且有一定身体依赖性，停药后可表现

全身乏力、精神萎靡、忧郁、过量饮食以及持久性睡眠等症状,该现象至少会延续至戒药后 6 个月甚至更长时间。

(3) 中枢神经抑制剂

镇静催眠药的同类药间存在交叉耐药性,该类药物的严重依赖性者,会出现患者思维和记忆力衰退、情绪不稳、语言含糊、躯体活动出现共济失调。

(4) 大麻类

大麻滥用者对大麻制剂产生耐受性,其戒断症状轻微且持续时间短,一般于停药后 10 小时可出现情绪烦躁、食欲不振、失眠多梦,甚至畏寒震颤,经 4~5 日逐渐消除。

(5) 可卡因

①可卡因曾作为局部麻醉药用于临床。

②通常采用经鼻吸入可卡因粉末的方式吸食,本品的精神依赖性潜力强,滥用者渴求用药。长期大量滥用者亦有身体依赖性,停药后出现轻度戒断综合征。

(6) 致幻剂

①致幻剂的滥用吸食方式为鼻吸、抽食或溶于饮料内饮用,具有一定的精神依赖性潜力。

②麦角二乙胺曾作为镇痛药用于临终患者或心理疗法的辅助用药等,滥用后会产生特殊的心理效应,有导致自杀的危险。

要点 3 药物滥用的危害

1. 对个人的危害

(1) 药物滥用者身心健康遭受摧残。

(2) 滥用药物过量,常致中毒死亡。

(3) 降低机体免疫力,引发各种感染。

2. 对社会的危害

(1) 破坏家庭生活和社会稳定。

(2) 损害国家经济,阻碍社会发展。

要点 4 药物依赖性的治疗

1. 治疗原则:包括控制戒断症状、预防复吸与回归社会。

2. 阿片类药物的依赖性治疗

(1) 美沙酮替代治疗

①美沙酮是合成的阿片类镇痛药,其作用维持时间长,成瘾潜力小,且口服吸收好,是目前用作阿片类药物替代疗法治疗的主要药物。

②目前,我国选用10天的美沙酮脱瘾治疗方案。

(2)可乐定治疗

可乐定用于脱毒治疗的剂量一般高于临床抗高血压剂量。目前,第二代 α_2 肾上腺素受体激动药洛非西定,已经作为美沙酮递减后的门诊脱毒药物使用。

(3)东莨菪碱综合戒毒法

与美沙酮法和可乐定法相比,本法具有控制戒断症状快、不成瘾的优点,不仅可控制吗啡成瘾的戒断症状,减轻或逆转吗啡耐受,还可促进毒品的排泄。

(4)预防复吸

纳曲酮系长效阿片受体阻断药,脱瘾后服用纳曲酮可以维持。切记,纳曲酮预防复吸的成功依赖于坚持服药。

(5)心理干预和其他疗法

只有在药物脱毒治疗的基础上,同时进行心理、生理、家庭、社会和法律等多方面的干预,才能收到较好的效果,帮助患者逐渐恢复正常人格和回归社会的信心与能力。

> **雷区**
>
> 同学们请注意:阿片类药物的依赖性治疗属于高频考点,大家一定要牢牢记住。

3.可卡因和苯丙胺类依赖性的治疗

可卡因和苯丙胺类戒断症状较轻,可用昂丹司琼或丁螺环酮抑制觅药渴求,但疗效不明显;对出现的精神异常症状,可用氟哌啶醇治疗;停药后的抑郁症状可用地昔帕明治疗。

要点 5 药物滥用的管制

1.国际药物滥用管制

(1)改进药品管制系统。
(2)在合理用药目标下,使麻醉药品与精神药品的供需达到平衡。
(3)断绝非法来源的药物供应。
(4)减少药物的非法贩运。
(5)减少对非法药品的需求,防止不恰当地或非法使用合法药品。
(6)使药物滥用者得到治疗和康复,并重返社会。

2.我国药物滥用的管制

(1)法规:《麻醉药品管理办法》《精神药品管理办法》和《麻醉药品和精神

药品管理条例》等法规的实施,加强了麻醉药品和精神药品的管理,防止这些药物流入非法供销渠道。

(2)我国成立国家禁毒委员会,提高公众对毒品危害的认识,使毒品蔓延得以遏制,是有效制止药物滥用的基础。

(3)我国在某些药物滥用严重的地区设置戒毒医疗机构,帮助吸毒者摆脱毒品困扰,逐步康复,成为对社会有用的人。

(4)我国通过药物滥用的流行病学监测工作的实施,了解药物滥用的流行情况的动态变化,发现滥用药物的种类,对防止滥用药物非法流失起到很重要的作用。

2018年考点预测

1. 药品不良反应的传统分类
2. 根据药品不良反应的性质分类
3. 药品不良反应新的分类
4. 药品不良反应因果关系微观评价方法
5. 常见的药源性疾病
6. 药物流行病学的主要任务
7. 精神依赖性(心理依赖性)和身体依赖性
8. 致依赖性药物的分类
9. 阿片类药物的依赖性治疗

靶 场

一、最佳选择题(每题1分,每题备选项中只有1个最符合题意)

1. 四环素的降解产物引起严重不良反应,其诱发原因属于
   A. 剂量因素　　　　　　B. 环境因素　　　　　　C. 病理因素
   D. 药物因素　　　　　　E. 饮食因素

2. 他汀类血脂调节药导致横纹肌溶解多在连续用药3个月显示引发药源性疾病的因素是
   A. 药物相互作用　　　　B. 剂量与疗程　　　　　C. 药品质量因素
   D. 医疗技术因素　　　　E. 病人因素

3. 链霉素、庆大霉素等抗感染治疗导致耳聋属于
   A. 毒性反应　　　　　　B. 特异性反应　　　　　C. 继发反应

479

D. 首剂效应　　　　　　　　E. 副作用

4. 镇静催眠药引起次日早晨困倦、头昏、乏力属于
   A. 后遗反应　　　　　　B. 停药反应　　　　　　C. 毒性反应
   D. 过敏反应　　　　　　E. 继发反应

5. 下列选项中,C类不良反应事件为
   A. 青霉素引起过敏性休克　　B. 沙利度胺引起的致畸　　C. 吗啡引起依赖性
   D. 哌唑嗪具有首剂现象　　　E. 异烟肼引起肝肾功能损伤

6. C型药物不良反应的特点有
   A. 发病机制为先天性代谢异常　B. 多发生在长期用药后　　C. 潜伏期较短
   D. 可以预测　　　　　　　　　E. 有清晰的时间联系

7. 以下有关"特异性反应"的叙述中,最正确的是
   A. 发生率较高
   B. 是先天性代谢紊乱表现的特殊形式
   C. 与剂量相关
   D. 潜伏期较长
   E. 由抗原抗体的相互作用引起

8. 应用免疫抑制药治疗原发疾病导致二重感染属于
   A. 副作用　　　　　　　B. 继发反应　　　　　　C. 毒性反应
   D. 后遗效应　　　　　　E. 特异性反应

9. 缺乏葡萄糖-6-磷酸脱氢酶者服用磺胺药引起黄疸说明其诱因属于
   A. 环境因素　　　　　　B. 病理因素　　　　　　C. 遗传因素
   D. 生理因素　　　　　　E. 饮食因素

10. 以下药品不良反应的可能原因,不属于"药物因素"的是
    A. 药物的相互作用
    B. 给药途径(静滴、静注不良反应发生率高)
    C. 药物的药理作用
    D. 药物赋形剂、溶剂、染色剂等附加剂的影响
    E. 药物的理化性质、副产物、代谢产物的作用

11. 患者因扁桃体炎给予头孢拉定治疗,服用4小时后,面部出现皮疹,无其他不适,停药后皮疹消失,排除其他疾病可能,该病例用药与不良反应因果关系评价结果是
    A. 肯定　　　　　　　　B. 很可能　　　　　　　C. 可能
    D. 可能无关　　　　　　E. 无法评价

12. 氨基糖苷类联用呋塞米导致肾、耳毒性增加显示药源性疾病的原因是

A. 药物相互作用   B. 药品质量   C. 患者因素
D. 剂量与疗程   E. 医疗技术因素

13. 以下有关"药源性疾病防治的基本原则"的叙述中,不正确的是
  A. 对所用药物均实施血药浓度监测
  B. 加强 ADR 的检测报告
  C. 一旦发现药源性疾病,及时停药
  D. 大力普及药源性疾病的防治知识
  E. 严格掌握药物的适应证和禁忌证,选用药物要权衡利弊

14. 下列关于药物流行病学的说法不正确的是
  A. 药物流行病学是应用流行病学相关知识,推理研究药物在人群中的效应
  B. 药物流行病学是研究人群中与药物有关的事件的分布及其决定因素
  C. 药物流行病学是通过在少量的人群中研究药物的应用及效果
  D. 药物流行病学侧重药物在人群中的应用效应,尤其是药品不良反应
  E. 药物流行病学的研究范畴包括药物有利作用研究、药物经济学研究等

15. 不属于精神活性物质的是
  A. 烟草   B. 酒精   C. 麻醉药品
  D. 精神药品   E. 放射性药品

16. 身体依赖性在中断用药后出现
  A. 欣快感觉   B. 抑郁症   C. 躁狂症
  D. 愉快满足感   E. 戒断综合征

17. 对麻醉药品依赖
  A. 只需治疗不需预防   B. 治疗比预防更重要   C. 预防比治疗更重要
  D. 预防和治疗同等重要   E. 预防和治疗都不重要

18. 依赖性药物分几类
  A. 二类   B. 三类   C. 四类
  D. 五类   E. 六类

19. 阿片类麻醉药品过量中毒使用什么药物救治
  A. 洛贝林   B. 纳曲酮   C. 尼可刹米
  D. 肾上腺素   E. 喷他佐辛

20. 哌替啶比吗啡应用较多的原因是
  A. 镇痛作用强   B. 抑制呼吸作用强   C. 成瘾性较吗啡小
  D. 作用持续时间长   E. 镇咳作用比吗啡强

21. 关于药物滥用的说法不正确的是
  A. 严重危害社会

B. 具有无节制反复过量使用的特征

C. 造成对用药个人精神和身体的损害

D. 与医疗上的不合理用药相似

E. 非医疗目的地使用具有致依赖性潜能的精神活性物质的行为

22. 不属于麻醉药品的是

　　A. 大麻　　　　　　B. 芬太尼　　　　　C. 美沙酮

　　D. 苯丙胺　　　　　E. 海洛因

23. 应列为国家重点监测药品不良反应报告范围的药品是

　　A. 上市 5 年以内的药品

　　B. 上市 4 年以内的药品

　　C. 上市 3 年以内的药品

　　D. 上市 2 年以内的药品

　　E. 上市 1 年以内的药品

24. 药物警戒与不良发应监测共同关注

　　A. 药品与食物不良相互作用

　　B. 药物误用

　　C. 药物滥用

　　D. 合格药品的不良反应

　　E. 药品用于无充分科学依据并未经核准的适应证

25. 药物流行病学是临床药学与流行病学两个学科相互渗透、延伸而发展起来的新的医学研究领域,其主要任务不包括

　　A. 新药临床试验的药效学研究的设计

　　B. 药品上市前临床试验的设计

　　C. 上市后药品有效性再评价

　　D. 上市后药品不良反应或非预期作用的监测

　　E. 国家基本药物的遴选

26. 以下关于 B 类药物不良反应的叙述中,不正确的是

　　A. 与用药者体质相关

　　B. 与常规的药理作用无关

　　C. 发生率较高,病死率相对较高

　　D. 用常规毒理学方法不能发现

　　E. 称为与剂量不相关的不良反应

27. 下列哪种剂量会产生副作用

A. 治疗量   B. LD$_{50}$ C. 极量
D. 中毒量   E. 最小中毒量

28. 依据新分类方法,药品不良反应按不同反应的英文名称首字母分为 A-H 和 U 九类。其中 A 类不良反应是指
    A. 促进微生物生长引起的不良反应
    B. 家庭遗传缺陷引起的不良反应
    C. 取决于药物或赋形剂的化学性质引起的不良反应
    D. 特定给药方式引起的不良反应
    E. 药物对人体呈剂量相关的不良反应

29. 结核患者可根据其对异烟肼乙酰化代谢速度的快慢分为异烟肼慢代谢者和快代谢者,异烟肼慢代谢者服用相同剂量异烟肼,其血药浓度比快代谢者高,药物蓄积而导致体内维生素 B$_6$ 缺乏,而异烟肼快代谢者则易发生药物性肝炎甚至肝坏死。白种人多为异烟肼慢代谢者,而黄种人多为异烟肼快代谢者。据此,对不同种族服用异烟肼表现出不同不良反应的分析,正确的是
    A. 异烟肼对白种人和黄种人均易引起肝损害
    B. 异烟肼对白种人和黄种人均易诱发神经炎
    C. 异烟肼对白种人易引起肝损害,对黄种人易诱发神经炎
    D. 异烟肼对白种人和黄种人均不易诱发神经炎和引起肝损害
    E. 异烟肼对白种人易诱发神经炎,对黄种人易引起肝损害

二、配伍选择题(每题 1 分,题目分为若干题。每组题均对应同一组备选项,备选项可重复选用,也可不选用。每题只有一个最符合题意)

[1-2]
  A. 精神依赖性   B. 药物耐受性   C. 交叉依赖性
  D. 身体依赖性   E. 药物强化作用
1. 滥用药物导致奖赏系统反复、非生理性刺激所致的特殊精神状态
2. 滥用阿片类药物产生药物戒断综合征的药理反应

[3-6]
  A. 副作用   B. 毒性反应   C. 变态反应
  D. 后遗效应   E. 特异质反应
3. 药物在治疗剂量时引起的与治疗目的无关的不适反应是
4. 药物剂量过大或体内蓄积过多时发生的危害机体的反应是
5. 药物引起的与免疫反应有关的生理功能障碍或组织损伤是
6. 药物引起的与遗传异常有关的不良反应是

[7-9]
  A. 耐受性　　　　　　　B. 耐药性　　　　　　　C. 致敏性
  D. 首剂现象　　　　　　E. 生理依赖性

7. 哌唑嗪具有
8. 反复使用吗啡会出现
9. 反复使用抗生素,细菌会出现

[10-13]
  A. 药物因素　　　　　　B. 性别因素　　　　　　C. 给药方法
  D. 生活和饮食习惯　　　E. 工作和生活环境

10. 胶囊壳染料可引起固定性药疹
11. 静滴、静注、肌注不良反应发生率较高
12. 长期熬夜会对药物吸收产生影响
13. 氯霉素引起粒细胞减少症女性是男性的 3 倍

[14-15]
  A. A 型反应（扩大反应）
  B. D 型反应（给药反应）
  C. E 型反应（撤药反应）
  D. F 型反应（家族反应）
  E. G 型反应（基因反应）

14. 药物通过特定的给药方式产生的不良反应属于
15. 停药或者突然减少药物用量的不良反应是

[16-18]
  A. 急性肾衰竭　　　　　B. 横纹肌溶解　　　　　C. 中毒性表皮坏死
  D. 心律失常　　　　　　E. 听力障碍

16. 环孢素引起的药源性疾病
17. 辛伐他汀引起的药源性疾病
18. 地高辛引起的药源性疾病

[19-21]
  A. 身体依赖性　　　　　B. 药物敏感现象　　　　C. 药物滥用
  D. 药物耐受性　　　　　E. 抗药性

19. 非医疗性质反复使用麻醉药品属于
20. 人体重复用药引起的身体对药物反应性下降属于
21. 长期使用麻醉药品,机体对药物的适应性状态属于

三、多项选择题(每题1分,每题的备选项中,至少有2个或2个以上是正确选项,错选或少选均不得分)

1. 引起药源性心血管系统损害的药物是
   A. 地高辛   B. 胺碘酮   C. 新斯的明
   D. 奎尼丁   E. 利多卡因
2. 药物依赖性的治疗原则包括
   A. 心理教育   B. 预防复吸   C. 回归社会
   D. 消除戒断症状 E. 控制戒断症状
3. 属于精神活性物质的是
   A. 烟草   B. 酒精   C. 麻醉药品
   D. 精神药品   E. 放射性药品
4. 药物流行病学的研究方法有
   A. 描述性研究   B. 分析性研究   C. 生态学研究
   D. 实验性研究   E. 病例对照研究
5. 根据药品不良反应的性质分类,与药物本身药理作用无关的不良反应包括
   A. 副作用   B. 毒性反应   C. 后遗效应
   D. 变态反应   E. 特异质反应

答案与解析

一、最佳选择题(每题1分,每题备选项中只有1个最符合题意)

1. 【答案】D
   【解析】四环素的降解产物引起严重不良反应,其诱发原因是药物因素。
2. 【答案】B
   【解析】他汀类血脂调节药导致横纹肌溶解多在连续用药3个月,引发药源性疾病的因素是剂量与疗程。
3. 【答案】A
   【解析】链霉素、庆大霉素等抗感染治疗导致耳聋属于毒性反应。
4. 【答案】A
   【解析】镇静催眠药引起次日早晨困倦、头昏、乏力属于后遗反应。
5. 【答案】B
   【解析】青霉素引起过敏性休克属于B类不良反应事件;哌唑嗪具有首剂现象;吗啡引起依赖性和异烟肼引起肝肾功能损伤属于A类不良反应事件;沙利度胺引起的致畸属于C类不良反应事件。

6. 【答案】B

【解析】C型不良反应特点：①一般在长期用药后出现，潜伏期较长；②药品和不良反应之间没有明确的时间关系；③其特点是背景发生率高，用药史复杂，难以用试验重复，其发生机制不清，有待于进一步研究和探讨。

7. 【答案】B

【解析】特异质反应是因先天性遗传异常，少数病人用药后发生与药物本身药理作用无关的有害反应，大多是由于机体缺乏某种酶，药物在体内代谢受阻所致反应。其程度轻重与用药剂量有关，一般容易预测。发生率较高而死亡率较低。

8. 【答案】B

【解析】应用免疫抑制药治疗原发疾病导致二重感染属于继发反应。

9. 【答案】C

【解析】缺乏葡萄糖-6-磷酸脱氢酶者服用磺胺药引起黄疸说明，引起不良反应的原因是遗传因素。

10. 【答案】B

【解析】药品不良反应的药物因素包括药物作用的选择性、药物作用延伸、药物的附加剂、药物的剂量与剂型和药物的质量。

11. 【答案】B

【解析】不良反应的评价结果：

肯定：①用药及反应发生时间顺序合理；②停药以后反应停止，或迅速减轻或好转（根据机体免疫状态，某些药品不良反应可出现在停药数天以后）；③再次使用，反应再现，并可能明显加重；④有文献资料佐证；⑤排除原患疾病等其他混杂因素影响。很可能：①无重复用药史，余同"肯定"；②虽然有合并用药，但基本可排除合并用药导致反应发生的可能性。

12. 【答案】A

【解析】氨基糖苷类联用呋塞米导致肾、耳毒性增加，引起药源性疾病的原因是药物相互作用。

13. 【答案】A

【解析】药源性疾病的防治：①加强认识，慎重用药；②加强管理；③加强临床药学服务；④坚持合理用药；⑤加强医药科普教育；⑥加强药品不良反应监测报告制度。

14. 【答案】C

【解析】药物流行病学是运用流行病学的原理和方法，研究大量人群中药物的利用及其效应的应用科学，为安全、有效、经济地进行药物治疗提供依据。

15. 【答案】E
 【解析】精神活性物质(精神活性药物)系可显著影响人们精神活动的物质,包括麻醉药品、精神药品和烟草、酒精及挥发性溶剂等不同类型的物质。

16. 【答案】E
 【解析】身体依赖性在中断用药后出现戒断综合征。

17. 【答案】C
 【解析】对麻醉药品依赖,预防比治疗更重要。

18. 【答案】B
 【解析】依赖性药物分三类。

19. 【答案】B
 【解析】纳曲酮系长效阿片受体阻断药,脱瘾后服用纳曲酮可以维持。切记,纳曲酮预防复吸的成功依赖于坚持服药。

20. 【答案】C
 【解析】哌替啶比吗啡应用较多的原因是成瘾性较吗啡小。

21. 【答案】D
 【解析】药物滥用系指非医疗目的地使用具有致依赖性潜能精神活性物质的行为,是国际上通用的术语,与医疗上的不合理用药不同。

22. 【答案】D
 【解析】麻醉药品:
 ①阿片类:主要包括阿片粗制品、吗啡、可待因、海洛因、哌替啶、美沙酮和芬太尼;②可卡因类:主要包括可卡因、古柯树叶中的粗制品古柯叶和古柯糊;③大麻类:主要包括印度大麻、粗制品大麻浸膏、四氢大麻酚。

23. 【答案】A
 【解析】上市5年以内的药品应列为国家重点监测药品不良反应报告范围。

24. 【答案】D
 【解析】药物警戒与不良反应监测共同关注合格药品的不良反应。

25. 【答案】A
 【解析】药物流行病学的主要任务有药品上市前临床试验的设计、上市后药品有效性再评价、上市后药品的不良反应或非预期作用的监测、国家基本药物的遴选、药物利用情况的调查研究、药物经济学研究。

26. 【答案】C
 【解析】B型不良反应的特点:①一般难以预测,与用药剂量无关;②发生率较低但死亡率较高;③主要包括特异质反应和过敏反应。

27. 【答案】A

【解析】副作用系指在药物按正常用法用量使用时,出现的与治疗目的无关的不适反应。副作用一般反应较轻微,多数可以恢复。

28.【答案】E
【解析】A类反应又称扩大反应,是不良反应中最常见的类型。该类反应是药物对人体呈剂量相关的反应,它可根据药物或赋形剂的药理学和作用模式来预知,这些反应仅在人体接受该制剂时发生,停药或剂量减少时则可部分或完全改善。

29.【答案】E
【解析】略。

二、配伍选择题(每题1分,题目分为若干题。每组题均对应同一组备选项,备选项可重复选用,也可不选用。每题只有一个最符合题意)

[1-2]
【答案】1. A、2. D
【解析】①精神依赖性是由于滥用致依赖性药物对脑内奖赏系统产生反复的非生理性刺激所致的一种特殊精神状态;②阿片类药物依赖者一旦停药,即产生明显戒断综合征属于身体依赖性。

[3-6]
【答案】3. A、4. B、5. C、6. E
【解析】①副作用系指在药物按正常用法用量使用时,出现的与治疗目的无关的不适反应,副作用一般反应较轻微,多数可以恢复;②毒性作用系指在药物剂量过大或体内蓄积过多时发生的危害机体的反应;③变态反应(过敏反应)系指机体受药物刺激所发生的异常的免疫反应,引起机体生理功能障碍或组织损伤;④特异质反应是因先天性遗传异常,少数病人用药后发生与药物本身药理作用无关的有害反应,大多是由于机体缺乏某种酶,药物在体内代谢受阻所致的反应;⑤后遗效应系指在停药后血药浓度已降低至最低有效浓度以下时仍残存的药理效应,效应可为短暂的或是持久的。

[7-9]
【答案】7. D、8. E、9. B
【解析】①哌唑嗪具有首剂现象;②反复使用吗啡会出现生理依赖性;③反复使用抗生素,细菌会出现耐药性。

[10-13]
【答案】10. A、11. C、12. E、13. B
【解析】①胶囊壳染料可引起固定性药疹属于药物因素;②静滴、静注、肌注不良反应发生率较高属于给药方法因素;③长期熬夜会对药物吸收产生影响属于工作和生活环境因素;④氯霉素引起粒细胞减少症女性是男性的3倍属于性别因素。

[14~15]

【答案】14. B、15. C

【解析】①D类反应又称给药反应,此类反应不依赖于制剂成分的化学或药理性质,而是剂型的物理性质和(或)给药方式所致,如果改变给药方式,不良反应即可停止发生;②E类反应又称撤药反应,此类反应只发生在停止给药或剂量突然减小后,该药再次使用时可使症状得到改善,反应的可能性更多与给药时程有关,而不是与剂量有关。

[16~18]

【答案】16. A、17. B、18. D

【解析】①环孢素引起急性肾衰竭;②辛伐他汀引起横纹肌溶解;③地高辛引起心律失常。

[19~21]

【答案】19. C、20. D、21. A

【解析】①非医疗性质反复使用麻醉药品属于药物滥用;②人体重复用药引起的身体对药物反应性下降属于药物耐受性;③长期使用麻醉药品,机体对药物的适应性状态属于身体依赖性。

三、多项选择题(每题1分,每题的备选项中,至少有2个或2个以上是正确选项,错选或少选均不得分)

1. 【答案】ABDE

   【解析】药源性心血管系统损害:①引起心律失常:常见药物有强心苷、胺碘酮、普鲁卡因胺、钾盐;②引起心动过速:常见药物有麻黄碱、多巴胺、苯丙胺、异丙肾上腺素;③引起尖端扭转型室性心动过速:常见药物有奎尼丁、利多卡因、美心律、胺碘酮、溴苄胺、硝苯地平、洋地黄类、异丙肾上腺素、氯丙嗪、阿米替林及一些新型的H_1受体阻断药(如阿司咪唑)。

2. 【答案】BCE

   【解析】药物依赖性的治疗原则包括控制戒断症状、预防复吸与回归社会。

3. 【答案】ABCD

   【解析】精神活性物质(精神活性药物)系可显著影响人们精神活动的物质,包括麻醉药品、精神药品和烟草、酒精及挥发性溶剂等不同类型的物质。

4. 【答案】ABD

   【解析】药物流行病学的研究方法主要有描述性研究、分析性研究和实验性研究。

5. 【答案】DE

   【解析】B型不良反应系指与药物常规药理作用无关的异常反应,主要包括特异质反应和过敏反应。

第十一章

本章分值 14分左右

药物效应动力学

考纲点睛

单元	要点	细目	考试要求
(一)药物的作用与量效关系	1.药物的基本作用	药物的作用、效应与药物作用的选择性	熟悉
	2.药物的治疗作用	对因治疗和对症治疗	掌握
	3.药物的量效关系	药物的量、效关系与量-效关系曲线	熟悉
		量反应与质反应	了解
		效能、效价、ED_{50}、LD_{50}、治疗指数等的临床意义	掌握
(二)药物的作用机制与受体	1.药物的作用机制	作用于受体、影响酶的活性、影响细胞膜离子通道、干扰核酸代谢、补充体内物质、非特异性作用	掌握
		改变细胞周围环境的理化性质、影响机体免疫功能、影响生理活性物质及其转运体	熟悉
	2.药物的作用与受体	药物与受体相互作用学说	熟悉
		受体的类型和性质	熟悉
		受体作用的信号转导	了解
		受体的激动药和拮抗药	掌握
		受体的调节	掌握
(三)影响药物作用的因素	1.药物方面的因素	药物剂量、给药时间、疗程、药物剂型和给药途径	熟悉
	2.机体方面的因素	生理因素、疾病因素、遗传因素	掌握
		精神因素、时辰因素、生活习惯与环境	熟悉
(四)药物相互作用	1.联合用药与药物相互作用	药物相互作用	熟悉
		药物配伍禁忌	了解
	2.药动学方面的药物相互作用	影响药物的吸收	了解
		影响药物的分布	熟悉
		影响药物的代谢	掌握
		影响药物的排泄	熟悉

续表

单元	要点	细目	考试要求
（四）药物相互作用	3.药效学方面的药物相互作用	药物效应的拮抗作用	掌握
		药物效应的协同作用	掌握
	4.药物相互作用的预测	体外筛查	了解
		根据体外代谢数据预测	了解
		根据患者个体的药物相互作用预测	了解

第一节 药效学基础知识

考点荟萃

要点 1 概述

1. 药效学的定义：是研究药物对机体的作用和作用机制，以及药物剂量与效应之间关系的科学。

2. 药物作用与药理效应

（1）定义：药物作用是指药物与机体生物大分子相互作用所引起的初始作用，是动因。药理效应是机体反应的具体表现，是继发于药物作用的结果。由于二者意义接近，通常药理效应与药物作用互相通用。

（2）举例：如去甲肾上腺素与血管平滑肌细胞的受体结合，属于药物作用，而去甲肾上腺素引起的血管收缩、血压上升为其药理效应。

3. 兴奋与抑制

（1）药理效应是机体器官原有功能水平的改变，功能的增强称为兴奋，如咖啡因兴奋中枢神经，肾上腺素引起心率加快、血压升高等。

（2）功能的减弱称为抑制，例如阿司匹林退热，苯二氮䓬类药物镇静、催眠。

4. 药物作用的选择性

（1）定义：系指多数药物在一定的剂量范围，对不同的组织和器官所引起的药理效应和强度不同，药物作用选择性是药物分类和临床应用的基础。

（2）意义

①选择性高的药物与组织亲和力大，药物作用范围窄，应用时针对性强，如

洋地黄对心脏有较高的选择性。

②选择性低的药物一般副作用较多,如阿托品对M胆碱受体的选择性不高,对心脏、血管、平滑肌、腺体及中枢神经功能都有影响。

③药物的选择性有时与药物的剂量有关,如小剂量的阿司匹林有抑制血栓的作用,大剂量则发挥解热镇痛和抗炎抗风湿作用。

5.药物作用的方式

(1)局部作用:药物无需吸收而在用药部位发挥的直接作用,如局部麻醉药引起的局麻作用。

(2)全身作用:指药物经吸收进入血液循环,分布到机体有关部位后再发挥作用,如口服降血糖药、调血脂药等。

要点 2 药物的治疗作用

1.对因治疗

(1)定义:指用药后能消除原发致病因子,治愈疾病的药物治疗,也称治本。

(2)举例

①使用抗生素杀灭病原微生物而治疗各种感染。

②铁制剂治疗缺铁性贫血。

2.对症治疗

(1)定义:用药后能改善患者疾病的症状,也称治标。

(2)举例

①阿司匹林降低高热患者的体温,缓解疼痛。

②硝酸甘油缓解心绞痛。

③硝苯地平降低高血压患者的血压。

雷 区

同学们请注意:药物的治疗作用属于高频考点,尤其对因治疗和对症治疗的举例在历年试卷中多次出题,大家一定要牢牢记住相关考点。

要点 3 药物的剂量与效应关系

1.定义:是指在一定剂量范围内,药物的剂量的大小与血药浓度的高低成正比,也与药效的强弱有关,即剂量增加或减少时,其效应随之增强或减弱,二者间的关系称为量效关系。

2.量-效曲线

(1)药物量效之间的函数关系可用曲线来表示。常以药理效应强度为纵坐标,药物剂量或浓度为横坐标,进行作图,得到直方双曲线,即浓度-效应曲线。

(2)将药物浓度或剂量改用对数值作图,则呈现典型的 S 形曲线,即量-效曲线(见图 11-1),用药的剂量太小往往无效,剂量太大又会出现中毒症状。通过量效关系曲线的研究,可定量的分析药物剂量与效应之间的规律,有助于了解药物作用的性质,也可为临床用药提供参考。

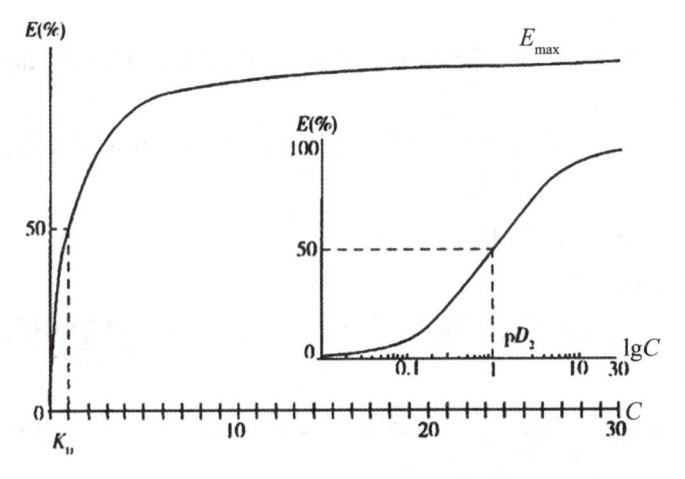

图 11-1 药物作用的量效关系曲线
E:效应强度;C:药物浓度

(3)一般情况下,在整体动物试验,以给药剂量表示;在离体实验,则以药物浓度表示。

3.最小有效量:指引起药理效应的最小药量,也称阈剂量;最小有效浓度也称阈浓度。

4.最小中毒量:随着剂量的增加,效应也相应加大,直到出现最大效应,以后若再增加剂量并不能使效应进一步增加,反而会出现毒性反应,出现中毒症状的最小剂量称为最小中毒剂量。

要点 4 量反应和质反应

1.定义

(1)量反应:药理效应的强弱随着药物剂量或浓度的增减呈连续性量的变化,可用数量或最大反应的百分率表示,如血压、心率、尿量、血糖浓度等。

(2)质反应:药理效应的强弱呈反应的性质变化,一般以阳性或阴性、全或无的方式表示,如存活与死亡、惊厥与不惊厥、睡眠与否等。如果用累加阳性率与对数剂量(浓度)作图,亦呈 S 形量-效曲线(见图 11-2)。

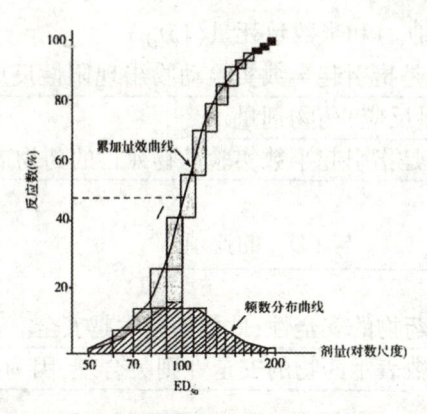

图 11-2　质反应的频数分布曲线和累加量-效曲线

2. 最大效应与效价强度

（1）定义

①效能：是指在一定范围内，增加药物剂量或浓度，其效应强度随之增加，但效应增至最大时，继续增加剂量或浓度，效应不能再上升，此效应为一极限，称为最大效应，也称效能。

②效价强度：是指引起等效反应（一般采用50%效应量）的相对剂量或浓度，其值越小则强度越大。

（2）意义

①效能反映了药物的内在活性。如阿片类药物效能高，能治疗剧痛；阿司匹林镇痛效能低，临床用于轻、中度疼痛。

②效能和效价强度常用于评价同类药物中不同品种的作用特点。如各种利尿药的效价强度及最大效应比较（见图11-3），从图中得出结论：呋塞米的效能最高，环戊噻嗪、氢氯噻嗪和氯噻嗪的效能相同，效价顺序为环戊噻嗪＞氢氯噻嗪＞呋塞米＞氯噻嗪。

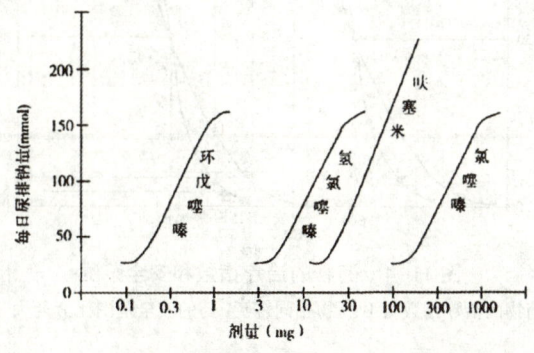

图 11-3　各种利尿药的效价强度及最大效应比较

3. 半数有效量(ED_{50})和半数致死量(LD_{50})

(1)半数有效量:是指引起半数实验动物出现阳性反应(质反应)或达最大效应一半所需要的(量反应)药物剂量。

(2)半数致死量:是指引起半数实验动物死亡的药物剂量。

4. 治疗指数

(1)定义:指药物 LD_{50} 与 ED_{50} 的比值。

(2)意义

①治疗指数表示药物的安全性,此数值越大越安全。

②但仅用治疗指数表示药物的安全性则欠合理,因为没有考虑药物在最大有效量时的毒性。

5. 安全范围

(1)定义:是指 ED_{95} 和 LD_5 之间的距离,其值越大越安全。

(2)对于量-效曲线斜率不同的药物而言,虽然有的药物治疗指数较大,但量-效曲线与毒效曲线的首尾仍可能出现重叠,即 ED_{95} 可能大于 5%的中毒死亡量(LD_5),就是说在没有获得充分疗效的剂量下,可能已有少数动物中毒死亡。这就不能认为治疗指数大的药物就一定安全,因为在没有获取充分疗效时就有少数动物中毒死亡。

(3)举例:A、B 两药的量-效曲线斜率不同,A 药在 95%和 99%有效量时(ED_{95} 和 ED_{99})没有动物死亡,而 B 药在 ED_{95} 和 ED_{99} 时,则分别有 10%或 20%死亡,说明 A 药比 B 药安全(见图 11-4)。

图 11-4 药物的治疗指数和安全范围

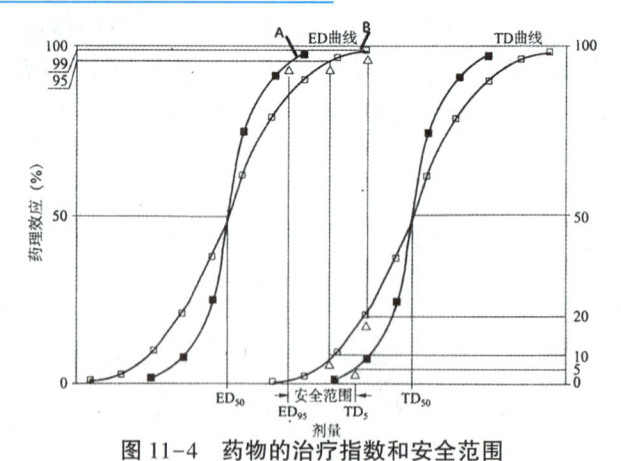

A 药物的治疗指数与 B 药物相同,但 A 药的安全范围比 B 药大

雷区

> 同学们请注意:量反应和质反应属于高频考点,效能与效价、治疗指数和安全范围的定义及意义在历年试卷中多次考到,大家一定要掌握相关考点。

要点 5 药物的作用机制

1. 特异性药物作用

(1)作用于受体:如胰岛素激活胰岛素受体,阿托品阻断 M 胆碱受体。

(2)影响酶的活性:如依那普利抑制血管紧张素转化酶,阿司匹林抑制环氧化酶,地高辛抑制 Na^+、K^+-ATP 酶。

(3)影响细胞膜离子通道:如抗心律失常药可分别影响 Na^+、K^+ 或 Ca^{2+} 通道,阿米洛利阻滞 Na^+ 通道,米诺地尔激活 K^+ 通道。

(4)干扰核酸代谢:如氟尿嘧啶干扰蛋白质合成;磺胺类药物抑制二氢叶酸合成酶;喹诺酮类抑制 DNA 回旋酶和拓扑异构酶Ⅳ;齐多夫定抑制核苷逆转录酶。

(5)补充体内物质:如铁剂治疗缺铁性贫血、胰岛素治疗糖尿病。

(6)影响生理活性物质及其转运体:如解热镇痛药抑制前列腺素的生物合成;噻嗪类利尿药抑制肾小管 Na^+-Cl^- 转运体而发挥排钠利尿作用;丙磺舒竞争性抑制肾小管对弱酸性代谢物的转运体,用于痛风的治疗。

2. 非特异性作用

(1)氢氧化铝、三硅酸镁等中和胃酸用于治疗胃溃疡。

(2)硫酸镁和右旋糖酐等通过局部形成高渗透压而产生药效。

(3)消毒防腐药对蛋白质有变性作用,因此只能用于体外杀菌或防腐,不能内服。

(4)酚类、醇类、醛类和重金属盐类等蛋白沉淀剂。

(5)碳酸氢钠、氯化铵等调节血液酸碱平衡。

(6)补充机体缺乏的维生素、多种微量元素等物质。

要点 6 药物作用与受体

1. 受体的概念

是一类存在于胞膜或膜内的,能与细胞外专一信号分子结合进而激活细胞内一系列生物化学反应,使细胞外界刺激产生相应效应的特殊蛋白质。能与受体特异性结合的物质称为配体。

2. 受体的性质

(1)饱和性

受体数量是有限的,其能结合的配体量也是有限的,即当药物达到一定浓度后,其效应不会随其浓度增加而继续增加。

(2)特异性

受体对它的配体有高度识别能力,对配体的化学结构与立体结构具有很高的专一性。

(3)可逆性

绝大多数配体与受体结合是通过分子间的吸引力如范德华力、离子键、氢键,是可逆的。

(4)灵敏性

只要很低浓度的配体就能与受体结合而产生显著的效应。

(5)多样性

同一受体可广泛分布于不同组织或同一组织不同区域,受体密度不同。

3.受体的占领学说

(1)药物必须占领受体才能发挥作用。

(2)药物的效应不仅与被占领的受体数量成正比,也与药物与受体之间的亲和力有关。

(3)效能大的药物只需要占领少部分受体就可产生最大效应,并不需要占领全部受体。

(4)药物效应与药物效能有关。

4.受体的类型

(1)G蛋白偶联受体

①定义及特点:与鸟苷酸结合调节蛋白相偶联的受体。其主要特点是,在受体与激动剂结合后,只有经过G蛋白的转导,才能将信号传递至效应器,G蛋白是细胞外受体和细胞内效应分子的偶联体。

②类型:现已发现40余种神经递质或激素的受体,如许多激素的受体、M胆碱受体、肾上腺素受体、多巴胺受体、5-HT受体、前列腺素受体以及一些多肽类受体。

(2)配体门控的离子通道受体

①由离子通道和受体构成,药物或内源性配体与受体结合后,引起膜电位的变化,传递信息产生生理效应。

②类型:主要有N胆碱受体、兴奋性氨基酸(谷氨酸、精氨酸)受体、γ-氨基丁酸(GABA)受体等。

(3)酶活性受体

①为一类位于细胞膜上的受体,被激活后直接调节蛋白磷酸化。

②类型:主要有酪氨酸激酶受体(如胰岛素受体和表皮生长因子受体)和

非酪氨酸激酶受体(如生长激素受体和干扰素受体)。

(4)细胞核激素受体

(1)细胞核激素受体属于转录因子大家族的一部分,一些激素或药物则是这种转录因子的调控物,因此也称为转录因子。

(2)类型:肾上腺皮质激素、甲状腺激素、维A酸、维生素A、维生素D等在细胞核上有相应的受体。

5.受体作用的信号转导

(1)第一信使:是指多肽类激素、神经递质、细胞因子及药物等细胞外信使物质。

(2)第二信使:主要指环磷酸腺苷(cAMP)、环磷酸鸟苷(cGMP)、二酰基甘油(DG)、三磷酸肌醇(IP_3)、钙离子(Ca^{2+})、甘碳烯酸类和一氧化氮(NO),其中,NO是一种既有第一信使特征,也有第二信使特征的信使分子。

(3)第三信使:主要指生长因子、转化因子。

6.受体的调节

(1)受体脱敏

①同源脱敏:是指只对一种类型受体的激动药的反应下降,而对其他类型受体激动药的反应性不变。如胰岛素受体、生长激素受体、黄体生成素受体、血管紧张素Ⅱ受体等肽类配体的受体都存在同源脱敏。

②异源脱敏:是指受体对一种类型激动药脱敏,而对其他类型受体的激动药也不敏感。如β肾上腺素受体,可被甲状腺激素、糖皮质激素、性激素调节。

(2)受体增敏:长期应用拮抗药或激动药水平降低,造成受体数量或对激动药或拮抗药的敏感性提高。如长期应用普萘洛尔治疗高血压,突然停药可能导致血压升高。

> **雷 区**
>
> 同学们请注意:受体属于高频考点的内容,受体的性质、类型和调节在试卷中多次考到,大家一定要小心。

7.肾上腺素受体

根据生理效应,肾上腺素受体分为α受体和β受体。α受体分为$α_1$、$α_2$等亚型,β受体分为$β_1$、$β_2$等亚型。$α_1$受体的功能主要为收缩血管平滑肌,增强心肌收缩力;$α_2$受体的功能主要为抑制心血管活动,抑制去甲肾上腺素、乙酰胆碱和胰岛素的释放,同时也具有收缩血管平滑肌作用。$β_1$受体的功能主要为增强心肌收缩力,加快心率等;$β_2$受体的功能主要为松弛血管和支气管平滑肌。

要点 7 激动药与拮抗药

1. 激动药

(1)完全激动药:与受体有很大的亲和力和内在活性($\alpha=1$),能与受体结合产生最大效应。

(2)部分激动药:对受体有很高的亲和力,但内在活性不强($\alpha<1$),即使增加剂量,也不能达到完全激动药的最大效应,相反,却可因它占领受体,而拮抗激动药的部分生理效应。

(3)举例:完全激动药吗啡和部分激动药喷他佐辛合用时,当喷他佐辛和吗啡都在低浓度时,产生两药作用相加效果;当喷他佐辛和吗啡的用量达到一定值,吗啡产生的效应相当于喷他佐辛的最大效应;此时随着喷他佐辛浓度增加,会对吗啡产生竞争性拮抗。

2. 拮抗药

(1)竞争性拮抗药:虽具有较强的亲和力,能与受体结合,但缺乏内在活性($\alpha=0$),结合后非但不能产生效应,同时由于占据受体而拮抗激动剂的效应,但可通过增加激动药的浓度使其达到单用激动药时的水平。竞争性拮抗剂和激动剂竞争相同的受体,且其拮抗作用可逆,因此,与激动剂合用时,使激动药的量-效曲线平行右移,随着激动剂浓度增加,最大效应不变,这是竞争性抑制的重要特征(图11-5A)。

(2)非竞争性拮抗药:非竞争性拮抗药与激动剂虽不争夺相同的受体,但它与受体结合后可妨碍激动剂与特异性受体结合,或非竞争性拮抗药通过共价键与受体结合牢固,呈不可逆性,妨碍激动剂与特异性受体结合。因此,与激动剂合用时,使激动药的量-效曲线平行右移,增加激动药的剂量不但不能达到单用激动剂的最大效应,反而使最大效应降低(图11-5B)。

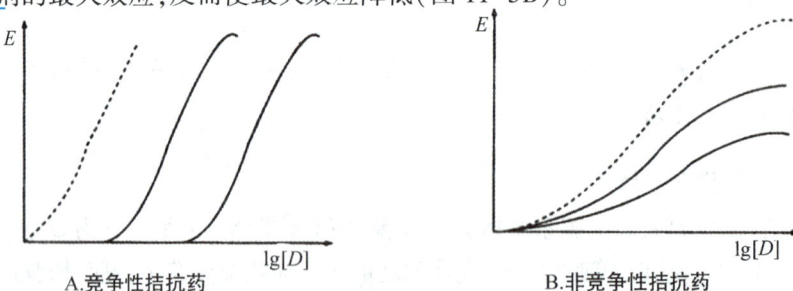

图11-5 竞争性拮抗药(A)和非竞争性拮抗药(B)的量-效关系曲线

(图中虚线表示单用时激动药的量-效关系曲线;实线表示在拮抗药存在时激动药的量-效关系曲线)

E:效应强度;D:药物浓度

雷区

同学们请注意：激动药与拮抗药是考试重点，大家一定要牢牢记住相关考点。

第二节 影响药物作用的因素

考点荟萃

要点1 药物因素

1. 药物的理化性质

如青霉素易水解；乙醚易挥发；维生素C、硝酸甘油易氧化；肾上腺素、去甲肾上腺素、硝普钠、硝苯地平易光解等。

2. 药物的剂量

如临床用于治疗男性勃起功能障碍的西地那非，随着用药剂量的增加，"蓝视"发生率上升；某些抗生素和磺胺类药物等可采用负荷剂量（首剂加倍）。

3. 给药时间及方法

（1）给药时间

①饭前用药：如促消化药、胃黏膜保护药、降血糖药。

②饭后用药：如阿司匹林、硫酸亚铁、抗酸药。

（2）给药方法

①用药宜取站位，多饮水送下，防止引起药物性食管溃疡。

②肠溶、缓释、控释制剂应整片吞服。

4. 疗程

注意机体的耐受性和病原体的耐药性。

（1）耐受性：机体连续多次用药后，其反应性会逐渐降低，需要加大药物剂量才能维持原有疗效的现象。

（2）耐药性：大量应用各种抗菌药，病原微生物对药物的敏感性降低，甚至消失的现象。

5. 药物剂型和给药途径

（1）药物剂型

同种药物的不同剂型对药效的发挥有不同的影响，如片剂、胶囊、口服液等均可口服给药，但药物崩解、溶解速率不同，吸收快慢多少就不同。注射剂中水剂、乳剂、油剂在注射部位释放速率不同，药物生效快慢、维持时间长短也不一样。

（2）给药途径

各种给药途径产生效应由快到慢的顺序一般为：静脉注射>吸入给药>肌内注射>皮下注射>直肠给药>口服给药>贴皮给药。

6. 药物相互作用　详见本章第三节。

要点 2　机体方面的因素

1. 生理因素

（1）年龄

①儿童

A. 由于儿童血-脑屏障和脑组织发育不完善，氨基糖苷类抗生素对第八对脑神经极易造成听觉损害。

B. 因为肝脏代谢能力较低，新生儿应用氯霉素后可造成灰婴综合征。

C. 儿童高热时，使用解热药引起出汗过多极易造成脱水。

D. 四环素类药物容易沉积于骨骼和牙齿，造成骨骼发育障碍和牙齿黄染，故禁用于儿童。

E. 喹诺酮类是一类含氟的抗菌药，其中的氟离子也容易对骨骼和牙齿生长造成影响，故婴儿及小儿应慎用。

②老年人

A. 老年人的神经系统结构、功能发生改变，如大脑重量减轻、大脑皮质和脑回萎缩等，故服用催眠药的次日，出现昏睡后遗效应明显；应用阿托品出现兴奋，甚至精神失常。

B. 老年人的心血管系统发生改变，如心肌收缩力减弱、心脏耗氧和能量需要增加，故老年人舌下服用硝酸甘油应采用坐姿或卧床，以防止血流灌注不足而昏倒。

C. 老年人消化功能减弱，胃肠平滑肌张力下降，故服用非甾体抗炎药易致胃肠出血，抗胆碱药易致尿潴留、便秘及青光眼。

（2）体重与体型

比较科学的给药剂量应以体表面积为计算依据，它既考虑了体重因素又考虑了体型因素。

(3) 性别

主要介绍女性在妊娠期、分娩期和哺乳期的用药注意。

①妊娠妇女,尤其受孕后 3~8 周,禁止使用四环素类、抗代谢药、烷化剂、氨基糖苷类抗生素、抗凝药、抗癫痫药和一些激素等。

②因为吗啡可透过胎盘,有可能致胎儿娩出时呼吸受抑制,故临产前孕妇不可用。

③哺乳期妇女不宜使用的抗菌药物有红霉素、四环素、庆大霉素、氯霉素、磺胺类、甲硝唑、替硝唑、喹诺酮类等;需慎重使用的抗菌药物有克林霉素、青霉素、链霉素等;禁用的有卡那霉素和异烟肼等。

2. 精神因素

精神状态和心理活动对药物的疗效都有很大的影响。如对精神状态不佳、情绪低落的患者,在应用氯丙嗪、利舍平、肾上腺皮质激素及中枢抑制药时应慎重,防止患者精神抑郁,甚至自杀。

3. 疾病因素

(1) 肝脏疾病

①患者的肝功能严重不足时,经肝脏代谢活化的药物如可的松、泼尼松等作用减弱,应选用氢化可的松和氢化泼尼松。

②慢性肝病患者对利多卡因、哌替啶及普萘洛尔的清除率会减少;肝硬化患者应用经肝灭活的药物必须减量慎用,甚至禁用,如氯霉素、甲苯磺丁脲、奎尼丁等。

③血管紧张素转换酶抑制剂若给予肝脏疾病患者服用,应首选无需活化的卡托普利等。

(2) 肾脏疾病

①肾功能不全时,对主要经肾脏消除的药物如氨基糖苷类、头孢唑林等药物的 $t_{1/2}$ 延长,应用时需减量。

②当患者肝、肾功能障碍时,可使他汀类药物转化、排泄减慢,血药浓度升高,发生横纹肌溶解的危险增加。

(3) 酸碱平衡失调

当血液 pH 下降时,可使苯巴比妥(弱酸性药)解离度减少,易于进入细胞内液。

(4) 电解质紊乱

如当细胞内缺 K^+ 时,可使洋地黄类药物的不良反应增加。

(5) 胃肠疾病

①胃肠道 pH 改变可对弱酸性和弱碱性药物的吸收带来影响。

②胃排空时间延长或缩短也可使在小肠吸收的药物作用延长或缩短。如腹泻使药物吸收减少,而便秘使药物吸收增加。

(6)营养不良

营养不良的患者血浆蛋白含量下降,可使血中游离药物浓度增加,而引起药物效应增加。

4. 遗传因素

(1)种族差异

许多药物代谢酶的遗传多态性反映在种族之间,不同人种对药物的敏感性也有差异。

(2)特异质反应

某些患者遗传性葡萄糖-6-磷酸脱氢酶缺乏,当其服用伯氨喹、磺胺类药物、阿司匹林、对乙酰氨基酚时,可引起溶血性贫血。

(3)个体差异

①CYP2C19弱代谢型人,服用美芬妥因、奥美拉唑后,其血药浓度显著高于强代谢型的人,故易产生不良反应。

②在CYP2D6弱代谢型人群,可待因难以代谢成吗啡,故镇痛作用极低。

(4)种属差异

①沙利度胺在大鼠和人体代谢中存在很大差异,大鼠实验就不会引起畸胎,但在人体内具致畸性。

②新药试验选择动物要谨慎:如变态反应试验选用豚鼠;呕吐试验选用狗、猫和鸽;热原检查用家兔;抗高血压药试验常用大鼠、兔;抗动脉粥样硬化药的试验选用兔和鹌鹑。

5. 时辰因素

(1)肾上腺皮质激素在清晨分泌最多,血浆浓度在上午8时左右最高,而后逐渐下降,直至夜间零点左右达最低,故服药时间为每日上午8时,既提高了疗效,又降低了不良反应。

(2)青霉素皮试反应最重是在午夜,反应最轻是在中午。

6. 生活习惯与环境

(1)高蛋白饮食可使氨茶碱和安替比林代谢加快,菜花和圆白菜中吲哚类化合物和烤肉中的多环芳香烃类化合物均可使氨茶碱和安替比林代谢加快。

(2)吸烟可使肝药酶活性增强,药物代谢速率加快。

(3)茶叶中的鞣酸可与某些药物(硫酸亚铁)结合减少其吸收。

(4)农作物中的杀虫剂、水中的重金属离子、空气中的粉尘、尾气排放物、挥发物、燃烧物等长期与人接触,都会对药物活性产生影响。

第三节

药物相互作用

考点荟萃

要点 1 联合用药与药物相互作用

1. 联合用药的意义
(1)提高药物的疗效。
(2)减少或降低药物的不良反应。
(3)延缓机体耐受性或病原体产生耐药性,缩短疗程。

2. 药物相互作用的含义
是指同时应用两种或两种以上的药物,一种药物的作用由于其他药物的存在而受到干扰,使该药的疗效发生变化或产生不良反应。

要点 2 药物相互作用对药动学的影响

1. 影响吸收
(1)pH 的影响
水杨酸类、磺胺类药物、氨苄西林等弱酸性药物在酸性环境的吸收较好,若同时服用碳酸氢钠或 H_2 受体阻断药及质子泵抑制剂药等,都将减少这些药物的吸收。

(2)离子的作用
①含二价或三价金属离子(钙、镁、铁、铋、铝)的化合物能与四环素类(四环素、土霉素、美他环素、多西环素)抗生素形成难溶络合物,使抗生素在体内达不到有效抗菌浓度。
②调血脂药考来烯胺很容易和阿司匹林、保泰松、洋地黄毒苷、地高辛、华法林等结合成为难溶解的复合物,妨碍这些药物的吸收。

(3)胃肠运动的影响
抗胆碱药丙胺太林(普鲁本辛)延缓胃排空,减慢对乙酰氨基酚在小肠的吸收;甲氧氯普胺则通过加速胃的排空,使对乙酰氨基酚的吸收加快。

2. 影响分布
主要竞争血浆蛋白结合部位。
(1)药物被吸收入血后,有一部分与血浆白蛋白发生可逆性结合,称结合型,另一部分为游离型,只有游离型的药物才起作用。

(2)结合型药物有以下特性
①不呈现药理活性。
②不能通过血-脑屏障。
③不被肝脏代谢灭活。
④不被肾排泄。
(3)阿司匹林、吲哚美辛、氯贝丁酯、保泰松、水合氯醛及磺胺药等都有很强的血浆蛋白结合力,能够置换某些药物,使后者的不良反应增加。
①阿司匹林、磺胺药增加甲氨蝶呤的肝脏毒性。
②阿司匹林、氯贝丁酯、水合氯醛使华法林的抗凝作用增强,可引起出血。
③磺胺药、阿司匹林、保泰松使甲苯磺丁脲的降血糖作用加强,引起低血糖。
④磺胺药使胆红素作用增强,新生儿出现核黄疸。
3.影响代谢
(1)酶的诱导
①肝药酶诱导药物:苯巴比妥、苯妥英钠、水合氯醛、格鲁米特、甲丙氨酯、扑米酮、卡马西平、尼可刹米、灰黄霉素、利福平、螺内酯、地塞米松等。
②大多数药物在体内代谢失去药理活性,故与肝药酶诱导药物合用时,必须加大剂量。
③癫痫患儿长期服用苯巴比妥与苯妥英钠,可促进维生素 D 的代谢,影响钙的吸收,故应补充维生素 D 防止出现佝偻病。
④异烟肼与卡马西平合用,后者的酶诱导作用加重异烟肼的肝毒性。
(2)酶的抑制
①肝药酶抑制药物:氯霉素、酮康唑、别嘌醇、西咪替丁、异烟肼、三环类抗抑郁药、吩噻嗪类药物、胺碘酮、红霉素、甲硝唑、咪康唑、哌醋甲酯、磺吡酮等。
②与肝药酶抑制药物合用,将使另一药物的代谢减慢,加强或延长其药物作用。
③口服甲苯磺丁脲的糖尿病患者在同服氯霉素后发生低血糖。
④氯霉素与双香豆素合用,加强后者的抗凝血作用,延长出血时间。
4.影响排泄
(1)青霉素主要以原形从肾脏排出,若同时应用丙磺舒,后者竞争性占据酸性转运系统,阻碍青霉素经肾小管的分泌,故能够延缓青霉素的排泄而提高生物利用度。
(2)利尿药呋塞米和依他尼酸均能妨碍尿酸的排泄,造成尿酸在体内的积聚,引起痛风。

(3)碳酸氢钠通过碱化尿液促进水杨酸类的排泄,可用于在水杨酸类药物中毒时的解救。

要点 3 药物相互作用对药效学的影响

1. 协同作用:指两药同时或先后使用,可使原有的药效增强。
(1)相加作用
①阿司匹林与对乙酰氨基酚合用,可使解热、镇痛作用加强。
②β受体阻断药阿替洛尔与利尿药氢氯噻嗪合用后,降压作用相加。
③阿片类镇痛药与解热、镇痛药制成复方制剂,发挥了中枢和外周双重镇痛作用,减少了药物的剂量。
④氨基糖苷类抗生素间的合用,对听神经和肾脏的毒性增加,应避免联合用药。
(2)增强作用
①磺胺甲噁唑与甲氧苄啶合用,抗菌作用大大增强。
②普鲁卡因注射液中加入少量肾上腺素,使其局麻作用延长,毒性降低。
③奥美拉唑、阿莫西林和克拉霉素是治疗幽门螺杆菌的三联疗法,增强了疗效,提高了治愈率。
(3)增敏作用
钙增敏药作用于心肌收缩蛋白,增加肌钙蛋白C对Ca^{2+}的亲和力,在不增加细胞内Ca^{2+}浓度的条件下,增强心肌收缩力。
(4)增加毒性或不良反应 详见表11-1。

表11-1 增加毒性或不良反应典型示例

受影响药物	影响药物	相互作用结果
抗胆碱药	抗胆碱药(抗帕金森病药、丁酰苯类、吩噻嗪类、三环类抗忧郁药)	高温湿热环境下易中暑、回肠无力症、中毒性精神病
降血压药	引起低血压的药(抗心绞痛药、血管扩张药)	直立性低血压
中枢神经抑制药	中枢神经抑制药(乙醇、镇吐药、抗组胺药、镇静催眠药、抗精神病药等)	困倦、呼吸抑制、昏迷甚至死亡
甲氨蝶呤	复方磺胺甲噁唑	巨幼红细胞贫血
髓袢利尿药(呋塞米)	肾毒性药(庆大霉素、头孢噻吩)	增加肾毒性

续表

受影响药物	影响药物	相互作用结果
神经肌肉阻滞药	有神经肌肉阻滞作用的药物(如氨基糖苷类)	增加神经肌肉阻滞、引起窒息
补钾剂	留钾利尿药(氨苯蝶啶)、血管紧张素转化酶抑制剂(卡托普利)	高钾血症
洋地黄毒苷类(地高辛)	排钾利尿剂(呋塞米)、甾体类激素、两性霉素B	增加心肌毒性

2.拮抗作用：是指两种或两种以上药物作用相反，或发生竞争性或生理性拮抗作用，详见表11-2。

表11-2　药物效应的拮抗作用典型示例

受影响药物	影响药物	相互作用结果
华法林	维生素K	抗凝作用下降
甘珀酸	螺内酯	妨碍溃疡愈合
降糖药	糖皮质激素	影响降糖作用
催眠药	咖啡因	阻碍催眠
左旋多巴	抗精神病药(有震颤麻痹不良反应者)	抗震颤麻痹作用下降

(1)生理性拮抗

①定义：是指两个激动药分别作用于生理作用相反的两个特异性受体产生的拮抗作用。

②举例：抗组胺药作用于H_1组胺受体，引起支气管平滑肌收缩，引起血压下降，甚至休克；肾上腺素作用于β受体使支气管平滑肌松弛，可迅速缓解休克。组胺和肾上腺素合用则发挥生理性拮抗作用。

(2)药理性拮抗

①定义：是指当一种药物与特异性受体结合后，阻止激动剂与其结合产生的拮抗作用。

②举例：克林霉素与红霉素联用，红霉素可置换靶位上的克林霉素，或阻碍克林霉素与细菌核糖体50s亚基结合，从而产生拮抗作用。

(3)化学性拮抗

①定义：指药物之间发生纯粹化学反应而产生的拮抗作用。

②举例:肝素过量可引起出血,用静注鱼精蛋白注射液解救,因后者是带有强大正电荷的蛋白,能与带有强大负电荷的肝素形成稳定的复合物,使肝素的抗凝血作用迅速消失,这种类型拮抗称为化学性拮抗。

(4)生化性拮抗

①定义:指药物之间通过生化反应而产生的拮抗作用。

②举例:苯巴比妥诱导肝微粒体酶,使避孕药代谢加速,效应降低,使避孕的妇女怀孕。

雷 区

> 同学们请注意:药物相互作用对药效学的影响属于高频考点,常出题点是协同作用和拮抗作用所对应的典型示例,大家一定要掌握相关考点。

要点 4 药物相互作用的预测

1. 体外筛查

通过体外评估方法预测在体内的药物相互作用情况,已成为决定候选药开发前途的一种有效方法。

2. 根据体外代谢数据预测

应用体外代谢数据构建数学模型是定量预测新药可能引起体内药物相互作用的有效方法之一。应用$[I]/K_i$预测体内药物相互作用是其中一种简化预测方法。其中[I]为给予最大剂量后的血浆药物浓度,K_i为体外实验中抑制剂的解离常数。如果$[I]/K_i$值小于0.1,提示药物相互作用的风险很低,可免做体内实验;如果$[I]/K_i$值大于0.1,同时小于1,提示药物相互作用的风险低,推荐做体内实验;如果$[I]/K_i$值大于1,提示药物相互作用的风险高,应进行临床药物相互作用实验。

3. 根据患者个体的药物相互作用预测

(1)根据药物的特性预测

熟悉药物的基本特性,包括药物药动学和药效学特性,对预测临床药物相互作用十分重要。

(2)根据患者个体间差异预测

临床上,不同个体对同一种药物治疗方案的反应存在差异,其原因与遗传、年龄、营养和疾病状态等有关。

2018年考点预测

1. 药物的治疗作用
2. 效能与效价、治疗指数和安全范围的定义及意义
3. 受体的性质、类型和调节
4. 激动药与拮抗药
5. 影响药物作用的因素
6. 药物相互作用对药动学的影响
7. 药物相互作用对药效学的影响

靶 场

一、最佳选择题（每题1分，每题备选项中只有1个最符合题意）

1. 以下属于对因治疗的是
   A. 铁制剂治疗缺铁性贫血
   B. 患支气管炎时服用止咳药
   C. 硝酸甘油缓解心绞痛
   D. 抗高血压药降低患者过高的血压
   E. 应用解热镇痛药降低高热患者的体温

2. 有关药物安全性正确的叙述是
   A. LD_{50}/ED_{50} 的比值越大，用药越安全
   B. LD_{50} 越大，用药越安全
   C. 药物的极量越小，用药越安全
   D. ED_{50}/LD_{50} 的比值越大，用药越安全
   E. ED_{50} 越大，用药越安全

3. 受体完全激动剂应该是
   A. 亲和力高，内在活性弱
   B. 亲和力低，内在活性强
   C. 亲和力低，内在活性弱
   D. 亲和力高，内在活性强
   E. 亲和力高，无内在活性

4. 受体的类型不包括
   A. 核受体　　　　　　　　B. 内源性受体　　　　　　C. 离子通道受体

D. G 蛋白偶联受体　　　　　E. 酪氨酸激酶受体
5. 药物与受体结合的特点,不正确的是
   A. 多样性　　　　　　　B. 可逆性　　　　　　　C. 特异性
   D. 饱和性　　　　　　　E. 持久性
6. 已经确定的第二信使不包括
   A. cGMP　　　　　　　B. cAMP　　　　　　　C. 磷酸肌醇
   D. 二酰基甘油　　　　　E. 肾上腺素
7. 胰岛素激活胰岛素受体发挥药效的作用机制是
   A. 作用于受体　　　　　B. 影响酶的活性　　　　C. 影响细胞离子通道
   D. 干扰核酸代谢　　　　E. 补充体内物质
8. 普鲁卡因注射液中加入少量肾上腺素,肾上腺素使用药局部的血管收缩,减少普鲁卡因的吸收,使其局麻作用延长,毒性降低,属于
   A. 相加作用　　　　　　B. 增强作用　　　　　　C. 增敏作用
   D. 生理性拮抗　　　　　E. 药理性拮抗
9. 下列哪种药物与红霉素合用产生药理性拮抗作用
   A. 林可霉素　　　　　　B. 克林霉素　　　　　　C. 头孢氨苄
   D. 链霉素　　　　　　　E. 万古霉素
10. 与氢氯噻嗪相比,呋塞米的特点是
    A. 效能高、效价低　　　B. 效能低、效价高　　　C. 效能效价都高
    D. 效能效价均低　　　　E. 效能效价相等
11. 与丙磺舒联合应用,有增效作用的药物是
    A. 四环素　　　　　　　B. 氯霉素　　　　　　　C. 青霉素
    D. 红霉素　　　　　　　E. 罗红霉素
12. 药物作用的两重性指
    A. 既有原发作用,又有继发作用
    B. 既有副作用,又有毒性作用
    C. 既有治疗作用,又有不良反应
    D. 既有局部作用,又有全身作用
    E. 既有对因治疗作用,又有对症治疗作用
13. 药物的效价是指
    A. 药物达到一定效应时所需的剂量
    B. 引起50%动物阳性反应的剂量
    C. 引起药理效应的最小剂量
    D. 治疗量的最大极限

E. 药物的最大效应
14. 药物的内在活性是指
    A. 药物水溶性的大小
    B. 药物脂溶性的强弱
    C. 药物穿透生物膜的能力
    D. 药物与受体亲和力的高低
    E. 药物与受体结合后,激动受体产生效应的能力
15. 属于肝药酶抑制剂药物的是
    A. 苯巴比妥　　　　　B. 螺内酯　　　　　C. 苯妥英钠
    D. 西咪替丁　　　　　E. 卡马西平
16. 受体拮抗药的特点是与受体
    A. 无亲和力,无内在活性
    B. 有亲和力,有内在活性
    C. 无亲和力,有内在活性
    D. 有亲和力,无内在活性
    E. 有亲和力,有较弱的内在活性
17. 关于药物作用的选择性,正确的是
    A. 与药物剂量无关
    B. 选择性低的药物针对性强
    C. 与药物本身的化学结构有关
    D. 选择性与组织亲和力无关
    E. 选择性高的药物副作用多
18. 根据药物作用机制分析,下列药物作用属于非特异性作用机制的是
    A. 阿托品阻断 M 受体而缓解胃肠平滑肌痉挛
    B. 阿司匹林抑制环氧酶而解热镇痛
    C. 硝苯地平阻断 Ca^{2+} 通道而降血压
    D. 氢氯噻嗪抑制肾小管 Na^+-Cl^- 转运体产生利尿作用
    E. 碳酸氢钠碱化尿液而促进弱酸性药物的排泄
19. 半数有效量是指
    A. 临床常用的有效剂量
    B. 安全用药的最大剂量
    C. 引起 50% 实验动物出现阳性反应的药物剂量
    D. 引起等效反应的相对剂量
    E. 刚能引起药理效应的剂量

512

20. 药物作用的选择性高应是
    A. 药物对多个器官具有作用
    B. 器官对药物的反应性高或亲和力大
    C. 器官的血流量多
    D. 药物对所有器官、组织都有明显效果
    E. 静脉麻醉药物的麻醉作用

21. 下列属于对因治疗的是
    A. 对乙酰氨基酚治疗感冒引起的发热
    B. 硝酸甘油治疗冠心病引起的心绞痛
    C. 吗啡治疗癌性疼痛
    D. 青霉素治疗奈瑟球菌引起的脑膜炎
    E. 硝苯地平治疗动脉硬化引起的高血压

22. 治疗指数表示
    A. 毒效曲线斜率
    B. 引起药理效应的阈浓度
    C. 量-效曲线斜率
    D. LD_{50} 与 ED_{50} 的比值
    E. LD_5 与 ED_{95} 之间的距离

23. 下列关于效能与效价强度的说法,错误的是
    A. 效能和效价强度常用于评价同类不同品种的作用特点
    B. 效能表示药物的内在活性
    C. 效能表示药物的最大效应
    D. 效价强度表示可引起等效反应对应的剂量或浓度
    E. 效能值越大效价强度就越大

24. 阿托品阻断 M 胆碱受体而不阻断 N 受体体现了受体的性质是
    A. 饱和性   B. 特异性   C. 可逆性
    D. 灵敏性   E. 多样性

25. 作为第二信使的离子是哪个
    A. 钠离子   B. 钾离子   C. 氯离子
    D. 钙离子   E. 镁离子

26. 通过置换产生药物作用的是
    A. 华法林与保泰松合用引起出血
    B. 奥美拉唑治疗胃溃疡可使水杨酸和磺胺类药物疗效下降
    C. 考来烯胺与阿司匹林合用形成复合物,妨碍吸收

D. 对氨基水杨酸与利福平合用，使利福平疗效下降

　　E. 抗生素合用抗凝药，使抗凝药疗效增加

27. 下列属于肝药酶诱导剂的是

　　A. 西咪替丁　　　　　　B. 红霉素　　　　　　C. 甲硝唑

　　D. 利福平　　　　　　　E. 胺碘酮

28. 下列属于生理性拮抗的是

　　A. 酚妥拉明与肾上腺素

　　B. 肾上腺素拮抗组胺治疗过敏性休克

　　C. 鱼精蛋白对抗肝素导致的出血

　　D. 苯巴比妥导致避孕药失效

　　E. 美托洛尔对抗异丙肾上腺素兴奋心脏

二、配伍选择题(每题1分,题目分为若干题。每组题均对应同一组备选项,备选项可重复选用,也可不选用。每题只有一个最符合题意)

[1-3]

　　A. 长期使用一种受体的激动药后，该受体对激动药的敏感性下降

　　B. 长期使用一种受体的激动药后，该受体对激动药的敏感性增强

　　C. 长期使用受体拮抗药后，受体数量或受体对激动药的敏感性增加

　　D. 受体对一种类型受体的激动药反应下降，对其他类型受体激动药的反应也不敏感

　　E. 受体只对一种类型的激动药的反应下降，而对其他类型受体激动药的反应不变

1. 受体脱敏表现为
2. 受体增敏表现为
3. 同源脱敏表现为

[4-5]

　　A. 耐受性　　　　　　　B. 依赖性　　　　　　C. 耐药性

　　D. 继发反应　　　　　　E. 特异质反应

4. 连续用药后，病原体对药物的敏感性降低称为
5. 连续用药后，机体对药物的反应性降低称为

[6-8]

　　A. 降压作用增强

　　B. 巨幼红细胞贫血

　　C. 抗凝作用下降

　　D. 高钾血症

　　E. 肾毒性增强

6. 氨氯地平和氢氯噻嗪产生的相互作用可能导致
7. 甲氨蝶呤合用复方磺胺甲噁唑,产生的相互作用可能导致
8. 庆大霉素合用呋塞米产生的相互作用可能导致

[9~12]
　　A.完全激动药　　　　　　B.竞争性拮抗药　　　　C.部分激动药
　　D.非竞争性拮抗药　　　　E.拮抗药

9. 与受体有亲和力,内在活性强的是
10. 与受体有亲和力,内在活性弱的是
11. 使激动药与受体结合的量-效曲线右移,效应不变的是
12. 使激动药与受体结合的量-效曲线右移,效应降低的是

[13~15]
　　A.最小有效量　　　　　　B.效能　　　　　　　　C.效价强度
　　D.治疗指数　　　　　　　E.安全范围

13. 反应药物内在活性的是
14. LD_{50} 与 ED_{50} 的比值是
15. 引起等效反应的相对剂量或浓度是

[16~18]
　　A.抑制血管紧张素转化酶的活性
　　B.干扰细胞核酸代谢
　　C.补充体内物质
　　D.影响机体免疫功能
　　E.阻滞细胞膜钙离子通道

16. 氨氯地平抗高血压作用的机制为
17. 氟尿嘧啶抗肿瘤作用的机制为
18. 依那普利抗高血压作用的机制为

[19~21]
　　A.饭前
　　B.上午7~8点时一次服用
　　C.睡前
　　D.饭后
　　E.清晨起床后

19. 糖皮质激素的服药时间
20. 助消化药的服药时间
21. 催眠药的服药时间

515

三、综合分析选择题(每题1分,题目分为若干组,每组题目基于同一个临床情景、病例、实例或者案例的背景信息逐题展开。每道题的备选项中,只有一个最符合题意)

[1-3]

患者,男,因哮喘就诊,医生开具丙酸氟替卡松气雾剂控制哮喘症状,建议使用2周,患者疑虑用激素药物会产生全身性糖皮质激素副作用,就此咨询药师。丙酸氟替卡松的化学结构如下:

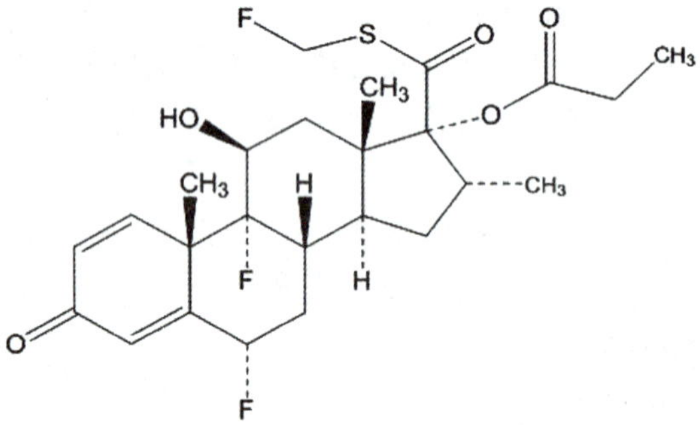

1. 根据丙酸氟替卡松的结构和制剂的特点,对患者咨询问题的科学解释是
   A. 丙酸氟替卡松没有糖皮质激素样作用
   B. 丙酸氟替卡松气雾剂中有拮抗激素作用的药物,能避免产生全身性激素样作用
   C. 丙酸氟替卡松在体内不发生代谢,用药后很快从尿中排泄,能避免产生全身性激素样作用
   D. 丙酸氟替卡松结构中16位甲基易氧化,失去活性,能避免产生全身性激素样作用
   E. 丙酸氟替卡松结构中17位β羧酸酯具有活性,在体内水解产生的β羧酸失去活性,能避免产生全身性激素样作用

2. 下列关于丙酸氟替卡松吸入气雾剂的使用方法和注意事项的说法,错误的是
   A. 使用前需摇匀药罐,使药物充分混合
   B. 使用时用嘴唇包绕住吸入器口,缓缓吸气并同时按住气阀给药
   C. 丙酸氟替卡松吸入结束后不能漱口或刷牙
   D. 吸入气雾剂常用特殊的耐压给药装置,需避光、避热,防止爆炸
   E. 吸入气雾剂常使用抛射剂,在常压下沸点低于室温,需要安全保管

3. 丙酸氟替卡松作用的受体属于
   A. G蛋白偶联受体
   B. 配体门控离子通道受体

C. 络氨酸激酶受体
D. 细胞核激素受体
E. 生长激素受体

四、多项选择题(每题1分,每题的备选项中,至少有2个或2个以上选项是正确答案,错选或少选均不得分)

1. 药物与受体结合的特点,正确的是
   A. 多样性 　　　　B. 可逆性 　　　　C. 特异性
   D. 饱和性 　　　　E. 持久性

2. 第二信使包括
   A. Ach 　　　　B. Ca^{2+} 　　　　C. cGMP
   D. 磷脂肌醇 　　　　E. cAMP

3. 下列药理反应中,属于质反应的指标是
   A. 血压 　　　　B. 惊厥 　　　　C. 睡眠
   D. 死亡 　　　　E. 阳性

4. 根据受体蛋白结构、信息转导过程、效应性质、受体位置等特点,将受体分为
   A. 离子通道受体
   B. 突触前膜受体
   C. G蛋白偶联受体
   D. 酶活性受体
   E. 细胞核激素受体

5. 关于受体部分激动剂的论述正确的是
   A. 可降低激动剂的最大效应
   B. 与受体具有高的亲和力
   C. 具有激动剂与拮抗剂两重性
   D. 激动剂与部分激动剂在低剂量时产生协同作用
   E. 高浓度的部分激动剂可使激动剂的量-效曲线右移

6. a、b、c三种药物的受体亲和力和内在活性对量效曲线的影响,如下图

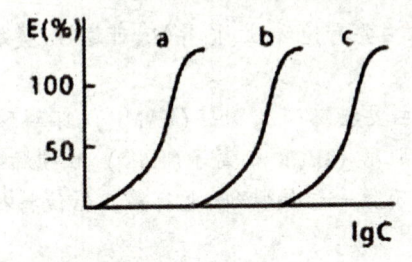

A. 与受体的亲和力相等

B. 与受体的亲和力是a>b>c

C. 内在活性是a>b>c

D. 内在活性相等

E. 内在活性是a<b<c

7. 下列影响药物作用的因素中,属于遗传因素的有

A. 种属差异

B. 种族差异

C. 遗传多态性

D. 特异质反应

E. 交叉耐受性

答案与解析

一、最佳选择题(每题1分,每题备选项中只有1个最符合题意)

1. 【答案】A

【解析】对因治疗举例:①使用抗生素杀灭病原微生物治疗各种感染;②铁制剂治疗缺铁性贫血。

2. 【答案】A

【解析】治疗指数指药物 LD_{50} 与 ED_{50} 的比值,治疗指数表示药物的安全性,此数值越大越安全。

3. 【答案】D

【解析】受体完全激动药:与受体有很大的亲和力和内在活性($α=1$),能与受体结合产生最大效应。

4. 【答案】B

【解析】受体的类型包括G蛋白偶联受体、配体门控的离子通道受体、酶活性受体和细胞核激素受体。

5. 【答案】E

【解析】受体的性质主要有饱和性、特异性、可逆性、灵敏性和多样性。

6. 【答案】E

【解析】第二信使:主要指环磷酸腺苷(cAMP)、环磷酸鸟苷(cGMP)、二酰基甘油(DG)、三磷酸肌醇(IP_3)、钙离子(Ca^{2+})、廿碳烯酸类和一氧化氮(NO),其中,NO是一种既有第一信使特征,也有第二信使特征的信使分子。

7. 【答案】A

【解析】作用于受体:如胰岛素激活胰岛素受体,阿托品阻断 M 胆碱受体。

8. 【答案】B

【解析】普鲁卡因注射液中加入少量肾上腺素,使其局麻作用延长,毒性降低,属于增强作用的例子。

9. 【答案】B

【解析】克林霉素与红霉素联用,红霉素可置换靶位上的克林霉素,或阻碍克林霉素与细菌核糖体 50s 亚基结合,从而产生拮抗作用。

10. 【答案】A

【解析】效能和效价强度常用于评价同类药物中不同品种的作用特点。如各种利尿药的效价强度及最大效应比较,得出结论:呋塞米的效能最高,环戊噻嗪、氢氯噻嗪和氯噻嗪的效能相同,效价顺序为环戊噻嗪>氢氯噻嗪>呋塞米>氯噻嗪。

11. 【答案】C

【解析】青霉素主要以原形从肾脏排出,若同时应用丙磺舒,后者竞争性占据酸性转运系统,阻碍青霉素经肾小管的分泌,故能够延缓青霉素的排泄而提高生物利用度。

12. 【答案】C

【解析】药物作用的两重性指既有治疗作用,又有不良反应。

13. 【答案】A

【解析】效价是指引起等效反应(一般采用 50%效应量)的相对剂量或浓度,其值越小则强度越大。

14. 【答案】E

【解析】药物的内在活性是指药物与受体结合后,激动受体产生效应的能力。

15. 【答案】D

【解析】肝药酶抑制药物:氯霉素、酮康唑、别嘌醇、西咪替丁、异烟肼、三环类抗抑郁药、吩噻嗪类药物、胺碘酮、红霉素、甲硝唑、咪康唑、哌醋甲酯、磺吡酮。

16. 【答案】D

【解析】受体拮抗药与受体有亲和力,无内在活性。

17. 【答案】C

【解析】药物作用与药物剂量有关;选择性高的药物针对性强;药物作用与药物本身的化学结构有关;与组织亲和力有关;选择性低的药物副作用多。

18. 【答案】E

【解析】非特异性作用包括氢氧化铝、三硅酸镁等中和胃酸用于治疗胃溃疡;硫酸镁和右旋糖酐等通过局部形成高渗透压而产生药效;酚类、醇类、醛类和重金属盐类等蛋白沉淀剂;碳酸氢钠、氯化铵等调节血液酸碱平衡;补充机体缺乏的维生素、多种微量元素等物质。

19.【答案】C

【解析】半数有效量:是指引起半数实验动物出现阳性反应(质反应)或达最大效应一半所需要的(量反应)药物剂量。

20.【答案】B

【解析】药物作用的选择性高是指器官对药物的反应性高或亲和力大。

21.【答案】D

【解析】青霉素治疗奈瑟球菌引起的脑膜炎属于对因治疗。

22.【答案】D

【解析】治疗指数是 LD_{50} 与 ED_{50} 的比值。

23.【答案】E

【解析】效能值越大效价强度不一定越大。

24.【答案】B

【解析】阿托品阻断M胆碱受体而不阻断N受体体现了受体的特异性。

25.【答案】D

【解析】钙离子是第二信使。

26.【答案】A

【解析】阿司匹林、吲哚美辛、氯贝丁酯、保泰松、水合氯醛及磺胺药等都有很强的血浆蛋白结合力,能够置换某些药物,使后者的不良反应增加。

27.【答案】D

【解析】肝药酶诱导药物:苯巴比妥、苯妥英钠、水合氯醛、格鲁米特、甲丙氨酯、扑米酮、卡马西平、尼可刹米、灰黄霉素、利福平、螺内酯、地塞米松。

28.【答案】B

【解析】抗组胺药作用于 H_1 组胺受体,引起支气管平滑肌收缩,引起血压下降,甚至休克;肾上腺素作用于β受体使支气管平滑肌松弛,可迅速缓解休克。组胺和肾上腺素合用则发挥生理性拮抗作用。

二、配伍选择题(每题1分,题目分为若干题。每组题均对应同一组备选项,备选项可重复选用,也可不选用。每题只有一个最符合题意)

[1~3]

【答案】1. A、2. C、3. E

【解析】受体增敏指长期应用拮抗药或激动药水平降低,造成受体数量或敏感性提高,受体脱敏相反。同源脱敏是指只对一种类型受体的激动药的反应下降,而对其他类型受体激动药的反应性不变。

520

[4~5]

【答案】4. C、5. A

【解析】①耐受性指机体连续多次用药后,其反应性会逐渐降低,需要加大药物剂量才能维持原有疗效的现象;②耐药性指大量应用各种抗菌药,病原微生物对药物的敏感性降低,甚至消失的现象。

[6~8]

【答案】6. A、7. B、8. E

【解析】略。

[9~12]

【答案】9. A、10. C、11. B、12. D

【解析】①完全激动药与受体有亲和力,内在活性强;②部分激动药与受体有亲和力,内在活性弱;③竞争性拮抗药使激动药与受体结合的量-效曲线右移,效应不变;④非竞争性拮抗药使激动药与受体结合的量-效曲线右移,效应降低。

[13~15]

【答案】13. B、14. D、15. C

【解析】①效能反应药物内在活性;②LD_{50} 与 ED_{50} 的比值为治疗指数;③效价强度指引起等效反应的相对剂量或浓度。

[16~18]

【答案】16. E、17. B、18. A

【解析】①作用于受体:如胰岛素激活胰岛素受体,阿托品阻断 M 胆碱受体;②影响酶的活性:如依那普利抑制血管紧张素转化酶,阿司匹林抑制环氧酶,地高辛抑制 Na^+、K^+-ATP 酶;③影响细胞膜离子通道:如抗心律失常药可分别影响 Na^+、K^+ 或 Ca^{2+} 通道,阿米洛利阻滞 Na^+ 通道,米诺地尔激活 K^+ 通道;④干扰核酸代谢:如氟尿嘧啶干扰蛋白质合成,磺胺类药物抑制二氢叶酸合成酶,喹诺酮类抑制 DNA 回旋酶和拓扑异构酶Ⅳ,齐多夫定抑制核苷逆转录酶;⑤补充体内物质:如铁剂治疗缺铁性贫血,胰岛素治疗糖尿病;⑥影响生理活性物质及其转运体:如解热镇痛药抑制前列腺素的生物合成;噻嗪类利尿药抑制肾小管 Na^+-Cl^- 转运体而发挥排钠利尿作用;丙磺舒竞争性抑制肾小管对弱酸性代谢物的转运体,用于痛风的治疗。

[19~21]

【答案】19. B、20. A、21. C

【解析】①糖皮质激素的服药时间为上午7~8点时一次服用;②助消化药的服药时间为饭前;③催眠药的服药时间为睡前。

三、综合分析选择题(每题1分,题目分为若干组,每组题目基于同一个临床情景、病例、实例或者案例的背景信息逐题展开。每道题的备选项中,只有一个最符合题意)

[1~3]
【答案】1. E、2. C、3. D
【解析】①丙酸氟替卡松结构中17位β羧酸酯具有活性,在体内水解产生的β羧酸失去活性,能避免产生全身性激素样作用;②丙酸氟替卡松吸入结束后,要用清水或氯化钠溶液漱口,以清除口腔残留的药物;③细胞核激素受体类型:肾上腺皮质激素、甲状腺激素、维A酸、维生素A、维生素D等在细胞核上有相应的受体。

四、多项选择题(每题1分,每题的备选项中,至少有2个或2个以上选项是正确答案,错选或少选均不得分)

1.【答案】ABCD
【解析】受体的性质主要有饱和性、特异性、可逆性、灵敏性和多样性。

2.【答案】BCDE
【解析】第二信使:主要指环磷酸腺苷(cAMP)、环磷酸鸟苷(cGMP)、二酰基甘油(DG)、三磷酸肌醇(IP_3)、钙离子(Ca^{2+})、甘碳烯酸类和一氧化氮(NO),其中,NO是一种既有第一信使特征,也有第二信使特征的信使分子。

3.【答案】BCDE
【解析】质反应:药理效应的强弱呈反应的性质变化,一般以阳性或阴性、全或无的方式表示,如存活与死亡、惊厥与不惊厥、睡眠与否等。

4.【答案】ACDE
【解析】受体的类型包括G蛋白偶联受体、配体门控的离子通道受体、酶活性受体、细胞核激素受体。

5.【答案】ABC
【解析】部分激动药:对受体有很高的亲和力,但内在活性不强(α<1),即使增加剂量,也不能达到完全激动药的最大效应,相反,却可因它占领受体,而拮抗激动药的部分生理效应。

6.【答案】BD
【解析】效能反应药物的内在活性,a、b、c三种药物的效能相等,所以内在活性相等。产生相同效应需要的药物剂量越小,与受体亲和力越大,故与受体的亲和力 a>b>c。

7.【答案】ABCD
【解析】种属差异、种族差异、遗传多态性和特异质反应属于遗传因素。

文都图书邮购目录

序号	书名	开本	定价	作者	出版时间	出版社
考研综合指导系列							
1	2018《7天攻克考研复试面试》	32	26.8	张爱媛	已出版	中国原子能
2	2018《7天攻克考研复试英语》	32	26.8	文都	已出版	中国原子能
3	2019《考研专业院校选择指南》	32	12	任燕翔	已出版	中国原子能
4	2020《考研专业院校选择指南》	32	15	任燕翔	2018年5月	中国原子能
5	2019《7天攻克考研复试面试》	32	26.8	张爱媛	2018年12月	中国原子能
6	2019《7天攻克考研复试英语》	32	26.8	文都	2018年12月	中国原子能
考研思想政治理论系列							
7	2019《考研政治考点精华》	32	18	万磊	已出版	中国原子能
8	2019《考研政治早知道:马原专项突破》	32	15	任燕翔	已出版	中国原子能
9	2019《考研思想政治理论高频考点与备考策略》	32	25	蒋中挺	已出版	中国原子能
10	2019《考研思想政治理论复习全书》	16	58	蒋中挺	2018年3月	中国原子能
11	2019《考研思想政治理论历年真题详解》	16	29.8	蒋中挺	2018年3月	中国原子能
12	2019《考研政治历年真题剖析与复习攻略》	16	25	任燕翔	2018年3月	中国原子能
13	2019《考研政治逻辑体系——图、解、题》	16	30	常成	2018年3月	中国原子能
14	2019《考研思想政治理论历年真题精析与实战演练》	16	35	文都	2018年3月	中国原子能
15	2019《考研政治核心考点解密》	16	52	万磊	2018年4月	中国原子能
16	2019《考研思想政治理论强化通关800题》	16	56	蒋中挺	2018年4月	中国原子能
17	2019《考研政治强化特训1200题》	16	52	任燕翔	2018年4月	中国原子能
18	2019《考研政治解题技巧实战秘籍》	16	25	万磊	2018年5月	中国原子能
19	2019《考研思想政治理论客观题应试宝典》	64	15	蒋中挺	2018年5月	中国原子能
20	2019《考研思想政治理论全真模拟8套卷》	16	32	万磊	2018年8月	中国原子能
21	2020《考研政治考点精华》	32	22	万磊	2018年9月	中国原子能
22	2020《考研政治早知道:马原专项突破》	32	15	任燕翔	2018年9月	中国原子能
23	2019《考研政治主观题应试宝典》	32	18	任燕翔	2018年9月	中国原子能
24	2019《考研思想政治理论冲刺考点必背》	16	20	蒋中挺	2018年9月	中国原子能
25	2019《考研思想政治理论形势与政策热点剖析及命题预测》	32	19.8	蒋中挺	2018年10月	中国原子能
26	2019《考研思想政治理论真题预测百分百》	32	22	蒋中挺	2018年10月	中国原子能
27	2019《考研政治最后必背20题》	32	18	万磊	2018年11月	中国原子能
28	2019《考研思想政治理论终极预测6套卷》	16	25	万磊	2018年11月	中国原子能
29	2019《考研思想政治理论绝对考场最后五套题》	8	25	蒋中挺	2018年11月	中国原子能
30	2019《考研政治考前预测4套卷》	16	20	任燕翔	2018年11月	中国原子能

序号	书名	开本	定价	作者	出版时间	出版社
考研英语系列							
31	2019《考研英语必考词汇突破全书》	16	48	何凯文	已出版	中国原子能
32	2019《考研英语长难句解密》	16	26	何凯文	已出版	中国原子能
33	2019《考研英语长难句解密》(辅导班专用版)	16	20	何凯文	已出版	中国原子能
34	2019《考研词汇速记指南》	16	52	刘一男	已出版	中国原子能
35	2019《考研词汇速记指南》(辅导班专用版)	16	46	刘一男	已出版	中国原子能
36	2019《考研英语高频核心词汇速记》	16	38	谭剑波 李群	已出版	中国原子能
37	2019《考研英语必考词组734大冲关》	32	19.8	赵敏	已出版	中国原子能
38	2019《考研英语基础语法5332大冲关》	32	19.8	赵敏	已出版	中国原子能
39	2019《考研英语语法真经》	32	19.8	何威威	已出版	中国原子能
40	2019《考研英语核心语法通关宝典》	32	18	王泉	已出版	中国原子能
41	2019《考研英语阅读同源外刊时文精析》	16	42	何凯文	已出版	中国原子能
42	2019《考研英语(一)基础进阶突破》	32	24	徐可风	2018年3月	中国原子能
43	2019《考研英语阅读思路解析》	16	65	何凯文	2018年3月	中国原子能
44	2019《考研英语阅读思路解析》(辅导班专用版)	16	48	何凯文	2018年3月	中国原子能
45	2019《考研英语写作高分攻略》	16	36	何凯文	2018年3月	中国原子能
46	2019《考研英语写作高分攻略》(辅导班专用版)	16	28	何凯文	2018年3月	中国原子能
47	2019《考研英语历年真题全解析》	16	75	何凯文	2018年3月	中国原子能
48	2019《考研英语完形·新题型高分攻略》	16	24	谭剑波 李群	2018年3月	中国原子能
49	2019《考研英语(一)写作高分宝典》	16	24	谭剑波 薛非	2018年3月	中国原子能
50	2019《考研英语(一)阅读高分宝典》	16	52	谭剑波 吴扶剑	2018年3月	中国原子能
51	2019《考研英语历年真题精析:命题剖析与复习指导》	16	56	文都	2018年3月	中国原子能
52	2020《考研英语必考词汇突破全书》	16	60	何凯文	2018年4月	中国原子能
53	2020《考研英语必考词汇突破全书》(辅导班专用版)	16	50	何凯文	2018年4月	中国原子能
54	2020《考研英语长难句解密》	16	28	何凯文	2018年4月	中国原子能
55	2020《考研英语长难句解密》(辅导班专用版)	16	22	何凯文	2018年4月	中国原子能
56	2020《考研词汇速记指南》	16	58	刘一男	2018年4月	中国原子能
57	2020《考研词汇速记指南》(辅导班专用版)	16	50	刘一男	2018年4月	中国原子能
58	2019《考研英语翻译大冲关》	32	26	赵敏	2018年4月	中国原子能
59	2020《考研英语必考词组734大冲关》	32	26	赵敏	2018年4月	中国原子能
60	2020《考研英语高频核心词汇速记》	16	48	谭剑波 李群	2018年5月	中国原子能

序号	书名	开本	定价	作者	出版时间	出版社
61	2020《考研英语基础语法5332大冲关》	32	26	赵敏	2018年5月	中国原子能
62	2020《考研英语语法真经》	32	26	何威威	2018年5月	中国原子能
63	2020《考研英语核心语法通关宝典》	32	22	王泉	2018年5月	中国原子能
64	2020《考研英语阅读同源外刊时文精析》	16	50	何凯文	2018年9月	中国原子能
65	2019《考研英语写作考前冲刺20篇》	32	22	何凯文	2018年10月	中国原子能
66	2019《考研英语绝对考场最后六套题》	8	32	何凯文	2018年10月	中国原子能
	考研数学系列					
67	《考研数学必备手册》	64	5	文都	已出版	中国原子能
68	2019《全国硕士研究生招生考试高等数学辅导讲义》(辅导班专用版)	16	32	汤家凤	已出版	中国原子能
69	2019《全国硕士研究生招生考试高等数学辅导讲义》	16	38	汤家凤	已出版	中国原子能
70	2019《全国硕士研究生招生考试线性代数辅导讲义》(辅导班专用版)	16	28	汤家凤	已出版	中国原子能
71	2019《全国硕士研究生招生考试线性代数辅导讲义》	16	38	汤家凤	已出版	中国原子能
72	2019《全国硕士研究生入学统一考试概率论与数理统计辅导讲义》(辅导班专用版)	16	28	余丙森	已出版	中国原子能
73	2019《全国硕士研究生招生考试概率论与数理统计辅导讲义》	16	38	余丙森	已出版	中国原子能
74	2019《考研数学常考题型解题方法技巧归纳·数学一》	16	75	毛纲源	已出版	华中科技大学
75	2019《考研数学常考题型解题方法技巧归纳·数学二》	16	75	毛纲源	已出版	华中科技大学
76	2019《考研数学常考题型解题方法技巧归纳·数学三》	16	75	毛纲源	已出版	华中科技大学
77	2019《考研数学复习大全·数学一》	16	78	汤家凤	已出版	中国原子能
78	2019《考研数学复习大全·数学二》	16	68	汤家凤	已出版	中国原子能
79	2019《考研数学复习大全·数学三》	16	72	汤家凤	已出版	中国原子能
80	2019《考研数学接力题典1800·数学一》	16	66	汤家凤	2018年3月	中国原子能
81	2019《考研数学接力题典1800·数学二》	16	66	汤家凤	2018年3月	中国原子能
82	2019《考研数学接力题典1800·数学三》	16	66	汤家凤	2018年3月	中国原子能
83	2019《考研数学15年真题解析与方法指导·数学一》	16	32	汤家凤	2018年3月	中国原子能
84	2019《考研数学15年真题解析与方法指导·数学二》	16	32	汤家凤	2018年3月	中国原子能
85	2019《考研数学15年真题解析与方法指导·数学三》	16	32	汤家凤	2018年3月	中国原子能
86	2019《考研数学历年真题分题型详解·数学一》	16	68	毛纲源	2018年3月	华中科技大学
87	2019《考研数学历年真题分题型详解·数学二》	16	54	毛纲源	2018年3月	华中科技大学
88	2019《考研数学历年真题分题型详解·数学三》	16	66	毛纲源	2018年3月	华中科技大学
89	2019《考研数学绝对考场最后八套题·数学一》	8	25	汤家凤	2018年10月	中国原子能
90	2019《考研数学绝对考场最后八套题·数学二》	8	25	汤家凤	2018年10月	中国原子能
91	2019《考研数学绝对考场最后八套题·数学三》	8	25	汤家凤	2018年10月	中国原子能
92	2020《考研数学常考题型解题方法技巧归纳·数学一》	16	75	毛纲源	2018年10月	华中科技大学
93	2020《考研数学常考题型解题方法技巧归纳·数学二》	16	75	毛纲源	2018年10月	华中科技大学

序号	书名	开本	定价	作者	出版时间	出版社
94	2020《考研数学常考题型解题方法技巧归纳·数学三》	16	75	毛纲源	2018年10月	华中科技大学
95	2020《全国硕士研究生招生考试高等数学辅导讲义》(辅导班专用版)	16	32	汤家凤	2018年10月	中国原子能
96	2020《全国硕士研究生招生考试高等数学辅导讲义》	16	38	汤家凤	2018年10月	中国原子能
97	2020《全国硕士研究生招生考试线性代数辅导讲义》(辅导班专用版)	16	28	汤家凤	2018年10月	中国原子能
98	2020《全国硕士研究生招生考试线性代数辅导讲义》	16	38	汤家凤	2018年10月	中国原子能
99	2020《全国硕士研究生入学统一考试概率论与数理统计辅导讲义》(辅导班专用版)	16	28	余丙森	2018年10月	中国原子能
100	2020《全国硕士研究生招生考试概率论与数理统计辅导讲义》	16	38	余丙森	2018年10月	中国原子能
101	2020《考研数学复习大全·数学一》	16	78	汤家凤	2018年12月	中国原子能
102	2020《考研数学复习大全·数学二》	16	68	汤家凤	2018年12月	中国原子能
103	2020《考研数学复习大全·数学三》	16	72	汤家凤	2018年12月	中国原子能
104	2020《考研数学接力题典1800·数学一》	16	66	汤家凤	2018年12月	中国原子能
105	2020《考研数学接力题典1800·数学二》	16	66	汤家凤	2018年12月	中国原子能
106	2020《考研数学接力题典1800·数学三》	16	66	汤家凤	2018年12月	中国原子能
	考研专业硕士系列					
107	《管理类联考综合能力数学必备公式手册》	64	4	文都	已出版	中国原子能
108	2019《考研英语(二)写作高分突破》	16	30	王泉	已出版	中国原子能
109	2019《考研英语(二)写作高分必备》	32	26	谭剑波 刘玉楼	已出版	中国原子能
110	2019《考研英语(二)阅读强化特训60篇》	16	40	谭剑波 李群	2018年3月	中国原子能
111	2019《考研英语(二)基础进阶突破》	32	18	徐可风	2018年3月	中国原子能
112	2019《考研英语(二)历年真题全解析》	16	65	何凯文	2018年3月	中国原子能
113	2019《考研英语(二)历年真题详解》	16	58	谭剑波 李群	2018年3月	中国原子能
114	2019《管理类经济类联考综合能力逻辑复习指南》	16	68	崔瑞	已出版	中国原子能
115	2019《管理类联考综合能力数学复习大全》	16	58	郭传德	2018年3月	中国原子能
116	2019《管理类联考综合能力数学历年真题与分类精析》	16	50	郭传德	2018年3月	中国原子能
117	2019《管理类经济类联考综合能力逻辑历年真题全解析》	16	62	崔瑞	2018年3月	中国原子能
118	2019《管理类经济类联考综合能力写作复习指南》	16	50	常成	2018年3月	现代教育
119	2019《管理类经济类联考综合能力逻辑精讲精练500题》	16	58	崔瑞	2018年3月	中国原子能
120	2019《管理类经济类联考综合能力逻辑写作一本通》	16	50	王诚	2018年3月	中国原子能
121	2019《考研英语(二)全真模拟6套卷》	16	30	谭剑波 李群	2018年10月	中国原子能
122	2019《考研英语(二)写作考前冲刺万用魔板》	32	16	谭剑波 刘玉楼	2018年10月	中国原子能

序号	书名	开本	定价	作者	出版时间	出版社
123	2019《管理类经济类联考综合能力:写作秘籍18篇》	32	18	王帅	2018年10月	中国原子能
124	2019《管理类联考综合能力绝对考场最后五套题》	16	20	郭传德 崔瑞 常成	2018年10月	中国原子能
125	2019《考研英语(二)绝对考场最后五套题》	8	24	文都	2018年11月	中国原子能
考研西医综合系列							
126	2019《考研临床医学综合能力(西医)备考指导》	32	15	杨净	已出版	中国原子能
127	2019《考研临床医学综合能力(西医)全程进阶8000题》	16	128	王棋然	已出版	中国原子能
128	2019《考研临床医学综合能力(西医)考点速记》	16	55	魏保生	已出版	中国原子能
129	2019《考研临床医学综合能力(西医)历年真题精析》	16	80	魏保生	2018年2月	中国原子能
130	2019《考研临床医学综合能力(西医)通关必练4500题》	16	92	杨净	2018年3月	中国原子能
131	2020《考研临床医学综合能力(西医)辅导讲义》	16	98	王棋然	2018年3月	中国原子能
132	2019《考研临床医学综合能力(西医)历年真题精讲》	16	48	王棋然	2018年3月	中国原子能
133	2019《考研临床医学综合能力(西医)病例分析题技巧》	16	42	杨净	2018年3月	中国原子能
134	2019《考研临床医学综合能力(西医)全真模拟试卷及精析》	16	38	魏保生	2018年5月	中国原子能
135	2020《考研临床医学综合能力(西医)全程进阶8000题》	16	128	王棋然	2018年8月	中国原子能
136	2019《考研临床医学综合能力(西医)最后密押五套卷》	16	22	魏保生	2018年8月	中国原子能
137	2019《考研临床医学综合能力(西医)速记宝典》	32	28	杨净	2018年9月	中国原子能
138	2019《考研临床医学综合能力(西医)全真模拟题集》	16	58	王棋然	2018年9月	中国原子能
考研中医综合系列							
139	2019《考研临床医学综合能力(中医)辅导讲义》	16	145	张凤瑞	2018年3月	中国原子能
140	2019《考研临床医学综合能力(中医)历年真题精析》	16	85	张凤瑞	2018年4月	中国原子能
考研法硕/教育学/历史学/心理学专业课系列							
141	2019《法律硕士联考历年真题名师详解(非法学)》	16	60	白斌 方鹏 汪华亮	2018年3月	中国原子能
142	2019《法律硕士联考历年真题名师详解(法学)》	16	60	白斌 方鹏 汪华亮	2018年3月	中国原子能
143	2019《法律硕士联考历年真题名师分科详解》	16	65	韩祥波 杨艳霞 白斌	2018年3月	中国原子能
144	2019《法律硕士联考通关宝典》	16	70	白斌 方鹏 汪华亮	2018年3月	中国原子能
145	2019《法律硕士联考背诵宝典》	16	55	白斌 方鹏 汪华亮	2018年6月	中国原子能

序号	书名	开本	定价	作者	出版时间	出版社
146	2019《法律硕士联考绝对考场最后五套题(非法学、法学)》	16	299	白斌 方鹏 汪华亮	2018年10月	中国原子能
147	2019《考研专业课历史学基础综合辅导讲义》	16	82	李浩然 任燕翔	2018年3月	中国原子能
148	2019《考研专业课教育学基础综合辅导讲义》	16	72	段会冬	2018年3月	现代教育
149	2019《教育学考研高而基:知识精讲》(学硕版)	16	86	文都比邻教研室	2018年2月	中国原子能
150	2019《心理学考研高而基:知识精讲》	16	75	迷死他赵	2018年3月	中国原子能
151	2019《心理学考研大表哥:核心表格》	16	40	迷死他赵	2018年3月	中国原子能
152	2019《心理学考研阿范题:刷题宝典》	16	88	迷死他赵	2018年3月	中国原子能
153	2019《心理学考研背多分:背诵手册》	16	20	迷死他赵	2018年3月	中国原子能
大学英语四六级系列							
154	《30天攻克大学英语四六级词汇》	32	38	何威威	已出版	现代教育
155	2018《大学英语四、六级高频核心词汇速记》	16	36	谭剑波 李群	2018年3月	中国原子能
156	2018《大学英语四级考试听力口语高分指南》	32	18	谭剑波 刘玉楼	2018年3月	现代教育
157	《四六级词汇速记指南》	16	42	刘一男	2018年3月	中国原子能
158	2018.06《大学英语四级考试真题精析与标准预测》	16	58	文都	2018年3月	中国原子能
159	2018.06《大学英语六级考试真题精析与标准预测》	16	58	文都	2018年3月	中国原子能
160	2018.12《大学英语四级考试真题精析与标准预测》	16	58	文都	2018年8月	中国原子能
161	2018.12《大学英语六级考试真题精析与标准预测》	16	58	文都	2018年8月	中国原子能
大学同步辅导系列							
162	《高等数学解题方法技巧归纳(上册)》	16	52	毛纲源	已出版	华中科技大学
163	《高等数学解题方法技巧归纳(下册)》	16	52	毛纲源	已出版	华中科技大学
164	《线性代数解题方法技巧归纳》	16	48	毛纲源	已出版	华中科技大学
165	《概率论与数理统计解题方法技巧归纳》	16	52	毛纲源	已出版	华中科技大学
166	《经济数学(微积分)解题方法技巧归纳》	16	68	毛纲源	已出版	华中科技大学
167	《经济数学(线性代数)解题方法技巧归纳》	16	46	毛纲源	已出版	华中科技大学
168	《经济数学(概率论与数理统计)解题方法技巧归纳》	16	56	毛纲源	已出版	华中科技大学
169	《高等数学大学同步辅导教程(上册)》	16	58	汤家凤	已出版	中国原子能
170	《高等数学大学同步辅导教程(下册)》	16	48	汤家凤	已出版	中国原子能
171	《线性代数大学同步辅导教程》	16	26	汤家凤	2018年3月	中国原子能
172	《概率论与数理统计大学同步辅导教程》	16	26	汤家凤	2018年3月	中国原子能

序号	书名	开本	定价	作者	出版时间	出版社
\multicolumn{7}{c}{医师资格考试系列}						
173	2018《国家临床执业医师资格考试考点速记》	16	55	魏保生	已出版	中国原子能
174	2018《国家临床执业助理医师资格考试考点速记》	16	45	魏保生	已出版	中国原子能
175	2018《国家临床执业医师资格考试速记掌中宝》	32	48	魏保生	已出版	中国原子能
176	2018《国家临床执业助理医师资格考试速记掌中宝》	32	39	魏保生	已出版	中国原子能
177	2018《国家临床执业(助理)医师资格考试实践技能应试宝典》	16	75	叶扶光	已出版	中国原子能
178	2018《国家临床执业医师资格考试辅导讲义》	16	198	顾艳南	已出版	中国原子能
179	2018《国家临床执业助理医师资格考试辅导讲义》	16	158	顾艳南	已出版	中国原子能
180	2018《国家临床执业(助理)医师资格考试实践技能背诵手册》	32	35	夏桂新	已出版	中国原子能
181	2018《国家临床执业医师资格考试经典试题精析》	16	85	顾艳南	2018年3月	中国原子能
182	2018《国家临床执业助理医师资格考试经典试题精析》	16	48	顾艳南	2018年3月	中国原子能
183	2018《国家临床执业医师资格考试辅导讲义目标练习》	16	52	顾艳南	2018年3月	中国原子能
184	2018《国家临床执业助理医师资格考试辅导讲义目标练习》	16	48	顾艳南	2018年3月	中国原子能
185	2018《国家临床执业医师资格考试考前密押三套卷》	16	48	文都	2018年3月	中国原子能
186	2018《国家临床执业助理医师资格考试考前密押三套卷》	16	32	文都	2018年3月	中国原子能
187	2018《国家临床执业医师资格考试最后密押三套卷》	16	42	叶扶光	2018年5月	中国原子能
188	2018《国家临床执业助理医师资格考试最后密押三套卷》	16	22	叶扶光	2018年5月	中国原子能
\multicolumn{7}{c}{口腔、中医、中西医结合、乡村全科医师资格考试系列}						
189	2018《口腔执业医师资格考试综合笔试一本通》	16	158	杨东 叶扶光	已出版	中国原子能
190	2018《口腔执业助理医师资格考试综合笔试一本通》	16	128	杨东 叶扶光	已出版	中国原子能
191	2018《中医执业医师资格考试最后密押三套卷》	16	40	文都	2018年4月	中国原子能
192	2018《中医执业助理医师资格考试最后密押三套卷》	16	25	文都	2018年4月	中国原子能
193	2018《口腔执业医师资格考试最后密押三套卷》	16	40	文都	2018年4月	中国原子能
194	2018《口腔执业助理医师资格考试最后密押三套卷》	16	25	文都	2018年4月	中国原子能
195	2018《中西医结合执业医师资格考试最后密押三套卷》	16	32	文都	2018年4月	中国原子能
196	2018《中西医结合执业助理医师资格考试最后密押三套卷》	16	22	文都	2018年4月	中国原子能
197	2018《乡村全科执业助理医师资格考试最后密押三套卷》	16	25	文都	2018年5月	中国原子能
\multicolumn{7}{c}{护士资格考试系列}						
198	2018《全国护士执业资格考试通关必备》	16	69	张素娟	已出版	中国原子能
199	2018《全国护士执业资格考试通关必练880题》	16	26	张素娟	已出版	中国原子能
200	2018《全国护士执业资格考试速记宝典》	64	18	张素娟	已出版	中国原子能
201	2018《全国护士执业资格考试全真模拟试卷》	16	32	李杰	已出版	中国原子能
202	2019《全国护士执业资格考试通关必备》	16	69	张素娟	2018年6月	中国原子能

序号	书名	开本	定价	作者	出版时间	出版社
203	2019《全国护士执业资格考试通关必练880题》	16	26	张素娟	2018年9月	中国原子能
204	2019《全国护士执业资格考试速记宝典》	64	18	张素娟	2018年9月	中国原子能
205	2019《全国护士执业资格考试全真模拟试卷》	16	32	李杰	2018年9月	中国原子能
	药师资格考试系列
206	2018《国家执业药师资格考试要点轻松练:中药学专业知识(一)》	16	62	朱鹏飞	已出版	中国原子能
207	2018《国家执业药师资格考试要点轻松练:中药学专业知识(二)》	16	75	朱鹏飞	已出版	中国原子能
208	2018《国家执业药师资格考试要点轻松练:中药学综合知识与技能》	16	55	朱鹏飞	已出版	中国原子能
209	2018《国家执业药师资格考试要点轻松练:药学专业知识(一)》	16	85	段洪云	已出版	中国原子能
210	2018《国家执业药师资格考试要点轻松练:药学专业知识(二)》	16	79	段洪云	已出版	中国原子能
211	2018《国家执业药师资格考试要点轻松练:药学综合知识与技能》	16	78	段洪云	已出版	中国原子能
212	2018《国家执业药师资格考试要点轻松练:药事管理与法规》	16	58	朱鹏飞 段洪云	2018年3月	中国原子能
213	2018《国家执业药师资格考试最后密押5套卷:药学专业知识(一)》	16	28	段洪云	2018年6月	华中科技大学
214	2018《国家执业药师资格考试最后密押5套卷:药学专业知识(二)》	16	28	段洪云	2018年6月	华中科技大学
215	2018《国家执业药师资格考试最后密押5套卷:药学综合知识与技能》	16	28	段洪云	2018年6月	华中科技大学
216	2018《国家执业药师资格考试最后密押5套卷:中药学专业知识(一)》	16	28	朱鹏飞	2018年6月	华中科技大学
217	2018《国家执业药师资格考试最后密押5套卷:中药学专业知识(二)》	16	28	朱鹏飞	2018年6月	华中科技大学
218	2018《国家执业药师资格考试最后密押5套卷:中药学综合知识与技能》	16	28	朱鹏飞	2018年6月	华中科技大学
219	2018《国家执业药师资格考试最后密押5套卷:药事管理与法规》	16	28	朱鹏飞 段洪云	2018年6月	华中科技大学
	教师资格考试系列
220	2018《国家教师资格考试专用教材——教育知识与能力(中学)》	16	58	文都	已出版	中国原子能
221	2018《国家教师资格考试专用教材——综合素质(中学)》	16	58	文都	已出版	中国原子能
222	2018《国家教师资格考试专用教材——教育教学知识与能力(小学)》	16	82	文都	已出版	中国原子能
223	2018《国家教师资格考试专用教材——综合素质(小学)》	16	68	文都	已出版	中国原子能
224	2018《国家教师资格考试——教育知识与能力真题精析与标准预测(中学)》	16	25	文都	已出版	中国原子能
225	2018《国家教师资格考试——综合素质真题精析与标准预测(中学)》	16	25	文都	已出版	中国原子能
226	2018《国家教师资格考试——教育教学知识与能力真题精析与标准预测(小学)》	16	36.8	文都	已出版	中国原子能
227	2018《国家教师资格考试——综合素质真题精析与标准预测(小学)》	16	28	文都	已出版	中国原子能
228	2019《国家教师资格考试专用教材——教育知识与能力(中学)》	16	58	文都	2018年10月	中国原子能
229	2019《国家教师资格考试专用教材——综合素质(中学)》	16	58	文都	2018年10月	中国原子能

序号	书名	开本	定价	作者	出版时间	出版社
230	2019《国家教师资格考试专用教材——教育教学知识与能力(小学)》	16	82	文都	2018年11月	中国原子能
231	2019《国家教师资格考试专用教材——综合素质(小学)》	16	68	文都	2018年11月	中国原子能
232	2019《国家教师资格考试——教育知识与能力真题精析与标准预测(中学)》	16	25	文都	2018年12月	中国原子能
233	2019《国家教师资格考试——综合素质真题精析与标准预测(中学)》	16	25	文都	2018年12月	中国原子能
234	2019《国家教师资格考试——教育教学知识与能力真题精析与标准预测(小学)》	16	36.8	文都	2018年12月	中国原子能
235	2019《国家教师资格考试——综合素质真题精析与标准预测(小学)》	16	28	文都	2018年12月	中国原子能
公职类考试系列							
236	《化繁为简学申论》	16	42	文都	已出版	中国原子能
237	《申论思维学热点》	16	42	文都	已出版	中国原子能
238	《常识判断——博古通今聚知慧》	16	42	文都	已出版	中国原子能
239	《言语理解——入木三分深阅读》	16	42	文都	已出版	中国原子能
240	《数量关系——神机妙算克难题》	16	42	文都	已出版	中国原子能
241	《判断推理——洞若观火辨逻辑》	16	50	文都	已出版	中国原子能
242	《资料分析——争分夺秒巧解题》	16	50	文都	已出版	中国原子能
建造师资格考试系列							
243	《全国二级建造师建设工程法规及相关知识历年真题精析与标准预测》(最新版)	16	60	文都	已出版	中国原子能
244	《全国二级建造师建设工程施工管理历年真题精析与标准预测》(最新版)	16	60	文都	已出版	中国原子能
245	《全国二级建造师机电工程管理与实务历年真题精析与标准预测》(最新版)	16	34	文都	已出版	中国原子能
246	《全国二级建造师市政公用工程管理与实务历年真题精析与标准预测》(最新版)	16	40	文都	已出版	中国原子能
247	《全国二级建造师建筑工程管理与实务历年真题精析与标准预测》(最新版)	16	34	文都	已出版	中国原子能
248	《全国二级建造师公路工程管理与实务历年真题精析与标准预测》(最新版)	16	40	文都	已出版	中国原子能
249	《全国二级建造师水利水电工程管理与实务历年真题精析与标准预测》(最新版)	16	40	文都	已出版	中国原子能
250	《全国一级建造师建设工程经济历年真题精析与标准预测》(最新版)	16	42	文都	已出版	现代教育
251	《全国一级建造师建设工程项目管理历年真题精析与标准预测》(最新版)	16	48	文都	已出版	现代教育
252	《全国一级建造师建设工程法规及相关知识历年真题精析与标准预测》(最新版)	16	62	文都	已出版	现代教育
253	《全国一级建造师机电工程管理与实务历年真题精析与标准预测》(最新版)	16	40	文都	已出版	现代教育

序号	书名	开本	定价	作者	出版时间	出版社
254	《全国一级建造师市政公用工程管理与实务历年真题精析与标准预测》（最新版）	16	40	文都	已出版	现代教育
255	《全国一级建造师建筑工程管理与实务历年真题精析与标准预测》（最新版）	16	40	文都	已出版	现代教育
256	《全国一级建造师公路工程管理与实务历年真题精析与标准预测》（最新版）	16	40	文都	已出版	现代教育
257	《全国一级建造师水利水电工程管理与实务历年真题精析与标准预测》（最新版）	16	40	文都	已出版	现代教育
258	2019《全国二级建造师执业资格考试通关秘籍——必考点与密押卷：建设工程法规及相关知识》	16	60	文都	2018年8月	中国原子能
259	2019《全国二级建造师执业资格考试通关秘籍——必考点与密押卷：建设工程施工管理》	16	60	文都	2018年8月	中国原子能
260	2019《全国二级建造师执业资格考试通关秘籍——必考点与密押卷：机电工程管理与实务》	16	38	文都	2018年8月	中国原子能
261	2019《全国二级建造师执业资格考试通关秘籍——必考点与密押卷：市政公用工程管理与实务》	16	38	文都	2018年8月	中国原子能
262	2019《全国二级建造师执业资格考试通关秘籍——必考点与密押卷：建筑工程管理与实务》	16	38	文都	2018年8月	中国原子能
263	2019《全国二级建造师执业资格考试通关秘籍——必考点与密押卷：公路工程管理与实务》	16	38	文都	2018年8月	中国原子能
264	2019《全国二级建造师执业资格考试通关秘籍——必考点与密押卷：水利水电工程管理与实务》	16	38	文都	2018年8月	中国原子能
265	2019《全国一级建造师执业资格考试通关秘籍——必考点与密押卷：建设工程法规及相关知识》	16	60	文都	2018年10月	中国原子能
266	2019《全国一级建造师执业资格考试通关秘籍——必考点与密押卷：建设工程项目管理》	16	60	文都	2018年10月	中国原子能
267	2019《全国一级建造师执业资格考试通关秘籍——必考点与密押卷：建筑工程管理与实务》	16	38	文都	2018年10月	中国原子能
268	2019《全国一级建造师执业资格考试通关秘籍——必考点与密押卷：建设工程经济》	16	38	文都	2018年10月	中国原子能
269	2019《全国一级建造师执业资格考试通关秘籍——必考点与密押卷：机电工程管理与实务》	16	38	文都	2018年10月	中国原子能
270	2019《全国一级建造师执业资格考试通关秘籍——必考点与密押卷：市政公用工程管理与实务》	16	38	文都	2018年10月	中国原子能
271	2019《全国一级建造师执业资格考试通关秘籍——必考点与密押卷：公路工程管理与实务》	16	38	文都	2018年10月	中国原子能
272	2019《全国一级建造师执业资格考试通关秘籍——必考点与密押卷：水利水电工程管理与实务》	16	38	文都	2018年10月	中国原子能

序号	书名	开本	定价	作者	出版时间	出版社
法律职业资格考试系列						
273	2018《中律法考真题讲义》	16	378	文都中律法考	2018年3月	中国原子能
274	2018《中律法考考点讲义》	16	378	文都中律法考	2018年3月	中国原子能
275	2018《中律法考背诵讲义》	16	378	文都中律法考	2018年6月	中国原子能
中小学辅导系列						
276	2018《艺术生高考百日通关秘笈》	16	360	文都	2018年3月	中国原子能
277	2018《全真模拟冲刺卷·语文》	16	19.8	文都	2018年3月	中国原子能
278	2018《全真模拟冲刺卷·文科数学》	16	19.8	文都	2018年3月	中国原子能
279	2018《全真模拟冲刺卷·理科数学》	16	19.8	文都	2018年3月	中国原子能
280	2018《全真模拟冲刺卷·英语》	16	19.8	文都	2018年3月	中国原子能
281	2018《全真模拟冲刺卷·政治》	16	16.8	文都	2018年3月	中国原子能
282	2018《全真模拟冲刺卷·历史》	16	16.8	文都	2018年3月	中国原子能
283	2018《全真模拟冲刺卷·地理》	16	16.8	文都	2018年3月	中国原子能
284	2018《全真模拟冲刺卷·物理》	16	16.8	文都	2018年3月	中国原子能
285	2018《全真模拟冲刺卷·化学》	16	16.8	文都	2018年3月	中国原子能
286	2018《全真模拟冲刺卷·生物》	16	16.8	文都	2018年3月	中国原子能
287	2018《全真模拟冲刺卷·文科综合》	16	19.8	文都	2018年3月	中国原子能
288	2018《全真模拟冲刺卷·理科综合》	16	19.8	文都	2018年3月	中国原子能
289	2019《3轮高考 5级突破·高考语文》	16	65	文都	2018年6月	中国原子能
290	2019《3轮高考 5级突破·高考文数》	16	65	文都	2018年6月	中国原子能
291	2019《3轮高考 5级突破·高考理数》	16	65	文都	2018年6月	中国原子能
292	2019《3轮高考 5级突破·高考英语》	16	65	文都	2018年6月	中国原子能
293	2019《3轮高考 5级突破·高考政治》	16	58	文都	2018年6月	中国原子能
294	2019《3轮高考 5级突破·高考历史》	16	58	文都	2018年6月	中国原子能
295	2019《3轮高考 5级突破·高考地理》	16	58	文都	2018年6月	中国原子能
296	2019《3轮高考 5级突破·高考物理》	16	58	文都	2018年6月	中国原子能
297	2019《3轮高考 5级突破·高考化学》	16	58	文都	2018年6月	中国原子能
298	2019《3轮高考 5级突破·高考生物》	16	58	文都	2018年6月	中国原子能
出国留学考试系列						
299	《托福词汇速记指南》	16	76	刘一男	已出版	中国原子能
300	《GRE词汇速记指南》	16	55	刘一男	已出版	中国原子能
301	《IELTS词汇词组分话题分题型速记》	16	38	许之所 聂钟鸣	已出版	现代教育

序号	书名	开本	定价	作者	出版时间	出版社
302	《IELTS 口语分题型分话题特训》	16	38	潘纯 惠玉	已出版	现代教育
303	《IELTS 写作分题型分话题特训》	16	38	白云飞 郑瑶 熊小红	已出版	中国原子能
304	《剑桥雅思真题精析:剑 12》	16	28.8	文都	2018 年 3 月	中国原子能
305	《剑桥雅思真题精析:剑 11》	16	28.8	文都	2018 年 3 月	中国原子能
306	《剑桥雅思真题精析:剑 10》	16	28.8	文都	2018 年 4 月	中国原子能
307	《剑桥雅思真题精析:剑 9》	16	28.8	文都	2018 年 4 月	中国原子能
308	《剑桥雅思真题精析:剑 8》	16	28.8	文都	2018 年 5 月	中国原子能
309	《剑桥雅思真题精析:剑 5&6&7》	16	49.9	文都	2018 年 5 月	中国原子能

有奖纠错

图书的质量是图书的生命,好图书源于好的质量,为了向读者提供更高质量的图书,文都总部图书事业部现进行有奖纠错活动。对于将书中错误首次指出的读者,我们将奉上精美礼品一份。
有奖纠错电话:010-88820136-8705
有奖纠错 QQ:2238719772
非常感谢您的热心参与!

文都教育全国总部图书事业部
地址:北京市海淀区西三环北路 72 号世纪经贸大厦 B 座 20 层
邮编:100048
文都教育在线:www.wendu.com

智阅网:www.zhiyueint.com
购书热线:010-88820362
书城客服 QQ:2275391716,2275920907

编辑电话:010-88820136 转 8708
Email:wendutushu@ wendu.com
QQ:2238719772